名中医丁樱

儿科临床经验集锦

丁樱 主编

U0308114

全国百佳图书出版单位
中国中医药出版社
·北京·

图书在版编目（CIP）数据

名中医丁樱儿科临床经验集锦/丁樱主编. —北京：中国中医药出版社，2022.6
ISBN 978 - 7 - 5132 - 7170 - 7

Ⅰ.①名…　Ⅱ.①丁…　Ⅲ.①中医儿科学 - 临床医学 - 经验 - 中国 - 现代
Ⅳ.①R272

中国版本图书馆 CIP 数据核字（2021）第 187972 号

中国中医药出版社出版

北京经济技术开发区科创十三街 31 号院二区 8 号楼
邮政编码　100176
传真　010－64405721
河北仁润印刷有限公司印刷
各地新华书店经销

开本 787×1092　1/16　印张 26.25　彩插 1　字数 529 千字
2022 年 6 月第 1 版　2022 年 6 月第 1 次印刷
书号　ISBN 978 - 7 - 5132 - 7170 - 7

定价　128.00 元
网址　www.cptcm.com

服 务 热 线　010 - 64405510
购 书 热 线　010 - 89535836
维 权 打 假　010 - 64405753

微信服务号　zgzyycbs
微商城网址　https://kdt.im/LIdUGr
官 方 微 博　http://e.weibo.com/cptcm
天猫旗舰店网址　https://zgzyycbs.tmall.com

编委会

主　编

丁　樱

副主编

任献青　闫永彬

编　委

张　霞　郭庆寅　姜　淼　宋纯东

王俊宏　吴力群　杨晓青　崔瑞琴

代彦林　都修波　高　敏　黄岩杰

李雪军　孙利辉

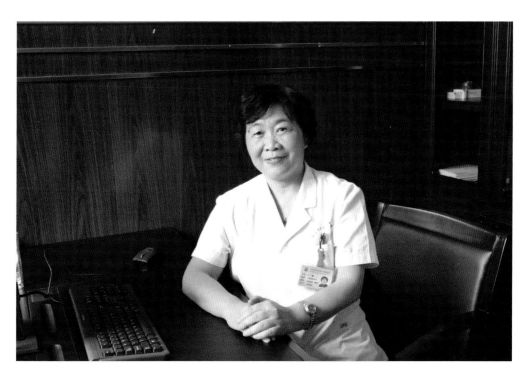

丁樱教授工作照

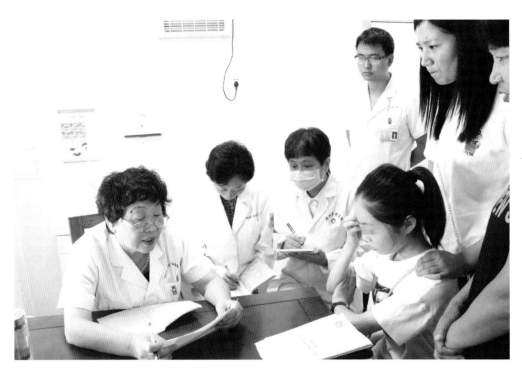

丁樱教授坐诊照/拜师学生跟诊（2019 年 10 月）

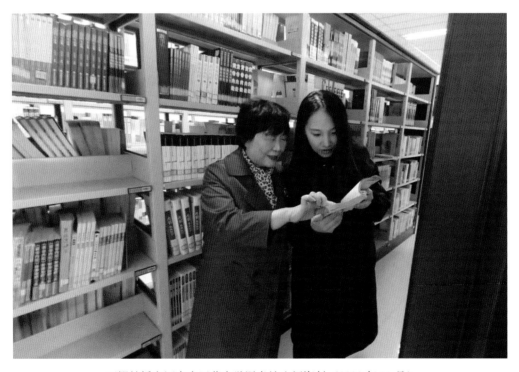

丁樱教授在河南中医药大学图书馆查阅资料（2020 年 11 月）

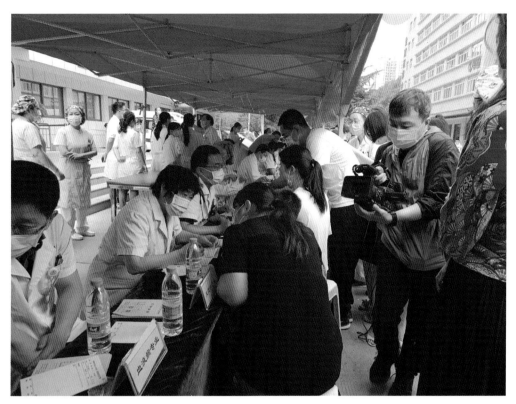

丁樱教授"六一"义诊

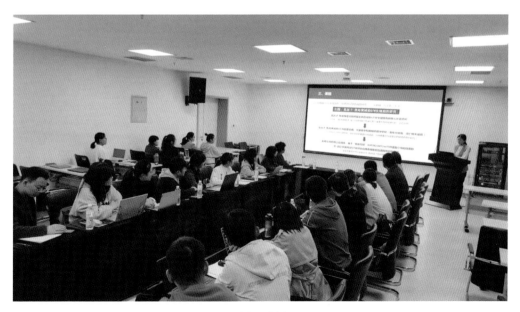

研究生例会

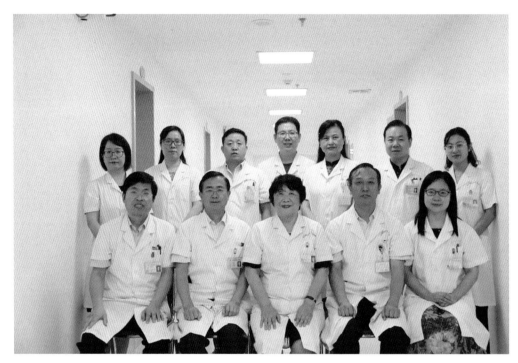

丁樱名中医工作室成员合影（2019 年 10 月）

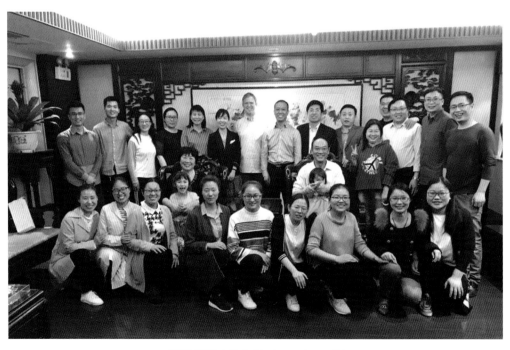

丁樱教授学生聚会照（2017 年 11 月）

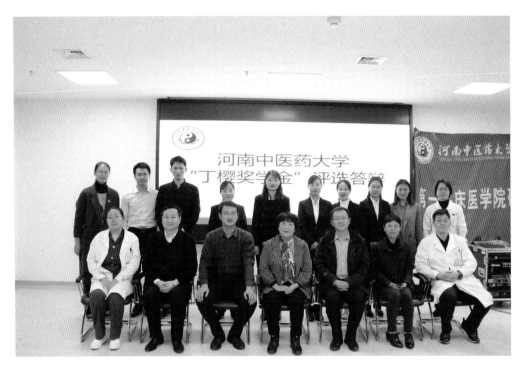

"丁樱奖学金"评选答辩现场（2019 年 12 月，郑州）

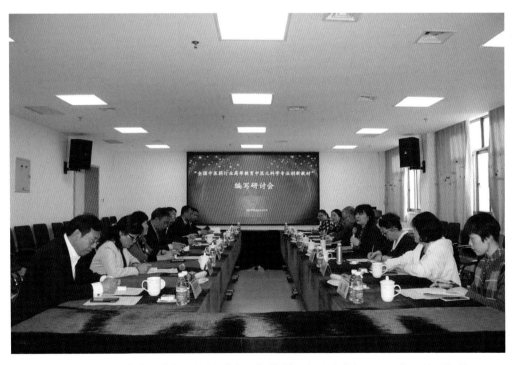

全国中医药行业高等教育创新教材《中医儿科学》编写研讨会（2019 年 3 月，郑州）

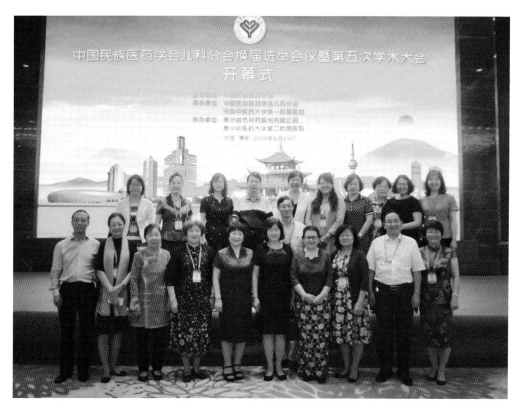

中国民族医药学会儿科分会第五次学术大会副会长以上人员合影（2019 年 6 月，贵阳）

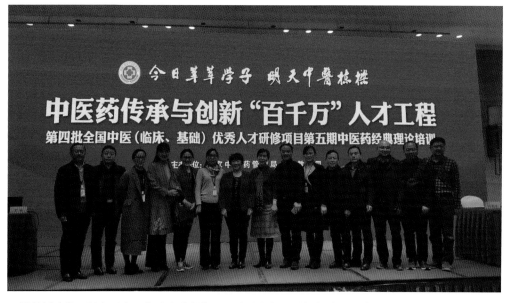

丁樱教授为第四批全国中医优秀人才研修项目培训班授课时与部分学员合影（2019 年 12 月，西安）

自　序

医教研学日悠悠，物换星移杖围秋；

专注婴童五十载，不秘浅见引玉求。

时光飞逝，日月荏苒，瞬已年近七秩。从医五旬有余，学验逾过半百，专攻儿童紫癜肾病，旁涉小儿诸科，临床科研并重，弟子门人众多，所思所悟所研，皆著作付梓，久则几近等身，多得学界认同。遵"为人当益谦，为学应日长"之意，不敢自秘，择其要而整理成册，然论著甚多，角度有异，又弟子众多、论出多家，难免沧海遗珠、横岭侧峰，后学不得要领，今就从医生涯临证所悟、所思及所研等相关文稿，按一定内在逻辑性和规律性，融会贯通，辑为《名中医丁樱儿科临床经验集锦》，以谢同道并望启迪后学。

"删繁就简三秋树，领异标新二月花"乃余写作追求之境界。为力求本书如"三秋之树""二月之花"，编著时遵循删繁就简而避免如画兰竹流于枝蔓、自辟新路而防止流于简化之原则，著成本书。特点有二：第一，系统性。本书将120篇皆已见刊且深得同行认同之文稿分门别类为学术思想、临床经验、经验用药、临床研究、基础实验、综述、教学建设七章。涵盖了临床、教学、科研及学科建设经验等诸多方面，相互论证，自成系统，系统贯穿本人及门人弟子之中医儿科思想。第二，实用性。本书集本人52年之学术思想，验效于临床，得到学界广泛认可，如"扶正祛邪，序贯辨治肾病"被写入中医儿科学研究生教材；再如对雷公藤多苷的临床感悟、实验研究，开创了雷公藤在儿科风湿类疾病中的应用先河，为解决临床疑难问题找到了一种新方法。但囿于编者水平，若能及"三秋树""二月花"之一二，何幸如之！

本书付梓之际，对诸位参编者的辛勤付出也表示衷心感谢！同时也衷心地感谢参与整理本书的学生郑肖庆、邢亚萍、白惠文、刘佳佳、丁乐乐、程齐、黄欣等人。然流传之作，唯恐误人，故每觉重任在肩，不敢懈怠，章节设置、遣词用句，皆细把关，师徒鼎力，伏案数载，终乃成稿，聊作从医52年余儿科生涯的回顾与自省。虽为一家之言，实为平生临证知灼，于己之夙愿，于医之畎浍，于同道之镜鉴，于病人之烛微，吾愿足矣！本书从筹划至成稿虽历数载，然医道无边，时间紧迫，故谬错难免，蒙儿科同道垂爱赐教，不胜感激！

丁樱

辛丑孟夏于郑州

目　录

第一章 学术思想

一、扶正祛邪、序贯辨治肾病

小儿肾病综合征（简称小儿肾病）属中医水肿范畴，多属阴水。因其反复、复发、迁延难愈，病变涉及肺、脾、肾、肝四脏，其病机变化常阴阳交错、虚实夹杂、本虚标实。因此在治疗上遵循辨别标本主次、阴阳消长，把握扶正祛邪的原则，重视调整阴阳失衡，掌握序贯辨治的方法，注意辨证与辨病的关系，这些是提高疗效的关键。

（一）辨标本主次，阴阳消长

1. 辨别标本主次

临床常分为四个本证、五个标证，对指导肾病治疗有极大实用价值。

（1）本证：肺肾气虚、脾肾阳虚、肝肾阴虚、气阴两虚。

（2）标证：兼外感、水湿、湿热、瘀血、湿浊。在肾病不同阶段，标本虚实主次不一，或重在正虚，或重在标实，或虚实并重。在水肿期，多本虚标实兼夹，在水肿消退后，以本虚为主。

2. 辨别阴阳消长

肾病虽多属阴水范畴，但常涉及阴水与阳水之间的转化。初期、水肿期多以气虚、阳虚为主，病久不愈或反复发作或长期用激素，可阳损及阴，导致阴虚或气阴两虚之证。在阴水病程中，常因感受外邪，又可出现阳水证候。

（二）把握"扶正祛邪"之原则

扶正（益肺健脾补肾）是治本的方法；祛邪（宣肺利水、清热化湿降浊、活血化瘀）为治标的方法。在肾病的急性期治疗应兼用健脾、通阳之扶正法。恢复期治疗多用健脾补肾之法，但若有正虚邪恋之征，也要兼用祛邪之法。应注意掌握祛邪而不伤正、补益而不助邪的原则。

（三）重视调整阴阳、序贯辨治之方法

1. 调整阴阳失衡

在本病早期水肿明显阶段以益气温阳为主，兼以养阴；中期，尤其是用激素之后，则重在滋养肾阴兼以扶阳；恢复期则又以益气温阳兼以养阴，使阴平阳秘，脏腑功能得以相对平衡。常用的益气温阳药有：黄芪、刺五加、肉苁蓉、菟丝子、淫羊藿等；养阴之药有：生地黄、太子参、山茱萸、五味子、知母等。

2. 序贯辨治的四步法

根据肾病使用激素的不同阶段所表现的中医证候规律，循序采用温阳利水、滋阴清热、温肾助阳、益气固肾的四步治法。因激素的不同剂量、疗程，多表现不同的证候，并常有一定规律，根据其证候规律，采用不同的治则：

（1）在未用或用激素早期（2周内）：患儿蛋白尿及水肿较明显，激素的不良反应尚未显现，临床多表现为脾肾阳虚或脾虚湿困的证候，故多采用健脾益肾，温阳利水法（以温阳）为主的治法。

（2）用足量激素2周以后或长期用激素阶段：因激素的不良反应逐渐明显，患儿多由阳虚渐转变为阴虚的证候，而表现为气阴两虚或肝肾阴虚证候，故此阶段多用气阴双补法或滋阴清热法，尤其重在滋阴清热。

（3）激素巩固治疗期（减药阶段）：激素的不良反应逐渐减少，患儿多由气阴两虚或肝肾阴虚证候渐转变为气虚、阳虚的证候，此阶段多以益气固肾为主，兼气阴双补。

（4）激素维持治疗期：激素的不良反应逐渐消失，患儿又表现出肺肾气虚或阳虚证候，此阶段多采用益气固肾或温肾助阳的治法。

（四）关于中成药雷公藤多苷在小儿肾病治疗中的应用及研究

中成药雷公藤多苷（tripterygium wilfordii，TW）传统剂量是1mg/kg。近年，黎磊石院士提出了倍量（2mg/kg）用法，倍量比传统剂量的优点在于：起效快、尿蛋白转阴率高。倍量的用法对小儿疗效虽也很好，但不良反应较大（肝酶升高，白细胞降低的比例增加）。基于我们20余年应用TW的经验，2003年率先提出适宜小儿应用的1.5mg/kg的新剂量，该剂量起效快、疗效好，不良反应并未增加。此剂量已通过"十一五"国家科技支撑计划及专病协作组在国内推广。近期我们将在国家"十二五"支撑计划重大课题"小儿紫癜性肾炎病症结合中医阶梯治疗方案的示范研究"的研究中验证TW在不同病情层次的阶梯剂量治疗方法，以期达到疗效快、蛋白转阴率高、不良反应较小、便于在儿科推广的雷公藤多苷使用方案。

随着TW在临床的广泛应用，其抗生育作用受到社会的广泛关注。临床及患儿

家属最关注的是生育能力是否受到影响，我们在临床上对服用 TW［时间 >3 个月，停药时间 >6 个月，服用剂量 ≤2mg/（kg·d）］的患儿 97 例（男 36 例，女 61 例）进行了 3~19 年的随访，结果显示患儿成年后生育能力未受明显影响。

为进一步证实临床随访结果，结合临床最关注生育能力这一焦点，我们在前期完成 TW 对生殖病理影响实验研究的基础上，进行了高剂量 TW 对幼年大鼠发育为成年大鼠后生殖能力影响的研究。

本研究模拟儿科临床用药，采用 3~4 周龄幼年大鼠为研究对象（大鼠的性成熟期在 9 周左右，4 周龄大鼠正处于生殖发育时期），观察此期服用 TW 对生殖的影响情况。一些相关的临床和实验研究从临床和病理组织形态等方面发现 TW 所致性腺损伤具有可逆性。因此本研究重点放在停药 12 周内的生育能力情况上，在雌雄合笼 2 周后即将雌雄分开，以免生育能力恢复影响结果分析，分笼 2 周后再次合笼 2 周，观察雌鼠的受孕情况，共 3 次合笼。观察生育和幼仔情况。结果显示，雌、雄鼠每次合笼后 TW 组受孕率、离乳存活率与空白组比较差异均无统计学意义。结论：临床高剂量 TW 对幼年大鼠发育为成年大鼠后生育能力和所生仔鼠的生长发育无明显影响。

TW 治疗小儿肾脏病有确切疗效，但其性腺损伤的不良反应仍是影响儿科临床应用的重要因素。为减轻 TW 对小儿的性腺损伤，我院用中药"补肾活血方"进行干预治疗。经近 20 年的临床观察及 11 年 61 例随访，性腺损伤总发生率仅 4.9%（男性 16.6%），明显低于国内报道的 24.14%（男性 36.8%），显示中医药在减轻 TW 导致的男性小儿性腺损伤方面具有可靠疗效。

（丁樱）

二、病证结合在中医儿科临床治疗切入点选择上的思考

近半个世纪的中西医结合临床实践已证明，病证结合的临床研究模式对临床治疗及研究具有重要的指导作用，是中西医两种医学在临床研究层面结合的范例，也是中西医结合较高层次的表现形式。病证结合的临床治疗研究能否取得突破性进展，与是否真正找到此种研究模式的切入点有关，现就病证结合在儿科临床治疗的切入点选择上谈一些粗浅看法：

（一）儿科临床研究切入点的选择依据

开展儿科疾病病证结合模式下中医临床研究，选择研究疾病切入点的主要依据有：

1. 中医药疗效显著、特色突出。

2. 发病率高的常见病或具有交叉感染、传染和流行性病毒性疾病。

3. 严重危害小儿身心健康的慢性、重大疑难病。

4. 具有雄厚的临床前期研究基础。

5. 有较好的应用前景。

（二）中医儿科研究的优势病种

1. 消化系统疾病

"脾常不足"是小儿重要的生理病理特点之一，故消化障碍性疾病如积滞、厌食、消化不良性腹泻、功能性腹痛是儿科临床最常见的病证，也是中医的优势病种。其轻型病例开展中药贴敷、洗浴、推拿、针灸等治疗可取得显著疗效，既能突出中医传统特色，又易被患儿及家长接受。故为中医治疗研究最好的切入点。但要注意科学评价中医药治疗的有效性。对顽固型病例则应当重视在明确诊断和鉴别诊断的基础上进行中医综合治疗。

2. 病毒感染性疾病（包括传染病）

小儿的生理病理特点决定了感染性疾病永远是古今儿科临床的主题，尤其呼吸道感染，包括呼吸道传染病，病毒感染占大部分比例，此类疾病大多数具有较强的交叉感染、传染和流行性，如感冒、手足口病、流行性腮腺炎等，常威胁着儿童身体健康。抗病毒的西药中有效药物较少，中医药在抗病毒疗效方面有一定优势；历史上中医在治疗小儿外感发热性疾病，以及温病中的麻疹、风疹、水痘、疔腮、暑瘟（乙脑）等疾病中均积累了丰富经验并有较好疗效，近年 SARS（severe acute respiratory syndrome，SARS）及手足口病经中医干预治疗提高了疗效是很好的见证。所以在中医儿科领域应重视开展小儿病毒感染性疾病如病毒性肺炎、发热伴发疹性传染病的病证结合的研究，其治疗切入点应为各种上述疾病的早期和轻中型病例。

3. 以肺炎为代表的耐药菌感染

抗生素的更新换代，虽使常见的细菌感染大多数得到及时有效的控制，但由于抗生素的广泛及不合理使用等因素，细菌对抗生素耐药的问题日益严重，并成为全球儿科临床常见的难题。中医药在减少抗生素耐药和治疗耐药菌感染方面具有较好前景。应以小儿耐药菌肺炎为研究切入点，制订疗效确切的中西医结合治疗方案、降低病死率，科学评价中医药治疗的有效性，对发挥中医药在治疗中的优势、提高其疗效具有重要意义。

4. 慢性疑难疾病

中医药对以下儿科疑难疾病的病证结合研究，从古至今具有丰厚的沉淀及良好的前景，可优先开展。

（1）支气管哮喘：支气管哮喘患病率在全球呈逐年上升趋势，严重威胁小儿的健康。目前西医治疗以采用支气管舒张剂和糖皮质激素等药物的阶梯治疗方案为主，虽急性期症状多数得到了明显控制，但存在不良反应较多、激素依赖等问题。对哮喘的再发也尚未得到满意控制。中医药在控制哮喘症状、减少急性发作、延长缓解期等方面具有一定的疗效优势并具有较好前景。故以急性期的轻型、慢性缓解期为研究切入点，在规范的西医治疗基础上采用中医药治疗，注重疗程和随访，建立证据确凿的疗效评价指标以提供可推广的中医治疗方案。

（2）慢性肾脏病：慢性肾脏病包括多种肾脏病，在小儿时期，以原发性肾病综合征（primary nephrotic syndrome，PNS）、紫癜性肾炎（Henoch–Schönlein purpura nephritis，HSPN）最多见，是目前临床上治疗困难，并严重影响小儿身体健康的重大疑难疾病，也为国内外儿科医学难题。

小儿 NS 频繁复发、激素耐药或依赖是治疗的难点，中医药在防治感染、减少激素用量或预防激素减量时 NS 的复发、降低复发率、改善临床症状方面发挥了重要作用，是今后研究的重要切入点。

小儿 HSPN 临床表现有六个分型，其中以单纯血尿、血尿伴蛋白尿型发生率最高，单纯采用中药治疗可获得满意疗效。故应为中医研究的切入点。

笔者主持的"十一五"国家科技支撑计划重大疑难疾病项目"小儿过敏性紫癜性肾炎中医综合治疗方案的示范研究"课题中，采用病证结合的研究模式，对 200 例病例进行了系统研究，采取了以西医的病作为诊断条件，中医的证作为分型纳入辨证用药的条件，以客观检测指标 24 小时尿蛋白定量作为疗效评价的金指标，得出的疗效很容易被认可，凸显了病证结合研究模式在该病研究中的优势。

（3）脑系疾病：近年小儿脑系疾病如癫痫、多发性抽动症、脑瘫等已成为严重危害儿童健康的疾病，给家庭、社会带来沉重负担。随着社会的发展、医学的进步，康复医学成为临床治疗的重要手段，从 20 世纪 80 年代起，传统的中医治疗方法和技术，在脑病康复中得到广泛应用，在小儿脑瘫康复治疗中，中医的推拿、针灸、药浴等治疗方法取得明显疗效，已引起国内外广泛重视，进一步深入研究具有一定的应用价值。

（三）开展中医儿科临床治疗研究的思路与建议

1. 临床研究病种应与专科专病特色相结合

近十年来随着国家对儿童健康的重视，儿科临床专科专病建设迅速发展、在国家层面中标的临床课题明显增加，其病种分别有病毒性肺炎、紫癜性肾炎、反复呼吸道感染、哮喘、泄泻等，研究内容从单一药物疗效，扩展到中医综合方案的疗效评价，并迈入循证医学研究的轨道，中标课题组大多为病证结合模式的研究，来自临床基础较好、病人数量较多的重点专科。可见儿科临床专科专病建设促进了临床研究的发展。故建议重点研究病种的选择应与本专科专病特色和优势相结合。

2. 应注重在凝练科室发展方向的前提下开展重点病种的病证结合治疗与研究

中医儿科发展应瞄准国内先进水平，把握本专业学术发展前沿动态，根据全国及本省同行业的优势和不足，结合自身的特点，不断挖掘优势病种，不断进行专业分化，从筛选重点病种入手，确定重点发展方向。病种选择时考虑以下因素：一是中医药具有优势的疾病，如：①西医无治疗措施、临床实践证实中医治疗有效者；②西医有治疗措施，但因不良反应太多而限制了其应用；③西医有治疗措施、但疗效较差者。二是儿科研究的现有基础，包括前辈专家的经验和特长及在当地的影响。三是当地的资源状况，从本地区薄弱点切入。四是儿科的学术发展方向及前沿动态，国家对儿科重大、疑难疾病的防治策略等。

（丁樱）

三、谈儿童呼吸道病毒感染性疾病的中西医治疗传承与创新

（一）国内外儿童呼吸道病毒感染性疾病的发病概况

急性呼吸道病毒感染性疾病是影响人类健康的常见病、多发病之一。临床表现轻重不一，有的具有强烈的传染性。近 100 年来波及全球的呼吸道病毒感染性疾病造成的大流行有数十次，最典型的当属 1918 年甲型 H1N1 流感病毒引起的"人类史上最大瘟疫"——"西班牙流感"和 2020 年暴发的新型冠状病毒肺炎，均给人类社会带来了巨大的影响和严峻的挑战。

针对儿童而言，因体内普遍缺乏抗体，感染病毒的潜伏期短、排毒时间长，感染后的免疫保护作用不如成人持久，属于易受病毒感染的高危人群。除了注射过相关病原体的疫苗外，其他季节性常见病毒几乎均会让儿童患病，包括呼吸道合胞病毒、人鼻病毒、流感病毒、副流感病毒、腺病毒、人冠状病毒等。儿童患病的年龄以 3 岁前最多，5 岁以后逐渐减少。肺是病毒感染的首要靶器官，绝大多数呼吸道病毒感染后表现为鼻塞、流涕、咳嗽、咳痰、发热等症状，加重时可出现气促、鼻翼扇动、呼吸困难、口唇青紫，逐渐发展至急性呼吸窘迫综合征（acute respiratory distress syndrome，ARDS）。目前，对于呼吸道病毒感染性疾病的治疗常以抗病毒为主，多是从抑制病毒复制或繁殖、激活免疫清除病毒感染细胞、防治病毒基因与细胞基因重组等方面发挥抗病毒作用。目前已知的抗病毒药虽有 60 余种，但极少有特效。静脉注射丙种球蛋白（intravenous immunoglobulin，IVIG）在病毒急性感染时常以"中和抗体"方式起作用，当病毒持续感染时则是以调节细胞因子产生的方式起作用，已有很多报道可资借鉴，然而由于其为血液制品，安全性尚存在一定的争议，

且价格昂贵，一般不作为治疗儿童呼吸道病毒感染性疾病的首选药物。

由此可见，寻找安全有效的抗病毒方案依然十分必要。中医学源远流长，在治疗肺系感染性疾病方面具有一定的优势。中医药对病毒感染是如何认知的，中医药发挥抗病毒的机制何在，如何将中西医最新的研究成果应用于临床，这是广大医务和科研工作者所关注的重要科学问题。

（二）中医药治疗儿童呼吸道病毒感染性疾病的传承与现状

中医药与病毒的斗争具有数千年的历史，从《黄帝内经》的《素问·刺法论》到明代吴又可的《温疫论》，再到清代吴鞠通的《温病条辨》等，历代著作均有大量中医药防治病毒性疾病的记载。

儿童呼吸道病毒感染多归属于中医学"外感发热""伤寒""温病"的范畴，但并无呼吸道病毒感染性疾病名的相关记载，根据其发病特点、临床症状及辨治规律，其归属于外感热病这一范畴，外感热病是对传染病及流行病的统称。中医学对外感热病的记载源远流长，最早见于《黄帝内经》，《素问·热论》《灵枢·热病》等多个热病专篇对外感热病进行了多角度的分析，其中《素问·通评虚实论》曰"乳子中风病热，喘鸣肩息"，是对小儿外感发热的最早记载。在《黄帝内经》的基础上，张仲景撰写了《伤寒论》，将不同类型的外感发热类疾病统称为"伤寒"，对外感热病进行了系统论述，创立了六经辨证论治体系。《温疫论》曰："夫温疫之为病，非风、非寒、非暑、非湿，乃天地间别有一种异气所感。"吴又可提出了"戾气"学说，认为瘟疫由疫气所致，疫气有强烈的传染性，且强调瘟疫的发生与人体的正气强弱有关，其瘟疫学说对后世医家有重要的影响。叶桂的《温热论》概括了温病的发展和传变途径，提出了外感热病的卫气营血辨治。薛生白的《湿热病篇》，充实了温病学的湿温内容。叶桂主张的卫气营血辨证及吴鞠通的三焦辨证，均为儿科外感热病辨治中的重要方法。至此，小儿外感热病的证治理论基本和温病学相融合。数千年来，历代医家在防治小儿外感发热疾病的实践中积累了丰富的经验，形成了完备的理论体系。

小儿体质虚弱，卫外功能不足，六淫或时行疫疠之邪从皮毛、口鼻而入，卫表失和，肺失宣降是小儿外感发热的病因病机。小儿脏腑娇嫩，形气未充，易感外邪，感邪后易出现易寒易热、易虚易实的病理变化。小儿藩篱薄弱，六淫及疫疠之邪等从口鼻、皮毛而入，首犯肺卫，邪气初袭很快出现恶寒、发热、头疼等卫表症状，继而出现鼻塞、流涕、咳嗽等肺系症状，随后邪气入里化热，灼津为痰，痰热互结，肺络失和，热结津亏，进一步发展为津停气滞，瘀血阻滞，使病情加重，正气耗伤。对于痰、热、血、瘀病理变化在小儿外感发热类疾病中的地位，历代医家的看法不同，在小儿外感发热中应采用不同的辨治方法，急性期多采用卫气营血、三焦、病因及脏腑等辨证体系进行辨治，恢复期采用脏腑及气血津液辨治。治疗上急性期多以解表、清热解毒攻邪为主，选用如银翘散、麻杏石甘汤、清营汤等方剂；恢复期以祛邪补益并重或补益为主，选用如沙参麦冬汤、左归丸等方剂。总之，中医药治疗小儿发热不可拘泥于一方一药，应以核心病机为指导，以祛邪扶正为原则，病证结合，辨证论治。

（三）儿童呼吸道病毒感染的西药治疗及耐药现状

呼吸道病毒感染性疾病多数预后良好，但部分患儿在感染病毒后可发展为重症或引起严重的并发症，危害儿童的生命健康。因此及时、合理、有效地使用抗病毒药物以防止病情进展，是儿科医生面临的常见问题。

抗病毒药物的作用主要通过抑制病毒吸附、基因脱壳、核酸合成等环节实现。按照抑制病毒类型可分为广谱抗病毒药物、抗 DNA 病毒药物和抗 RNA 病毒药物。广谱抗病毒药物以干扰素、利巴韦林为代表，干扰素可诱导细胞产生抗病毒蛋白，降解病毒 RNA，限制病毒复制和扩散，临床雾化局部治疗，可有效清除病毒、改善症状，且安全性良好。利巴韦林为合成核苷类广谱抗病毒药物，可竞争性抑制病毒合成酶，抑制病毒 RNA 和蛋白合成，临床应用虽有疗效但鉴于其生殖毒性和溶血性贫血等严重不良反应，世界卫生组织及国家药品监督管理局给予了重点安全警示，《抗病毒药物在儿童病毒感染性呼吸道疾病中的合理应用指南》亦不常规推荐治疗儿童感染性呼吸道疾病。抗 DNA 病毒药物以核苷类似物更昔洛韦、阿昔洛韦及阿糖腺苷为代表，更昔洛韦、阿昔洛韦可竞争性抑制 DNA 多聚酶，并进入病毒及宿主细胞 DNA 中抑制其合成，两者目前是治疗巨细胞病毒感染、单纯疱疹病毒感染的首选药物。阿糖腺苷可用于治疗疱疹病毒感染所引发的呼吸道疾病，然无明确的儿童剂量推荐，且 14 岁以下儿童使用注射用单磷酸腺苷发生不良反应的报告约为 80%，鉴于此我国药品监督管理局给予了其药物安全警示，《抗病毒药物在儿童病毒感染性呼吸道疾病中的合理应用指南》中不推荐其用于儿童病毒感染性呼吸道疾病。抗 RNA 病毒药物以神经氨酸酶抑制剂和离子通道 M2 阻滞剂为代表。目前在我国批准上市的神经氨酸酶抑制剂有奥司他韦、扎那米韦和帕那米韦。流感病毒感染患儿发病 48 小时内进行神经氨酸酶抑制剂的抗病毒治疗可减少并发症，降低病死率，缩短住院时间，是目前治疗流感病毒感染应用较广而有效的抗病毒药物。离子通道 M2 阻滞剂主要包括金刚烷胺和金刚乙胺，金刚烷类为最早用于抗流感病毒的药物，其作用机制是与病毒表面的 M2 膜蛋白特异性结合，干扰病毒的早期复制，但此类药物仅对含有 M2 膜蛋白的甲型流感病毒有效。且由于其治疗量和中毒量相近，对婴幼儿肝肾功能和神经系统不良反应较重也限制了它在儿科的临床应用。

目前对于病毒感染性疾病，靶向性抗病毒药物不多，截至 2020 年 4 月，国家药品监督管理局数据库中收录的适用于病毒感染性呼吸道疾病的药品较少,其中可适用于儿童应用的更少,而且随着病毒蛋白变异,药物滥用增加,其耐药性案例的报道连年增多。如流感病毒株 M2 膜蛋白的某些氨基酸的改变,几乎所有流行的甲型流感病毒都对金刚烷类药物产生了耐药。唐静对 30 株高致病性 H7N9 禽流感病例分离株进行神经氨酸抑制实验发现,13%(4/30)的病毒株出现了表型耐药性,同时,通过对病毒进行二代测序并对其神经氨酸酶基因进行分析,发现 23%(7/30)的病毒带有神经氨酸酶潜在耐药突变位点,即其在神经氨酸酶蛋白上出现 R292K、E119V 和 H274Y 氨基酸蛋白突变。

以上多种因素,使抗病毒药物的应用在儿科面临着困境。中医通过辨证施治,多成分、多靶点、多维度治疗不断变异的病毒感染性疾病,尤其是近年来大样本、多中心、随机对照临床试验的开展,使中药在呼吸道病毒感染治疗中的运用取得突破性进展。

(四)中医药治疗呼吸道病毒性疾病的研究与创新

中药抗病毒研究领域的第 1 篇文献见于 1972 年,随着 2003 年 SARS 疫情的暴发,中医药在抗病毒领域呈现井喷式发展。中药在治疗病毒感染性疾病的过程中不仅能够直接发挥杀灭病毒、抑制病毒复制、阻止病毒致细胞病变效应等作用,还可以增强机体对病毒的免疫应答,并且由于中药活性的多样性及其可相互配伍,病毒很少会对其产生耐药。因此近些年来中医药在治疗病毒感染性疾病领域中的热度始终不减。2020 年中医药在新冠肺炎疫情防控中的出色表现更是将其推向高潮。中医治病的底气源自千年的积淀和传承,然而中药发挥作用的成分之繁、靶点之多、途径之广仍需用科学途径去阐明。近些年来,中医药在抗呼吸道病毒的研究方面取得了许多突破性进展:

1. 基础研究方面多维度地阐明中药机制

(1)直接作用机制:中药可通过直接作用于呼吸道病毒发挥疗效,具体表现为:①抑制病毒侵入和释放:流感病毒在释放和出芽过程中表达的受体蛋白血凝素和神经氨酸酶蛋白常作为抗流感病毒药物的靶点,Theisen LL 等发现金缕梅树皮分离出的鞣质类成分可抑制 H1N1、H3N2 和 H7N9 等亚型病毒的受体蛋白血凝素和神经氨酸酶活性;刘畅等发现从绵马贯众中筛选出的 M22(一种间苯三酚类化合物)具有抑制多种亚型流感病毒 NA 活性的作用。②降低感染病毒 RNA 聚合酶活性:流感病毒 RNA 聚合酶的基因序列是抗流感病毒的重要靶点,郭姗姗等表明黄芩苷能有效抑制病毒的 RNA 聚合酶合成;陈潇楷等发现黄连提取物能使共转染表达流感病毒 RNA 的质粒荧光素酶信号强度显著降低。此外,有研究表面大蒜多糖可通过显著抑制呼吸道合胞病毒 L、P 基因的表达,板蓝根的提取物可通过抑制呼吸道合胞病毒的穿入、脱壳和生物合成，而发挥抗病毒疗效。

（2）间接作用机制：中药还能通过调节免疫和作用于病毒感染的靶细胞间接发挥作用疗效。相关机制如下：①调节宿主免疫功能：Peng P 等研究发现黄芩苷除能有效抑制 FM1 病毒感染小鼠肺部炎症因子的过度表达外，还能下调视黄酸诱导基因 I 样受体（RLR）信号通路降低 Th1/Th2 和 Th17/Treg 值，调节宿主免疫功能。②调控病毒诱导的细胞凋亡：流感病毒能利用细胞凋亡促进自身的复制和繁殖，因而调控其所诱导的细胞凋亡也是一种有效的抗流感病毒方法。有研究表明黄芩苷可通过抑制 H1N1 病毒感染小鼠肺组织细胞内质网应激 PREK/elF2/CHOP 相关凋亡通路，下调凋亡相关基因 p – JNK、Caspase – 12 的表达水平，缓解流感病毒感染所致的肺损伤。③调控病毒诱导的细胞自噬：许多亚型的流感病毒可通过诱导宿主细胞的自噬过程以促进自身的有效复制和逃逸宿主的免疫防御。有研究表明，从瞿麦中分离得到的槲皮黄酮 – 7 – 0 – 葡萄糖苷可有效抑制 H1N1 病毒感染的细胞中酸性囊泡细胞器的形成及自噬相关蛋白 ATG – 5、ATG – 7 和 LC3 的表达。此外，中药还可通过抑制病毒感染诱导的氧化应激损伤发挥抗病毒作用。

2. 临床方面多中心科学验证中医疗效

数年来的临床实践表明无论是千古名方银翘散、麻杏石甘汤、大青龙汤、玉屏风散，还是化裁而来的成药制剂如连花清瘟颗粒、双黄连口服液、金莲泡腾片、蓝芩口服液、热毒宁注射液等，均可对呼吸道病毒感染性疾病产生一定的治疗效果。

中成药具有简便廉验的特点，治疗儿童疾病具有一定的优势。目前市面上关于儿童呼吸道病毒感染性疾病的中成药有数十种，包括小儿抗感颗粒、小儿豉翘清热颗粒、小儿肺热咳喘颗粒等。一系列的多中心研究均证实了中医综合方案在儿童呼吸道病毒感染性疾病中的疗效和安全性，比较典型的有以下三个。

（1）中医药治疗小儿病毒性肺炎风热闭肺证、痰热闭肺证的多中心随机对照研究。2005～2007 年南京中医药大学汪受传教授牵头的"十五"国家科技攻关项目——"中医药治疗小儿病毒性肺炎风热闭肺证、痰热闭肺证临床疗效"研究中采用单盲、分层区组随机、平行对照的试验原则，对 5 家医院的 297 例风热闭肺证、痰热闭肺证病毒性肺炎患儿进行临床研究。治疗组痰热闭肺证予清开灵注射液联合儿童清肺口服液，风热闭肺证予清开灵注射液联合小儿咳喘灵口服液；对照组予利巴韦林注射液联合复方愈创木酚磺酸钾口服液，疗程均为 10 天。结果表明治疗组愈显率为 90.54%，对照组为 81.88%，治疗组综合疗效优于对照组（$P < 0.05$），尤其表现在痰热闭肺证［治疗组愈显率 88.89%，对照组 80.62%，差异有统计学意义（$P < 0.05$）］。该方案的确立为指导中医药治疗小儿病毒性肺炎痰热闭肺证提供了依据。

（2）中医内外合治综合方案改善小儿病毒性肺炎中医证候的多中心随机对照研

究。2010～2013 年，辽宁中医药大学王雪峰教授依托国家中医临床研究基地儿科基地和"十二五"中医药科研行业专项项目"中医内外合治综合方案改善小儿病毒性肺炎中医证候的多中心随机对照研究"共纳入全国 7 家儿童诊疗中心，采用分层区组、随机对照的临床试验设计方法，将 450 例病毒性肺炎住院患儿以 2∶1 比例随机分为治疗组和对照组。治疗组风热闭肺证予喜炎平注射液联合小儿清肺合剂加止咳散，痰热闭肺证予小儿清肺合剂加化痰散，两证型患儿背部均外用敷胸散，对照组予利巴韦林注射液联合愈酚甲麻那敏糖浆，疗程均 10 天。结果发现治疗组中医证候总体疗效优于对照组（$P<0.05$），痰热闭肺证在第 3、4、5 天的证候积分改善情况优于对照组（$P<0.05$），两组均未发现不良反应。

（3）小儿金翘颗粒治疗儿童轻型流行性感冒风热证的疗效及其安全性研究。2018 年 12 月～2019 年 2 月，由天津中医药大学第一附属医院马融教授牵头开展了"小儿金翘颗粒治疗儿童轻型流行性感冒风热证的疗效及其安全性"的多中心研究。该研究采用分层区组随机、阳性药平行对照、非劣效检验的试验设计方法，纳入 240 例受试儿童，按 1∶1 比例随机分为治疗组和对照组。治疗组口服小儿金翘颗粒，对照组口服硫酸奥司他韦颗粒，疗程 5 天，结果表明小儿金翘颗粒可缩短儿童轻型流行性感冒病程，疗效非劣于磷酸奥司他韦颗粒，且安全性较好。

（五）中医药在儿童呼吸道病毒感染性疾病治疗传承与创新过程中的机遇与挑战

今年以来，面对新冠疫情肆虐全球，以张伯礼、黄璐琦、仝小林 3 位院士为代表的中医药人，从古典医籍和传统方药中挖掘精华，高效地筛选出"三药三方"，为抗击疫情做出了重要贡献。中医药在此次疫情防控中的优秀表现为我国中医药的发展带来了新的历史转机。在缺乏抗病毒特效药和病毒株可能存在不断变异的背景下，中医药治疗病毒感染性疾病有其独特的优势。儿童是民族的希望、祖国的未来，呼吸道病毒感染性疾病是儿童时期的常见病、多发病。中医药在防治儿童呼吸道病毒感染性疾病方面有一定的效果，但仍存在诸多的问题和不足。如何应对中医药在儿童呼吸道病毒感染性疾病治疗传承与创新过程中的机遇与挑战？笔者认为当从以下三方面着手：

1. 加强中医药的传承工作

中医药发展源远流长，承载着古人的智慧和经验，经典名方是临床组方用药的基础，也是中药新药创制的源泉，具有特有的原创思维。诺贝尔生理学或医学奖获得者屠呦呦团队也正是根据《肘后备急方》中"青蒿一握，以水二升渍，绞取汁，尽服之"的记载获得了提炼青蒿素的灵感。儿童呼吸道病毒性疾病属于外感热病的范畴，历代医家在其防治的实践中积累经验，从病因、卫气营血、三焦等多角度进行辨治，为后世留下了很多验之有效的方药，均有待我们深入挖掘。此外，还应该重视现代中医临床经验及医案的梳理，中医儿科领域内的国医大师王烈、全国名中医汪受传均对肺系感染性疾病有着深刻独到的见解，传承名老中医的学术思想和临床经验在中医药发展中至关重要，除了传统师带徒模式的传承途径，还可以结合中医传承辅助平台或者人工智能高效深度地挖掘名老中医学术思想，为中医学的传承发展贡献力量。

2. 加强中医药多途径的科学研究

以往中药复方或中成药治疗儿童呼吸道病毒性疾病的研究多集中在随机对照试验（randomized controlled trial，RCT）上，尽管 RCT 是目前公认证据等级最高的研究模式，然而由于辨证论治为中医药临床实践的核心，中医证候的复杂性、非线性、模糊性特点并不全部适合随机对照的实施。中医药几千年来的实践积累了大量真实世界数据，其三因制宜、注重实际疗效的理念也与真实世界研究（real world study，RWS）的特点相契合，基于大数据的 RWS 可作为未来评价中药抗病毒疗效和安全性的主要研究方法之一。

3. 坚持中西医并重，优势互补

中医、西医为两种不同的理论认识和治疗手段，二者并非对立关系，而是可以共同协作，优势互补的。西医在急危重症中发挥着关键作用，中医在发病初期和恢复期往往优势明显，在病情演变的不同时期可以根据实际情况以中医治疗为主或以西医治疗为要，二者结合共同促进病情的恢复。以前中医儿科申请的国家科技支撑计划往往是以中医治疗有明显优势的轻型或主证为纳入研究对象，如重点比较观察病毒性肺炎风热犯肺证和痰热闭肺证的疗效。在中西医结合思想的指导下，我们就可以进一步将病毒性肺炎较重的毒热闭肺型、心阳虚衰或邪陷厥阴证型也纳入研究中，采用配合西药的治疗方法观察疗效，为形成疾病完整的中西医治疗方案提供临床及实验依据。

数年来的研究证实中医药治疗呼吸道病毒感染性疾病有其独特的优势，然而如何将中医的研究成果科学化、全球化，这是我们面对的机遇，更是一场挑战！

（丁樱）

参考文献

［1］Fraser C，Donnelly C A，Cauchemez S，et al. Pandemic Potential of a Strain of Influenza A（H1N1）：Early Findings ［J］. Science，2009，324（5934）：1557 - 1561.

［2］任瑞琦，周蕾，倪大新. 全球流感大流行概述 ［J］. 中华流行病学杂志，2018，39（8）：1021 - 1027.

［3］董宗祈. 从病毒学基础谈儿童病毒感染性疾病 ［J］. 中华实用儿科临床杂志，2015，30

（10）：721 – 725.

［4］陈易新，田春华. 从药品不良反应信息通报品种看药品风险管理（八）［J］. 中国药物警戒，2008，5（6）：326 – 330.

［5］中国医院协会，国家儿童医学中心（北京），国家感染性疾病医疗质量控制中心，等. 抗病毒药物在儿童病毒感染性呼吸道疾病中的合理应用指南［J］. 中华实用儿科临床杂志，2020，35（19）：1441 – 1450.

［6］国家食品药品监督管理总局. 提示关注注射用单磷酸阿糖腺苷安全风险［J］. 世界临床药物，2016，37（5）：299.

［7］丁玮，曹玲. 呼吸道抗病毒药物作用机制研究进展［J］. 中国实用儿科杂志，2020，35（9）：736 – 740.

［8］唐静. 人感染高致病性 H7N9 禽流感病毒耐药研究［D］. 北京：中国疾病预防控制中心，2020.

［9］阎颖，周密，张枭然，等. 中药抗病毒研究的文献计量分析［J］. 中医药导报，2020，26（15）：153 – 156.

［10］刘畅，闫艳韬，郎爽，等. 中药抗流感病毒研究进展［J］. 现代中药研究与实践，2018，32（3）：82 – 86.

［11］谭娅文，万海同，何昱，等. 中药抗流感病毒的作用及机制研究进展［J］. 中国现代应用药学，2019，36（16）：2095 – 2099.

［12］周沁阳，蔡文涛，陈勇. 中药抗流感病毒活性及作用机制研究新进展［J］. 中草药，2019，50（7）：1719 – 1726.

［13］Edinger TO，Pohl MO，Stertz S. Entry of influenza A virus：host factors and antiviral targets［J］. J Gen Virol，2014，95（Pt 2）：263 – 277.

［14］Yen HL. Current and novel antiviral strategies for influenza infection［J］. Curr Opin Virol，2016，18：126 – 134.

［15］Theisen LL，Erdelmeier CA，Spoden GA，et al. Tannins from Hamamelis virginiana bark extract：characterization and improvement of the antiviral efficacy against influenza A virus and human papillomavirus［J］. PLoS One. 2014，9（1）：e88062.

［16］刘畅，闫艳韬，王娟，等. 绵马贯众中间苯三酚类化合物抗流感病毒的活性筛选［J］. 中草药，2018，49（2）：305 – 312.

［17］Zhou Z，Liu T，Zhang J，et al. Influenza A virus polymerase：an attractive target for next – generation anti – influenza therapeutics［J］. Drug Discov Today，2018，23（3）：503 – 518.

［18］唐文萍，金辄，王丹妮，等. 流感病毒 RNA 聚合酶抑制剂的研究进展［J］. 中国药物化学杂志，2017，27（1）：78 – 83.

［19］郭姗姗，包蕾，崔晓兰. 黄芩苷对宿主因子 PACT 干扰后流感病毒 RNA 聚合酶活性的影响［J］. 中国药物警戒，2016，13（3）：129 – 131.

［20］陈潇楷. 黄连提取物抗流感病毒活性初步分析［D］. 广东：广东医学院，2015.

［21］郑海涛，闫永彬，任献青，等. 中药抗人呼吸道合胞病毒感染的研究进展［J］. 中国药房，

2020，31（10）：1276－1280.

［22］ Pang P，Zheng K，Wu S，et al. Baicalin down regulates RLRs signaling pathway to control influenza A virus infection and improve the prognosis［J］. Evid Based Complement Alternat Med，2018：4923062.

［23］ 吴彤，牛姝力，白梅. 黄芩苷对流感病毒 PR8 感染小鼠内质网应激反应的干预作用［J］. 中国病原生物学杂志，2017，12（6）：553－556，559.

［24］ Zhang J，Ruan T，Sheng T，et al. Role of c－Jun terminal kinase（JNK）activation in influenza A virus－induced autophagy and replication［J］. Virology，2019，5（26）：1－12.

［25］ Abdoli A，Alirezaei M. Autophagy：The multi－purpose bridge in viral infections and host cells［J］. Rev Med Virol，2018，28（4）：e1973.

［26］ Gansukh E，Kazibwe Z，Pandurangan M，etal. Probing the impact of quercetin－7－O－glucoside on influenza virus replication influence［J］. Phyto medicine，2016，23（9）：958－967.

［27］ Liu M，Chen F，Liu T，et al. The role of oxidative stress in influenza virus infection［J］. Microbes Infect，2017，19（12）：580－586.

［28］ 陈蓓，马荣，陈能斌，等. 银翘散及其拆方对流感病毒感染自然杀伤细胞活性的影响及转录组的比较分析［J］. 中草药，2021，52（3）：765－777.

［29］ 王平，赵澄，卢芳国，等. 麻杏石甘汤对流感病毒感染小鼠肠道菌群及趋化因子 CCL5、CXCL10 的影响［J］. 中草药，2021，52（1）：160－175.

［30］ 肖佩玉，万正兰，黄际薇. 大青龙汤对流感病毒感染小鼠血清与肺组织中免疫因子的影响研究［J］. 中华医院感染学杂志，2016，26（3）：537－539.

［31］ 贾媛，于彦民，贺红娟，等. 利用分子对接技术筛选评价玉屏风散中活性化合物对 SARS－CoV－2 感染复制增殖过程中关键靶点的潜在抑制活性［J］. 中药药理与临床，2020，36（6）：24－31.

［32］ 朱司军，李胜军，李文斌. 连花清瘟颗粒联合磷酸奥司他韦治疗小儿甲型流感［J］. 中国临床研究，2019，32（8）：1099－1101.

［33］ 梁星. 双黄连口服液联合磷酸奥司他韦治疗流感样病例的疗效分析［J］. 临床医药文献电子杂志，2019，6（94）：147，173.

［34］ He LY，Zhang GL，Yan SY，et al. A double－blind comparative study of Chinese herbal medicine Jinlianqingre Effervescent Tablets in combination with conventional therapy for the treatment of uncomplicated hand，foot，and mouth disease［J］. Eur J Clin Microbiol & Infectious Diseases，2014，33（8）：1429－1437.

［35］ 罗锦强. 蓝芩口服液辅助治疗儿童流感风热证的效果分析［J］. 中外医学研究，2021，19（2）：123－125.

［36］ 韩晶，赵志勇，李贤伟，等. 雾化重组人干扰素 α1b 联合热毒宁对 3～8 岁儿童呼吸道合胞病毒感染肺炎的免疫学分析［J］. 河北医药，2019，41（15）：2314－2317.

［37］ 杨燕，汪受传，李瑞丽，等. 多中心随机对照评价中医药治疗小儿病毒性肺炎风热闭肺证、痰热闭肺证的临床疗效［J］. 北京中医药大学学报，2008，31（9）：629－633.

[38] 郝欧美，王雪峰，魏巍，等. 中医内外合治综合方案改善小儿病毒性肺炎中医证候的多中心随机对照研究 [J]. 中华中医药杂志，2017，32（11）：5216–5220.

[39] 马融，胡思源，许雅倩，等. 小儿金翘颗粒治疗儿童轻型流行性感冒风热证多中心随机对照临床研究 [J]. 中医杂志，2020，61（14）：1242–1246.

[40] 葛洪. 肘后备急方 [M]. 北京：开明出版社，2016：28.

四、扶正祛邪活血化瘀法治疗紫癜性肾炎

紫癜性肾炎是指在过敏性紫癜病程 6 个月内出现血尿和（或）蛋白尿。本病是儿科临床中常见的一种继发性肾小球疾病，具有易复发、病程长、治疗困难等特点，同时也是过敏性紫癜最严重的并发症，且影响过敏性紫癜的病程和预后。历代中医文献中尚无本病病名的确切记载，根据其不同的发展阶段和临床特点，在紫癜阶段可归属于中医学"发斑""紫癜风"等范畴，伴发有肾脏损伤时，与中医学的"尿血""水肿""肌衄""肠风"等相关。

丁樱教授根据数十年的临床经验认为紫癜性肾炎的中医辨证实质为本虚标实。将其病机概括为热、虚、瘀，三者相互作用，尤以瘀为主。其临床辨证分型：早期为风热夹瘀、血热夹瘀，以实证为主；后期多辨为阴虚夹瘀和气阴两虚夹瘀，以虚证为主。故丁樱教授在治疗上以扶正祛邪、活血化瘀为主且在每一阶段各有侧重，灵活变通，方得良效。

（一）丁樱教授治疗紫癜性肾炎的学术思想

1. 小儿素体正气亏虚，血分伏热

感受外邪是紫癜性肾炎发病的首要因素，紫癜性肾炎的病因主要包括内因和外因两个方面。内因是小儿素体正气亏虚，血分伏热，此为发病之本。即所谓"正气存内，邪不可干"，正气虚损，无力抗邪外出则机体功能减退而致病。外因是感受风热邪毒，过食辛辣刺激动风之品，或接触易致过敏之物。内因与外因相互作用，风热邪毒乘虚而入，扰动血脉，血溢肌肤则发为紫斑，血溢膀胱肾络则见尿血；邪滞中焦肠胃，阻碍气机，腑气不通，"不通则痛"，故而腹痛；邪气阻滞于关节则见关节肿痛；若伤及脾肾，脾气受损，肾失固摄，精微下泄可见不同程度的蛋白尿。小儿为稚阴稚阳之体，脏腑娇嫩，气血未充，卫外不固，外感之邪乘虚而入，六气皆易从火化，入里化热，加重血分伏热致使邪毒蕴于肌表血分，迫血妄行，溢于脉外而为紫癜。正如《外科正宗·葡萄疫》中对紫癜的记载："葡萄疫，其患多生于小儿，感受四时不正之气，郁于肌肤不散，结成大小青紫斑点，色若葡萄。"若疾病迁延日久，耗气伤阴以致气虚阴伤，气虚则统摄无权，气不摄血，血液不循常道

而溢于脉外，阴虚火炎，血随火动，渗于脉外可致紫癜反复发作。

2. 瘀血贯穿紫癜性肾炎始终

瘀血既是紫癜性肾炎的病理基础，又是加重本病的致病因素，故瘀血是贯穿紫癜性肾炎始终的病机之一。临床上大部分紫癜性肾炎患儿均表现为出血，出血必留瘀，瘀血阻络，妨碍气血运行，血不归经，外溢肌肤，形成紫斑瘀块。西医学从血液本身及血流动力学方面已证实：在疾病发展过程中，机体的凝血机制受到影响，纤溶活力减弱造成凝血功能高于抗凝功能，导致血液处于高凝状态，从而黏稠度增加，运行受阻成为致病因素。紫癜性肾炎是全身性毛细血管炎在肾脏的表现，病变过程中有凝血机制的参与，而且高凝状态表现尤为突出。

3. 谨守病机，辨证施治

丁樱教授在对紫癜性肾炎的治疗过程中，认为应当分期而治。早期邪盛而正气不弱，则治疗以祛邪为主，佐以化瘀，临床若见以风热伤络为主要症状，如起病较急，全身皮肤紫癜散发，可有发热、腹痛、关节肿痛、尿血等，苔薄黄，脉浮数。治以疏散风热，佐以化瘀。处方：银翘散或连翘败毒散加减。用药：金银花、连翘、淡竹叶、薄荷、防风、牛蒡子、黄芩、生地黄、玄参、赤芍、紫草、丹参、川芎、水牛角、地肤子、徐长卿。若见以血热妄行为主要症状，如起病较急，皮肤出现瘀点瘀斑，或伴有鼻衄、齿衄、便血、尿血，同时见心烦、口渴、便秘等，舌红，脉数有力。治以清热解毒，凉血化瘀。处方：犀角地黄汤加减。用药：水牛角、生地黄、牡丹皮、赤芍、紫草、玄参、黄芩、丹参、川芎、地肤子、徐长卿、甘草、苍术等。失代偿期、肾衰竭期、尿毒症期加用制大黄或生大黄，降泄脏腑浊邪，攻下泄毒，使一部分氮质通过肠道清除，而且大黄活血化瘀、利尿，能减轻残余肾功能的高代谢状况，利用其通腑之力使每日大便保持2~3次为佳。后期正气亏虚，则治疗以扶正为主佐以化瘀，临床若见以阴虚火旺为主要症状，如紫癜时发时止，鼻衄、齿衄，低热盗汗，心烦少寐，舌光红，苔少，脉细数。治以滋阴降火，凉血化瘀。处方：知柏地黄丸加减。用药：熟地黄、龟甲、鳖甲、黄柏、知母、地骨皮、生地黄、玄参、麦冬、丹参、川芎、紫草、墨旱莲。若见以气阴两虚为主要症状，如起病缓慢，病程迁延，紫癜反复出现，瘀斑、瘀点颜色淡紫，常有鼻衄、齿衄，面色苍黄，神疲乏力，食欲不振等，舌淡苔薄，脉细无力。治以益气养阴，活血化瘀。处方：玉屏风散合知柏地黄汤加减。用药：黄芪、生地黄、山茱萸、山药、茯苓、泽泻、牡丹皮、丹参、益母草、川芎、紫草、蝉蜕等。自始至终，活血化瘀是关键。《血证论》曰："离经之血谓之瘀血，此血在身，不能加于好血，反而阻新血之化机，故凡血证总以化瘀为要。"现代实验药理研究证实，活血化瘀药有扩张血管，影响血流速度，降低激素引起的高血压，改善微循环，改变肾单位血流动力学状态，降低毛细血管通透性，抗血小板聚集、抗凝、抗血栓、抗炎、抗菌，增强巨噬细胞吞噬能力，调节机体免疫功能，抑制或减轻变态反应性炎性损伤，防治肾脏纤维组织增生，并能促进增生性病变软化和吸收等作用。这也从侧面验证了丁樱教授在对紫癜性肾炎的治疗过程中以活血化瘀为要的正确性。同时丁樱教授主张活血化瘀法虽然对紫癜性肾炎具有既防又治的双重作用，但是活血化瘀法属于中医治则八法中的消法，消法具有攻伐的特性，故久服过用此类药物会损伤正气，所以丁樱教授常在应用活血化瘀药的基础上佐以补气药，大有裨益，如黄芪、党参等补气药，攻而不伤正。紫癜性肾炎的发病与正虚密切相关且病情反复，正气损伤尤为严重，所以用药时更要顾护正气，勿用峻剂，慎用苦寒败胃温燥之剂，以免伤阴耗津损伤正气。

（二）病案举例

王某，男，7岁，2013年9月10日初诊。患儿3个月前无明显诱因出现双下肢皮肤紫癜，对称分布，压之不退色，伴腹痛，在当地查尿常规异常（具体不详），血常规提示血小板计数偏高，诊断为"过敏性紫癜"，因在当地治疗效果不理想，求诊于本科。入院症见：双下肢散在皮肤紫癜，色暗红，偶有腹痛，无水肿，平素纳眠可，汗多，大便干，小便量可，多泡沫，色黄，舌暗红，苔黄厚，脉细数。查尿常规示：尿蛋白定性（＋），隐血（＋）。血常规示：血小板342×10^9/L。丁樱教授诊查患儿后指出：该患儿有皮肤紫癜病史，病程较长，目前伴见尿检异常，以血尿、蛋白尿为主，血小板计数较高，存在高凝状态，汗多，咽干红，舌质红，苔黄厚，脉细数。中医四诊合参，辨病属中医学"紫癜"范畴，证属"气阴两虚兼血瘀"，治疗以益气养阴，活血化瘀为法，方药以参芪地黄汤加减。处方：党参、生地黄各15g，牡丹皮12g，黄芪30g，茯苓、山药、山茱萸、泽泻、当归、川芎、大蓟、小蓟各10g，炒蒲黄、甘草各6g。2013年9月24日复诊，患儿近两周无明显不适，服上药后查尿常规示：尿蛋白（±），隐血（－）。丁樱教授指出服上方两周后患儿隐血转阴，尿蛋白减少，说明患儿体内瘀血已化，此时需加大减少蛋白尿力度，以便进一步延缓肾损伤。上方减炒蒲黄、大蓟、小蓟，加金樱子、芡实、益母草各10g。2013年10月9日三诊，患儿近期病情稳定，尿常规检查为阴性，守上方继服1周。随访3个月，未再复发。

（三）讨论

在紫癜性肾炎的发生发展过程中，多因感受六淫之邪，入里化热，与血分伏热叠加以致热毒炽盛，损伤脉络，迫血妄行，血溢脉外则引发紫癜，久则内侵肾脏而致血尿、蛋白尿，属久病入络，临床多见以气阴两虚为本，热、虚、瘀为标的本虚标实之证，而血瘀一直贯穿始终。故其治疗既注重清热解毒、凉血消瘀，又注重气血阴阳并调。若兼风热加金银花、连翘、蒲公英；兼水湿加大腹皮、车前子、猪苓；

兼血瘀加积雪草、丹参、红花、水蛭；兼湿热加黄芩、石韦、萹蓄；兼湿浊加黄连、附子；血尿明显加炒蒲黄、三七、大蓟、小蓟、白茅根、白花蛇舌草；蛋白尿明显加金樱子、芡实、覆盆子、益母草。并且在抓住主症的同时重视调理整体机能，以免苦寒攻伐太过，使邪去而正不伤，正盛邪自退，从而达到治疗目的。总之，紫癜性肾炎病程长，病情易出现反复，治疗时应当根据其病情、体质特点辨证后，守方守法长期治疗，方可使其病情稳定，减少反复，收到理想的效果。

（郑海涛、丁樱）

参考文献

［1］中华医学会儿科学分会肾脏病学组. 小儿肾小球疾病的临床分类、诊断及治疗［J］. 中华儿科杂志，2001，39（12）：746.

［2］冯娟薇，金川. 紫癜性肾炎的中医治疗进展［J］. 陕西中医学院学报，2003，2（5）：46－47.

［3］孙轶秋，韩新民，叶进. 凉血化瘀饮治疗小儿紫癜性肾炎39例［J］. 实用中西医结合杂志，1994，7（1）：54.

［4］沈庆法. 中医临床肾病学［M］. 上海：上海科技文献出版社，1997.

［5］于海涛，朱丽兵，孙伟. 瘀血的成因及治疗［J］. 泰山卫生，2003，27（2）：19－27.

［6］田宏. 活血化瘀法治疗小儿肾病综合征30例［J］. 陕西中医，2001，22（5）：268－269.

［7］陈苏红，周福军. 活血化瘀在小儿肾病综合征中的应用［J］. 吉林中医院，1998，18（1）：39.

五、从"伏风暗瘀宿痰"论小儿哮喘

小儿哮喘是小儿时期常见的一种以痰鸣、气喘为临床特征的特异性肺系疾病，具有反复发作、难以根治的特点。《幼科发挥·哮喘》云："发则连绵不已，发过如常，有时复发，此为宿疾，不可除也。"古之"内有壅塞之气，外有非时之感，膈有胶固之痰"的经典病机理论，如今仍指导着哮喘的中医辨治，但尚未取得中医药治疗哮喘的突破，故迄今民间尚有"内科不治喘，外科不治癣"之说。丁樱教授认为，理论指导临床，只有进行小儿哮喘中医病机理论的新探索，才有可能突破中医治疗哮喘的瓶颈。丁樱教授研读经典并基于临床验效和临床试验研究，提出了"小儿哮喘病发，伏风为触发之扳机，暗瘀为迁延之祸首，宿痰为复发之夙根"的哮喘中医病机新假说，以希完善和发展小儿哮喘的中医病机认识，指导临床，现不揣浅陋，浅析如下，希供争鸣。

（一）"伏风"为哮喘触发之扳机

中医认为，"风为百病之长"，小儿"肺常不足"，卫表尤弱，外邪每易由表入里。肺为华盖，主呼吸，外邪入侵，首当其冲。正如《杂病源流犀烛·感冒源流》曰："风邪袭人，不论何处感受，必内归于肺。"哮喘多因气候突变，或闻及致敏异味，或进食发物等诱发，发作前常有鼻眼咽甚痒、喷嚏、流涕等前兆症状，且发作迅疾，速发速止，此与风邪之"善行数变""风盛则挛急"及"风邪为患可致瘙痒"等致病特点甚合。其实，古之哮喘"内有壅塞之气，外有非时之感，膈有胶固之痰"病机中的"外有非时之感"多指"风"而言。

但是，丁樱教授认为，哮喘的"风"为"伏风"。风邪侵袭肺卫之表、肺失宣肃而引起的喘咳一般经疏风等治疗，风邪多易祛除，病情会很快缓解，鲜有迁延不愈者。而哮喘常反复发作，经年不愈，甚至终生发作，故丁樱教授认为哮喘病因之"风邪"非等同于一般之风邪，而是久病内伏入络之邪（伏风）。具体言之，风邪袭肺，治不得法，邪易留恋，风性走窜，加之小儿"肝常有余"，内风易动，同气相求，内外相引，则应叶桂"久病入络"之说，风邪入里，内伏络脉，与暗瘀、宿痰相搏，气道挛急，哮喘缠绵不愈。因风邪不在肺卫之表而深伏肺络，故疏风解表罔效，又因与宿痰等邪搏于络脉，病属阴分，故哮喘缠绵不愈且多夜间发作。综上，哮喘发作多由外风引动伏风诱发，且又因其发作和风邪致病特点相符，按照中医取类比象思维方式，认为伏风为哮喘触发之扳机。

"风"邪现代多相当于花粉、异味气体、尘螨、动物毛屑等致敏物质及海鲜等发物。现代诸多医家均已认识到："风"邪是过敏性疾病的始动病因，风邪为患的病变特点，是由于变应原作用于人体，引起变态反应，产生大量的组胺、激肽等生物活性物质，导致过敏反应，出现相应的遇邪即发的症状。现代药理研究表明，许多祛风药均有明显的抗过敏作用，能抑制或直接拮抗组胺和慢反应物质等过敏介质的释放。以方测证是中医药较为普遍的研究模式和思维方式，从"风药"（特别是搜风通络药）具有显著的治疗哮喘疗效可推测出"久病入络、风邪内伏"是哮喘的关键中医病理机制。中医和西医通过风邪和致敏物质之间进行了联系，也进一步佐证了"伏风"是哮喘触发之扳机的认识。

（二）"暗瘀"为哮喘迁延之祸首

小儿哮喘病位主要在肺，肺主治节，朝百脉，与心脏共同维持血的正常运行。因此，肺脏与血液的运行和血瘀的形成有着密切的联系，肺的生理功能发生障碍时，就可产生瘀血，瘀血阻滞，肺气上逆，发为哮喘。如唐容川《血证论》曰："内有瘀血，气道阻塞，不得升降而喘。"肺常不足，生痰贮肺，痰阻可致血瘀。唐容川曰："须知痰水之壅，由瘀血使然，但祛瘀，则痰水自消。"可见，瘀是小儿哮喘病理演变的关键因素，且贯穿始终。

但哮喘之瘀乃为"暗瘀"，根据丁樱教授经验中关于瘀血证的病因病机和脉证之有无及明显与否，把瘀血证分为明瘀和暗瘀。其中病因病机明显且脉证俱全者称为明瘀；而把明显存在血瘀证的病因病机，却无证可辨或无特征之证可辨的，处于病象隐潜或未充分暴露阶段的这种病潜状态下的证称为"暗瘀"。根据"暗瘀"学说，小儿哮喘存在暗瘀主要基于以下原因：①久咳气虚，鼓动无力，暗瘀自生；②脾虚失运，积滞内停，血行不畅，即成暗瘀；③过食厚味，运化排泄不及，碍血畅行，内生暗瘀。首先，风邪袭肺，肺气上逆，咳久失治，肺脾两伤，正如《幼幼集成·咳嗽证治》曰："咳而久不止，并无他证，乃肺虚也。"《杂病源流犀烛》曰："盖肺不伤不咳，脾不伤不久咳"。气为血之帅，气行则血行，气虚则鼓动无力，暗瘀自生。其次，小儿"脾常不足"，正如宋代《小儿药证直诀·变蒸》曰："五脏六腑，成而未全，全而未壮。"脾虚失运，运化失司，积滞内停，气滞不行，血行不畅，即成暗瘀。最后，随着生活条件的提高，小儿普遍嗜食肥甘，乱用营养保健品，加之小儿所需水谷精气较成人更为迫切和消化功能尚未健全，运化排泄不及，积滞内停，碍血畅行，内生暗瘀。暗瘀阻滞络脉，与伏风、宿痰相搏，肺失宣肃，发为哮喘。

现代研究表明，哮喘患者存在肺血管痉挛、肺动脉高压、血小板凝集、微循环障碍等病理变化，且为哮喘加重的重要因素；慢性哮喘患者甲皱微循环均提示有明显瘀血证，且哮喘与瘀血互为因果，喘咳甚则瘀甚，瘀甚又致喘咳加重。久病及血，气喘日久，久病必瘀，瘀是导致哮喘难治的重要原因，哮喘的难治性在于痰、瘀互结为患。西医学认为哮喘的基本特征是气道重塑，其中血管新生、重塑是气道重塑的重要基础。而气道重塑是哮喘迁延的重要病理基础。研究表明，活血化瘀法在治疗血管生成性疾病中具有重要意义，其对血管生成的效应主要是抑制，或促进，或双向调节，通过早期干预血管新生而防止疾病的发生与进展。综上，暗瘀不仅是小儿哮喘证候的产生基础，而且是病情迁延的决定因素，所以积极"消暗瘀"不仅体现了中医"治病求本"之精髓，更是对中医"治未病"思想的很好诠释。

（三）"宿痰"为哮喘复发之夙根

小儿脏腑娇嫩，形气未充，"稚阴稚阳"之体，"脾为生痰之源，肺为贮痰之器"，肺脾肾不足，肺失治节，脾失运化，肾失蒸化，水液代谢障碍，停聚为痰，痰饮伏肺，成为哮喘发病"夙根"。《丹溪心法·喘论》首先将其命名为"哮喘"，并指出"哮喘专主于痰"，"伏痰"遇感引触，痰随气升，气因痰阻，相互搏结，壅塞气道，肺气宣降失常，引动停积之痰，而致痰鸣如吼，气息喘促。可见，小儿哮喘主要病因责之于"痰"，痰为哮喘之"夙根"，"无痰不成哮"。历代医家、古籍颇多记载，如明·戴原礼《秘传证治要诀》曰："喘气之病，哮吼如水鸡声，牵引胸背，气不得息，坐卧不安，此谓嗽而气喘，或宿有此根，遇寒暄则发"。明·万全《幼科发挥》曰："小儿素有哮喘，遇天雨则发者，此为宿痰不除也"。明·张景岳《景岳全书·喘促门》曰："喘有宿根，遇寒即发或遇劳即发者，亦名哮喘。"清·吴谦《医宗金鉴》曰："感春风，发则必喘满咳吐痰盛，寒热背痛腰疼，咳剧则目泣自出，咳甚则振振身动，世俗所谓吼喘病也。"从上可知，宿痰为哮喘复发之夙根。

西医学也认为，哮喘发作时其病理表现为气道黏膜黏液腺化生、腺体增生、黏液分泌增多。此时必定导致肺气不畅，肺管不利，又可影响痰浊的外排，使上气喘逆，鸣息不通。现代研究发现，痰证的血液循环基础是血液流变性显著异常，表现为血液浓稠性、黏滞性、聚集性和凝固性增高；痰证患者凝血因子及补体等均高于非痰证患者及正常人，故认为痰证属于炎症性疾病。

（四）自拟搜风愈喘方

基于"小儿哮喘，伏风为触发之扳机，暗瘀为迁延之祸首，宿痰为复发之夙根"的哮喘中医病机新假说的认识，并结合小儿哮喘的中医辨治经验，立搜风消暗瘀、止咳降逆气为治疗大法。拟搜风愈喘方。药物组成：白僵蚕、蝉蜕、地龙、橘络、莪术、红花、党参、山楂、神曲、莱菔子、炙麻黄、杏仁、炙枇杷叶、礞石、旋覆花、甘草等。方中遵叶桂"久则邪正混处其中，草木不能见效，当以虫蚁疏逐"之训，用白僵蚕、蝉蜕、地龙、橘络搜风通络，以祛深伏肺络之风邪；其中白僵蚕、蝉蜕实为升降散，尚有顺肺之升降之功、悦肺之喜宣发之性的功效；橘络功专通络化痰，尤妙橘之丝络，犹如肺之络脉，实有同声相应，同气相求之妙。党参和甘草益气健脾，助血运行；山楂、神曲、莱菔子化食消滞；莪术、红花活血消暗瘀；共奏脾健气旺、食化滞消，暗瘀自除之效。礞石、旋覆花、炙麻黄、杏仁、炙枇杷叶化痰降气以平喘咳，如《名医别录》云：炙枇杷叶"疗卒喘不止，下气"。

综观全方，谨扣病机，标本兼治，理法方药完备，故获良效。诚然，临证除强调"伏风暗瘀宿痰"基本病机外，亦应据证之寒热虚实等酌情出入，方显中医辨证论治之精妙。

（闫永彬、丁樱）

参考文献

[1] 闫永彬. 小儿咳嗽变异性哮喘中医病因病机探讨 [J]. 中国中医基础医学杂志，2010，16（11）：997，1005.

[2] 闫永彬. 从"伏风暗瘀"论治小儿咳嗽变异性哮喘探析 [J]. 中华中医药杂志，2009，5（4）：606－608.

[3] 程丑夫. 过敏性疾病当从风论治 [J]. 江苏中医药，2002，23（3）：1－2，3.

[4] 黄海英，彭新君，彭延古. 僵蚕的现代研究进展 [J]. 湖南中医学院学报，2003，23（4）：62.

[5] 闫永彬，刘学伟，彭勃. 治"暗瘀"说 [J]. 中医杂志，2005，46（12）：901.

[6] 姚惠陵. 活血化瘀为主治疗小儿支气管哮喘 50 例 [J]. 浙江中医杂志，1990，25（3）：102.

[7] 聂广. 肺朝百脉及其临床意义 [J]. 贵阳中医学院学报，1989，3（1）：7 - 8.

[8] 王华锋，万海同. 活血化瘀类中药对血管内皮细胞作用的研究进展 [J]. 中医药导报，2005，11（12）：77 - 78.

[9] 方永奇，简柳军，刘立秋. 心血管痰证患者血液流变学及植物神经功能的变化 [J]. 中西医结合杂志，1989，（9）：536.

[10] 卢红蓉，杜松，胡镜清. 痰瘀互结证治理论源流考 [J]. 中医杂志，2015，56（10）：811 - 815.

六、从"形""神"谈小儿养生防病

河南中医药大学儿科研究所所长丁樱教授虽年近古稀，但精气神丝毫不亚于当下的年轻人，仍深耕门诊工作，对待患儿和蔼亲切，用药简、便、廉、效；定期组织教学查房，一丝不苟、精益求精。对于小儿养生，丁樱教授有自己独到的见解，强调从"大环境"进行整体调摄，包括儿童形体发育、体质类型、心理教育及社会环境等。

（一）小儿养生，从"医学 - 心理 - 社会"整体层面着手

随着现代社会的发展，"未病先防"的养生理念扎根于众多家长心中，但很多家长在小儿养生方面存在着一定的误区。比如，过度喂养、饮食过度精细、过多补钙及维生素、乱用提高免疫力的药物等。事实上，儿童时期过多补钙，容易出现便秘、消化不良；摄入过量维生素可能导致中毒；增强免疫力的药物对绝大多数患儿来说并不适用。还有一些家长则过多关注孩子的形体发育，忽略了其心理教育，从而出现了"问题儿童"。此外，社会因素在一定程度上也影响着儿童的身心发展。因此，小儿养生应从"医学 - 心理 - 社会"整体层面去调养。

（二）注重体质，当辨阴阳、虚实、寒热

《黄帝内经》是中国体质学说的源头，按阴阳可划分为"阴偏盛""阳偏盛""阴偏虚""阳偏虚""阴阳平和型"五种体质；按五行可划分为"木""火""土""金""水"五种基本体质类型；后世又有体质"从化"学说，即体质可从热化、从寒化、从湿化等；还有按照形体、五脏六腑、气血津液等来划分体质者。不同体质类型的人，其养生保健、防病治病的原则与方法均有所不同。

1. 根据体质改善饮食结构

不同体质类型的人，其饮食有所偏颇，养生的关键，在于调理体质，恢复阴阳平和。所谓"阴阳者，万物之根本也"。虽然体质有多种分类，但总体上可分为"阳型""阴型"及"阴阳平和"三种。小儿生机蓬勃、性格活泼好动，"阳型"体质日渐增多。平素嗜食辛辣厚味者，大便易干结，故饮食应富有营养而不腻，可适当多食清淡蔬菜。阳盛体质的儿童宜食苦瓜、油菜、菠菜、黄瓜、萝卜等，还可用菊花、枸杞子或白茅根泡水喝。"阴型"体质的儿童多表现为平素畏寒怕冷、少言寡语、大便稀溏等，饮食应注意温阳散寒，可适当食用羊肉、生姜、荔枝、韭菜等。对于脾虚、腹泻明显者，可适当食用山药、苹果。因山药可健脾止泻；苹果中含有丰富的鞣酸、苹果酸、果胶，可起到收敛止泻的作用，同时还能吸收细菌和毒素，促进胃肠蠕动。中医认为，"瘦人多火""肥人多湿"。对于形体肥胖、喉中痰鸣、好清嗓子的儿童，平素饮食应注重健脾化湿，如选用山药、薏苡仁、赤小豆等。

此外，"四时欲得小儿安，需得三分饥与寒"。也就是说，小儿的饮食不可过饱，保持一种"小饿"的状态，更有利于促进胃肠蠕动。

2. 根据体质防病治病

同一种疾病，体质不同，其治疗措施也有所差异。例如，形体肥胖者一般用药量宜大；形体瘦弱者，药量偏小；阳盛体质者，一般用药偏凉；阴寒者，用药宜温。近年来，小儿推拿、艾灸等越来越受青睐，但同样需要根据体质进行。小儿推拿可温通经络、健脾消积，但对于气血偏虚的患儿则不适用；艾灸可温经活血、防病保健，然热性体质者不适用。

（三）调神养生，注重心理健康教育

在养生模式上，大多数人往往关注的是小儿的身体层面，忽略了其心理健康教育。例如，孩子不写作业时，不问缘由打骂一顿，导致孩子出现自闭、抑郁等心理问题，甚至跳楼自杀；孩子在生活学习上碰到挫折时，家长不注意心理疏导，使得儿童心理问题不能得到正确解决。

从某种程度上讲，儿童的心理健康与体质健康是互为因果的，"形"与"神"可互相影响。例如，好发脾气、内向、不善于交流的孩子，往往容易出现气郁、气结的体质。因此，家长应注重与孩子沟通、交流，从孩子的角度去理解其想法，并加以引导，帮助孩子形成正确的价值观。

孩子的身心发展，不仅要从医学、家庭上着手，社会也应给予儿童更多的关爱。小儿生性好奇，喜欢探索，但缺乏生活经验和自理能力，对外界危险事物和潜在的危险因素缺乏识别和防范。例如，近期发生的不少儿童意外伤害事件，引发了社会大众的深思。此外，环境污染以及食品污染如农药残留、激素含量超标、转基因食品泛滥等，也成为当前社会普遍关心的致病因素。良好的社会环境、家长正确的教育、医学上合理的调养，是构建现代化"医学－心理－社会"儿童教育模式中不可或缺的内容。

总之，小儿养生，不仅要养身，还要养心、养神，综合调养，才是健康育儿的关键所在。

（李雪军、丁樱）

七、"肾者，胃之关也"术语新释

"肾者，胃之关也"为《黄帝内经》经典术语之一，内涵为"肾为胃之门户"，外延为"肾主小便"。后学多把其内涵拓展为"胃肾相关"之意。余寝馈于《黄帝内经》十余载，结合本人临床实践，据《黄帝内经》以例明理的说理模式，认为"肾者，胃之关也"术语应当有新的解释，即守其内涵而拓展其外延，方能彰显其临床指导意义。现论述如下，以供争鸣。

（一）"肾者，胃之关也"原旨内涵

"肾者，胃之关也"源自《素问·水热穴论》，其曰"肾何以能聚水而生病，肾者，胃之关也。关门不利，故聚水而从其类也，上下溢于皮肤。故为肤肿"。《黄帝内经》原旨是指胃（实包含脾的生理功能在内）主摄纳运化水谷，为水液之源；肾主水液代谢，为津液气化排泄之门户，故曰"肾者，胃之关也"。后学用此理论指导水肿病的辨治。但由于《黄帝内经》所论甚简，故后学对其多有拓展，特别到了清代，考校之风日兴，加之临床医学的发展，医家对"肾者，胃之关也"的阐述、发挥较多，但多按"胃肾相关"之意来进行内涵拓展。余认为不妥。

笔者认为，要理解其内涵，关键是对"关"字的理解："关"字，古为"關"，在《说文解字》（东汉许慎著）中意为"把守门户"；《礼记·王制》（孔丘著）曰"关，界上门"，即设立在边界上的门户。因此，其内涵当是"肾为胃之门户"。正如张介宾云："肾者胃之关也，位居亥子，开窍于二阴而司约束。"可见"胃肾相关"的理解不免偏颇。主要基于以下三点原因：首先，"关"字在《说文解字》里的释义为"把守门户"，而只是在后来才有"相关"之意。故不难理解，"肾者，胃之关也"在《黄帝内经》（成书年代恰与《说文解字》相当）的原旨无疑应为"肾为胃之门户"。其次，以例明理（即以具体的例证来说明一个深奥的道理）是《黄帝内经》常见的说理模式，如本例就是以"肾主小便"为例来阐明"肾为胃之门户"的道理，故其内涵是相对固定的，而外延却有较大的拓展空间。最后，整体观念是中医理论的精髓，脏腑之间皆互相联系，胃肾之间亦然，如若再用"肾者，胃

之关也"这一特定概念去解释之，余以为实有画蛇添足之嫌。

（二）"肾者，胃之关也"外延当拓展为"肾主小便、肾主大便、肾主月经"

故笔者认为，此概念外延除"肾主小便"之外，还当拓展为"肾主大便""肾主月经"。因"肾主大便"之机理、临床意义与"肾主小便"相类同，故在此不再赘述，下面着重论述其另一拓展外延——"肾主月经"。

月经，是指女子周期性的经血来潮，一月一行，如潮之朝夕、月之盈亏，故称月经。《素问·上古天真论》曰："二七而天癸至，任脉通，太冲脉盛，月事以时下，故有子。"故笔者认为，月经关键因素是"天癸至"与"任通冲盛"。而此二者皆与"肾""胃"密切相关。首先，胃（脾）为月经之本：女子以血为用，月经以血为本，故有"冲脉为月经之本"之说。冲脉隶属于阳明（胃），任脉联系于太阴（脾），冲脉与足阳明胃经在经络联系上密切相关。可见冲脉之血又总由阳明水谷所化，阳明胃气实为冲脉之本，即胃（脾）为月经之本。正如《女科经纶》曰："妇人经水与乳，俱由脾胃所生。"《景岳全书》曰："经血为水谷之精气，妇人则上为乳汁，下归血海而为月经。"即胃（脾）为水谷之海，气血生化之源，脾胃功能正常，则气血生化有源，阴血下归血海而为月经。其次，肾为天癸之源：天癸是来源于先天之肾气，靠后天水谷之精微培育而逐渐发育成熟的一种促进生殖机能作用的物质。天癸周期性"衰"与"至"主导着子宫之定期藏泄，引起月经来潮。详言之，"天癸至"（至，充盛、发挥之意），则子宫由满而溢、由藏至泄，月经如期来潮；"天癸衰"（衰，减退、重新蓄积之意），子宫由溢而满、由泄至藏，为下次月经来潮做准备，如此周而复始，如月之圆缺，主导着月水的周期性来潮，故有古人云"经水出诸肾"。

由上可知，月经以血为本，而胃（脾）为血之源，故月经之本在胃（脾）；月经如期来潮由天癸的周期性"衰"与"至"所主导，而天癸源于先天肾气，故月经之主在肾。这样，肾就以天癸、阴血、月经为表达而成为胃之门户，故曰"肾者胃之关也"。

（三）"肾主月经"的临床价值

月经病为妇科常见疾病，病因多端，辨治较为复杂。笔者受"肾者，胃之关也"及拓展外延（肾主月经）之启迪，认为胃肾在月经病的发生、发展及治疗过程中起着关键性的作用。归根到底只有影响到月经之本（胃）而导致生血乏源，或波及月经调控之关（肾）而致门户失司、关门不利，才导致月经病的发生发展。

月经病的治疗亦时刻不忘胃肾。健胃（脾）以旺月经之源、治肾气以固月经之门户，调理之要"贵在补脾胃以资血之源，养肾气以安血之室"。临床重视治肾之法，确有画龙点睛之妙，但不应偏执，对于兼见他证者，亦结合其他之法，此不赘述。

（闫永彬、丁樱）

第二章　临床经验

一、难治性肾病的诊断治疗进展

近半个世纪以来，肾病综合征（nephrotic syndrome，NS）患儿由于大多数能得到肾上腺糖皮质激素（简称激素）及其他免疫治疗，并且医生能有组织地制订治疗方案，使 NS 的缓解率有所上升，病死率明显下降。但仍有部分患儿因频繁反复、复发或激素耐药而列为难治，并成为目前小儿肾脏病临床最关注和亟待解决的问题。

（一）难治性肾病的分型

1. 频繁反复及复发型。
2. 激素依赖型。
3. 激素耐药型。

（二）难治性肾病的病因

1. 遗传因素

临床诊断小儿难治性肾病并不困难，但病因诊断尤其激素耐药的机制一直是国内外学者探索的问题，近年对难治性肾病的遗传因素尤其是对基因及其突变的研究有助于提高对发病机制的认识，而且有助于指导临床诊疗。如近期的研究表明，对激素耐药的 NS 患儿中 NPHS2 基因突变的发生率可高达 30%，该类型应用免疫抑制剂如环磷酰胺、环孢霉素 A 不会诱导完全缓解，10% ~ 15% 与遗传明确有关，难治性肾病可能更高。遗传种类繁多，分类不一，常见的有：

（1）有遗传易感性：有研究表明，激素敏感型 NS 与 HLA 相关，同胞姊妹有3.5% 发病。中国儿童：HLA - DR7、HLA - DR9 发病明显升高；HLA - DR9 在 NS 的频复发患儿中明显升高。遗传易感性与免疫反应异常有关：有研究表明，NS 的发生主要与 T 细胞功能障碍有关，HLA - Ⅰ类、Ⅱ类抗原为 T 细胞的引导系统。

（2）单基因病：常涉及一对等位基因，呈明显孟德尔遗传方式。如 Alport 综合征、先天性 NS。

（3）多基因病：多对基因与环境因素共同作用，遗传方式复杂，常不符合孟德尔遗传方式，有两种情况：①一对主效基因＋其他基因＋环境因素。②多对微效基因共同参与＋环境因素。常见的肾病有：IgA 肾病、狼疮性肾炎。

（4）染色体病：生殖细胞早期发育过程中，常染色体节段数目及结构异常，涉及多个基因结构或数量的改变，产生复杂的临床综合征。如：肾发育不良、马蹄肾、局灶节段性肾小球硬化（FSGS）。近年研究发现，FSGS 有明显的种族差异，在原发 NS 肾活检病例中白种人占 12% ~ 35%，黑人男性高达 80%，亚洲为 3.8% ~ 10%。

家族性 FSGS 的表现：①常染色体显性遗传：临床表现相对较轻，多在成年发病，发展至终末期肾病较缓；致病基因定位有两个：19 号染色体长臂 1 区 3 带（19ql. 3）、11q21 - q22。②常染色体隐性遗传：发病年龄小，临床表现重，激素治疗抵抗，很快进入终末期。家族性 FSGS 致病基因的定位是 NPHS2（在散发性 FSGS 中也有 30% 有此存在）。

2. 病理因素

NS 病理改变不一，激素疗效各异。

（1）微小病变（MCD）：85% 以上对激素敏感，5% ~ 10% 初治耐药，5% 后期耐药。近年 ISKDC 将 MCD 分为几种亚类：①无异常（NIL）；②局灶性肾小球闭塞（FGO），表现为局灶性肾小球硬化，不伴肾小管萎缩；③轻度系膜增厚（MMT），系膜基质轻度增加，无系膜细胞增生；④局灶性肾小管改变（FTC）；⑤轻度系膜细胞增多（MMH）呈节段性或弥漫性，血管管腔开放。

（2）系膜增生（MSPGN）：中重度增生伴节段性坏死病变，血管壁增厚。

（3）局灶节段性肾小球硬化（FSGS）：据报道仅 29.9% 对激素有效，多数耐药。

（4）膜性肾病（MGN）：①原发性：大多耐药。②继发性：部分可缓解，部分耐药。

（5）膜增生性肾小球肾炎（MPGN）：对激素有效者仅 6.9%，多见于年长儿或青年人，常呈进行性肾损伤致慢性肾衰。以 Ⅰ 型多见；Ⅱ 型少见；Ⅲ 型极少见。

3. 医源性因素

（1）治疗不规范：初治量小，后渐加量，至 8 周未缓解；疗程不足；过早、过快减药。

（2）NS 病情长期不缓解，致肾内肾外合并症增加。如感染、高凝状态、肾静脉血栓形成、低蛋白血症、低免疫状态、蛋白尿、高脂血症、肾脏病理改变加重。

（3）使用激素、免疫抑制剂及其他药物治疗使药物副作用增加（感染、高血压、继发小管间质损伤）

（4）伴用药物的影响：如苯妥英钠、利福平可使激素药代动力学改变，疗效下降。

（三）难治性肾病的处理

由于本病临床治疗十分棘手，因此如何对难治患儿采取有效治疗措施，改善其预后是广大儿科医师最关心的问题。

1. 规范用药

采取规范用药量、规范疗程、规范减药的方法。对以下几种易于复发和发生激素依赖的情况，减药尤应谨慎，速度可适当减慢：①初治时激素有效，但6个月内已有≥2次复发者；②初治激素足量，诱导阶段已有反复者，其后18个月内常频复发。③激素治疗前及用药8周时，肾上腺皮质功能低下者有频复发倾向。

2. 处理并发症

感染及低免疫状态；低蛋白血症及低血容量；高凝状态及肾静脉血栓；高脂血症；低钙，多种维生素及微量元素缺乏。

3. 及早肾活检

明确病理类型，以便选择合理方案。

4. 免疫治疗方案

（1）甲基强的松龙冲击疗法：一方面运用大剂量激素冲击治疗，能迅速、完全地抑制一些酶的活性，并使激素特异性受体达到饱和，在短时间内发挥激素抗炎的最大效应；另一方面大剂量激素的免疫抑制及利尿效应也较常规剂量更为明显。因而它可用来治疗对常规激素无效的难治性肾病综合征，可使部分患者肾病得到缓解。

用量及用法：甲基泼尼松龙15～30mg/kg以5%～10%葡萄糖注射液100～200mL稀释，静脉滴1～2小时，每天或隔天1次，3次为1疗程，1周后再用第2疗程，两疗程之间继以泼尼松口服，一般用2～3个疗程，如疗效较好，可每周冲击一次以巩固疗效。此外，目前成人临床运用较多的是意大利学者Ponticelli治疗特发性膜性肾病的治疗方，即第1、3、5个月月初运用甲基强的松龙静脉冲击疗法，连续治疗3天，然后以小剂量激素0.4mg/（kg·d）维持27天；而第2、4、6个月则停用激素，改服苯丁酸氮芥0.2mg/（kg·d），整个疗程为6个月。儿科尚未见同类报道。

（2）环磷酰胺（CTX）的应用：适应证：激素无效或有部分效应；频繁反复、复发；激素依赖。禁忌证：a. 造血系统损伤；b. 肝损伤；c. 合并感染时。用法：口服：小儿：2～3mg/（kg·d），8～12周。成人：50～100mg/d；静脉冲击：每次8～12mg/kg（平均每次10mg/kg），尿蛋白转阴前可采用密集冲击，每2周连用2次，在尿蛋白转阴后，可采用稀疏冲击，即每月1次，若病情持续稳定后可6个月

1 次，但总的次数仍应掌握在 10 ~ 15 次，总剂量应控制在 150mg/kg 以内。不良反应：①造血系统：粒细胞减少；②感染；③肝损伤；④膀胱出血；⑤性腺损伤。

（3）苯丁酸氮芥：对预防复发，延长缓解期也有肯定的效果。每日 0.15 ~ 0.2mg/kg，连用 8 周。儿童两次用药间隔时间至少 1 年。

（4）环孢霉素 A：因其对小管间质的损伤及价格昂贵而很少选用，临床仅在激素依赖、副作用明显时短期应用。

（5）霉酚酸酯（MMF）：一种新型免疫抑制剂，是高效、选择性、非竞争性、可逆性的次黄嘌呤单核苷酸脱氢酶抑制剂，特异性地抑制 T 淋巴细胞和 B 淋巴细胞增殖，抑制抗体的形成。MMF 治疗以肾病综合征为表现的尤其伴有血管炎病变的肾小球疾病，如紫癜性肾炎、狼疮性肾炎等，疗效肯定、用药安全且毒副作用小，但价格昂贵。应注意其消化道反应、白细胞减少、胰腺炎、肺纤维化、感染等副作用，偶见血尿酸增高、高血钾、肌肉疼痛等。儿童剂量为 20 ~ 40mg/（kg·d），分 2 ~ 3 次餐后服，1 ~ 3 个月后减量至 10 ~ 20mg/（kg·d），维持疗程 6 个月 ~ 2 年。

（6）雷公藤多苷：既往报道，雷公藤对 MCNS 疗效明显，而对其他类型肾小球疾病的疗效并不十分理想，而且作用缓慢，因而常常作为疾病维持阶段的辅助性治疗。目前，临床上应用雷公藤多苷治疗肾病较普遍，南京军区南京总医院报道用双倍剂量雷公藤多苷治疗成人及儿童难治性 NS 均取得了较好的短期疗效。我们也通过临床观察认为双倍剂量的雷公藤多苷是治疗儿童难治性 NS 可选择的有效方法之一。常规剂量：1mg/（kg·d），分 2 ~ 3 次服。也可用：1.5 ~ 2mg/（kg·d），1 个月后减为常规量。总疗程：多为 3 个月；部分疗程：3 ~ 6 个月。不良反应：①消化系统：胃肠道症状最为多见，其次为肝损伤。②血液系统：中性粒细胞和/或血小板可逆性下降。③皮肤黏膜：色素沉着、口腔溃疡、齿龈增生等。④生殖系统：女性表现为月经不调，甚则闭经；男性表现为性欲下降、精子活力下降、数目减少，甚则睾丸萎缩。⑤神经系统：头晕、乏力、嗜睡。⑥心血管系统：心悸、胸闷、心律不齐。在诸多的不良反应中，性腺损伤的发生值得注意，其与疗程、剂量均有关，对小儿性腺发育有无影响有待研究。

5. 中医治疗

小儿难治性肾病迁延难愈的重要因素是病变涉及肺、脾、肾、肝四脏，其病机变化常阴阳交错、虚实夹杂、本虚标实。因此在治疗上掌握调整阴阳、本虚标实之主次，以及辨证与辨病的关系，是提高疗效的关键。

（1）调整阴阳：本病初期多为阳虚。病久，尤其长期和大剂量应用激素后则阳损及阴，出现阴虚或气阴两虚之证。激素副作用所表现的柯兴症候群，如满月脸、痤疮、口干、烦热、高血压等，表现属阴虚阳亢，而实质是阴阳两亏。因此，应根据患儿所处的不同病程阶段，始终坚持调整阴阳平衡这一关键。在本病早期及水肿明显阶段以益气温阳为主，兼以养阴；在中期，尤其是用激素之后，则重在滋养肾阴兼以扶阳；恢复期则又益气温阳兼以养阴，使阴平阳秘，脏腑功能得以相对平衡。常用的益气温阳药有：黄芪、刺五加、肉苁蓉、菟丝子、淫羊藿等。养阴之药有：生地黄、太子参、山茱萸、五味子、知母等。

（2）把握本虚标实之主次：小儿肾病反复复发，迁延难愈的重要因素是病变涉及肺、脾、肾、肝四脏，以肺、脾、肾三脏虚弱为本，由于正虚于内，常不可避免地出现外感、湿热、血瘀等邪实之标证。其病机变化常阴阳交错、虚实夹杂、本虚标实，因此在治疗上应首先辨别本证与标证，把握本虚标实之主次是提高疗效的关键。

根据这一点，目前临床常分为肺肾气虚、脾肾阳虚、肝肾阴虚及气阴两虚等四个基本证型及外感、水湿、湿热、瘀血、湿浊五个标证，对指导肾病治疗有极大实用价值。就小儿难治性肾病而言，基本证型以气阴两虚型为多，其中又以肺脾气虚和肾阴阳两虚为核心，标证中则以外感、湿热及瘀血为突出。故治疗应以益气、健脾、滋补肾之阴阳为主要方法，同时必须标本兼顾、扶正祛邪，适时地予以宣肺、清热、活血化瘀，方能取得满意疗效。笔者常用的肾必宁冲剂即是根据这一原则而组方的，本方由黄芪30g，太子参12g，淫羊藿12g，刺五加10g，生地黄12g，知母12g，白花蛇舌草10g，丹参12g，川芎10g，郁金10g等组成。方中太子参、黄芪、淫羊藿、刺五加益气健脾补肾以顾其本；太子参气阴双补，配生地黄、知母滋补肾阴兼以清热；白花蛇舌草清热解毒；丹参、川芎养血活血；郁金开郁行气以增强活血化瘀之功。全方温阳与滋阴并举，扶正与祛邪兼顾，恰中难治性肾病本虚标实、寒热错杂之病机，故经多年临床应用获得较好疗效。临证时可随症加减：阴虚甚者加五味子、玄参、石决明；阳虚偏重者去知母加肉苁蓉、菟丝子；兼外感者加金银花、连翘；兼湿热者加黄柏、黄芩；血瘀突出者加水蛭等。

（3）辨证与辨病相结合：辨证与辨病相结合治疗本病可以提高疗效。例如：为提高本病的缓解率，常须合理应用激素及细胞毒药物，因此如何运用中药配合治疗，最大限度地发挥激素及细胞毒药物的作用，防治其不良反应，是临床应注意的问题。一般来讲，在激素诱导期及巩固期，中药多以益气养阴为主；维持治疗期则以益气温阳为主。近年研究证实，中药补阴药可拮抗外源性激素对肾上腺皮质功能的抑制作用，补阳药则有兴奋下丘脑-垂体-肾上腺皮质轴之作用。因此，适时地滋阴补阳，对防止激素的副作用发生，巩固疗效有重要意义。

（4）益气养阴、清热活瘀法治疗多种肾病同一证型及"异病同治"的研究：气阴两虚兼湿热血瘀是多种肾脏疾病中的常见证型，益气养阴、清热活瘀法则为治疗该型的有效方法，笔者对以此法组方的肾必宁汤剂研制成颗粒冲剂，进行了系统的临床观察。共观察232例，其中原发性肾病综合征192例，紫癜性肾病40例，非难治性肾病 126 例，难治性肾病 106 例。中医辨证均属于气阴两虚兼湿热血瘀型。治疗组非难治性肾炎中的 NS 型采用肾必宁冲剂 + 强的松，难治性肾病或紫癜性肾病采用肾必宁冲剂 + 环磷酰胺 + 强的松。中药对照组非难治性肾病采用肾炎康复片 + 强的松，难治性肾病采用肾炎康复片 + 环磷酰胺 + 强的松。西药对照组非难治性肾病采用强的松，难治性肾病采用环磷酰胺 + 强的松，各组疗程均为 12 周。观察结果表明，无论在减轻蛋白尿、消除浮肿等症状、还是感染率的下降、反复或复发的频率，以及有效缓解率等多方面，治疗组均优于对照组，尤其明显优于单纯西药组。显示中医药在改善患儿整体状况、提高免疫力、改善激素和免疫抑制剂的副作用等方面有较大优势，从而减少了反复和复发率，提高了长期缓解率。

　　临床观察结果还表明：肾必宁冲剂治疗非难治性肾病综合征、难治性肾病综合征、紫癜性肾炎的 NS 型等不同类型的肾病综合征，中医证型只要属于气阴两虚兼湿热血瘀者，均取得了满意疗效。中医"异病同治"这一重要理论，在肾脏病治疗中充分得到验证。辨证论治是中医临证医学的核心，"证"反映了机体整体的、综合性的、动态变化的病理生理过程，是"异病同治"的前提，那么肾脏病"气阴两虚兼湿热血瘀证"有无现代客观的、微观的指标，其物质基础是什么，采用益气养阴，清热活瘀法治疗临床类型不同（原发性肾病、紫癜性肾炎、IgA 肾病），但中医证型相同（气阴两虚兼湿热血瘀），病理类型相同（均以系膜增生为主）的"异病同治"疗效机理何在，其疗效在细胞分子生物学水平有无作用的靶环节，围绕这些问题，笔者进行了动物模型（慢性血清病性大鼠系膜增生性肾炎及 IgA 肾病性小鼠系膜增生性肾炎）—体外系膜细胞增殖—体外系膜细胞凋亡及其凋亡调控基因—体内系膜细胞凋亡及其调控基因等多层次系列研究。研究结果表明：肾必宁冲剂可减轻系膜增生性肾炎及 IgA 肾病模型鼠的尿蛋白、降低 D－二聚体、肿瘤坏死因子（TNF）、白介素 -6（IL－6）、内皮素（ET）的含量，增加乳酸脱氢酶（LDH）的含量，抑制系膜细胞增殖，促进系膜细胞凋亡，上调诱导型一氧化氮合酶（iNOs）及促凋亡基因 bax 表达，并可下调抑凋亡基因 BCL－2 的表达而有利于系膜增生性病变消散，促使病情缓解。

　　综上所述，气阴两虚兼湿热瘀血这一证型是原发或继发系膜增生性肾炎的主要病理环节之一，有其共同的分子学基础。益气养阴，清热活瘀法可能是通过凋亡调控基因，诱导过度增生的系膜细胞凋亡，缓解以系膜细胞增生为核心的多种肾脏病，实现"异病同治"的。该项研究从细胞分子角度初步诠释了中医"异病同治"治疗肾脏疾病的机理所在，为进一步证实中医药疗效，寻找其作用的靶环节奠定了基础。

（丁樱）

二、再论活血化瘀法在小儿肾病综合征治疗中的应用

肾病综合征是一组由多种病因引起的临床症候群，以大量蛋白尿、低蛋白血症、高胆固醇血症及不同程度的水肿为主要特征。其病程长，发病率高。本病属于中医学水肿范畴。其病机以正气虚弱为本，邪实蕴郁为标，属本虚标实、虚实夹杂之病证。邪实是指外感、水湿、湿热及瘀血等病理产物。治疗多遵循标本论治原则。中医药治疗虽然展示了良好的前景，但对于部分难治性肾病，效果尚不尽如人意，究其原因，笔者认为进一步加强对活血化瘀法在肾病中应用的认识仍属临床之必要。

（一）理论依据

1. 病机溯源

肾病属于中医学水肿范畴。《黄帝内经》对水肿的病因病机提出了"其本在肾，其末在肺""其制在脾"的重要观点。后代医家根据水和血的密切相关性，认为血水二者是相互影响的，水肿可致血瘀；反过来，血瘀又可加重水肿。如《金匮要略·水气病脉证并治》曰："血不利，则为水。"《诸病源候论·肿病诸候·诸肿候》言："肿之所生也，皆由风邪寒热毒气，客于经络，使血涩不通，壅结皆成肿也。"《血证论》曰："又有瘀血流注，亦发肿胀者，乃血变成水之证。""水火气血，固是对子，然亦互相维系。故水病则累血。瘀血化水，亦发水肿，是血病而兼水也。"

对于水肿的治法，《素问·汤液醪醴论》所举"平治于权衡，去菀陈莝……以复其形，开鬼门，洁净府，精以时服"诸多治疗方法中，"去菀陈莝"实已蕴含活血化瘀法之意。《仁斋直指方》正式提出活血化瘀法治疗水肿，并创立了桂苓汤等活血利水方剂。

2. 标本转化，肾瘀多端

肾病属本虚标实，正气虚弱为本，邪实蕴郁为标，属本虚标实、虚实夹杂之病证。正虚是指气虚、阳虚、阴虚或气阴两虚，结合脏腑又可分为肺脾气虚、脾肾阳虚、肝肾阴虚等，为病之本；邪实是指外感及水湿、湿热及瘀血等病理产物，故为标。在肾病的发病与发展过程中，本虚与标实之间是相互作用、相互转化的。如正虚之本易感外邪，化热致瘀，而成标实之瘀；标实血瘀反过来又进一步耗伤脏腑之气，使正气更虚，并加重水湿、湿热，又成疾病之本，形成了"瘀"之标本转化，使瘀血成为亦标亦本的特点。可见，瘀血是贯穿于病程始终的病理产物，亦为损伤人体正气的主要因素，同时又是进一步碍水阻气，使水肿形成，推动疾病发展的重要病理环节。

形成小儿肾病血瘀的病因病理环节很多，笔者通过长期的临床实践概括有以下

几种：精不化气而化水，水停则气阻，气滞则血瘀；阳气虚衰，无力推动血液运行，血行瘀阻，或气不摄血，血从下溢，离经之血留而不去，或脾肾阳虚，失去温煦，日久寒凝血滞，均可导致血瘀；病久不愈，深而入络，致脉络瘀阻；阴虚生火，灼伤血络，血溢脉外，停于脏腑之间而成瘀；阴虚津亏，热盛血耗，使血液浓稠，流行不畅而致瘀；因虚或长期应用激素使卫外不固，易感外邪，外邪入侵，客于经络，使脉络不和，血涩不通，亦可成瘀。

3. 治标与治本

标本论治是中医学的基本治则。治病求本是指在疾病治疗时，必须寻求出疾病的根本原因，并针对此进行治疗，为辨证论治的基本原则。《素问·阴阳应象大论》曰："阴阳者，天地之道也。治病必求于本。"一般情况下，要遵循"治病必求于本"的原则，但若病证复杂多变，出现标本主次之异，治疗上就应有先后缓急之变通，诚如《黄帝内经》所言："急则治其本，缓则治其标。"若标本并重，则应标本同治。其实，"标"和"本"是相对的，它们之间是相互作用、相互转化的。就小儿肾病而言，瘀血不仅是正虚之本导致的"标"，反过来，此病理产物又损伤人体正气，并进一步碍水阻气，使水肿形成，形成病机的恶性循环，又成为致病之"本"，贯穿于肾病病程之始终。故从标本论治原则而言，活血化瘀法应得到重视，并贯穿于小儿肾病治疗的始终。

（二）临床应用

肾病瘀血病机复杂，故遣方用药要谨守病机，做到法随证立、方随法转、机圆法活，正如《黄帝内经》所言，"谨守病机，各司其属""必伏其所主而先其所因"。鉴于此，笔者临床常灵活运用理气活血、养阴活血、温阳活血、凉血散血四法，每收桴鼓之效。此外，鉴于肾病病机复杂，故常以本法结合他法应用，不可偏废。

1. 理气活血

小儿肾病以水肿为主要表现，而水与血、气本不相离，水病可致血病，而血瘀亦可导致水肿。水肿可致气滞，而气滞则血瘀；反过来，血瘀又可致气滞，气化不利而加重水肿。可见，血气水三者是相互影响的，而血瘀可存在于肾病整个病程之中。另外，脾气虚则运化无力，水邪内停，气不摄血，血从下溢，亦可发为水肿、血尿。故气虚当用生黄芪、党参、太子参等以益气，气滞当用柴胡、郁金、枳壳以理气，另加丹参、当归、茜草、三七、蒲黄以活血化瘀。临证需要注意的是，若患儿大便干多用太子参以补气养阴，大便稀选党参以益气健脾。且补益之药，多有壅滞之弊，故少佐砂仁等行气之品，使其补而不滞。

2. 养阴活血

肾病患儿在发病中期，或在激素应用过程中，易出现热盛伤津、阴虚津亏、热盛血耗，使血液浓稠，流行不畅而致瘀；或阴虚生火，灼伤血络，血溢脉外，停于脏腑之间而成瘀。故治疗当养阴活血，在丹参、当归、茜草、三七、蒲黄等活血化瘀药基础上，加生地黄、麦冬、五味子、女贞子等以养阴。由于养阴药多为滋腻之品，易碍胃气，故应用时应时时注意脾胃功能，必要时酌加消导和胃之品，以资运化。

3. 温阳活血

气虚日久，由脾及肾；或阴虚后期，由阴及阳；或在激素撤退过程中，肾上腺功能低下，终致脾肾阳虚。阳气虚衰，无力推动血液运行，血行瘀阻，或脾肾阳虚，失去温煦，日久寒凝血滞，均可导致血瘀。故临证必须温阳活血，在用丹参、当归、茜草、三七、蒲黄等活血化瘀药基础上加肉苁蓉、巴戟天、菟丝子等温阳之品。笔者临床常根据皮质醇含量的测定来观察小儿肾上腺功能，判断肾阳虚的程度，以加减温阳药的用量，值得进一步临床研究。

4. 凉血散血

肾病患者感受热邪，或阴虚火旺，每易致热入血分，伤及血络，而致血瘀，治当清热解毒、凉血散瘀，正如叶桂所言："入血就恐耗血动血，直须凉血散血。"常用水牛角、紫草、牡丹皮、生地黄、茜草、蒲黄、乌梅或五味子等。尤其需要说明的是，笔者临证用水牛角必配伍乌梅或五味子，效果倍增，考虑为乌梅或五味子为酸性，降低了汤药的 pH 值，而水牛角在酸性环境中容易被吸收利用之故。

（三）现代研究

现代研究认为：肾病综合征高凝状态与凝血酶原降低、凝血因子 V 和 VII 显著增高、血浆纤维蛋白原水平增高、抗凝血酶 III 水平和抗纤维蛋白酶活性降低、血小板增多、血小板凝聚增强、β - 血栓球蛋白增高等有关。此外，肾病水肿时的低血容量、血液浓缩、血流缓慢、高脂血症及使用激素等，均可促使血液黏度增高，加重肾病高凝状态。高凝状态常常是作为一个恶性因素促使原发疾病的发生和发展，又易反复引起肾内凝血，促进肾小球硬化，损伤肾小球功能，导致肾衰竭，不仅增加了治疗难度，而且严重者尚可危及生命。目前公认的观点是把高凝状态归属于"血瘀证"范畴，1986 年中医肾脏病会议已将血液流变学指标中的全血黏度、血浆黏度增高作为"血瘀"的诊断标准之一。故血瘀证在肾病病理中有着重要地位。

临床及实验研究表明，中药活血化瘀可以阻断肾脏的病理损伤，促进损伤肾小球的修复，进一步改善肾功能，延缓病情进展。现代药理研究证实，活血化瘀药对降低补体活性、阻止纤维蛋白形成、稳定血小板活性具有一定的效用，且活血化瘀药能改善微循环，改善毛细血管通透性及增强吞噬细胞功能恢复，抑制结缔组织代谢，从而促进纤维性病变的转化和吸收，对肾病治疗有很大价值。李红叶等采用破血逐瘀的水蛭治疗肾病高黏滞血症，无论单纯性肾病或肾炎性肾病，其血液流变学各项指标及水肿、蛋白尿的恢复均明显优于对照组（$P < 0.01$）。朱阐疆等用活血化瘀之蛇莲合剂（蛇莓、半枝莲、干地黄、生黄芪、丹参、川芎、红花、当归、川牛膝、京三棱、焦白术、陈皮、甘草）治疗肾病有高黏滞血症者，总有效率为84.4%，疗效明显高于对照组。此外，国内许多报道均显示，丹参注射液、复方丹参注射液、保肾康等中成药，对改善肾病时的高黏滞血症均有肯定疗效。

总之，本法不仅有充足的理论依据，而且有大量的临床验效。现代研究也证明本法有可靠的药理学基础和广阔的应用前景，值得推广应用。

（丁樱）

参考文献

[1] 王海燕. 肾脏病学 [M]. 北京：人民卫生出版社，1996：637.

[2] 张琳琪. 难治性肾病综合征中西结合治疗体会 [J]. 中国中西医结合肾病杂志，2003（6）：343.

[3] 李红叶，孙福恩，王华，等. 水蛭治疗原发性肾病综合征高黏滞血症 [J]. 中华儿科杂志，1995，33（1）：28 – 31.

[4] 朱阐疆，韦先进，印日走，等. 蛇莲合剂治疗肾病综合征高黏滞血症的疗效分析 [J]. 中西医结合杂志，1988，8（4）：207 – 209.

[5] 刘宏伟. 原发性肾小球疾病湿热病理的临床研究 [J]. 中医杂志，1996，37（11）：688.

[6] 陈海平，王质刚，刘贵健. 保肾康对肾病综合征凝血指标的影响 [J]. 北京中医药，1996（6）：24 – 26.

三、药物性肾损伤及其防治

随着化学药品的应用日益广泛，滥用药物现象普遍存在（如抗生素、解热镇痛药、中药等），使药源性肾损伤的发生率明显增高。每年因药物不良反应而住院的病人占住院病人的3% ~5%，急性肾衰的病人中，1/5 ~1/4 由药物肾损伤引起，严重威胁着人类的健康。黎磊石院士指出，药物性肾损伤发生概率增加，是21世纪肾脏疾病防治的五大特点之一。因此，提高对药物性肾损伤的认识，掌握其防护措施，降低其发病率，已成为临床医学中的重要课题，也是减少医疗纠纷的重要环节。

肾脏除承担机体代谢终产物的排泄外，人体服用的各种药物也大部分以原型或代谢产物的形式由肾脏排泄。因此，药物在排泄过程中与肾组织充分接触而对其造成毒性损伤。在引起肾损伤的药物中，西药占绝大部分。

（一）药物性肾损伤的易发因素

肾脏因其解剖学和生理学上的特点而易受到药物损伤。

1. 肾脏血流丰富

每分钟流经肾脏的血液约为 1200mL，相当于心排血量的 20% ~ 25%，因此，药物可随血液大量、快速地流经肾脏，并经过肾小球滤过，肾小管分泌和重吸收，使肾组织较其他器官更易暴露于药物中而受到损伤。

2. 肾小球内皮细胞面积大

肾脏毛细血管极为丰富，肾小球内皮细胞总面积约 $1.5m^2$，与腹膜面积相似。因此，药物参与形成的抗原—抗体复合物易在肾小球沉积，造成免疫性肾损伤。

3. 肾小管的分泌和重吸收

由肾小球滤过的物质，经肾小管对水、钠的重吸收，使药液浓缩，加之肾小管对药物的分泌使近端小管上皮细胞内的药物浓度大大高于血浆，造成药物对小管的直接毒害作用。

4. 肾髓质的逆流倍增机制

肾髓质存在逆流倍增机制，使肾小管内的药物浓度逐渐升高，尤其在髓质乳头区，其浓度显著升高，易造成药物性肾损伤。此外，供应髓质的血液只占肾血流的 6%，因此，某些药物引起肾缺血时，更易造成髓质和乳头区的损伤。

5. 肾小管的酸化作用

肾小管的功能之一是维持机体酸碱平衡，依靠近端和远端肾小管的泌氢作用。肾小管在酸化过程中，尿液 pH 值降低，这使某些药物的溶解度也随之降低，形成药物结晶或与肾小管分泌的 T – H 蛋白结合形成管型，阻塞肾小管。

6. 其他因素

儿童、老年人、肾功能减退或原有肾脏疾病者，因药物排泄较慢，肾脏对肾毒性药物敏感性增高，更易发生药物性肾损伤。

（二）药物引起肾损伤的作用机制

1. 直接毒性作用

药物流经肾脏时，与肾组织各部分充分接触，尤其在髓质和肾小管内，药物浓度较高，可直接损伤肾组织。此种损伤和药物剂量及用药时间有关，多见于大量、长期用药者。当药物在肾小管内达到一定浓度时，可改变上皮细胞膜的通透性，破坏线粒体功能，导致上皮细胞坏死。

2. 免疫反应

药物通过变态反应形成抗原—抗体复合物，并沉积于肾小球基膜及小动脉基膜，造成肾损伤。此外，药物还可作为半抗原，与体内蛋白结合形成抗原，通过免疫反应机制损伤肾脏，此种损伤方式与药物剂量无关。

3. 血流动力学改变

药物引起的血压下降、休克、脱水造成有效血容量降低，肾脏缺血、缺氧而出现肾损伤。某些药物抑制前列腺素的合成，使肾血管收缩、肾血流减少而致肾损伤，或髓质缺血而出现肾乳头坏死。

4. 梗阻性肾损伤

某些药物在尿中形成结晶并沉积于远端肾单位，造成尿路梗阻；造影剂可使肾小管分泌的 T－H 蛋白形成管型，阻塞肾小管；麦角酰胺可引起腹膜后纤维化，造成尿路梗阻；抗凝剂引起出血，血块可造成梗阻性肾病。

5. 肾外损伤

某些药物对肾脏的损伤是通过肾外因素造成的，如青霉素引起的过敏性休克所致的急性肾衰竭；糖皮质激素使蛋白质分解代谢增强可引起氮质血症；维生素 D 影响钙磷代谢可引起间质性肾炎和肾钙化。

（三）药物性肾损伤的临床类型

药物性肾损伤常见的临床表现有：急性肾衰竭、肾小球损伤、急性肾小管坏死、急性间质性肾炎、慢性间质性肾炎与肾乳头坏死、血尿、尿潴留等。由于肾损伤是在很多原发病的基础上继发的，临床表现复杂，几乎包括了各种肾脏疾病，且没有特异性，极易被忽视和漏诊，造成不良后果。因此早期发现、及时治疗是改善药物性肾损伤预后的关键。详见表 2－1。

表 2－1　引起肾损伤的常见药物

药物种类		代表药物	肾损伤类型
1. 抗生素	氨基糖苷类	庆大霉素、丁胺卡那霉素、妥布霉素、链霉素	急性肾小管坏死、急性肾盂肾炎
	头孢菌素类	第一代头孢菌素：先锋霉素Ⅰ、先锋霉素Ⅱ、先锋霉素Ⅴ、头孢拉定、头孢哌酮	急性间质性肾炎、肾小管坏死
	青霉素类	甲氧西林、氨苄西林、青霉素	急性间质性肾炎、急性过敏性血管炎、肾小球肾炎、急性肾衰
	磺胺类	磺胺嘧啶、新诺明	梗阻性肾病、过敏性血管炎、间质性肾炎、肾病综合征
	两性霉素 B	—	氮质血症、肾小管坏死
	多黏菌素类	多黏菌素 B	肾小管坏死
2. 非甾体抗炎药		阿司匹林、消炎痛、非诺洛芬	肾小管坏死、间质性肾炎、肾乳头坏死

（续表）

药物种类	代表药物	肾损伤类型
3. 抗肿瘤药物	烷化剂（环磷酰胺）	出血性膀胱炎、抗利尿激素分泌不当综合征（低钠血症、尿钠升高）
	链脲霉素	范可尼综合征、肾性尿崩症、肾小管坏死
	顺铂	肾小管坏死、急性肾衰
	（抗代谢类）甲氨蝶呤	梗阻性肾病、肾小管坏死
4. 生物制剂	干扰素	急性肾衰竭、肾病综合征
	白介素 - 2	肾前性急性肾衰竭
	阿昔洛韦	急性肾衰（急性肾小管坏死）
5. 环孢素 A	—	急性肾小管坏死、可逆性急性肾衰、环孢素相关性肾病、溶血性尿毒症、原发性肾功能丧失（起始剂量大于 15mL/kg）
6. 利尿剂	氢氯噻嗪、呋塞米	肾小管功能障碍、肾功能减退
7. 脱水剂	甘露醇、低分子右旋糖酐	渗透性肾病（肾小管上皮细胞肿胀变性）急性肾衰竭
8. 生物制剂	疫苗、抗毒素、抗血清	急性肾衰竭
	免疫球蛋白	肾前性急性肾衰竭
	白蛋白	蛋白超负荷性肾病、梗阻性肾病
9. 维生素类	维生素 D、维生素 A	钙化性肾病、肾结石
	维生素 C	尿酸盐结石
10. 造影剂		急性肾小管坏死、急性肾衰竭、梗阻性肾病
11. 金属制剂	金诺芬	膜性肾小球肾炎
	汞、硫酸铜、硫代硫酸铋、铁制剂	肾小管坏死、急性肾衰竭
12. 其他	青霉胺	免疫复合物性肾小球病变
	抗凝药、止血药	梗阻性肾病
	血管紧张素转换酶抑制剂	免疫复合物性肾小球病变
	西咪替丁	急性间质性肾小球肾炎
	普鲁卡因、奎尼丁、丙硫氧嘧啶	狼疮性肾炎

（四）药物性肾损伤的预防措施

虽然药物性肾损伤的发生率较高，但临床治疗和检查常不可避免地仍会选择其中的某些药物。因此，重视与采取一些预防措施，可尽可能减少肾损伤的发生率。

为避免抗生素引起的肾损伤，应注意以下几点：①用药前注意患儿有无低血压或脱水，若有血容量不足者应纠正后再用药。②婴幼儿、肾功能不全或原有肾脏病患者，应慎用或根据肾功能状态减少药量或延长给药间隔时间，轻度肾功能受损药量为常用量的 1/2～2/3，中重度肾功能受损为常用量的 1/10～1/5。③用药期间应定期尿检并监测肾功能，测尿溶菌酶、N－乙酰葡糖胺（NAG）、尿微量蛋白及血肌酐浓度。④避免两种或以上肾毒性药物联用，如氨基糖苷类合并头孢菌素类。⑤出现肾损伤应及时停药，必要时进行透析。

为避免造影剂引起的肾损伤，应注意采取以下措施：①对婴幼儿、脱水、肾功能不全或糖尿病、高血压、心力衰竭，尽量避免造影。②造影前检查肾功能，补充盐水，改善肾灌注，降低造影剂浓度。③造影剂注入后滴注 15% 甘露醇或呋塞米（速尿），对肾脏有保护作用，但对已有肾功能不全者避免使用。④减少造影剂用量。⑤应用低渗性或不含碘的造影剂。⑥碱化尿液，将尿 pH 值提高至 7.5 以增加尿酸盐及蛋白的溶解率。⑦避免合用其他肾毒性药物。

（五）药物性肾损伤的治疗

1. 青霉素及其衍生物引起的急性间质性肾炎

预后良好，糖皮质激素可加速肾功能的恢复。糖皮质激素的冲击疗效可有效地改善肾功能。短程糖皮质激素治疗（2 周）较为合理。

2. 氨基糖苷类抗生素的肾毒性

用药后发生急性肾衰竭者，处理类似其他原因导致的肾衰竭。除停药以外，需注意有无水、电解质紊乱。动物实验研究中发现：多聚氨酸（多聚赖氨酸、多聚门冬氨酸等）可防止氨基糖苷类抗生素的肾毒性，此类复合物可抑制氨基糖苷类抗生素对肾脏刷状缘膜的结合，但不影响抗生素的抗菌作用，从而达到减低药物的肾毒性作用。若有透析指征者需透析治疗。

3. 阿昔洛韦大剂量快速静脉注射

可致小管内药物浓度超过药物的溶解度，药物结晶造成肾内梗阻，继发急性肾小管坏死。急性肾衰竭可在用药后 12 小时内发生，特别是当血容量减少，肾功能不全或同时应用其他肾毒性药物时，但停药后肾功能可恢复。预防：静脉用药时需维持一小时以上，用药前患者必须大量输液或者喝水。

4. 抗肿瘤药物的肾毒性

①用环磷酰胺（CTX）时，应避免用低张溶液和利尿剂以免加重低钠血症、膀胱炎症状，应用美司钠，可消除细胞毒作用；鼓励患者多饮水，降低出血性膀胱炎的发生。②甲氨蝶呤（MTX）用药时宜水化及碱化尿液并监控血药浓度。

5. 止痛剂肾毒性（analgesic nephrotoxicity，AN）

鼓励患者多饮水（甚至在夜间），使尿量达到每天 2L；积极治疗泌尿系感染，特别是有乳头坏死者；终末期肾衰竭者，宜透析治疗。

6. 环孢素（CsA）肾毒性

尽可能减少肾移植供肾的热缺血时间，合理掌握 CsA 用量，监测 CsA 血药浓度，浓度宜在 200～400μg/mL，减少 CsA 肾毒性的易患因素。钙通道阻滞剂可减少 CsA 肾毒性，并能增加 CsA 的免疫抑制效果。1,25(OH)2D-3 应用：1,25(OH)2D-3 为维生素 D 活性代谢产物，具免疫调节作用，可抑制 T 细胞增殖和白介素-2 的分泌，小剂量 1,25(OH)2D-3 可使 CsA 用药剂量减少但免疫抑制效能不变，从而降低 CsA 肾毒性。

7. 造影剂所致的肾损伤

尚无特异治疗的方法，关键对于高危患者需防止其发生。有动物实验证明，钙通道阻滞剂能抑制造影剂所致的肾内血管收缩、钙的内流，防止肾缺血，并能阻断肾血管收缩，防止肾小管细胞死亡。

8. 冬虫夏草及其制剂

国内大量研究证实，冬虫夏草及其制剂对氨基糖苷类抗生素及环孢素 A 等多种药物引起的急慢性肾毒性均具有防治作用。临床已广泛应用。常用的制剂有百令胶囊、金水宝胶囊等。

中草药是中医学的宝贵资源，在许多疾病治疗中可取得理想疗效，因此已成为治疗疾病、药物保健的常用疗法，在慢性疾患或健康人群中得到广泛应用。但因部分药物应用不当或机体特殊反应状态下可产生肾毒性，故有关中草药引起肾损伤的报道日益增多，近年已成为继抗生素、解热镇痛药以外药物性肾损伤的重要原因。从而引起国内外学者的广泛注意，并提出"中草药肾病"（Chinese herbs nephropathy，CHN）的概念。进一步了解和认识中草药的肾毒性，掌握其防治措施，是提高中药用药安全性的重要环节。

（六）中草药肾病（CHN）

中草药肾病泛指应用中草药所造成的肾脏损伤。

1. 中草药引起肾损伤的可能机制

（1）中草药的肾毒性作用：中药所含毒素成分可直接或间接导致肾小管损伤、坏死。如木通所含马兜铃酸可使部分肾小管上皮细胞肿胀、脱落，肾间质大量炎细胞浸润、肾小血管壁缺血，特别是间质细胞的慢性缺血，最终致小管萎缩及间质纤维化。雷公藤等过量使用也可直接对肾小管上皮细胞产生毒性作用。

（2）中草药引起的过敏反应：机体特殊反应状态下，某些中草药可作为过敏物质，进入体内导致全身过敏，从而引起局部急性过敏性间质性肾炎。其肾组织中有嗜酸性粒细胞浸润，典型病例临床表现为发热、皮疹、血尿及尿嗜酸粒细胞增多。

（3）药物服用过量或长期应用使药物蓄积致肾损伤：部分中草药超量服用，则会导致严重的肾损伤，如木通，2020版中国药典记载用量为6~9g，益母草用量15~30g，而报道服用木通、益母草引起肾损伤、急性肾衰竭者，用量多超过正常范围，且反复多次使用。

（4）煎制方法不当：在煎药中，部分中草药有特殊的煎煮时间要求，有些需要久煎，有些则需要短煎，否则毒副作用增强；煎药器具不当（用铝锅、铁锅煎药），也是致毒途径之一。

（5）致溶血性反应发生肾损伤：海马、独活、水蛭、蜈蚣、皂荚可引起患者发生溶血性反应而加重肾功能的损伤。

2. 已报道具有肾毒性的药物

（1）单味中药：有马兜铃属植物、雷公藤、棉酚、鱼胆、蛇胆、斑蝥、蜈蚣、蜂毒、益母草（大量）、草乌、苍耳子、附子、牵牛子、土贝母、土荆芥、巴豆、芦荟、大枫子、苦楝皮、天花粉、金樱根、使君子、威灵仙等。

（2）中成药：有朱砂安神丸、龙胆泻肝丸、苏合香丸、感冒通、速效伤风胶囊、参茸卫生丸、肾炎四味片、斑蝥酸钠片、复方斑蝥散、含朱砂成分的安宫牛黄丸、三黄片、中华跌打丸、芫花（引产）、三品一条枪（外用）等。

此外，砒霜、细辛、全蝎、樟脑、鹿茸、八角枫等，因对人体各系统的综合毒副作用而具有不同程度的肾毒性。

（七）马兜铃酸肾病（aristolochic acid nephropathy，AAN）

AAN乃指汉防己、木通等多味含马兜铃酸（aristolochic acid，AA）成分的药物所致肾脏损伤。近年所报道的"CHN"大多属此类。

1. 马兜铃属植物和AA

马兜铃属植物为常用中药，国内资源丰富，达25种亚类之多，随入药成分不同，各有别名。常见品种为马兜铃、北马兜铃（包括青木香根、天仙藤茎叶、马兜铃果实）、木通马兜铃（关木通）、绵毛马兜铃、广防己、异叶马兜铃（汉防己根）、卵叶马兜铃、木香马兜铃、管花马兜铃等。

目前已分离出倍半萜、生物碱、菲类衍生物等三类26种化学成分。AA属菲类衍生物，主要副作用为肾毒性。药代动力学研究提示，AA在人体蓄积对肾脏的损伤存在剂量依赖关系。

近年发现AAN与巴尔干肾病在临床、病理特征、致癌性等方面极为相似，后者为一种缓慢起病的具有流行性和家族发病倾向的肾病，局限分布于欧洲巴尔干半岛，且在流行区域的小麦和面粉中均证实了AA的存在，故而推测AA可能是引起巴尔干肾病的主因。

2. 毒性机理

AAN 确切机理尚未明确。目前认为主要为肾小管坏死，AA 有致癌性。

（1）药物引起肾小管上皮细胞轻度损伤，导致肾间质炎症与纤维化。其中细胞凋亡可能在 AA 所致肾小管上皮损伤机制中占重要地位。此外，部分肾小管上皮细胞在 AA 作用下，TGF$-\beta_1$ 表达增强，刺激细胞转换成肌成纤维细胞，产生胶原蛋白 I、胶原蛋白 III，刺激纤维母细胞增生或使其活性提高而导致间质纤维化。

（2）损伤肾小血管壁引起肾缺血和间质纤维化。

（3）直接刺激纤维母细胞增生或使其活性提高而导致间质纤维化。

（4）具有"胞浆毒"特性，长期滞留于细胞内致慢性肾损伤。常用药木通的利尿作用可能以其对肾小管上皮细胞、离子转运功能及尿液浓缩稀释功能损伤为代价。

（5）可能有免疫因素参与。

3. 临床表现

患者以肾小管间质病变为特征，主要表现近端或远端小管功能障碍、肾性糖尿、低渗透压尿、肾小管性酸中毒，多无明显蛋白尿而呈低分子肾小管性蛋白尿，尿酶升高等，部分合并 Fanconi 综合征（肾性糖尿、氨基酸尿、近端肾小管性酸中毒）。

多数病变进展隐匿，逐渐出现肾小管功能及肾小球功能损伤，肾功能受累比例高。可有轻、中度高血压，低分子肾小管性蛋白尿，尿沉渣检查多阴性。病变早期尿 β_2 微球蛋白（β_2-MG）、Clara 细胞蛋白（CC16）、视黄醇结合蛋白（RBP）升高，严重肾小管损伤时尿 N-乙酰-β 氨基葡萄糖苷酶（NAG）升高，可用于病情监测，亦可用于急性起病的少尿性或非少尿性急性肾小管坏死，肾功能快速受累，小管功能障碍，贫血出现较早，伴恶心、呕吐、上腹不适等消化道症状，血小板减少，肝功能受损等肾外体征。此类患者多合并轻度肾小球病变，24 小时尿蛋白可大于 1g，早期治疗肾功能可逐渐恢复，但远较其他因素所致急性肾小管坏死恢复的速度慢，部分病程迁延至慢性受累。值得注意的是，大剂量 AA 可致非少尿性或少尿性急性肾衰竭，连续服用常规剂量仍可导致慢性肾损伤。

4. 肾脏病理

病变集中于皮髓交界区。该处包含近曲小管直部、髓襻升支粗段以及外髓集合管外带。突出表现为慢性间质性肾炎，广泛、进行性少细胞性肾间质纤维化，小管萎缩、缺失以近端小管受累为主，病变在皮质浅层最严重，向皮质深层逐渐减轻，呈梯度改变特征，肾间质纤维化区域细胞成分少，仅含极少量的纤维母细胞和淋巴细胞。肾小球损伤较轻，多数呈缺血征象，毛细血管襻塌陷，基底膜皱缩。大血管不同程度硬化，小叶间动脉和入球小动脉血管壁增厚，内皮细胞肿胀，管腔狭窄。免疫荧光检查阴性，少数伴轻微 IgM、C3 系膜区颗粒状沉积，病变明显部位见肾小管基底膜上或肾间质毛细血管壁上 C3 沉积。电镜下几乎无电子致密物沉积，肾小球缺血改变，肾小管基底膜增厚，上皮细胞萎缩，间质内大量胶原纤维；如排除肾外系统性疾病史，且无代谢异常、感染、其他药物等因素，可确诊 AAN。

此外，可伴发泌尿系移行上皮细胞癌，在集合管乳头部，肾盂及输尿管上皮处可见分布不均的轻到中度非典型增殖或恶变。

5. 治疗

本病尚无特效治疗方案，可参照间质性肾炎处理，激素治疗有一定效果，强的松口服 0.5～1.0mg/（kg·d），轻、中度肾衰竭患者仍有激素应用指征。必要时透析治疗或肾移植。推荐应用血管紧张素转化酶抑制剂（ACEI），对控制血压、延缓肾功能向终末期肾衰竭进展有较好的干预作用。

（八）中草药肾病（CHN）的预防

由于小管间质病变多起病隐匿，极易导致误诊、漏诊，延误病情，就诊时肾功能损伤往往已不可逆。故避免中草药对肾的损伤的关键环节是重在预防，加强中草药用药知识的科普宣传，消除"中药是天然药物，没有毒副作用"等错误观念，以引起临床工作者及患者对合理使用中草药的重视。

1. 慎用民间传方

如民间流传鱼胆可清热、明目，故常见报道生鱼胆吞服引起包括肾功能损伤在内的多脏器损伤。避免用雄黄煎煮食物的习俗等。

2. 使用质量好的中药

不用有污染的中药，如生蜂蜜，蜜源来自雷公藤、钩吻等有毒植物之花，则可致毒；或中药种植过程中使用农药过多，亦可污染药物。

3. 加强药物品种的鉴定

由于某些中药外形相似，易造成混淆，如将相思子误认为赤小豆服用。对易引起误服误食的有毒中草药，应说明其毒性，防止中毒事件的发生。

4. 控制中药的剂量及疗程

部分中草药超量服用，则会导致严重的肾损伤，因此避免随意改变药量、剂型。对有可能蓄积的药物，应采用少量、间断服药的方法，减少蓄积中毒的可能；含金属矿石成分的中药一般排泄极为缓慢，不但一次用量需要严格控制，若长期服用，即使小剂量也易蓄积致肾损伤。

5. 把握中药的煎服方法

在煎药中，部分中草药有特殊的煎煮时间要求，一定要严格执行。如附子、雷公藤需要久煎，随煎煮时间延长副作用随之减少；而山豆根则随煎煮时间越长毒副作用增强；用铝锅、铁锅等煎药器具不当，也可增加毒性。

6. 注重药物成分调查

熟悉具有肾损伤作用的中草药品种：对慢性病患者需长期服用某类中药时，应了解所含药效成分的排泄半衰期及其体内过程，避免长期不规范使用含马兜铃酸的中药和中成药。

7. 注意了解和监测病人的肾功能

若应用肾毒性很强的中草药，事先应做尿常规及肾功能检查。服药期间进行监测，肾功能不全者应禁用。注意患者的年龄、性别、生理状态等，对孕妇、老人、儿童、体质虚弱及过敏体质者慎用有毒中草药。

（丁樱）

四、雷公藤多苷在小儿肾脏病临床治疗中的应用

雷公藤是卫茅科雷公藤属植物，作为草药在民间流传已久。雷公藤多苷（tripterygium wilfordii，TW）是从雷公藤植物根中提取得到总苷，主要成分为环氧二萜内酯类化合物。雷公藤多苷作为一种新型的免疫抑制剂应用于临床，是近20年来肾脏病免疫治疗药物中的重要进展之一。其抗炎、免疫抑制等药理作用逐步得到医学界的认识，并在多种疾病的治疗中显示了独特的效果。

1977年黎磊石将雷公藤引入肾脏病领域，于1981年首次报道以雷公藤多苷为代表的制剂不仅广泛应用于成人各种原发性和继发性肾炎的治疗，也已成为小儿肾脏病临床的常规药物，并逐渐为儿科肾脏病医师所青睐。大量动物实验和临床研究证明：雷公藤多苷对由免疫介导的多种肾小球肾炎有较好的疗效，最为突出的疗效在于其能显著减少或消除肾小球患者的尿蛋白排泄。其降低尿蛋白排泄的作用除与其免疫抑制效应有关外，还与其保护和维持肾小球基膜电荷屏障的完整性、降低肾小球的通透性有关。

（一）原发性肾病综合征（PNS）

大部分免疫介导性PNS用常规剂量激素诱导而缓解的疗效已被肯定，但当遇到难治性NS、肾炎性NS、有激素禁忌证的NS时就较棘手。国内研究表明，激素和雷公藤多苷的作用机制有异同之处，对激素有效的病种常常对雷公藤多苷也有较好的反应，对激素无效者，雷公藤多苷仍可有效，两者联合可加强疗效，两药副作用与用药时间及剂量成正相关。对估计常用量激素疗效不佳或虽疗效好副作用难耐受的免疫介导性NS，可通过应用小剂量激素加雷公藤多苷而得到缓解。

NS因其组织病理类型各异，疗效相差很大，长期以来，认为TW的治疗仅对微小病变的疗效明显，而对其他类型的PNS并不十分理想，并认为其作用缓慢，故既

往儿科临床常将 TW 作为 PNS 对糖皮质激素有禁忌或维持阶段的辅助治疗药物。随着 TW 应用日益广泛、基础研究不断深入，其免疫抑制作用的特点逐渐被阐明，尤其自从南京军区南京总医院推荐双倍剂量的 TW 治疗系膜增生性肾小球疾病的方法以来，国内儿科也相继报道了应用双倍剂量 TW 治疗小儿各种病理类型的 PNS，多数临床观察表明，TW 对小儿微小病变（MCNS）、系膜增生性肾炎（MsPGN）、膜增殖性肾炎（MPGN）、膜性肾病（MN）等病理类型均有效，其中以 MCNS 及 MsPGN 两型的疗效最显著，且缓解率高达 81.8%～92%，明显高于成人的 52.33%～64.7%，从而改变了以往的观念。

（二）紫癜性肾炎（HSPN）

本病在儿童继发性肾炎中占第一位，近年我国发病率有明显上升趋势。TW 治疗 HSPN 的疗效已为儿科临床医师所公认，并成为研究的热点之一。TW 对 HSPN 的疗效，早在 1987 年李效吾等报道了 50 例单独使用 TW 的治疗效果，疗程 3 个月，治愈率达 80%（40/50），好转率 16%（8/50），无效 4%（2/50）。在 2 年的随访中，90% 病例尿检正常，复发病例再用 TW 仍有效。笔者在长期的临床实践中，重复出上述疗效。并观察到 TW 对 HSPN 除急进性肾炎外的各种类型均有较好的疗效，其中尤以轻中度蛋白尿伴或不伴血尿、组织病理改变在Ⅲ级以下者疗效最好，对表现为肾病综合征，但组织病理改变在Ⅲ级以下者也有满意效果。但对兼有小管间质中重度病变者，其疗效欠佳。

笔者近期分析了我院 30 例经肾活检组织病理诊断均在Ⅱ～Ⅲ级、单纯用 TW 的临床疗效，其中临床类型为单纯血尿者 9 例，轻中度蛋白尿兼血尿 12 例，大量蛋白尿非肾综型 4 例，肾病综合征 5 例，经 TW 配合中药治疗，疗程 3 个月，结果痊愈 40%（12/30），显效 50%（15/30），好转 10%（3/30），有效率达 100%，未愈病例在以后的治疗中又有 61%（11/18）缓解，近期总缓解率达 76.6%。

（三）IgA 肾病（IgAN）

近年来国内的临床、实验研究不断肯定了 TW 治疗 IgAN 的疗效，据诸多临床观察及笔者的经验，TW 对 IgAN 的尿检异常型，无论单纯性蛋白尿或单纯性血尿者，肾组织病理为轻中度系膜增生的病例，均有确切的疗效。对单纯蛋白尿采用 TW 双倍剂量的新疗法后，疗效更加突出。但对重度系膜增生或/和小管间质有中重度病变者，其疗效较差，此也是肾小球疾病治疗中的普遍规律。

（四）乙型肝炎病毒相关性肾炎（HBV－GN）

HBV－GN 在小儿继发性肾病中占第二位，其治疗迄今尚无统一的意见和特效疗法。用 TW 治疗 HBV – GN 在 20 世纪 80 年代初即报道有较好的疗效，但因 TW 的肝损伤副作用而始终有争议。我院近年的临床观察发现，TW 对 HBV – GN 的膜性、膜增生性等不同病理类型确有良好疗效，即使有肝酶增高的副作用，只要以 1 ~ 1.5mg/（kg·d）的剂量为限，同时给予保肝治疗，多数病例均可坚持治疗并获满意疗效。有趣的是，笔者曾观察 2 例治疗前肝功能异常者，经 TW 治疗后肝功能反而恢复正常，3 例肝纤维化指标增高者，经治疗后各项指标明显恢复，另有 2 例血清 HBsAg 等标志物也转阴。这是否在 TW 抑制免疫反应的同时，还能抑制乙肝病毒的复制过程？考虑到 HBV – GN 的肝细胞及肾组织损伤的过程中，细胞免疫反应起主导作用，而 TW 能在多个环节上使异常的免疫应答过程受到抑制，其在改善肾脏损伤、减轻蛋白尿的同时，是否也抑制了肝组织免疫损伤，有待进一步研究。

（五）狼疮性肾炎

主张轻型单用雷公藤，重型合用激素。有认为单用雷公藤多苷治疗系统性红斑狼疮较激素的疗效为低，但副作用较轻，除改善症状及血象外，还可以使自身抗体转阴，补体回升，免疫球蛋白下降。从而使病情明显好转甚至缓解。由于雌激素的增高可能是系统性红斑狼疮发病的重要因素之一，而雷公藤可明显抑制狼疮患者雌二醇水平，并可使雌二醇/雌酮的比值下降，此也是其有效机制之一。目前雷公藤多苷也已成为治疗狼疮性肾炎的常规用药。

（六）有关小儿使用 TW 的剂量、疗程及不良反应

如何正确掌握 TW 在儿科应用剂量、疗程，使其在发挥治疗作用的同时，最大限度降低不良反应，这是值得关注并有待进一步探讨的问题。自儿科采用 TW 疗法以来，始终是沿袭成人使用的剂量与疗程，即 1mg/（kg·d），3 ~ 6 个月。目前成人推荐的双倍剂量疗法同样在儿科临床中施行，即起始剂量 2mg/（kg·d），分 3 次餐后口服，使用 4 周后改为 1.5mg/（kg·d）继用 4 周，即减至 1mg/（kg·d）维持。总体讲，成人使用 TW 的方法，基本适用于小儿。但随着 TW 在儿科应用范围的拓宽，接受治疗的病例逐渐增加，我们发现，小儿用双倍剂量［2mg/（kg·d）］后，出现不良反应的概率明显增加，尤以肝损伤（肝酶增高）的发生率较高，可达 30% ~ 40%，且大多在用倍量 TW1 ~ 2 周后出现。当把 TW 剂量减至 1.5mg/（kg·d）以下时，不良反应即很快减轻或消失，但若剂量过早减至 <1mg/（kg·d）时，病情常会有波动。故我们近年临床常采用的方法是：对原发性肾病、紫癜性肾炎、IgAN、乙肝肾、狼疮性肾炎的中等或大量蛋白尿者，起始剂量多用 1.5mg/（kg·d）4 ~ 6 周，改为 1mg/（kg·d）6 ~ 8 周，或停药或减至 0.6 ~ 0.8mg/（kg·d）维持 2 ~ 3 个月后渐停药。对各种原发性、继发性肾炎的轻度蛋白尿或兼血尿者则以常规剂量 1mg/（kg·

d) 3 个月进行治疗。TW 的总疗程因病情轻重不同、病理改变各异而有较大差别，一般而言，病情轻、对 TW 敏感、病情无反复的病例，其疗程在 3 个月左右即可。尤其对青春发育期患儿服药后出现月经紊乱者，疗程一般不超过 3 个月。若病情迁延或反复发作者，其疗程应延长，常为 3 ~ 6 个月或更长时间，且应逐渐减量至停药，过早停药常使病情不稳定。巩固治疗也可采用间歇疗法，其间歇期应根据个体灵活制定。如为青春期患儿，可采用 1 ~ 1.5mg/(kg·d) 4 周，停 4 周，交替进行。若为减轻消化道症状或肝损伤，则采用 1mg/(kg·d) 1 ~ 2 周，停 1 ~ 2 周，交替进行。

TW 对儿童的不良反应与成人基本一致，如胃肠道反应、肝酶增高、急性粒细胞减少、青春期患儿的可逆行性性损伤、口腔溃疡等，其中以肝损伤最常见，当转氨酶增至倍量时应酌情减量，当肝酶呈明显进行性增高时应停药。TW 降低白细胞的作用不可忽视，曾遇到一例用药 1 周即导致血白细胞骤降者。如同时激素，此不良反应可明显减少或减轻。婴幼儿时期正处于胸腺迅速发育阶段，国内有用大剂量 TW 抑制胸腺的实验报道。我们观察此年龄段 TW 用量不宜过大，疗程不宜过长，否则似有感染增加的趋势，与抑制胸腺的不良反应是否有关，尚待研究。TW 的不良反应与个体差异、剂量、疗程有关。

值得提出的是，TW 的不良反应除与个体差异、剂量、疗程有关外，与药品生产厂家也有关，我们曾用过 3 个不同厂家的 TW，其不良反应发生率有明显差别。此是否为不同地区的医生对 TW 的疗效评价不一的原因所在，需要进一步观察。

（七）已有的雷公藤制剂的临床综合评价

目前国内生产的雷公藤制剂有多种，整体讲均有抗炎免疫抑制作用，大多有效。由于其作用环节是多方面、多靶位的，涉及多种细胞和介质，不具备高度选择性，难免出现各种不良反应。传统医药早已知道的事实：根皮有大毒，叶子能致命，有大毒、治大病、有大效。我们在临床中发现，有些对雷公藤多苷特敏感的病例，不良反应也明显。

此外，目前认识上尚存在着误区：①对药效（疗效）方面的过高评价；②因毒性（不良反应）的存在而全盘否定。期望研发和改进成一个高效低毒的制剂。

综上所述，雷公藤是一个从祖国医药宝库中挖掘出来的，应用广泛、疗效显著、有发展前景的中草药，30 余年来久用不衰，除肾脏病以外，尚在多种免疫性疾病中大显身手，确切的疗效使它具有重要的药学地位，至今不仅找不到一种完全替代它的中药，而且也找不到一种可以完全替代它的西药，难怪几十年来医药学者对它研究探索从未降过温，这种现象发人深省。随着临床合理用药技巧的日渐成熟，高效低毒的新制剂不断问世以及减毒增效作用研究的不断深入，雷公藤必将为世界医药学的进步做出应有的贡献。

（丁樱）

五、应用雷公藤多苷的临床经验

雷公藤，系卫矛科雷公藤属木质藤本植物的根部，其味苦、辛，性凉，归肝、肾经，有大毒。具有祛风除湿、活血通络、消肿止痛、解毒杀虫等功效。雷公藤多苷（tripterygium wilfordii，TW）是由雷公藤的根芯部分提取分离而成，去除了大量毒性较大的二萜类和生物碱等化合物，不良反应明显减轻，安全性提高，它对于提高人体的免疫力及抑制病毒生长等有显著作用，具有较强的抗菌消炎功效，与其他雷公藤制剂相比，TW 具有用量少，不良反应少等优点。自 1977 年黎磊石将雷公藤引入肾脏病领域，以 TW 为代表的制剂不仅广泛应用于成人各种原发性和继发性肾炎的治疗，也已成为小儿肾脏病临床的常规药物。

（一）自身免疫性疾病，治疗首选 TW

自身免疫疾病，如多种肾病综合征及难治性肾病、结缔组织病、类风湿性关节炎等，以及可能与免疫机制相关的过敏性紫癜、紫癜性肾炎，应用免疫抑制剂对其有确切的治疗作用。相关研究表明，TW 在发挥强大免疫抑制作用的同时，不严重损伤人体正常的免疫系统监护作用，不诱发肿瘤，不会引起严重的感染，其对多因素所导致的多环节免疫紊乱的系统性病变，有较好疗效。但任何一种免疫抑制剂，均可能有毒副作用，临床上，TW 与糖皮质激素或环磷酰胺等药物相比，在长期服药过程中，后两者的毒副作用显然更加明显。另外，在某些自身免疫疾病的早期及缓解期不宜应用强效免疫抑制剂或激素治疗的病人，TW 不失为最佳选择之一。故在自身免疫疾病的治疗中，TW 显示出良好的应用前景，常常为治疗首选。

（二）试验性治疗，判断病情

儿科临床上对于一类肾脏疾病，肾活检病理免疫荧光提示阴性，但临床有血尿或蛋白尿表现存在，且常规非免疫抑制剂类药物治疗效果不佳，高度怀疑免疫源性疾病者，因行重复肾活检患儿家长不易接受，此时可加用 TW 常规剂量试验性治疗 2～4 周，如病情改善明显，可继予常规疗程治疗，如病情无明显改善，即停用。对于试用 TW 有效者，虽一次肾活检病理免疫荧光为阴性，但不能除外其肾脏病理免疫改变的可能，此时加用 TW 便有助于对其病情的判断及进一步治疗。

（三）治疗剂量及疗程，灵活运用

丁樱教授多年临床经验发现，TW 剂量为 1.0～1.5mg/（kg·d）时，在儿童病程中能发挥较好的治疗作用，同时不良反应发生率明显降低，故对原发性肾病、紫癜性肾炎、IgA肾病、乙肝病毒相关性肾炎、狼疮性肾炎的中等或大量蛋白尿者，起始以 1.5mg/（kg·d）使用，病情稳定后逐渐减量至停药；而对各种原发性、继发性肾炎的轻度蛋白尿或兼血尿，顽固性湿疹、荨麻疹，以及反复不愈的过敏性紫癜等，则以起始 1mg/（kg·d）常规剂量治疗。TW 的总疗程因患儿的病情、对 TW 敏感性及发病年龄等而不同，病情轻、对 TW 敏感、病情无反复及青春发育期患儿，其疗程多在 3 个月内；病情迁延或反复发作者，其疗程可延长至 3~6 个月或更长；若加用 TW 2~4 周病情无明显改善者，可停用。

（四）配合中药加减，减毒增效

一直以来，令临床医生困惑而不敢贸然使用 TW 的原因仍是其不良反应问题，临床中最常见的不良反应有血白细胞下降、肝酶增高、性腺损伤等，其不良反应大多较轻微，呈一过性，停药后可自行恢复。近 20 年来，丁樱教授在临床中使用 TW（江苏泰州美通药业生产）并配合中药辨证加减治疗，不良反应发生率明显降低，收到了良好的效果。对于白细胞下降者，中药加用黄芪、黄精、女贞子等以益气，养阴生精；肝酶异常者，辨证加用生地黄、枸杞子、白芍、山药、五味子等以滋阴养肝，并在方药中重用甘草以解毒，调和诸药；另对于青春期使用 TW 患儿，中药中加用菟丝子、桑寄生、女贞子、墨旱莲、山药、枸杞子等以滋阴补肾。临床上，在使用 TW 过程中配合中药加减的运用，对提高雷公藤的疗效和降低不良反应具有重要意义。

（五）病案举例

患者，男，13 岁，以"尿检异常 2 年"为代主诉于 2013 年 4 月 12 日初诊，两年间尿常规示蛋白（Pro）（−）~（++），红细胞（RBC）（+）~（++）/HP，24 小时尿检示蛋白定量波动于 0.15~0.8g，尿钙定量不高，外院行肾活检示"肾小球节段轻度系膜增生伴体积增大、肾小管肥大扩张，免疫荧光阴性"，诊为"系膜增生性肾小球肾炎"，间断予缬沙坦、中药等口服治疗，效果欠佳。初诊时尿常规示 Pro（+），RBC（++）/HP，24 小时尿蛋白定量 0.78g。治疗上，因患儿肾活检"免疫荧光阴性"，故既往未曾加用免疫抑制剂，但两年间治疗效果均欠佳，综合患儿病情，考虑免疫源性肾病不能除外，与患儿家属沟通后，拒绝重复肾活检，同意试用 TW 以诊断性治疗。治疗方案上，缬沙坦继服，加用常规剂量 TW［1.5mg/（kg·d）］口服，中药以"益气养阴益肾"为主。一周后复诊。

2013 年 4 月 19 日二诊：服上药期间患儿无明显不适，本次复查尿常规示 Pro 阴性，RBC 3~8 个/HP，24 小时尿蛋白定量 0.13g，血常规及肝肾功能均正常。中药上方继服。两周后复诊。

2013 年 5 月 7 日三诊：患儿病情稳定，无特殊不适。复查尿常规示 Pro 阴性，RBC 2～5 个/HP，血常规及肝肾功能均正常。结合患儿目前情况及化验结果，考虑加用 TW 治疗有效，故原病理结果"免疫荧光阴性"值得怀疑，故重新诊断考虑为"免疫性肾损伤"。治疗方案同前。

后至今患儿病情稳定，复查尿常规示 Pro 阴性，RBC＜5 个/HP，复查血常规及肝肾功能均正常。治疗上，TW 按计划减量使用，中药随症加减。

（丁樱）

参考文献

［1］王月敏，张世良，夏素霞，等．雷公藤的毒性研究及对策［J］．四川生理科学杂志，2008，30（1）：28.

［2］丁樱．雷公藤多苷治疗小儿肾脏疾病浅识［J］．肾脏病与透析肾移植杂志，2003，12（3）：253.

［3］丁樱．重新认识雷公藤在儿科的治疗作用及其副反应［J］．中国中西医结合儿科学，2009，2（1）：1.

六、重新认识雷公藤在儿科疾病中的治疗作用及其不良反应

雷公藤是从中医学宝库中挖掘出的一种疗效显著、用途广阔、极有发展前景的中药。其性味苦、辛、凉，有大毒，具有祛风、解毒、杀虫作用。在民间流传，早已用于治疗关节炎及皮肤病。以往由于植物的地上部分有毒，并不常用，也缺乏细致深入的研究。

现代对雷公藤的研究从 20 世纪 70 年代开始，其抗炎、抗肿瘤、免疫调节作用逐步被医学界认识，临床应用范围不断扩大。20 世纪 80 年代以雷公藤的提取物制成的雷公藤多苷片为代表的中成药，因其在多种免疫性疾病的治疗中显示了独特的疗效，进一步得到医学界的认可，并开始在儿科尤其是肾小球疾病的治疗中应用，从而引起儿科医生的关注，开始了长达 20 年之久的研究和探索。

随着雷公藤多苷的普遍应用，也带来一些值得重新认识的问题。雷公藤究竟适合哪些疾病的治疗，其治疗作用的主要机制何在，在儿科的治疗作用与不良反应孰轻孰重，在小儿时期怎样合理用药等，现就这些问题做简要讨论。

（一）雷公藤多苷的临床应用

1. 结缔组织病

（1）类风湿关节炎（RA）：本病是应用雷公藤最早、最多、疗效最显著的病种

之一。尤其对活动期疗效较好，对慢性及非活动期疗效差，故强调早期应用可改变病情。目前国内治疗中、重型 RA 的用药模式，逐渐由单一的药物序贯治疗，变为多种抗风湿类药物的联合应用。认为雷公藤多苷片联合应用甲氨蝶呤、非类固醇解热镇痛剂等治疗，比单用甲氨蝶呤或非类固醇解热镇痛剂疗效高，不良反应少。

（2）系统性红斑狼疮（SLE）及狼疮性肾炎（LN）：目前雷公藤多苷也已成为 SLE 及 LN 的常规用药。主张轻型单用雷公藤多苷，重型合用激素。有人认为单用雷公藤多苷治疗 SLE 虽较激素的疗效低，但不良反应较轻，除改善症状及血象外，还可以使自身抗体转阴，补体回升，免疫球蛋白下降。从而使病情明显好转甚至缓解。

此外，对皮肌炎、硬皮病、强直性脊柱炎、大动脉炎、干燥综合征、结节性红斑也有较好疗效。

2. 肾脏疾病

自 20 世纪 80 年代黎磊石等将雷公藤多苷用于肾小球疾病的治疗后，不仅在成人广泛用于多种肾小球疾病，而且用于足细胞病如微小病变、局灶节段性肾小球硬化和膜性肾病患者的治疗，成为小儿肾脏病临床常规药物。大量实验和临床研究证明，雷公藤多苷对由免疫介导的多种肾小球肾炎有较好的疗效，最为突出的疗效在于其能显著减少或消除肾小球患者的尿蛋白排泄。

（1）原发性肾病综合征（PNS）：大部分免疫介导性 PNS 用常规剂量激素诱导而缓解的疗效已被肯定，但遇到难治性 NS、肾炎性 NS、有激素禁忌证的 NS 时就较棘手。国内研究表明，激素和雷公藤多苷的作用机制有异同之处，对激素有效的病种常常对雷公藤多苷也有较好的反应。对激素无效者，雷公藤多苷仍可有效，两者联合可加强疗效，两药不良反应与用药时间及剂量成正相关。对常用量激素疗效不佳或虽疗效好但不良反应难耐受的免疫介导性 NS，可通过应用小剂量激素加雷公藤多苷而得到缓解。

PNS 因其组织病理类型各异，疗效相差很大，长期以来，人们普遍认为雷公藤多苷的治疗仅对微小病变的疗效明显，而对其他类型的 PNS 并不十分理想，并认为其作用缓慢，故既往在儿科临床应用中常将雷公藤多苷作为原发性 NS 对糖皮质激素有禁忌或维持阶段的辅助治疗。随着雷公藤多苷应用日益广泛、基础研究不断深入，其免疫抑制作用的特点逐渐被阐明，尤其胡伟新等推荐双倍剂量的雷公藤多苷治疗系膜增生性肾小球疾病的方法应用以后，国内儿科也相继报道了应用双倍剂量雷公藤多苷治疗小儿各种病理类型的 PNS。多数临床观察表明，雷公藤多苷对肾病综合征微小病变型、系膜增生性肾炎、膜增殖性肾炎、膜性肾病等病理类型均有疗效，其中以微小病变及系膜增生性肾炎两型的疗效最为显著。从而改变了以往的观念。

（2）紫癜性肾炎（HSPN）：本病在儿童继发性肾炎中占第一位，近年在中国的发病率有明显上升趋势。雷公藤多苷对 HSPN 的疗效已为儿科临床医师所公认，并成为研究的热点之一。关于雷公藤多苷对 HSPN 的疗效，早在 1987 年李效吾就报道了 50 例单独使用雷公藤多苷的治疗效果，疗程 3 个月，治愈率达 80%（40/50），好转率 16%（8/50），无效 4%（2/50）。在 2 年的随访中，90% 病例尿检正常，复发病例再用雷公藤多苷仍有效。作者在长期的临床实践中，重复出上述疗效。并观察到雷公藤多苷对 HSPN 除急进性肾炎外的各种类型均有较好的疗效，其中尤以轻中度蛋白尿伴或不伴血尿、组织病理改变在Ⅲ级以下者疗效最好。对表现为 NS，但组织病理改变在Ⅲ级以下者也有满意疗效。但对兼有小管间质中重度病变者，其疗效欠佳。

（3）IgA 肾病（IgAN）：近年来国内的临床、实验研究不断肯定了雷公藤多苷治疗 IgAN 的疗效。据诸多临床观察及作者的经验，雷公藤多苷对 IgAN 的尿检异常型，无论单纯性蛋白尿或单纯性血尿者，肾组织病理为轻中度系膜增生的病例，均有确切的疗效。对单纯蛋白尿采用雷公藤多苷双倍剂量的新疗法后，疗效更加突出。但对重度系膜增生和（或）小管间质有中重度病变者，其疗效较差。

（4）乙型肝炎病毒相关性肾炎（HBV - GN）：在小儿继发性肾病中占第二位，迄今尚无统一的 TW 治疗 HBV - GN 意见和特效疗法。用雷公藤多苷治疗 HBV - GN 在 20 世纪 80 年代初即报道有较好的疗效，但因雷公藤多苷的肝损伤副作用而始终有争议。本院近年临床观察发现，雷公藤多苷对 HBV - GN 的膜性、膜增生等不同病理类型确有良好疗效，即使有肝酶增高的不良反应，只要以 $1.0 \sim 1.5 \mathrm{mg/（kg \cdot d）}$ 的剂量为限，同时给予保肝治疗，多数患者均可坚持治疗并获满意疗效。有趣的是，作者曾观察 2 例治疗前肝功能异常者，经雷公藤多苷治疗后肝功能反而恢复正常，3 例肝纤维化指标增高者，经治疗后各项指标明显恢复，另有 2 例血清 HBsAg 等标志物也转阴。这是否在雷公藤多苷抑制免疫反应的同时，也抑制乙肝病毒的复制过程，值得我们思考。考虑到 HBV - GN 的肝细胞及肾组织损伤的过程中，细胞免疫反应起主导作用，而雷公藤多苷能在多个环节上使异常的免疫应答过程受到抑制，其在改善肾脏损伤、减轻蛋白尿的同时，是否也抑制了肝组织免疫损伤，有待进一步研究。

3. 呼吸系统疾病

支气管哮喘是一种慢性气管性炎症。嗜酸性粒细胞（EOS）是此炎症的关键效应细胞。EOS 通过释放碱性颗粒蛋白及炎症递质损伤气管上皮，导致气管反应性增高。能增强 EOS 活力的因素主要有白细胞介素 - 5（IL - 5）、白细胞介素 - 3（IL - 3）、中性粒细胞 - 巨噬细胞集落刺激因子等细胞因子。有研究表明，利用雷公藤多苷与激素联合应用观察哮喘患者血清中 IL - 5 的变化。结果发现，雷公藤多苷可抑制 IL-5 产生，减轻气管炎症，降低气管反应性，改善临床症状。从研究结果可以看出，激素与雷公藤多苷联合用药临床疗效与单用二药相似，但剂量均减少一半，从远期疗效看，剂量小，不良反应的发生会有所减少，雷公藤多苷联合激素治疗哮喘有着应用前景。

4. 皮肤病

雷公藤多苷在皮肤科应用相当广泛，成为许多皮肤病的主要被选药物，并获得明显疗效。常用于银屑病、慢性荨麻疹、神经性皮炎、白塞病的治疗。

5. 其他报道

有报道称小剂量雷公藤多苷治疗复发性口疮、特发性血小板减少性紫癜、眼角膜病、子宫内膜异位症等均获得一定疗效。

（二）雷公藤的疗效机制

雷公藤的提取物中超过 70 种组分，雷公藤甲素（雷公藤内酯醇）是其主要有效成分之一，其他活性成分如环氧二萜类、三萜类和生物碱类，对于雷公藤的综合疗效也很重要。国内的大量研究证实，雷公藤的抗炎、免疫抑制、抗肿瘤等多种药理作用是通过以下环节而实现的：①抑制淋巴细胞的增殖：对多种淋巴细胞尤其对已活化的 T 细胞的抑制作用最强，而对处于静止期的 T 细胞并不明显；②能诱导外周血循环中 T 淋巴细胞的凋亡，但不能诱导胸腺细胞的凋亡，此对正在处于胸腺发育的小儿来说有重要意义；③抑制树突状细胞及肾小管上皮细胞的抗原呈递功能；④抑制多种细胞因子和黏附分子的表达；⑤抑制树突状细胞对中性粒细胞和 T 淋巴细胞的趋化作用；⑥抑制肾小管上皮细胞炎症递质的产生。雷公藤强大的抗炎作用，与此免疫抑制作用密不可分；⑦近年的研究证实雷公藤在保护和修复足细胞损伤的同时减轻了肾病大量蛋白尿的症状。

（三）雷公藤多苷的功与过

1. 雷公藤多苷的优点

雷公藤多苷在发挥强大免疫抑制作用的同时，不严重损伤人体正常的免疫系统监护作用，不诱发肿瘤，不会引起严重的感染。对活化 T 细胞的抑制作用最强，而对静止的细胞作用较弱，因此合理使用不易产生严重的不良反应。免疫抑制作用涉及多种细胞和递质。它具有多环节、多靶点、多部位的特点。既能作用于包括 T 细胞、树突状细胞、肾小管上皮细胞等多种细胞，又能抑制多种细胞因子、黏附分子和趋化因子的分泌。故其对多因素所导致的多环节免疫紊乱的系统性病变，又有较好疗效。

2. 雷公藤多苷的不良反应

儿童与成人的雷公藤多苷不良反应基本一致。不良反应与个体差异、剂量、疗程有关。常见不良反应有消化系统的胃肠道反应、肝功能异常，其中以肝酶增高最常见。血液系统的急性中性粒细胞减少。性腺损伤如青春期女性月经紊乱、闭经，男性的精子数量减少，多在长期应用后出现且为可逆行性。但对学龄前及青春期前儿童的远期影响，有待随访调查。其他不良反应有口腔溃疡、皮肤色素沉着、药疹等。

（四）不良反应的处理

1. 肝损伤

当转氨酶增至倍量时应酌情减量，当肝酶呈明显进行性增高时应停药。

2. 白细胞下降

雷公藤多苷降低白细胞的作用不可忽视，服药期间要定期检查血常规，若白细胞下降至 4×10^9/L，可配合养阴生血中药或西药生白剂，或酌情减量直至停药。如同时配用小剂量激素，此不良反应可明显减轻。

3. 性腺损伤

疗程一般不超过 3 个月。若病情迁延或反复发作者，其疗程需延长为 3~6 个月或更长时间，可采用间歇疗法。

4. 其他

如口腔溃疡、皮肤色素沉着等无须特殊处理，多在减量或停药后消失。

（五）有关儿科应用的剂量、疗程

如何正确掌握雷公藤多苷在儿科的应用剂量、疗程，使其在发挥治疗作用的同时，最大限度降低不良反应，是值得关注并有待进一步探讨的问题。自儿科采用雷公藤多苷疗法以来，始终是沿袭成人使用的剂量与疗程，即 1mg/（kg·d）×（3~6）个月。目前成人推荐的双倍剂量疗法同样在儿科临床中施行，即起始剂量 2mg/（kg·d），分 3 次餐后口服，使用 4 周后减至 1mg/（kg·d）维持。

但随着雷公藤多苷在儿科应用范围的拓宽，接受治疗的病例逐渐增加，作者发现，小儿用双倍剂量 2mg/（kg·d）后，出现不良反应的概率明显增加，尤以肝损伤（肝酶增高）的发生率较高，且大多在用倍量 1~2 周后出现。当把雷公藤多苷剂量减至 1.5mg/（kg·d）以下时，不良反应即很快减轻或消失，但若剂量过早减至 < 1mg/（kg·d）时，病情常会有波动。故作者近年临床常采用的方法是，对各种原发性、继发性肾炎的轻度蛋白尿或兼血尿者则以常规剂量 1mg/（kg·d）×3 个月进行治疗。对原发性肾病、紫癜性肾炎、IgAN、乙肝性肾炎、狼疮性肾炎的中等或大量

蛋白尿者，起始剂量多用 1.5mg/（kg·d）×（4~6）周，改为 1mg/（kg·d）×（6~8）周后渐停药。雷公藤多苷的总疗程因病情轻重不同、病理改变各异而有较大差别，一般而言，病情轻、对雷公藤多苷敏感、病情无反复的病例，其疗程在 3 个月左右即可。

（六）雷公藤制剂的临床综合评价

值得提出的是，目前国内生产的雷公藤制剂有多种，雷公藤多苷的不良反应除与个体差异、剂量、疗程有关外，与药品的制剂也有关。作者曾用过多个不同厂家的雷公藤多苷，其不良反应发生率有明显差别，此是否为不同地区的医生对雷公藤多苷的疗效评价不一的原因所在，需进一步观察。近 17 年本院主要用江苏泰州美通药业生产的雷公藤多苷，一致认为其不良反应较少。

综上所述，雷公藤是一个从祖国医药宝库中挖掘出来的，应用广泛、疗效显著、有发展前景的中成药，确切的疗效使它具有重要的药学地位，至今不仅找不到一种完全替代它的类似中药，也找不到一种可以完全替代它的西药，难怪几十年来医药学者对它的研究未曾降过温，该现象发人深省。随着临床合理用药技巧的日渐成熟，高效低毒的新制剂不断问世以及减毒增效作用研究的不断深入，雷公藤必将为世界医药学的进步做出应有的贡献。

（丁樱）

七、小儿高热治验

高热一证，乃儿科临床最常见的急症之一。叶桂云："襁褓小儿，体属纯阳，所患热病最多。"感邪之后每易从阳化热，有"六气之邪皆从火化"之说。即使外感风寒，也易寒郁化热，以寒包热郁者（即风寒化热证）居多。又因小儿脾常不足，或先有积滞而后感邪，或外邪伤脾而致乳食停滞，蓄积胃肠，化生里热，故小儿高热以外感风热表证、表里俱热证最为常见。治疗当权衡寒热表里之轻重，灵活采用辛温或辛凉，或辛温辛凉并用，解表清里并用之法，此乃小儿高热辨证论治之常法，然临床所见，小儿每有高热起伏，持续 2 周以上，用以上常法而不效者，笔者据多年临床实践，常以下法而获效。

（一）开达膜原，釜底抽薪

阳明胃腑，万物所归，既是藏污纳垢之所，又是酿湿生热之乡。小儿饮食不节，饥饱无度，损伤脾胃，积滞内停，酿生湿热，内伏膜原，膜原不得开发，热结不得外达。一旦新感触动内热，内外合邪，与正交争，遂致发热起伏不解。此谓积滞所致高热，简称"积热"。实为当前儿科临床之常见证。辨证要点是：高热兼腹胀满，肚腹灼手，四肢欠温，虽汗出而热不解，多以午后至夜间热势加重，舌苔黄厚腻或白干而厚。究其病因，常有嗜食肥甘厚味，或暴饮暴食之饮食史，亦常伴有外感。本证以结为主，法当泻之，但因有新感为标，且内外合邪伏于膜原，不得透达，故以釜底抽薪、开达膜原两法并用，既可荡涤肠中积热，又可疏利膜原之壅滞，并能化湿，透表以清热，从而使积去热清，其证自解。笔者以吴氏达原饮、清导散（大黄、牵牛子）加减治疗积热证，用 1～3 剂往往可使热去身凉，取效甚捷。常用处方：柴胡、黄芩、葛根、川厚朴、炒槟榔、草果仁、薏苡仁、知母、生石膏、生大黄、炒牵牛子、番泻叶，水煎服。其中大黄、牵牛子、番泻叶荡涤肠胃，消食导滞，以釜底抽薪，根治其本；吴氏达原饮通里达表，除湿清热，以开达膜原，逐邪外出。另加生石膏以扬汤止沸，如此则积热尽除，枢机转运，内安外调，其病自愈。

病案举例：患儿王某，男，3 岁，因高热持续 20 余天于 1987 年 6 月 26 日就诊。20 余日来高热持续不退，体温波动在 38～40℃，先后用多种抗生素、退热剂及中药解表清热之剂无效。体检未见任何阳性体征，各种实验室检查均未见异常。烦躁面赤，腹稍胀，肚腹灼手，溺黄便干，舌质红，苔黄腻，指纹紫滞，有饮食不节史，平素嗜食鸡鱼肉蛋，大便常干，夜睡不安，时伏卧，此乃积热内停，兼有外感之候，治宜釜底抽薪，开达膜原。处方：柴胡、黄芩、葛根、知母、川厚朴、草果仁、炒槟榔、生大黄、炒牵牛子各 10g，生石膏 30g，薏苡仁 12g，番泻叶 3g。1 剂，水煎服，服药后，肠鸣频频，解下大量燥屎，味臭秽，身热大减，精神好转。去生石膏、大黄、牵牛子、番泻叶，再服 2 剂，热退身凉，诸症皆瘥。

（二）培补中气，甘温除热

小儿长期高热虽以邪热燔灼者居多，但气虚发热亦时有所见。甘温除热就是针对气虚发热的本质进行治疗的法则之一，适用于发热之属于脾胃阳虚、气虚下陷、元阳亏损者。笔者认为：小儿高热应用甘温除热法的主证，不是以体温高低来取舍，而是从患儿整个机体情况为依据。如虽壮热，但患儿形神疲惫，面色苍黄或㿠白；虽口渴，但非热饮不能下咽，且饮不多；且多见手心热甚于手背，胸腹热甚于背部；虽长期持续发热，但多有定时规律性加重，且多有后半夜及午前热甚之特点；脉虽数而按之无力，舌质虽红而苔薄白。临证只要掌握以上一两个主症，就可考虑用甘温除热之法。若上述证候中伴见舌质光红起刺或质干者，是兼有阴伤之证，宜配合护阴法同用。

病案举例：患儿，刘某，男，2 岁 2 个月。其持续高热 2 月余，在某省级医院治疗，发热持续不退，体温波动在 38～40℃，近期又出现腹泻，患儿精神较差，病情垂危。曾怀疑为病毒性肺炎、粟粒性肺结核、败血症、鼠伤寒、坏死性小肠炎等。

经多种抗生素和抗病毒药物，配合激素治疗无效。经实验室检查未能确诊，于1993年6月12日邀余会诊。症见：高热，腹泻水样便，日20余次，腹胀恶食，五心烦热，渴不欲饮，睡卧露睛，面色苍黄，精神萎靡，形体羸瘦，舌质红而干，起芒刺，无苔，指纹紫红。此乃气虚发热，兼有阴伤之候，治宜培补中气，甘温除热，佐以敛阴，方以补中益气汤加减：生黄芪20g，炒白术10g，陈皮6g，土炒当归6g，升麻3g，柴胡6g，生牡蛎15g，炙甘草6g，乌梅3枚，大枣5枚。另用西洋参12g，分3日水煎频服。服上方3剂，体温大减，大便次数减少，精神、食欲明显转佳，加白扁豆10g，再进5剂，热退身凉，诸症皆瘥。

（丁樱）

八、丁氏三阳透解汤

自张仲景著《伤寒论》始，六经辨证便为中医辨治外感热病的经典体系，后世医家多遵张仲景之法而创新方，柴葛解肌汤可为代表，本方出自明代陶节庵《伤寒六书》，为太阳风寒未解、入里化热之三阳并病而设。丁樱教授师古而不泥古，重继承更擅创新，认为小儿现今的生活环境及体质等较明代已发生巨变，柴葛解肌汤亦应与时俱进，方显生命力，故创立丁氏三阳透解汤，验之临床，效如桴鼓，现详解如下，以飨同道。

（一）遵仲景、效陶氏、博采众方

1. 主治太阳风寒，兼疗阳明邪热，张仲景立葛根汤

葛根汤出自张仲景《伤寒论》，如《伤寒论·辨太阳病脉证并治》曰："太阳病，项背强几几，无汗，恶风，葛根汤主之。"本方乃桂枝汤加麻黄、葛根之变方，由葛根、麻黄、甘草、芍药、桂枝、生姜、大枣组成。功专发汗解肌，升津液，舒经脉。本方主治风寒袭于太阳，表邪化热内陷阳明，大肠传导失常所致之太阳阳明合病。正如当代中医大家曹颖甫认为"一因下利由胃入肠，一因水气入胃，胃不能受而病呕逆，病机皆假道阳明，故谓与阳明合病也"。方中麻黄辛温解表，治太阳风寒；葛根解肌，并能升阳止泻，而治阳明下利。以方测证，可知葛根汤证总属太阳风寒、阳明邪热，且以太阳为主。

2. 清解阳明、少阳邪热，兼散太阳风寒，陶节庵创柴葛解肌汤

葛根汤专为太阳风寒兼阳明邪热且以太阳为主而设，但临证多见三阳合病且里热较甚者又非葛根汤所宜。至明代之陶节庵，乃善于采精集粹的医家，他尊崇张仲景六经辨证之旨，师朱肱阳明经病表里之意，效葛根汤组方之旨，创制柴葛解肌汤，堪为后人活用经方的典范。

柴葛解肌汤出自明代陶节庵《伤寒六书·卷三》。药物组成：柴胡、干葛（葛根）、甘草、黄芩、羌活、白芷、白芍、桔梗。用法：水二盅，加生姜三片，大枣二枚，槌法加石膏末一钱，煎之热服。功专解肌清热。用以"治足阳明胃经受证，目疼、鼻干、不眠、头痛、眼眶痛、脉来微洪，宜解肌，属阳明经病"。对于陶节庵之阳明经病，后世医家多有争议，有"太阳阳明经"和"三阳经"之说。如李飞等认为"太阳风寒未解，郁而化热，热邪已渐次传入阳明、少阳，故属三阳全病"。张秉成云："治三阳合病，风邪外客，表不解而热者。故以柴胡解少阳之表，葛根、白芷解阳明之表，羌活解太阳之表。"吴谦《医宗金鉴·删补名医方论》亦曰："若用之以治三阳合病，表里邪轻者，无不效也。"王泰林《王高旭医书六种·退思集类方歌注》谓："此汤以羌、葛、柴胡并用，而石膏、黄芩等为佐，乃统治三阳经表证，寒将化热之法。"综上，笔者认为，该方温清并用，表里同治，为太阳风寒未解，而又化热入阳明、少阳之表里三解的代表方，为后人活用经方、创制新方的经典。

（二）重实践、创新方、与时俱进

1. 丁氏三阳透解汤制方之旨

丁樱教授认为，随着时代的变迁，饮食、环境多发生了巨大的变化，太阳风寒兼少阳阳明邪热证现已少见，三阳皆热证更为常见，故柴葛解肌汤只有与时俱进，方可显示经方的生命力。简言之，随着生活水平的提高，小儿多肥甘果腹，香燥充胃，积热于内，加之气候变暖、冬用空调及小儿保暖过度，小儿感受风热者十之八九，感受风寒者十之一二，故内外相引，入里化热，而成太阳、阳明、少阳皆热之三阳合病。加之小儿脏腑娇嫩，形气未充，一旦感受外邪则传变迅速，往往表邪未解而里热已盛。正如吴鞠通言："小儿肤薄神怯，经络脏腑嫩小，不奈三气发泄。邪之来也，势如奔马，其传变也，急如掣电。"而小儿为"纯阳"之体，邪易从热化，诚如《黄帝素问宣明论方·小儿门》所云："大概儿病者纯阳，热多冷少也。"

丁樱教授认为，法随证立，方随法转，三阳并病证已相异，法即应不同，故当创制新方。

2. 理法精深，拈来即效

丁氏三阳透解汤方药组成：柴胡 18g，葛根 15g，川芎 10g，黄芩 10g，白芍 10g，金银花 10g，连翘 10g，生石膏 30g，防风 6g，冬凌草 10g，青蒿 10g，甘草 6g。本方为 3~6 岁小儿一日量，余年龄段酌情加减。

临证应用于小儿太阳风热未解（或风寒化热），入里化热，三阳合病者。加减：咽痛甚者加山豆根、射干以解毒利咽；口渴者加麦冬、天花粉养阴生津；心烦者加栀子、淡豆豉清心除烦。

本方即原方去羌活、白芷、桔梗、生姜、大枣疏散太阳风寒之品，加金银花、连翘、防风、冬凌草疏清太阳风热之药。方中以葛根、柴胡为君。葛根味辛性凉，辛能外透肌热，凉能内清郁热；柴胡味辛性寒，既为"解肌要药"（《明医指掌》），且有疏畅气机之功，又可助葛根外透郁热。金银花、连翘气味芳香，助君药疏散风热；黄芩、石膏清泄里热，且生石膏用量为30~60g（柴葛解肌汤原方为12g）。正如国医大师张琪云："治疗急性热病，石膏须用生者，更须大剂量方效。"四药俱为臣药。其中葛根配石膏，清透阳明之邪热；柴胡配黄芩，透解少阳之邪热，尤其强调的是，丁樱教授治疗热病，临证时柴胡必配黄芩，认为柴胡配黄芩，解肌退热力尤强。如此配合，三阳兼治，并治阳明为主。冬凌草解毒利咽；白芍敛阴养血，防止疏散太过而伤阴；防风一取其疏风解表之意，二取其"火郁发之"之意；川芎辛温升散，能"上行头目"，祛风止痛，为治头痛要药，无论风寒、风热等头痛均可随证配伍用之，故李东垣言"头痛须用川芎"。这些共为佐药。甘草调和诸药而为使药。诸药相配，共成疏风清热、表里兼治、透解三阳之剂。本方药少力专，药证相符，紧扣病机，故拈来即效。

（三）病案举例

患者，男，14岁，以"发热1周"为主诉，于2011年7月7日初诊。患儿1周前感受风热而致发热，体温在39℃左右，伴汗出，头痛，咽痛，口渴，咳嗽等，因在当地医院求治无效，求诊。刻下症见：发热，汗出，偶咳，目疼鼻干，头痛，眼眶痛，咽干痛，便干，溲赤。查体：体温39.1℃，无皮疹，咽红，扁桃体Ⅰ度肿大，心肺未见异常，肝脾无肿大，四肢关节无畸形，余无异常，舌质红，苔黄，脉浮而微洪。查血常规：白细胞12.4×10^9/L，红细胞4.2×10^{12}/L，血小板138×10^9/L，中性粒细胞71%，淋巴细胞28%；尿常规：隐血（-），蛋白（-），红细胞0~1/HP；血沉、C反应蛋白、抗"O"未见异常；肝、肾功能正常。西医诊断：上呼吸道感染（简称上感）；中医诊断：外感发热，证属风热未解、入里化热、三阳合病。治宜：疏风清热，表里兼治，透解三阳。选方丁氏三阳透解汤：柴胡18g，葛根30g，川芎15g，黄芩15g，白芍15g，金银花30g，连翘15g，生石膏30g，防风6g，冬凌草15g，甘草6g。4剂，水煎服，日1剂。

二诊（2011年7月11日）：患儿病情稳定，未再发热。头痛等诸症皆减。效不更方，上方3剂，继服。

三诊（2011年7月14日）：体温稳定，诸症皆消。随访1周未见复发。

按语：此乃太阳风热未解，而又化热入里之证。阳明经脉起于鼻两侧，上行至鼻根部，经眼眶下行；少阳经脉行于耳后，进入耳中，出于耳前，并行至面颊部，到达眶下部；入里之热初犯阳明、少阳，故目疼鼻干、眼眶痛、咽干痛。舌质红、苔黄、脉浮而微洪皆为外有表邪，里有热邪之象。治当辛凉透表，兼清里热。方中以葛根、柴胡为君。葛根味辛性凉，辛外透肌热，凉内清郁热；柴胡味辛性寒，助葛根外透郁热。金银花、连翘气味芳香，助君药疏散风热；黄芩、生石膏清泄里热，四药俱为臣药。冬凌草解毒利咽；白芍敛阴养血，防止疏散太过而伤阴；防风发郁火；川芎辛温升散，能"上行头目"，祛风止痛。共为佐药。甘草调和诸药而为使药。本方药少力专，药证相符，谨扣病机，故效如桴鼓。

综上，经方应用应承古拓新、与时俱进，方显其生命力，本方辨治太阳、阳明、少阳皆热之三阳合病，为新方创立思路镜鉴。但需要指出的是，临证应用坚持"观其脉证，随证治之"的原则，不可创新而废旧、偏离创新初衷。

（闫永彬、丁樱）

参考文献

[1] 曹颖甫. 伤寒发微 [M]. 北京：学苑出版社，2008：18－19.

[2] 李飞，尚炽昌，邓中甲，等. 方剂学 [M]. 北京：人民卫生出版社，2002：231.

[3] 吴谦. 医宗金鉴 [M]. 2版. 北京：人民出版社，1985：772.

[4] 张秉成. 成方便读 [M]. 北京：学苑出版社，2010：37.

九、试论中医体质与咳嗽变异性哮喘的相关性

咳嗽变异性哮喘（cough variant asthma，CVA）是一种以持续或反复发作性咳嗽为主要临床表现的特殊类型哮喘。西医学已经认识到遗传因素在其发病中起着关键作用。受此启迪，我们对中医体质与本病相关性进行了深入的理论探析和临证求验，现论述如下，以飨同道。

（一）中医体质学源流及 CVA 中医认知现状

1. 中医体质学源流

中医体质是指群体或群体中的个体，以先天禀赋为基础，在后天生长发育过程中所形成的气血阴阳和脏腑结构及功能的盛衰偏倾及对某些致病因素的易罹性和病理过程中疾病发展的倾向性。

古代中医体质说始于《黄帝内经》。如《灵枢·寿夭刚柔》曰："余闻人之生也，有刚有柔，有弱有强，有短有长，有阴有阳。"《伤寒论》中有"强人""羸人""本有寒""旧微溏""人本虚""虚人"等称谓，这些奠定了中医体质分类雏形。此外，古代中医学对体质与发病的关系亦有认识，如《素问·通评虚实论》曰："凡治消瘅、仆击、偏枯、痿厥、气满发逆，肥贵人，则高粱之疾也。"《医法心传》曰："阴脏所感之病，阴者居多。"

现代中医体质学说自 20 世纪 70 年代由匡调元、王琦等学者提出以后，经过近 20 年的研究，已形成了比较完整的理论体系。随着现代中医体质理论研究的深入开展，又出现了多种体质分型方法，以匡调元的六分法和王琦、盛增秀的七分法为代表。但专门针对于 CVA 患者的中医体质研究尚未见报道。

2. CVA 中医认知现状

CVA 是以持续或反复发作性咳嗽为主要表现的特殊类型哮喘，又称咳嗽型哮喘、隐匿性哮喘，首先由 Glauser 于 1972 年正式命名。对于 CVA 这个西医借助现代检验手段才认识不久的疾病来说，传统中医尚未从"咳嗽"范畴中把 CVA 区分出来为一个独立的疾病，对其病因病机、辨证论治和预防复发、演变的认识多参照"咳嗽"或"哮证"，故未能取得重大突破。尤其是对体质因素与本病发病密切相关性的理论研究尚欠深入，对基于中医体质学的体质调控法在本病防治中的作用更是缺乏理论探讨和临证求验。

（二）中医体质与 CVA 发病的相关性

1. 中医体质是 CVA 的发病基础

理论追溯和临证求验发现，中医体质对 CVA 易罹性、病机从化及转归等环节均具内在制约性，是其重要的病理基础。

首先，中医体质决定了 CVA 的易罹性。中医体质反映了机体自身生理范围内阴阳寒热的盛衰偏倾，这种偏倾性决定了个体对不同疾病的易罹性。正如《灵枢·五变》曰："肉不坚，腠理疏，则善病风……粗理而肉不坚者，善病痹。"我们临证对 CVA 患者中医体质调查显示，在所设计的气虚质、气滞质、血虚质、血瘀质、积滞质、津亏质和痰湿质 7 种体质中，90% CVA 患者皆为气虚质、血瘀质和积滞质，反言之，正是个体的这种特殊体质决定了其对 CVA 的易罹性。

其次，中医体质决定 CVA 的病机从化。所谓病机从化，指病邪侵犯人体后，依从于患者不同体质而发生的不同病机转化。正如章虚谷《医门棒喝·六气阴阳论》所说："邪之阴阳，随人身之阴阳而变也。"我们认为，CVA 的中医病机关键是风邪久则入络，加之脾虚积滞内停、暗瘀内生，风瘀搏结肺络，肺失宣肃，咳嗽经久不愈。同样，中医体质也决定着 CVA 的病机从化，CVA 风瘀搏结肺络的病机关键正是由于 CVA 患者气虚质、血瘀质和积滞质等中医体质决定的。

最后，中医体质决定 CVA 的转归。疾病的转归虽然受外邪、正气、体质等多方面的因素影响，但我们认为，中医体质才是决定疾病转归的关键因素，尤其对于 CVA 而言。我们临床中发现，不同中医体质 CVA 患者转变为典型哮喘的概率有明显的差异，其中尤以血瘀质 CVA 患者转化率最高。诚然，今后需要开展这方面的大样本、长周期、多中心的调查研究，有望成为中医治愈 CVA 和防止其演变的突破口。

2. 流行病及基因学研究可资佐证

中医体质的基础是先天禀赋，而先天禀赋源于先天之精，也就是西医学所说的遗传因素。流行病及基因学研究表明，遗传因素在哮喘的形成中起着关键作用，从而从试验角度佐证了中医体质与 CVA 有密切的相关性。

CVA 是哮喘的一种特殊类型。多数学者认为，CVA 的发病机制与典型哮喘相同，是因变应原或其他诱因引起的慢性非特异性炎症，以及在此基础上形成的气道高反应性（bronchial hyperreactivity，BHR），而遗传因素在 BHR 的形成中起着关键作用。金永堂等支气管哮喘遗传流行病学研究表明，BHR 的亲属患哮喘的危险性是没有 BHR 亲属的 8.1 倍。基因研究表明，BHR 调节基因定位于染色体 5q 和 11q 上。Postma 等通过同胞配对分析和 LOD 评分分析显示，BHR 与染色体 5q 上的遗传标记物 D_5S_{436} 及 D_5S_{658} 存在连锁关系，高水平血清总 IgE 与 BHR 呈连锁遗传，且 BHR 易感基因位于染色体 5q 上 IgE 调节基因附近，这与染色体 $5q^{31} - q^{33}$ 附近存在一个或多个 BHR 易感基因的假设一致。Van Harwerden 研究表明，染色体 $11q^{13}$ 上高亲和性 IgE 受体（FcqRβ）基因第 5 内含子上微卫星 DNA 标记的高度多态性与 BHR 呈连锁关系，而在无 BHR 的特应性患者却未表现出连锁关系，FcqRβ 位点或其附近位点的突变影响气道的反应性，这反映了哮喘的遗传特性。

（三）中医体质与 CVA 防治相关性

1. 体质调控是 CVA 个性化治疗的内在根据

由于体质的特殊性决定着发病后临床证候类型的倾向性，"证"的特征中包含着体质的特征，故中医临床将判别体质状况视为辨证的前提和重要依据，体质调控成为辨证论治的重要组成部分及进一步的拓展、延伸，是个性化治疗的内在根据。

其实，体质调控的思想在古代中医文献中早已论述。如《素问·三部九候论》曰："必先度其形之肥瘦，以调其气之虚实，实则泻之，虚则补之。必先去其血脉而后调之，无问其病，以平为期。"这是体质调控思想的最早体现。后世医家在《黄帝内经》的基础上，又有所发展。《医门棒喝》曰："治疗之要，首当察人体质之阴阳强弱，而后方能调之使安。"进一步论述了体质调控思想。而张介宾《景岳全书》中"当辨因人因证之别。盖人者，本也；证者，标也。证随人见，成败所由。故因人为先，因证次之"的思想，不但进一步指出了辨证论治和体质调控的区别，更是阐明了"故因人为先，因证次之"的体质调控优先论。

鉴于体质因素在 CVA 中的关键作用和体质的可调性特点，在 CVA 临床辨证时，必须充分考虑体质特征，并针对体质特征而采取有针对性的治疗措施。积极地改善、修正其体质，从根本上纠正 CVA 患者脏腑的偏盛偏衰，从而找到治愈和阻断其发展为典型哮喘的切入点。因此，根据 CVA 患者不同体质特征而采用不同的治疗用药、饮食宜忌、养生保健等调控体质的方法，将充分体现依据人体的生理病理特殊性来防治疾病的中医个体化诊疗的思想，符合当今医学模式发展的趋势。

2. CVA 体质调控是"治未病"理念的重要体现

鉴于 CVA 与体质的密切相关性及其可调性特点，体质调控就是临床对 CVA 患者在进行体质分型的基础上，针对不同体质类型进行相应的调养、治疗，通过后天因素来逐步改善患者体质，以达到调整脏腑阴阳气血的偏颇状态，将疾病消除在萌芽状态，防止其向典型哮喘演变。这种"既病防变"的思路就是对《黄帝内经》"治未病"思想和张仲景"先证而治"理论的很好诠释。可见，充分重视和研究中医体质与咳嗽变异性哮喘的相关性，把体质学说引入到 CVA 的防治体系中，必将对以调整体质和恢复健康为中心的体质治疗学提供实践基础，为临床疑难病症的现代治疗提供新的途径。

（闫永彬、丁樱）

参考文献

［1］匡调元. 体质病理学研究［J］. 成都中医学院学报，1978，1（2）：3 - 17.

［2］王琦. 中医体质学［M］. 北京：中国医药科技出版社，1995：70 - 71.

［3］Stanescu DC, Teculescu DB. Exercise and cough induced asthma［J］. Respiration, 1970, 27（4）：377 - 383.

［4］闫永彬，刘学伟. 彭勃治"暗瘀"说［J］. 中医杂志，2005，46（12）：901.

［5］金永堂，陈常中. 气道高反应对青少年支气管哮喘的影响［J］. 中国学校卫生，1999，20（2）：141.

［6］Postma DS, Bleecker, Amelung PJ, et al. Genetic susceptibility to asthma - bronchial hyperresponsiveness coinherited with a major gene for atopy［J］. NEngl J Med, 1995, 333（14）：894 - 900.

［7］Van Herwerden LH arrap SB, Wong ZY, et al. Link age of high - affinity IgE receptor gene with bronchial hypperreactivity, even in absence of atopy［J］. Lancet, 1995, 346（8985）：1262 - 1265.

十、小儿慢性湿性咳嗽治疗经验

慢性咳嗽是儿童最常见的呼吸道疾病之一，依据咳嗽性质可将其分为慢性干性咳嗽和慢性湿性咳嗽，慢性干性咳嗽即无痰或痰量甚少的咳嗽，而慢性湿性咳嗽即指患儿持续咳嗽，并伴有咳痰或明显痰鸣音，二者病程皆＞4 周。西医学认为，儿童慢性湿性咳嗽的主要病理机制为气道黏液高分泌及清除障碍所致。近年来，小儿慢性湿性咳嗽的发病率呈上升趋势且已成为影响儿童健康与家庭生活质量的主要因素之一。西医学认为引起 1 岁及以上儿童慢性湿性咳嗽的主要原因是上呼吸道咳嗽综合征，而 1 岁以下儿童慢性湿性咳嗽的主要原因是迁延性细菌性支气管炎。目前，临床西医对小儿慢性湿性咳嗽多采用病因治疗、抗感染治疗、祛痰治疗、抗气道炎症治疗等，治疗一般多选用抗菌药物如头孢类药物及大环内酯类、祛痰类药物、糖皮质激素等。这些治疗对患儿症状缓解有一定效果，但对体质差及抗生素耐药这类患儿的慢性湿性咳嗽，还是不能很好解决。

"咳嗽"一词出自《素问·五脏生成》，其为肺系疾病的一个主要证候，其中有声无痰为咳，有痰无声为嗽，但临床患者多以痰声并见，故以咳嗽并称。《黄帝内经》对咳嗽的论述颇为详细，《素问·宣明五气》曰："五气所病……肺为咳。"《素问·咳论》则认为"皮毛先受邪气"才导致咳嗽发生。《景岳全书·咳嗽》曰："咳嗽之要，止唯二证。何为二证？一曰外感，一曰内伤，而尽之矣……但于二者之中当辨阴阳，当分虚实耳。"慢性湿性咳嗽的病名在中医古籍中未有记载，根据咳嗽为其主要临床特征，将慢性湿性咳嗽归属于中医学"咳嗽"范畴，依据其临床特点来看，本病与古代医籍中"顽咳""久咳""久嗽""痉咳""痼嗽"等相似。《素问·咳论》曰："五脏六腑皆令人咳，非独肺也。"认为人体脏腑之间互有联系，除肺脏能引起咳嗽外，其他的脏腑病变也可以导致咳嗽，给后人通过脏腑辨证论治咳嗽奠定了理论基础。同时《素问·咳论》又曰："五脏之久咳，乃移于六腑。久咳不已，则三焦受之。"认为咳嗽日久存在从脏到腑的传变，还着重阐述了咳嗽的发病情况和传变方向，其所叙述的内容也与现在的慢性湿性咳嗽症状相同。丁樱教授认为，中医古籍虽然没有慢性湿性咳嗽的病名，但其在致病机制上归纳出久咳的病名，所以多将慢性湿性咳嗽按照"久咳""久嗽"来辨证论治。

丁樱教授在临证用药时注重发挥中医辨证与辨病结合的诊疗特色，辨证施治，病症结合，在治疗小儿呼吸、感染、肾脏系统疾病等方面逐渐形成了自己的特色和优势，现将其对小儿慢性湿性咳嗽治疗经验介绍如下：

（一）病因病机

丁樱教授通过多年的临床观察发现，随着社会生活水平的逐渐提高，生活方式及小儿饮食生活习惯的改变，越来越多的儿童因为夏季空调、冬季室内暖气与自然界寒冷的外界刺激影响，使得儿童受寒邪侵袭而伤肺。儿童若饮食失宜，平素嗜食肥甘厚味、煎炸炙煿或寒凉冷饮则可逐渐损伤脾胃。丁樱教授根据明代万全小儿"三不足、二有余"生理特点及"脾为生痰之源，肺为贮痰之器"的中医经典理论，认为小儿慢性湿性咳嗽多与肺脾气虚、痰湿上扰于肺有关。

丁樱教授认为小儿脏腑娇嫩，形气未充。如《小儿药证直诀·变蒸》曰："五脏六腑，成而未全，全而未壮。"小儿肺常不足，因肺为娇脏，不耐寒热，卫外不固，或其寒温不知，调护不当，邪易侵之。邪气外犯皮毛，则内舍于肺，或他脏失调，病及于肺，致肺失宣发肃降，肺气上逆而为咳。明代万全的《万氏家藏育婴秘诀》（简称《育婴家秘》）曰："肺为娇脏，难调而易伤也。"肺失宣降，通调水道功能失司，水液停聚于肺，聚而成引，化而为痰，则生痰饮。他脏失调，病及于肺，也可致咳痰等症，正如清代陈修园在《医学三字经·咳嗽》中所言："《黄帝内经》曰：五脏六腑皆令人咳，非独肺也。然肺为气之主，诸气上逆于肺则呛而咳，是咳嗽不止于肺，而亦不离乎肺也。"

《育婴家秘》曰："脾胃者，仓廪之官，谓为水谷之所聚也。儿之初生，脾薄而弱，乳食易伤，故曰脾常不足也。"脾主运化，输布津液，防止水液内停。若脾失健运，水液内停，不能输布全身，则停而为湿，聚而为饮，凝而为痰。现在儿童多过食肥甘厚腻，饮食不节、嗜食生冷或零食，导致脾胃内伤，运化失司，脾胃失调则易致水液内停，水液内停则生痰湿。脾升胃降，脾胃是人体气机升降的枢纽。肺司呼吸主治节，吸清呼浊，吐故纳新，其司呼吸之功有赖于全身气机通畅，若脾胃损伤，可致脾气虚弱，脾失健运，气机不利，则土不生金，肺气失充，气无所主而咳嗽。正如明代万全《育婴家秘》曰："肺亦不足者，肺为娇脏，难调而易伤也。脾肺皆属太阴，天地之寒热伤人也，感则肺先受之，水谷之寒热伤人也，感则脾先受之，故曰脾肺皆不足。"此类久咳患儿多为痰湿体质，其临床特征为形体多虚胖，平素汗多，喜食肥甘厚腻或生冷，往往伴有大便溏泄或湿疹隐隐等。其虽久咳不愈，甚则痰鸣辘辘，但精神尚佳，体重量下降不显著，故丁樱教授认为脾虚湿困，痰湿内蕴，上干于肺是其慢性湿性咳嗽的主要病机。

清代李用粹《证治汇补·痰证》曰："脾为生痰之源，肺为贮痰之器。"两者既相关又有区别。治疗时应痰湿并治，肺脾兼顾。因此，丁樱教授认为儿童慢性湿性咳嗽的主要病位在肺脾，其主要病因为外感六淫或喂养不当，其主要病机为肺脾气虚，痰湿上扰于肺。正如清代沈金鳌《杂病源流犀烛·咳嗽哮喘源流》曰："肺不伤不咳，脾不伤不久咳。"二者互为因果，相互影响，而致小儿咳嗽迁延不愈或易于反复。

（二）辨证论治

丁樱教授认为肺金脾土两脏，乃子母关系也，生理上脾土生金，肺气旺盛，腠理紧密不易受邪；病理上，久咳伤肺，子病必累其母脏；反之脾病不能濡养肺，肺气更为虚损，故肺脾两脏相互资生与助长，又互为影响。正如清代沈金鳌《杂病源流犀烛·咳嗽哮喘源流》曰："肺不伤不咳，脾不伤不久咳。"二者互为因果，相互影响，而致小儿咳嗽迁延不愈或易于反复。清代李用粹《证治汇补·痰证》云："脾为生痰之源，肺为贮痰之器。"故《幼科发挥·肺所生病》曰："治痰咳，先化其痰，欲化其痰者，先理其气……此治咳之大略也。"咳嗽之痰是重要的病理产物，也是其难以治愈的关键因素。丁樱教授认为对于小儿久咳、痰咳的主要病位在肺脾，其主要病因为外感六淫或喂养不当，其主要病机为肺脾气虚，痰湿上扰于肺，治疗主张"运脾泻肺，肺脾同治"，脾转枢之机恢复，脾胃健运，气机升降如常，痰酿生无源，阻断痰液生成，则气道通畅，肺中痰自除，肺脏清灵，咳嗽渐平。在临床诊治中，丁樱教授对慢性湿性咳嗽患儿多运用六君子汤、苓桂术甘汤、小半夏汤、人参五味子汤、升阳益胃汤加减。

（三）病案举例

郑某，男，3岁7个月，2020年1月10日就诊。主诉：咳嗽伴喉间痰鸣1个月余。病史：患儿1个月前咳嗽，有痰，经口服药物治疗后咳嗽减轻，但喉间痰鸣症状明显，咳痰清稀，口服止咳化痰类药物治疗效果不佳。刻下：偶咳，喉间痰鸣，咳痰清稀，食欲欠佳，面色萎黄，体瘦，四肢欠温，舌质淡，苔白腻，脉滑。听诊双肺呼吸音粗，可闻及痰鸣音。中医诊断：咳嗽。西医诊断：支气管炎。辨证：脾虚湿困。治法：温化水饮，降逆止咳。方药：法半夏12g，生姜6g，茯苓10g，蜜紫菀6g，款冬花10g，炙甘草6g。中药颗粒剂3剂，每日1剂，分2次开水冲服。1月14日复诊，患儿咳嗽减轻，痰鸣消失，仍吐清稀痰，改方为法半夏9g，干姜6g，茯苓10g，甘草6g，中药颗粒剂5剂，每日1剂，分2次开水冲服，随诊病愈。

按语：患儿面色萎黄，形体消瘦，肢冷，食少，舌质偏淡，皆因脾为湿困，健运失司，化源乏少之证。而咳痰清稀，苔白腻，又为痰湿内蕴，上干于肺之象。正如《医门法律》曰："水在肺，吐涎沫……水在脾，少气身重。"故本病病机为手足太阴皆为水湿所困，并相互牵连，致使咳嗽痰饮缠绵不愈。投以小半夏加茯苓汤，乃为振奋脾之阳气，达到治病以治其本之意。方中半夏、生姜化饮降逆；茯苓以健脾利水，甘草以助脾气，加紫菀、款冬花增加下气消痰之效。患儿服药后痰鸣消失，仍吐清稀痰，结合小儿脏腑娇嫩，生机蓬勃的生理特点，一旦病邪衰退，及时调整方药，故易生姜为干姜加强温中化饮之功，扶正以祛余邪。《伤寒杂病论》中仅仅三阳及少阴病篇有咳之记载，太阴篇无病咳之记载，而本例痰咳病证，为何按太阴证论治后病愈。丁樱教授认为虽然《素问·咳论》曰"五脏六腑，皆令人咳，非独肺也"，但五脏六腑之咳，又必皆表现于肺。他脏之病，累及于肺，方能出现咳嗽。张景岳云："咳证虽多，无非肺病。"本例患儿痰咳之证，不仅因脾为湿困，且为水气袭肺所致，故为手太阴肺经与足太阴脾经同病。小半夏加茯苓汤在《金匮要略》中用以治疗痰饮咳嗽，本例辨证论治准确，投之效如桴鼓，立竿见影。

（四）结语

综上所述，丁樱教授认为肺脾气虚，痰湿上扰于肺为儿童慢性湿性咳嗽的主要病机，在疾病的发展过程中此病机始终贯穿其中，在治疗中应"运脾泻肺，肺脾同治"，使脾转枢之机恢复，脾胃健运，气机升降如常，痰湿酿生无源，阻断痰液生成，则气道通畅，肺脏清灵，咳嗽乃平。

（孙晓旭、丁樱）

参考文献

［1］周艳，王越，陈信．217 例儿童慢性湿性咳嗽病因构成及临床特征研究［J］．中华全科医学，2020，8（1）：19 - 22，55.

［2］陈强，陈志敏，成焕吉，等．中国儿童慢性湿性咳嗽的诊断与治疗专家共识（2019 年版）［J］．中国实用儿科杂志，2019，34（4）：256 - 264.

［3］陈强．关注儿童慢性湿性咳嗽［J］．江西医药，2019，54（1）：1 - 2.

［4］郝创利，顾文婧．认识不同年龄儿童慢性咳嗽的病因［J］．山东大学耳鼻喉眼学报，2019，33（1）：20 - 24.

［5］中华医学会呼吸病学分会哮喘学组．咳嗽的诊断与治疗指南（草案）［J］．中国实用内科杂志．2006，26（13）：977 - 981.

［6］李政翰，冯淬灵．湿热咳嗽之三焦辨治［J］．长春中医药大学学报，2020，36（1）：7 - 9，12.

［7］于兴梅，朱海艳，郝创利，等．不同病因儿童慢性咳嗽气道高反应的特征［J］．中华结核和呼吸杂志．2015，38（1）：55 - 58.

［8］康文婷，梁健，门九章．门九章教授运用半夏泻心汤加减论治胃食管反流性咳嗽的经验［J］．内蒙古中医药，2019，38（11）：81 - 82.

［9］武贤美．儿童慢性咳嗽的病因分析及治疗观察［J］．世界最新医学信息文摘，2019，19（91）：101，104.

［10］杨勤军，韩明向，李泽庚，等．基于聚类分析和因子分析的慢性咳嗽用药规律探索［J］．中国实验方剂学杂志，2019，25（19）：155 - 160.

［11］白逸晨．慢性咳嗽肺脾相关病机探讨及临床特点观察［D］．北京：北京中医药大学，2019.

［12］白逸晨，史利卿，季坤，等．慢性咳嗽肺脾相关病机探讨［J］．现代中医临床，2018，25（4）：42 - 45.

［13］孙丽凤，杨华．陶凯教授"培土生金法"治疗慢性咳嗽临床经验总结［J］．世界最新医学信息文摘，2018，18（A2）：271，273.

［14］朱晨，李兴源，梦然，等．儿童慢性咳嗽中医病因病机研究进展［J］．中国中西医结合儿科学，2018，10（2）：99 - 102.

［15］苏克雷，张业清．经方治疗慢性咳嗽的思路与方法［J］．中国中药杂志，2018，43（12）：2435 - 2441.

［16］朱未旻，彭玉，刘楚，等．彭玉教授肺脾同治治疗小儿咳嗽验案举隅［J］．中医临床研究，2018，10（11）：24 - 27.

十一、儿童难治性支原体肺炎的标本辨治及中西医贯通治法初探

肺炎支原体肺炎（mycoplasma pneumoniae pneumonia，MPP）占儿童社区获得性肺炎的10%~40%，其中经大环内酯类抗菌药物正规治疗7天及以上，临床征象加重、仍持续发热、肺部影像学加重者称为儿童难治性肺炎支原体肺炎（refractory mycoplasma pneumoniae pneumonia，RMPP）。随着儿童RMPP的逐年增多，以传统的肺炎喘嗽中医辨治方法辨治本病受到极大挑战。切入点决定突破点，欲取得医学顽疾在理论和治疗上的重大突破，唯有找准切入点。笔者据中医理论、西医机制研究和临床经验，提出了"标本辨证、中西贯通、扶正祛邪"为中医辨治本病切入点的观点，并立验效于临床的自拟生脉苇茎汤。以希发展儿童RMPP中医病机认识，裨益临床，并为中西医研究本病找到贯通点。现不揣浅陋，浅析如下，希供争鸣。

（一）标本辨证

《黄帝内经》所论"标本"内涵较多，但疾病之标本为基本内涵。其中"治病必求于本"及"先热而生中满者，治其标"等是对标本论治的经典论述。笔者认为，中医标本的内涵有先后、上下、内外、虚实、正邪之别，涉及病因、病机及论治诸多方面，极大丰富了中医的辨治内涵和手段。因"正气存内，邪不可干"，正邪是疾病发生、发展的关键因素，故正邪标本辨治仍为标本理论的核心内涵和归宿。标本辨治，是在运用中医标本理论分析疾病的病机演化因果关系、标本虚实及轻重缓急之基础上，进行辨析标本缓急进而论治的一种方法。标本辨治是辨证论治与中医标本理论完美结合的辨证方法。临证发现，难治性疾病正虚（脏腑亏损）与邪恋是基本病机且关乎疾病的转归，证候具正邪相兼、虚实关联、本虚标实的表型特征，故辨析标本和标本辨治是临床必遵循的思维方法。经方如薯蓣丸等所呈标本同治、攻补兼施的组方原则也是难治性疾病标本辨治的较好例证。

儿童MPP为疑难疾病，中西医结合诊治专家共识认为本病证候多见正虚邪恋证或虚实夹杂证，高度概括了本病的病机本质，但所论甚简，临床操作性欠缺，有必要进一步展开详述。笔者临证发现，本病临证表现出一个本证、三个标证之本虚标实的中医证候特点。简言之，一个本证为正虚邪恋，三个标证分别为血瘀、毒邪及老痰。分述如下：一个本证："正气存内，邪不可干"，患儿素体肺气虚弱，或久咳伤气，或过用激素等皆可导致肺气虚，肺气不足，无力祛邪外出，导致肺炎难治，临证表现为咳喘气短，声音低怯，自汗畏风，气短乏力，面白神疲，舌淡苔白等。患儿素体阴亏，或久热伤阴，或激素等阳热之品伤阴，终成肺阴亏虚，临证表现为咳嗽痰黏，盗汗，口干，舌红少苔等。正虚无力祛邪，邪气留恋肺腑，是谓热邪，

临证表现为发热，口渴，舌红等。综上可知，正虚为本病迁延之本，邪恋为本病发生之源，故正虚邪恋为本病之本证。三个标证：热邪郁结不解，酝酿成毒，正如尤在泾言"毒，邪气郁结不解之谓"。临证表现为高热憎寒，口渴心烦，舌红绛，苔黄燥等。肺热久病入络，气虚鼓动无力，阴虚脉道涩滞，痰凝阻络畅行，肺络血瘀，临证表现为胸部疼痛，面色暗淡，口唇青紫，舌质紫暗等。热邪日久，炼液为痰，坚结胶固，吐咯难出，是谓老痰，正如《症因脉治》卷二曰："顽痰，坚结胶固，吐咯难出，脉见沉牢。"临证表现为咳嗽痰黏，吐咯难出，喉中痰鸣，舌苔厚腻，脉滑等。可知，血瘀、毒邪及老痰源于本证，且为或然之证候，故为标证。

一个本证、三个标证构成儿童 MPP 本虚标实的中医证候特点，只是对不同个体而言，本证和标证的标本证候权重、兼夹不同，且处于动态变化之中，临证时需详辨。

（二）中西贯通

科学都是相通的，只是贯通的方式不同而已。西医认为，MPP 是由于 MP 直接侵犯肺部和支气管组织以及 MP 激发机体的过度炎症反应两大主要原因造成，而 RMPP 患儿发生的原因尚与以下机制有关：支原体耐药、合并感染、社区获得性呼吸窘迫综合征毒素（community - acquired respiratory distress syndrome toxin，CARDs toxin）、高凝、黏液高分泌相关。笔者认为，儿童 RMPP 的中医病机与西医的病理是相互贯通的，即正虚与免疫紊乱、低下，热邪留恋与耐药支原体（或合并感染），毒邪与社区获得性呼吸窘迫综合征毒素，血瘀与高凝、顽痰与黏液高分泌病机、病理相互贯通。分述如下：正虚与免疫紊乱、低下：研究认为 RMPP 与机体细胞免疫、体液免疫均有关，笔者认为，RMPP 自身免疫功能紊乱，加之抗生素及激素应用，易发生免疫功能低下，导致难治性肺炎发生。而免疫功能紊乱或低下与中医正虚相类，当然根据证候特点又有气虚、阴虚之别，至于气虚、阴虚与细胞免疫、体液免疫之相关性值得探讨。热邪留恋与耐药支原体（或合并感染）：肺炎支原体耐药是 RMPP 的关键因素，耐药支原体的持续存在（中医称为留恋）是本病发生、发展的根本，研究显示 23SrRNAV 区 2063、2064 位点突变是主要的耐药机制；MP 感染导致黏液 - 纤毛系统功能受损，且 RMPP 病例存在黏膜坏死以及脱落，使气道清除功能下降，因此，易合并细菌或病毒感染。笔者认为，支原体耐药及合并感染皆为热邪，与患儿免疫功能低下有关，正所谓"正虚邪恋"。毒邪与社区获得性呼吸窘迫综合征毒素：既往一直认为 MP 不能分泌细胞毒素，2006 年 Kannan 和 Baseman 在美国科学院学报（PNAS）上首次发现 CARDs toxin 是来源于肺炎支原体的毒力决定因子。其可引起促炎性细胞因子，导致高热等中毒症状，与中医毒邪致病特点相类似。血瘀与高凝：MPP 患儿纤维蛋白原（FIB）水平显著升高，一些病例 D - 二聚体（D -

dimer）高于5μg/mL，甚至高达15μg/mL，提示存在高凝状态或血栓形成，高凝状态引起的血供障碍是引起肺坏死以及支气管黏膜坏死的主要原因之一。与中医血瘀病理及症状方面皆相类同。顽痰与黏液高分泌：黏蛋白是一种糖蛋白，是气道黏液中的主要成分，气道MP感染增加黏液表达。黏液高分泌导致RMPP患儿痰黏难咯、易痰堵，与中医老痰病机、证候相贯通。

儿童RMPP中医病机与西医病理的高度契合、相互贯通，既彰显了两种医学体系的各自独立性，又验证了两种医学体系的科学性。

（三）扶正祛邪

本病的关键病机就是正虚邪恋或虚实夹杂，临证表现为一个本证、三个标证的中医证候特点，故扶正祛邪为本病的治疗原则。基于对儿童RMPP中医本虚标实病机的新认识，结合笔者中医辨治本病经验，立标本辨治之法。自拟生脉苇茎汤。方药：西洋参10g，麦冬10g，五味子6g，苇茎（可用芦根代）30g，冬瓜子30g，桃仁12g，薏苡仁20g，海浮石15g，黄芩10g，金荞麦15g，炙甘草6g。方解：方中苇茎甘寒轻浮，善清肺热，西洋参性凉，味甘、微苦，补气养阴，清热生津，因人参性味甘温，本病属阴虚有热，用西洋参代替，二药扶正祛邪共为君；麦门冬甘寒，养阴清热、润肺生津，冬瓜子清热化痰、利湿，清上彻下，黄芩清上焦火毒，三药共为臣；薏苡仁甘淡微寒，上清肺热、下利肠胃而渗湿，金荞麦味酸、苦，性寒，清热解毒，活血消痈，桃仁活血逐瘀，海浮石咸寒，清肺火、化老痰，四药共为佐；甘草调和诸药为使。加减：便秘加生大黄；高热加生石膏、柴胡；眩晕加刺蒺藜等。药少力专、机圆法活，故效如桴鼓。但因本病正虚邪实，应根据本证、标证的不同特点和权重灵活加减，方可万全，不可胶柱鼓瑟，致病迁延。

（四）展望

基于RMPP的耐药机制，中西贯通，治病求本，并运用网络药理学技术，研究中医药干预RMPP的药效机制，是本病的研究方向。不但能解决临床问题，也可能是中西医研究的贯通点。

（闫永彬、丁樱）

参考文献

［1］中华医学会儿科学分会呼吸学组《中华实用儿科临床杂志》编辑委员会．儿童肺炎支原体肺炎诊治专家共识（2015年版）［J］．中华实用儿科临床杂志，2015，30（17）：1304．

［2］张冰，陈志敏．2000－2006年杭州市三岁以上儿童肺炎支原体肺炎临床特征变化趋势［J］．中华儿科杂志，2010，48（7）：531．

［3］中华中医药学会儿童肺炎联盟. 儿童肺炎支原体肺炎中西医结合诊治专家共识（2017 年制定）［J］. 中国实用儿科杂志，2017，32（12）：881.

［4］中华医学会儿科学分会呼吸学组《中华实用儿科临床杂志》编辑委员会. 儿童肺炎支原体肺炎诊治专家共识（2015 年版）［J］. 中华实用儿科临床杂志，2015，30（17）：1304.

［5］李锋清. 医学生就业竞争力培养对策研究［J］. 医学与社会，2012，25（10）：95.

［6］吴建章，方芳，徐衫. 医学生创业思维培养路径研究［J］. 广西中医药大学学报，2015，18（4）：132.

［7］Lucier TS, Heitzman K, Liu SK, Hu PC. Transitionmutations in the 23S rRNA of erythromycin – resistant isolates of mycoplasma pneumoniae ［J］. Antimicrob Agents Chemother, 1995, 39: 2770.

［8］Kannan TR, Provenzano D, Wright JR, et al. Identifcation and characterization of human surfactant protein A binding protein of mycoplasma pneumonia ［J］. Infect Immun, 2005, 73（5）: 2828.

［9］Kannan TR, Baseman JB. ADP – ribosylating and vacuolating cytotoxin of mycoplasma pneumonia erepresents unique virulence determinant among bacterial pathogens ［J］. Proc Natl Acad Sci USA, 2006, 103（17）: 6724.

［10］苏海燕，金尾静，张海邻，等. 支原体肺炎合并肺栓塞一例临床分析［J］. 中华儿科杂志，2012，50（2）：151.

［11］Kraft M, Adler KB, Ingram JL, et al. Mycoplasma pneumoniae induces airway epithelial cell expression of MUC5AC in asthma ［J］. Eur Respir J, 2008, 31（1）: 43.

十二、小儿过敏性紫癜治疗经验

过敏性紫癜是临床常见的出血性疾病，属中医学"血证""紫癜""肌衄"等范畴。本病是常见的毛细血管变态反应性疾病，是由多种原因引起的广泛性的毛细血管炎，临床表现以皮肤紫癜最为常见，同时可伴消化道黏膜出血、关节疼痛和肾炎等症状，常反复发作并最终累及肾脏而致不同程度的肾损伤。丁樱教授在长期临床实践中积累了丰富的治疗经验，兹将其治疗小儿过敏性紫癜的经验介绍如下：

（一）序贯治疗

丁樱教授认为，本病病机演变存在一定的序贯性，其发病之初多为外感风热、湿、毒等邪，或进食鱼、虾等腥发动风之品，邪入血分，迫血妄行，灼伤脉络，血溢肌肤而发为皮肤紫癜；血溢关节腔隙之间，则为关节肿痛；血溢胃肠之间则为腹痛、呕血、便血；血溢膀胱肾络之间则为尿血、溺血。皮肤紫癜及各种出血消失之后，离经之血即为"瘀血"，以瘀血阻滞为突出表现。当瘀血消除之后，体内伏热，血分不宁，每致紫癜复发。病至后期，耗气伤血，伤阴损阳，脾肾亏虚，封藏失职，精微下泄，而致尿浊、水肿之症。因此，丁樱教授认为其病机可以概括为血热妄行、瘀血阻络、伏热扰血、脾肾亏虚4个病理阶段，4个阶段之间存在上述序贯性的演变规律。《素问·至真要大论》曰"谨守病机，各司其属""必伏其所主，而先其所因"，故其病机的序贯性决定了治疗的序贯性。她在治疗上十分推崇《血证论·吐血》中"唯以止血为第一要法……故以消瘀为第二法……故以宁血为第三法……故又以补虚为收功之法。四者乃通治血证之大纲"，从而提出初以止血消癜，再以活血化瘀，继以宁血安络，而后补虚护肾的序贯疗法。

发病之初以止血消癜为法。因风热伤络、血溢肌肤者，方用银翘散加紫草、茜草以疏风清热，凉血止血消癜；血分热盛、络损血溢者，方以犀角地黄汤或清营汤加茜草、蒲黄炭以清热凉血，止血消癜；湿热痹阻、血溢关节腔隙者，治以清热利湿，止血通络，方以四妙丸加赤芍、忍冬藤、三七粉；胃肠积热、血溢胃肠而胃肠道出血者，治以清胃泻火，凉血止血，方以葛根芩连汤或清胃散，加蒲黄炭、地榆炭、大黄粉、三七粉；血分热盛、灼伤肾络、尿血溺血者，治以清热利水，凉血止血，常用小蓟饮子加藕节、白茅根。当各种出血及皮肤紫癜消退之后，以离经之血所致瘀血为主要表现，治疗以活血化瘀为主，以清除体内离经之血，否则瘀血不去、新血不生，而新血不生，瘀血亦不易去除。故丁樱教授常用桃红四物汤、血府逐瘀汤加减以活血化瘀，祛瘀生新，使体内的瘀血得以清除，血脉得以畅通。止血消癜、活血化瘀之后，体内每有伏热或感受风热引动伏热，使血分不宁，紫癜复发。对比丁樱教授常以犀角地黄汤加蒲公英、连翘，或以清营汤加蝉蜕、僵蚕，或以银翘散加生地黄、牡丹皮、赤芍、玄参，灵活加减，以宁血安络，使血分安宁，不再妄行。补虚护肾是本病后期的治疗大法，丁樱教授常以以下经验方治疗：太子参、生黄芪、菟丝子、桑寄生、白术、茯苓、薏苡仁、山药、芡实、当归、丹参、生地黄、益母草、甘草。用以益气养阴、健脾益肾。有血尿者加女贞子、墨旱莲、白茅根、大蓟、小蓟，蛋白尿者加金樱子、芡实，水肿者合五皮饮。丁樱教授提出的序贯疗法是从系统的高度把握本病复杂的中医辨治，对提高临床疗效具有重要的实践意义，为医者提供了一条全新的诊疗思路。但是，本病病机复杂，临床上又当观其脉证，随证治之，灵活对待，方可万全。

（二）善用藤类药物

过敏性紫癜其病机的实质是各种病因引起的络脉损伤。正如《灵枢·百病始生》曰："阳络伤则血外溢，血外溢则衄血，阴络伤则血内溢，血内溢则后血，肠胃之络伤则血溢于肠外。"在上在外之络，谓之阳络，在下在内之络，谓之阴络，过敏性紫癜乃全身络脉为病，全身上下内外之络皆病。西医学称该病为全身广泛的毛细血管炎，与中医学所言络脉为病不谋而合，因病位在络，故病程长，易复发，缠绵难愈，邪入络脉是造成病变迁延难愈、容易复发的主要原因。因此，丁樱教授治疗本病紧扣络脉损伤的病机，临床用药常加入通络之品，而选用通络之品时尤善用藤类药物。

《本草便读》曰："凡藤蔓之属，皆可通经入络。"丁樱教授指出，藤蔓之属，缠绕蔓延，犹如网络，纵横交错，无所不至，为通络之佳品，既可以直接去除络脉病邪，又可以引诸药直达病所。常用的藤类药物有雷公藤、忍冬藤、青风藤、海风藤、络石藤、鸡血藤、钩藤、首乌藤等。通过多年临床实践，观察到藤类药物的应用是解决过敏性紫癜及紫癜性肾炎络脉损伤、络脉瘀滞、络脉不畅的一把利剑，可以有效地减少复发，预防和减轻肾脏损伤。对于风热邪毒、郁蒸肌肤、灼伤络脉为病者，常用忍冬藤、青风藤、海风藤以祛风清热，解毒通络；湿热痹阻、络脉损伤、关节肿痛者，常用忍冬藤、络石藤以清热利湿，通络止痛；胃肠积热、肠胃络伤、腹痛便血者，常加大血藤、忍冬藤以清热解毒，活络止痛；湿热内蕴、伤及肾与膀胱之络而为溺血尿浊者，以忍冬藤、大血藤、络石藤清利下焦，除肾络热邪；病程日久耗伤气血、瘀阻肾络者，以鸡血藤、首乌藤养血补血，活血通络。过敏性紫癜患儿，若存在心烦不安、失眠多梦或头目眩晕者，则加入首乌藤、钩藤以养血安神，祛风通络。丁樱教授认为，雷公藤具有祛风除湿、活血通络之功，为藤类药物的代表，通过配伍可应用于各类证型之中。现代药理研究表明，多数藤类药物有类似非甾体抗炎药的直接抗炎作用，又有免疫抑制作用，为藤类药物在过敏性紫癜中的应用提供了依据。

（三）注重调理脾胃

小儿脏腑娇嫩，形气未充，为稚阴稚阳之体，脾常不足，因此治疗小儿疾病应时时顾护胃气，调理脾胃，只有脾胃健运，气血化生有源，脏腑气血充足，才有利于疾病的恢复，在小儿过敏性紫癜的治疗中更是如此。因风热伤络，或血热内炽、湿热痹阻、胃肠积热者，治疗上常用清热解毒、清热凉血、清热利湿或清胃泻火之品，但这些药物易耗伤中气，损伤脾胃，因此丁樱教授常于相应方药中加入陈皮、薏苡仁、砂仁或白豆蔻，以顾护胃气，和胃健脾；胃热伤阴者，常加玉竹、石斛或天花粉清养胃阴；脾胃升降失常、脘腹胀满者，常加入枳实、白术、荷叶以复脾胃升降之职。因瘀血阻络者，在使用活血化瘀药时，要注意避免使用如水蛭、虻虫、乳香、没药等克伐之品，以免克脾伤胃，常酌情加入党参、黄芪、山药或白术等药以恢复脾胃之气。因脾胃气虚、反复感冒、紫癜频繁复发者，遵《黄帝内经》"四季脾旺不受邪"，常用六君子汤合玉屏风散，以健脾益气固表，使脾气健旺，自不受邪矣。万全《幼科发挥》曰："脾胃壮实，四肢安宁。脾胃虚弱，百病蜂起，故调理脾胃者，医中之王道也。"可见调理脾胃当为过敏性紫癜治疗的重要一环。活血化瘀贯穿始终。

（四）活血化瘀贯穿始终

过敏性紫癜为出血性疾病，导致本病的病因虽然各异，但最终的病理归属相同，血溢脉外是其相同的病理机转，离经之血溢于脉外，不得消散而成瘀血。瘀血虽是血溢脉外的病理产物，但是又可加重血液外溢，从而使本病反复发作、缠绵难愈。瘀血贯穿本病全过程。西医学认为，过敏性紫癜的基本病理变化是全身性小血管炎，主要为免疫复合物沉积于毛细血管壁，造成血管内皮损伤及血管内皮下胶原暴露，从而激活血小板及凝血酶导致血液高凝状态。而血液的凝固性增高，有利于血栓的形成，这相当于中医学离经之血不能及时排除消散而停滞于脏腑、经络的瘀血形成过程。

丁樱教授认为，瘀血是本病发病关键因素之一，常兼夹于临床各证型之中，强调活血化瘀法应贯穿本病治疗的始终。丁樱教授提出本病的序贯疗法与活血化瘀法贯穿本病始终，相辅相成，在序贯治疗的基础上，活血化瘀一根红线贯穿始终，根据不同的病因及瘀血的多少，随症加减，灵活变通，使瘀血得以去除，血循常道而不外溢，诸症自然得除。对于风热伤络夹瘀者，治以疏风清热凉血，活血化瘀，常选银翘散加生地黄、牡丹皮、川芎、赤芍、当归、丹参等。血热妄行夹瘀者，治以清热凉血，活血化瘀，常选犀角地黄汤加当归、丹参、川芎、紫草等。阴虚内热夹瘀者，治以养阴清热，活血化瘀，常选知柏地黄汤加牡丹皮、丹参、当归、赤芍等。气阴两虚夹瘀者，治以益气养阴清热，活血化瘀，常用经验方生黄芪、太子参、菟丝子、桑寄生、茯苓、薏苡仁、知母、女贞子、当归、丹参、生地黄、川芎、益母草、甘草。丁樱教授强调，过敏性紫癜属于出血性疾病，在活血化瘀药物应用过程中，要处理好化瘀和出血的关系，可酌情使用具有化瘀、止血双重作用的药物，如三七、茜草、蒲黄等，做到化瘀不伤正、止血不留瘀。

（都修波、丁樱）

参考文献

[1] 丁樱，闫永彬，都修波. 扶正祛邪多维序贯疗法辨治小儿肾病 [J]. 中医杂志，2010，51（9）：848-849.

[2] 赵胜华. 藤类药的分类及应用 [J]. 江西中医药，2002，33（4）：47-48.

[3] 王广州，李晓玲，马素丽. 过敏性紫癜合并高凝状态及肝素抗凝治疗研究 [J]. 实用全科医学杂志，2007，5（10）：901-902.

十三、小儿紫癜性肾炎治疗经验撷菁

（一）谨守病机分阶段辨证论治

紫癜性肾炎是由过敏性紫癜所引起的肾脏损伤，基本病理变化为弥漫性小血管炎。其临床表现具有紫癜和肾炎两方面的特征，以皮肤紫癜最具有特征性，除皮肤紫癜外常伴胃肠道症状、关节症状及肾脏损伤。中医认为紫癜性肾炎属于紫癜、肌衄、尿血及水肿的范畴。病因多为外感风热、湿、毒等外邪，或进食鱼、虾等腥发动风之品。病机为风热相搏或热毒炽盛、血分伏热、瘀血阻滞及脾肾阴阳气血失调。病变定位于肌肤、血脉、胃、脾、肝、肾等脏腑。丁樱教授认为，紫癜性肾炎早期临床多表现为大量皮肤紫癜同时伴有肾损伤，风热邪毒和瘀血是主要病因病机，以实证为主；病变后期病情迁延，常表现为皮肤紫癜消退后，仅留有肾脏损伤，临床表现为持续或反复血尿、蛋白尿，脾肾气阴两虚为主要病机，常兼瘀血、外邪，属本虚标实。根据紫癜性肾炎的发病规律、临床表现及病理变化等特点，将其病机概括为热、虚、瘀三个方面。热有实热与虚热之分，虚有阴虚与气虚之别，血瘀则贯穿本病始末。因此，依据其病机特点将本病划分为两个阶段进行辨证论治，即邪实阶段和正虚阶段。邪实阶段治疗以祛邪为主，采用祛风清热、凉血解毒之法；正虚阶段以扶正为主，采用养阴益气或健脾补肾之法，全程兼以活血化瘀。

（二）分证论治，微观辨病与宏观辨证相结合

丁樱教授根据多年临床经验，总结出从瘀论治过敏性紫癜性肾炎基本方：生地黄、牡丹皮、赤芍、墨旱莲、三七、小蓟、茜草、丹参。根据不同证候加减，以凉血化瘀通络为基本原则。根据不同证候，分证论治。丁樱教授根据多年临床经验，结合肾脏病理结果分析，总结出微观辨病与宏观辨证相结合中医治疗方案。

1. 风热夹瘀

起病较急，全身皮肤紫癜散发，尤以下肢臀部居多，呈对称分布，色鲜红，大小不一，可有发热、腹痛、关节肿痛、尿血，舌质红、苔薄黄，脉浮数。病理分型为Ⅰ级。治疗以清热凉血方加金银花、连翘、荆芥、防风疏风解表。

2. 血热夹瘀

病程短，皮肤鲜红色紫癜，肉眼或镜下血尿。症见双下肢鲜红色瘀斑、瘀点，心烦，口渴，便秘，或伴尿血、便血，舌红，苔黄，脉数等。病理分型为Ⅰ级。治宜凉血化瘀，清热解毒。方用清热凉血基本方加水牛角、紫草以凉血止血。肉眼血尿者加白茅根、大蓟、小蓟；腹痛便血者加白芍、槐花、地榆炭。

3. 阴虚夹瘀

以血尿为主，症见肉眼血尿或镜下血尿，口干咽燥，五心烦热，舌红，少苔，脉细数。病理分型为Ⅰ级、Ⅱ级。予清热凉血方加知母、黄柏、黄精以滋阴凉血。心烦失眠者，加夜交藤、酸枣仁。

4. 气阴两虚夹瘀

蛋白尿、血尿并见，易反复感染。症见少气乏力，面色无华，口干咽燥或长期咽痛，咽部暗红，手足心热，舌质淡红，少苔，脉细或弱等。病理分级多为Ⅱ级。予以中药配合雷公藤多苷片治疗。中药治以清热凉血方加黄芪、太子参、女贞子、墨旱莲、黄精以益气养阴。若血尿明显者，可另冲服三七粉、琥珀粉。雷公藤多苷片每日1.5mg/kg，分3次口服，每日最大量不超过90mg，疗程为3个月。

（三）分期辨治，活血通络贯穿始末

过敏性紫癜性肾炎以血尿为主，其病机总由血不循经所致，而离经之血，又成为新的致病因素，内阻经络，加重出血。故一味收涩止血，易闭门留寇，加重瘀血，而致血尿更甚。因此，丁樱教授强调治疗时应寓止血于活血中，切忌止血留瘀。临床上多选用茜草、蒲黄、三七等活血止血药。根据多年临床经验，丁樱教授注意到对于过敏性紫癜性肾炎血尿单用止血药效果不佳，临床应以中医理论作为指导，在过敏性紫癜性肾炎急性期有明显的肉眼血尿时可短期以止血为主，在多数情况下应以活血为主，止血为辅。多选用当归、丹参、藕节、大蓟、小蓟、白茅根等。病至后期过敏性紫癜性肾炎迁延期更应兼顾活血，而不能一味收敛止血，临床多用白及、茜草、三七、琥珀粉等，生蒲黄可更换为炒蒲黄。

（四）注重诱因，防复发改善预后

丁樱教授十分重视发病诱因对于过敏性紫癜性肾炎发生与发展的影响，认为澄源截流、防患于未然对改善过敏性紫癜性肾炎的预后及减少复发，具有十分重要的意义。首先，寻找可能的过敏原，尽可能避免接触。急性期忌食鱼、虾、蟹、蛋、奶、煎炸食物，含有色素、香精、添加剂的小食品及其他可疑过敏的食物；内衣要求纯棉织品；尽量避免接触油漆、化肥、农药等；若可疑感染诱发者，积极清除感染灶；停用可疑过敏药物。其次，对于反复出现皮肤紫癜者，中药加用白鲜皮、地肤子、苦参等以清热燥湿，祛风解毒；咽痛咽红者，加用金银花、连翘、冬凌草、板蓝根等以清热利咽。临床实践证明，积极有效地去除诱因，能明显减少复发，减轻肾损伤。

丁樱教授在临床治疗过敏性紫癜性肾炎患儿血尿时，常根据临证表现综合治疗。如患儿同时伴有尿路感染或高钙尿时，中药常加金钱草、车前草、海金沙、滑石、

石韦以利尿通淋，并配合抗生素抗感染。对于病情较重、蛋白尿较重或血尿反复不消失者，则配合雷公藤多苷片治疗，可明显改善病情，促进血尿、蛋白尿早日消失。对于过敏性紫癜反复发作者，早期应用雷公藤多苷片可减少肾损伤的发生。

（五）病案举例

案例一：张某，男，9岁。于2003年7月8日初诊。主诉：反复皮肤紫癜3个月，发现尿常规异常两天。患儿3个月前无明显诱因出现双下肢皮肤紫癜，在当地医院予以抗感染、维生素C、氯雷他定及中药治疗，疗效不理想，皮肤紫癜反复出现。2天前尿常规检查发现镜下血尿，尿蛋白（+）。初诊时双下肢可见少量皮肤紫癜，咽暗红，易汗出，喜冷饮，大便偏干，舌质暗红，苔黄白，脉细数。肾活检病理诊断为轻度系膜增生性肾小球肾炎。免疫荧光显示：IgA（+++），IgG（+），IgM（-），C_3（+），C_4（-），C_{1q}（-）。尿常规示 PRO（±），BLD（++），镜检红细胞（++）/HP。血常规、肝肾功及血脂检查均正常。辨证属气阴两虚兼血瘀型。治以益气养阴，活血化瘀。方用四君子汤合六味地黄汤加减。药用黄芪30g，太子参30g，白术15g，生地黄15g，知母10g，山萸肉10g，牡丹皮10g，女贞子10g，墨旱莲15g，丹参15g，益母草15g，连翘15g，三七粉3g（冲服）。并加用雷公藤多苷片15mg，每日3次口服。中药水煎服，日一剂，早晚分服，服药7剂，皮肤紫癜完全消退，尿常规示 PRO（+），BLD（++），镜检红细胞（+）/HP。继服上方14剂及雷公藤多苷片，患儿症状消失，体力正常，皮肤紫癜未再出现，复查尿常规正常。后改为中成药血尿停颗粒剂口服2个月，雷公藤多苷片连服3个月巩固治疗，多次复查尿常规正常。

案例二：王某，男，12岁。反复双下肢皮疹1个月余，血尿2周，于2008年1月16日入院。入院症见双下肢有鲜红色瘀斑、瘀点，双踝关节肿胀，夜寐不安，心烦，口渴，大便干，肉眼尿血。入院查体：患儿精神尚可，面色红，口唇红，咽充血，双侧扁桃体Ⅱ度肿大，心肺（-），腹平软，肝脾肋下未触及，下腹及双下肢可见鲜红色瘀斑、瘀点，双踝关节肿胀，舌质红、苔黄，脉滑数。实验室检查：出血凝血时间正常。血常规：血红蛋白101g/L，红细胞3.25×10^{12}/L，白细胞5.1×10^9/L，中性粒细胞0.64，淋巴细胞0.36×10^9/L，血小板145×10^9/L。尿常规：尿蛋白（++），镜检红细胞（+++）/HP，白细胞2~6个/HP。肾脏病理：过敏性紫癜性肾炎，Ⅱa型。中医诊断：紫癜；尿血，证属血热夹瘀。西医诊断：过敏性紫癜；紫癜性肾炎。治法：清热解毒，凉血止血。处方：生地黄15g，牡丹皮10g，赤芍10g，墨旱莲12g，三七粉3g（分冲），大蓟、小蓟各10g，茜草10g，丹参10g，大青叶10g，白茅根30g，连翘15g。服药14剂，双下肢皮疹颜色渐退，踝关节肿胀消失，肉眼血尿消失。复查血常规：血红蛋白114g/L，红细胞3.55×10^{12}/L，白细胞

$6.2 \times 10^9/L$，中性粒细胞0.58，淋巴细胞0.42，血小板$235 \times 10^9/L$。尿常规：尿蛋白（＋），红细胞5~8个/HP，白细胞0~1个/HP。继以清热凉血止血为法，处方：生地黄15g，牡丹皮10g，赤芍10g，墨旱莲12g，仙鹤草10g，藕节30g，丹参10g，马鞭草10g，鸡内金10g，焦山楂10g，炒蒲黄10g。服药14剂，患儿未见新的皮疹出现，尿常规：尿蛋白（－），红细胞0~1个/HP，白细胞0~1个/HP。出院后随访3个月，皮疹未发，未再出现血尿。

（王俊宏、吴力群、丁樱）

参考文献

[1] Davin JC, Ten Berge IJ, Weening JJ. What is difference between IgA nephrolmthy and Henoch - Schönlein purpura nephritis [J]. Kidney Int, 200159 (3)：823－834.

[2] 中华医学会儿科学分会肾脏病学组. 小儿肾小球疾病的临床分类、诊断及治疗 [J]. 中华儿科杂志, 2001, 39（12）：746.

十四、从热、瘀、虚辨治小儿过敏性紫癜性肾炎经验

丁樱教授汲取前人所长，遍览《黄帝内经》《伤寒论》《小儿药证直诀》等古籍，融己临证经验，学术见解独特，辨证思路明晰，尤其在小儿紫癜性肾炎的治疗方面颇有建树。吾等为丁樱教授学生，跟随老师多年，有幸得言传身教，丁樱教授辨治紫癜性肾炎多从热、瘀、虚入手，现总结其学术思想与大家共勉。

（一）提热、瘀、虚为主病机，重视血瘀

紫癜性肾炎是继发于过敏性紫癜的儿科常见疾病，临床上除皮肤紫癜、腹痛、关节疼痛等表现外，血尿、蛋白尿也比较常见，少数可伴有浮肿、高血压，甚至肾功能异常。据其临床表现应归属于中医学"紫癜""尿血"范畴，病位主要在肾，与脾肺相关。丁樱教授根据紫癜性肾炎的发病特点及临床表现，总结出本病的外因多为感受风热、邪毒，或进食鱼虾、辛辣等燥热腥发动风之品；内因主要为素体有热，血分伏热。《小儿卫生总微论方·血溢论》曰："小儿诸溢血者，由热乘于血气也。"本病病机为风热邪毒与血分伏热相合，损伤脉络而发病。邪热损伤皮肤血脉，则血溢于肌肤发为肌衄；毒热损伤肾络，则见尿血；邪伤于中焦或肠络，则发为腹痛、呕吐、便血；邪阻滞于关节，则关节疼痛。丁樱教授认为在发病初期邪热之毒为关键。血液溢于脉外，离经之血留而为瘀，从而加重病情。丁樱教授反复强调血瘀贯穿于紫癜性肾炎的始末，瘀血阻滞又成为新的致病因素，致疾病加重或反复，临床见血尿反复发作，迁延难愈。邪毒炙盛，伤气耗阴，可见气不摄血或阴虚火旺证；伤及脾肾，致脾肾亏虚

证，脾不敛精，肾不固精，精微外泄，则发为尿浊。丁樱教授因此把本病病机概括为"热""瘀""虚"三个方面，并且非常重视以下三点：①强调分期而论：早期以热为主，多为风热、血热；后期以虚为主，多为阴虚、气虚，少数可见脾肾阳虚；血瘀贯穿整个病程；②重视饮食控制：中医认为鱼、虾、羊肉等为热性之品，本病多因血分伏热引起，如果患者常吃这些食物，可加重病情或引起疾病复发，发病的急性期一定要忌食，即使病情稳定后也只能少量食用；③重视预防外感：本病的发生和反复多由外感诱发，因此患病期间应采取措施积极预防外感发生。

（二）创主症、次症辨证分型，突出热、瘀、虚

丁樱教授根据紫癜性肾炎"热、瘀、虚"的基本病机，创立了主症、次症辨证分型体系，该辨证分型在"十一五""十二五"国家科技支撑计划项目课题中已被应用。该体系中风热夹瘀证、血热夹瘀证突出热邪为患，区分邪热在表、在里；阴虚夹瘀证、气阴两虚夹瘀证体现后期多虚，区别气虚、阴虚；所有证型均兼夹血瘀，彰显出血瘀在本病中的重要性。

（三）倡清热凉血、活血化瘀、益气滋阴治法，重调体质，防外感

1. 清热凉血、活血化瘀为基本治法

丁樱教授根据紫癜性肾炎的病机特点：邪热内扰、血分伏热、瘀血内阻（热、瘀），创立基本治法"清热凉血，化瘀止血"。以生地黄、牡丹皮、赤芍、墨旱莲、小蓟、茜草、丹参组成基本方剂。若见风热之症，则加用荆芥、防风、地肤子等祛风止痒之品；血热之象明显，多加用紫草、水牛角等凉血之品。

2. 重视滋阴清热，慎用益气之品

丁樱教授临证过程中发现，由于患儿血分有热，热邪伤阴，或素体阴虚，HSPN易出现阴虚火旺之证，常在基础方中加入知母、黄柏、黄精以滋阴清热；部分患儿也会出现气虚，或者气阴两虚证，临证时可加用生黄芪、太子参，同时去赤芍。丁樱教授强调，对于临床气虚证不明显者，切勿滥用补气之品，补气易生热，致血尿加重或紫癜反复。

3. 活血化瘀贯穿整个病程

HSPN总由热伤血络或气不摄血，导致血不循经而致皮下出血、尿血，离经之血，阻于经络，可加重出血，故一味收涩止血，将加重瘀血，使血尿反复。因此，丁樱教授强调应活血止血，切忌止血留瘀，善用茜草、蒲黄、三七等活血止血药。并且发现对于皮肤紫癜及血尿，单用止血药效果不佳。在急性期除非有明显的呕血或便血时应短期以止血为主，在多数情况下应以活血为主、止血为辅，常用当归、丹参、藕节、大蓟、小蓟、白茅根等；病至后期，应以养血止血为主，兼顾活血，

喜用丹参、白及、茜草、三七、琥珀粉等。

4. 预防外感，调理体质，防止复发

大量临床资料证实，过敏性紫癜发生和反复的因素多为外感，因此丁樱教授在临证时特别注重调理体质，预防外感，常常补肺与清热并用。许多医生治疗过敏性紫癜，常规使用调节免疫力药物如胸腺肽，但紫癜的病情仍反复发作，说明此类患儿并非免疫功能低下，而是处于免疫紊乱，甚至亢进的状态。因此临床应积极运用中药调理其体质，从而降低紫癜的复发率。

5. 善用藤类药物

丁樱教授经过多年临床实践证实，藤类药物对 HSPN 有较好疗效。临床善用藤类植物药如忍冬藤、海风藤及中成药雷公藤多苷片。其中忍冬藤能清热解毒，疏风通络，海风藤具有祛风湿、通经络、止痹痛等功效。而雷公藤根提取物雷公藤多苷片治疗 HSPN、风湿病、肾病综合征等免疫性疾病的疗效已经得到临床工作者的公认。丁樱教授在长期的临床实践中，观察到雷公藤多苷片对 HSPN 除急进性肾炎外的各种类型均有较好的疗效，其中尤以轻中度蛋白尿伴或不伴血尿、组织病理改变在Ⅲ级以下者疗效最好；对表现为肾病综合征，但组织病理改变为Ⅲ级者，配合相应的西医治疗也有满意效果，但对兼有小管间质中重度病变者，其疗效欠佳。

6. 倡导中西医合用

丁樱教授认为 HSPN 是临床疑难病，部分患者肾脏病理改变严重，并且有一定比例的肾衰竭发生，因此临床上一定要根据患者具体情况采取合适的治疗方案，必要时采用中西医结合的方案，取长补短，以免延误治疗时机。如急性期表现为肾病综合征者，常使用激素联合雷公藤多苷综合治疗。对于病理改变重、新月体比例高的患者，积极使用甲基强的松龙、环磷酰胺冲击治疗，并积极运用中药，采用滋阴清热、和胃止呕等治法，降低甲基强的松龙、环磷酰胺的不良反应。

（四）辨治经验

根据过敏性紫癜（及紫癜性肾炎）的病因病机及临床表现，丁樱教授治疗本病以滋阴清热，活血化瘀为主，拟订了经验方清热止血方。该方由生地黄、牡丹皮、丹参、墨旱莲、赤芍、三七、小蓟、茜草组成。君药：生地黄。臣药：丹参、牡丹皮、墨旱莲。佐药：三七、小蓟、赤芍、茜草。在此基础上辨证加减用药。风热夹瘀型加用金银花、连翘；血热夹瘀型加用水牛角、紫草；阴虚夹瘀型加用知母、黄柏、黄精；气阴两虚夹瘀型加用黄芪、太子参、女贞子、黄精；紫癜反复者加用徐长卿、地肤子；伴风热感冒者与银翘散合方加减；伴风寒感冒者与荆防败毒散合方加减。

另外，丁樱教授强调，治疗本病不能见血止血，除非在急性期有明显的呕血或大便出血时可短期以止血为主。在多数情况下应以活血为主。寓止血于活血中，切忌止血留瘀。丁樱教授喜用鸡血藤、忍冬藤等藤类植物药，鸡血藤能养血活血而舒筋活络，忍冬藤既有活血之功，又能疏风通络。又因邪热深入血分，不清其热则不宁，故当凉血、和血。治疗上除活血化瘀之外，又立清热凉血之法。临床上常根据病情加用紫草、当归、鸡血藤、忍冬藤、乌梅、水牛角、黄芩等配伍应用。水牛角清心火而清热解毒，心火得清，则诸经之火自平；热盛伤阴用生地黄清热凉血而滋阴液，协助水牛角以解血分热毒，并增强止血作用；热邪伤络，瘀于皮肤，用赤芍、牡丹皮泄血分伏热，凉血散瘀，二药合用活血散瘀，使新血得生，并协助水牛角、生地黄加强解毒化斑作用，又能防寒凉遏血之弊；紫草凉血消斑，黄芩清热凉血；甘草缓急止痛、调和药性。乌梅常与水牛角同用，水牛角含有胶质较多，乌梅酸涩收敛能增加胶质的利用率，促进其吸收。

（五）病案举例

案例一：陈某，男，10 岁，2010 年 4 月 7 日初诊。主诉：感冒后出现双下肢皮疹伴尿检异常 3 个月余。患儿 1 月中旬感冒后出现双下肢对称分布性红色皮疹，压之不退色，伴小腹部绞痛，肉眼血尿，无眼睑浮肿，查尿常规示蛋白（++），隐血（++），经外院对症治疗，症状好转，但仍感腹部不适，双下肢少量散在皮疹，压之不退色，遂来诊。就诊时患儿一般情况尚可，无双眼睑浮肿，自觉腹部不适，时有轻微腹痛，纳可，眠安，小便黄，大便干，舌红苔少，脉细数。查尿常规示蛋白（-），隐血（++）。丁樱教授诊查患儿后指出：本病属中医"尿血"范畴，患儿反复上呼吸道感染，热毒炽盛，迫血妄行。治疗以清热解毒，凉血祛瘀为主，处方：生地黄 30g，牡丹皮 15g，赤芍 12g，当归 15g，桃仁 15g，川芎 15g，丹参 15g，徐长卿 30g，乌梅 10g，地肤子 15g，甘草 10g，水牛角粉 15g。2010 年 8 月 31 日二诊：患儿近 4 个月无特殊不适，未就诊。服上药后，尿常规：尿蛋白持续（-），持续红细胞 0~2 个/HP。丁樱教授指出：患儿服药后尿检持续接近正常，未见反复，上方有效，效不更方，仅做微调。2010 年 10 月 12 日三诊：患儿近期感冒，间断性咳嗽，咯痰，多汗，无发热症状，舌质红，苔微黄，脉浮数。尿常规检查（-）。丁樱教授认为，本病的发作与上呼吸道感染有关，尤其以风热袭表最为多见，治疗以疏风清热，止咳化痰为主，兼以滋阴活血。处方：金银花 20g，连翘 15g，黄芩 15g，鱼腥草 30g，败酱草 20g，桑白皮 15g，浙贝母 15g，瓜蒌 15g，清半夏 10g，桔梗 6g，墨旱莲 30g，甘草 6g。2010 年 10 月 27 日四诊：服上方 7 剂后咳嗽症状消失。患儿近期病情稳定，尿常规检查持续阴性，活动后感觉乏力，盗汗，咽部充血，纳可，二便调。查体：舌红，苔黄，脉细数。丁樱教授认为，长期使用激素的患儿易出现潮热盗汗、五心烦热等阴虚症状及湿热困脾的纳差腹胀症状，故应滋养肝肾之阴。处方：生地黄 30g，牡丹皮 15g，山茱萸 15g，山药 15g，当归 15g，丹参 15g，炒蒲黄 15g，地锦草 20g，三七粉 3g，金银花 12g，甘草 6g。患儿汗出减少，尿常规检查正常，跟踪随访 4 个月，未诉特殊不适。

案例二：患者王某，女，11 岁，以双下肢皮肤紫癜 17 天，尿检异常 3 天为主诉，于 2012 年 4 月 3 日入院。17 天前无明显诱因患儿双下肢出现皮肤紫癜，针尖至黄豆大小，色鲜红，高起皮肤，压之不退色，对称分布，伴膝踝关节肿痛、腹痛，但无便血、无呕血、无咳血等症状。至当地医院查血、尿常规均正常，予氢化可的松针、西米替丁针 1 周，紫癜消退，疼痛缓解，即停药观察。停药 7 天后（即 3 天前）复查尿常规：尿蛋白（＋＋＋），隐血（＋＋＋），红细胞（＋＋＋）/HP。24 小时尿蛋白定量 1.56g。西医诊断：紫癜性肾炎（血尿伴蛋白尿型）。肾脏病理诊断：紫癜性肾炎（Ⅲa）。患儿临床见手足心热，汗出较多，大便偏干，舌质暗红，苔薄黄，脉细数。中医诊断为尿血，辨证属阴虚内热兼血瘀证，治以养阴清热，活血化瘀。处方：生地黄 10g，牡丹皮 10g，知母 10g，黄柏 10g，当归 20g，丹参 20g，墨旱莲 15g，生蒲黄 10g，白茅根 20g，益母草 15g，三七粉 3g，五味子 6g，甘草 6g。并加用雷公藤多苷片 10mg，每日 3 次口服，强的松每日 30mg 顿服。上药服用 10 天，复查尿常规：尿蛋白（＋＋），隐血（＋＋＋），红细胞（＋＋＋）/HP；尿蛋白定量 0.99g。病情好转出院。门诊继续治疗，强的松、雷公藤多苷片逐渐减量。中药上方加茜草 15g，藕节 10g。2012 年 8 月 19 日随访，24 小时尿蛋白定量 0.068g，尿常规：尿蛋白（－），隐血（＋），红细胞 5～8 个/HP，肝肾功能均正常，未见紫癜反复。综上所述，丁樱教授十分强调辨证论治，临证中不但能抓住紫癜性肾炎热、虚、瘀的主要病因病机，并能依据患者证型的不同而灵活选择用药。创立的主症与次症的辨证分型体系及善用中药藤类药物，均体现了其独到的临床见解。

（任献青、刘玉清、丁樱）

参考文献

[1] 丁樱. 雷公藤多苷治疗小儿肾脏疾病浅识 [J]. 肾脏病与透析肾移植杂志，2003，12 (3)：253.

[2] 任献青，郭庆寅，管志伟. 丁樱教授治疗小儿过敏性紫癜性肾炎经验介绍 [J]. 新中医，2010，42 (12)：141 – 142.

十五、基于数据挖掘分析丁樱教授治疗紫癜性肾炎的用药规律及思想研究

紫癜性肾炎（HSPN），又名免疫球蛋白 A 血管炎性肾炎，是儿童时期常见的继发于过敏性紫癜（HSP）的肾小球疾病，是决定 HSP 预后的重要因素。临床症状轻重不一，可表现为镜下血尿、蛋白尿、肾炎综合征、急性肾功能损伤等，其中以血

尿和（或）蛋白尿最为常见。作为继发于 HSP 的肾脏疾病，HSPN 可发生于任何年龄，但 90% 发生于小于 10 岁的儿童，平均年龄 6 岁。近年来随着工业化加速、城镇化水平的加快，HSP 发病率呈逐年增加的趋势，且污染严重地区较低污染地区发病率高，随着 HSP 发病率的增高，HSPN 的发病率也呈升高趋势。作为自限性疾病，一般预后良好，但长期随访发现，HSPN 中仍有 1%～3% 的患者最终进展至终末期肾脏疾病，严重威胁患儿生命健康。因此受到临床医生及科学研究者的广泛关注。

本文基于数据挖掘方法，分析丁樱教授治疗紫癜性肾炎处方药物，探讨丁樱教授治疗紫癜性肾炎的用药规律，为更好地继承其学术经验提供量化的数据支持。

（一）资料

1. 处方来源

2017 年 5 月至 2019 年 5 月在河南中医药大学第一附属医院丁樱教授门诊就诊的紫癜性肾炎患儿的纸质病历。

2. 纳入标准

①符合紫癜性肾炎诊治循证指南（2016）中 HSPN 的诊断标准；②病例信息完整，方药组成、药物剂量完备，且至少 2 次复诊；③2 岁≤年龄≤18 岁；④以中药汤剂为主要治疗方法，且明确有效。

3. 排除标准

①合并有其他系统疾病；②纸质病历保存不完整、初次就诊病例丢失；③纸质病历中明确记录不遵医嘱服药的病例。

（二）方法

1. 数据预处理

共收集河南中医药大学第一附属医院丁樱教授门诊纸质病历 208 本，严格按照上述纳入、排除标准进行筛选，共纳入初诊处方 152 张，将 152 首方剂的基本方由两人用 Excel2013 对纸质病例上的处方进行录入处理，建立中药数据库。药物名称、分类、性味归经等均参照 2015 年版《中华人民共和国药典》（简称中国药典）和《中药学》（十二五中医药院校规划教材）进行统一，两者不一致者以《中国药典》为准。

2. 统计方法

运用软件 Microsoft Excel2013 进行药物频数分析、使用 SPSS Modeler14.1 对纳入的处方中药进行网络化可视分析展示，并利用 Apriori 建模进行关联规则分析；使用 SPSS Statistics23.0 采用组间联接的方法进行系统聚类分析。

（三）结果

1. 单味中药频次

收集的 152 张处方中将中药全部录入，共涉及中药 161 味，累积出现频次 1614 次。在 152 个处方中使用频数≥15 次的中药有 37 种，使用频数最高的前五位中药分别是地黄（92 次，60.53%）、当归（87 次，57.24%）、连翘（72 次，47.39%）、牡丹皮（56 次，36.84%）、芡实（54 次，35.53%）。使用频数≥15 次的药物从高到低排序，结果见表 2－2。

表 2－2　单味中药使用情况（频数≥15）

名称	使用频数	频率/%	名称	使用频数	频率/%
地黄	92	60.53	小蓟	27	17.76
当归	87	57.24	络石藤	26	17.11
连翘	72	47.39	浮萍	23	15.13
牡丹皮	56	36.84	藕节	21	13.82
芡实	54	35.53	白及	21	13.82
忍冬藤	49	32.24	知母	21	13.82
川芎	46	30.26	丹参	21	13.82
地肤子	44	28.95	女贞子	20	13.16
紫草	41	26.97	黄芪	20	13.16
薏苡仁	40	26.32	太子参	20	13.16
茜草	35	23.03	防风	20	13.16
墨旱莲	34	22.37	鸡内金	19	12.50
黄芩	34	22.37	白术	16	10.53
海风藤	33	21.71	桑寄生	16	10.53
徐长卿	31	20.39	白芍	15	9.87
赤芍	31	20.39	肉苁蓉	15	9.87
砂仁	30	19.74	菟丝子	15	9.87
仙鹤草	29	19.08	茯苓	15	9.87
大蓟	29	19.08			

注：使用频数：该种药物在所统计处方（共 152 张）中共出现的次数；频率：出现该种药物的处方频数占所统计门诊处方的百分比。

2. 药物功效分类使用情况

收集的 152 张处方中，对频次≥15 次的药物按功效分类，统计其类别在 152 张处方中出现的频数，并计算构成比。使用频数最高的前五类中药分别为清热凉血药（276 次，17.10%）、清热解毒药（121 次、7.50%）、补血药（102 次，6.32%）、收敛止血药（71 次，4.40%）、祛风湿止痹痛药（64 次，3.97%）。使用频数≥15 次的药物功效分类从高到低排序，结果见表 2－3。

表 2 – 3　处方药物功效分类情况（频数 ≥15）

功效分类	药物（频数）	频数	药物构成比%
清热凉血药	地黄（92）、牡丹皮（56）、紫草（41）、赤芍（31）、大蓟（29）、小蓟（27）	276	17.1
清热解毒药	连翘（72）、忍冬藤（49）	121	7.5
补血药	当归（87）、白芍（15）	102	6.32
收敛止血药	仙鹤草（29）、藕节（21）、白及（21）	71	4.44
祛风湿止痹痛药	海风藤（33）、徐长卿（31）	64	3.97
补气药	黄芪（20）、太子参（20）、白术（16）	56	3.47
利水消肿药	薏苡仁（40）、茯苓（15）	55	3.41
补阴药	墨旱莲（34）、女贞子（20）	54	3.35
固精缩尿止带药	芡实（54）	54	3.35
活血止痛	川芎（46）	46	2.85
利尿通淋药	地肤子（44）	44	2.73
化瘀止血	茜草（35）	35	2.17
清热燥湿药	黄芩（34）	34	2.11
化湿药	砂仁（30）	30	1.86
补阳药	肉苁蓉（15）、菟丝子（15）	30	1.86
祛风湿舒筋活络	络石藤（26）	26	1.61
发散风热药	浮萍（23）	23	1.43
活血调经药	丹参（21）	21	1.30
清热泻火药	知母（21）	21	1.30
发散风寒药	防风（20）	20	1.24
消食药	鸡内金（19）	19	1.18
祛风湿强筋骨药	桑寄生（16）	16	0.99

注：频数：某类药在门诊处方（152 张）中出现的频数总和；药物构成比：某类药出现频数占所有药物出现的频数（1614 次）总和比。

3. 药物性、味使用情况

依据《中药学》和 2015 年版《中国药典》分类标准，对处方中纳入的高频药物（使用频数 ≥15 次）进行药性药味统计分析。如果一味中药有多个药性药味，则全部统计在内。在 37 味频次 ≥15 的中药中，累积出现药性 35 次，其中寒（15 次，42.86%），平（9 次，25.71%）最为多见。累积出现药味 57 次，甘（21 次，36.84%）、苦（19 次，33.33%）居多。结果分布见图 2 – 1。

4. 药物归经使用情况

依据《中药学》和 2015 年版《中国药典》分类标准，对纳入标准的高频药物（使用频数 ≥15）进行药物归经统计分析，如果一味中药有多个归经，则全部统计

（续表）

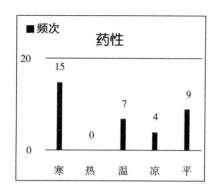 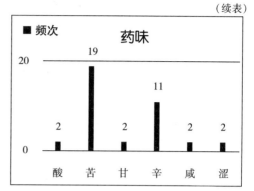

图 2-1 药物药性、药味统计

在内。在 37 味中药中，累计出现 92 次归经，可以看出肝经（22 次，23.91%）、脾经（15 次，16.30%）居多，见图 2-2。

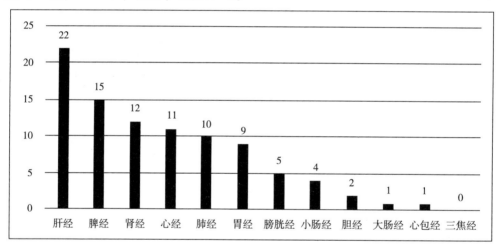

图 2-2 药物归经归纳统计

5. 高频药物关联规则分析

对处方中高频药物（使用频数≥15），使用 SPSS Modeler14.1 软件进行关联规则分析，并利用 Apriori 建模进一步挖掘出药物之间的配伍关系，设置支持度为 30%，置信度为 80%，调整最大前项数，挖掘出常用方剂中的潜在药物组合，得到核心药对组合如下，药物组合的提升度都大于 1，说明这些药物组合在统计学上均有意义。

（1）药对关联规则：设置最大前项数 1，支持度为 30%，置信度为 80%，可以得出有较强关联关系的药对组合，共得药对关联规则 17 条，支持度较高的常用药对规则有地黄→当归，当归→地黄，连翘→地黄，连翘→当归，牡丹皮→地黄。依据支持度大小排序，结果见表 2-4。

表 2-4 常用药对关联规则

序号	规则	支持度（%）	置信度（%）	提升度
1	地黄→当归	79.310	81.522	1.087
2	当归→地黄	75.000	86.207	1.087
3	连翘→地黄	62.069	87.500	1.103
4	连翘→当归	62.069	86.111	1.148
5	牡丹皮→地黄	48.276	83.929	1.058
6	牡丹皮→当归	48.276	82.143	1.095
7	忍冬藤→地黄	42.241	85.714	1.081
8	忍冬藤→当归	42.241	81.633	1.088
9	川芎→当归	39.655	93.478	1.246
10	川芎→地黄	39.655	89.130	1.124
11	地肤子→地黄	37.931	93.182	1.175
12	地肤子→忍冬藤	37.931	81.818	1.937
13	紫草→地黄	35.345	90.244	1.138
14	紫草→地肤子	35.345	80.488	2.122
15	薏苡仁→当归	34.483	80.000	1.067
16	薏苡仁→地黄	34.483	80.000	1.009
17	茜草→地黄	30.172	80.000	1.009

（2）3味药关联规则：设置最大前项数为2，支持度为30%，置信度为80%，可得到关联关系较强的28条关联规则，支持度较高的前五位为连翘＋地黄→当归，连翘＋当归→地黄，牡丹皮＋地黄→连翘，牡丹皮＋地黄→当归，牡丹皮＋当归→连翘，并依据支持度大小排序，结果见表2-5。

表 2-5 常用 3 味药药组关联规则

序号	规则	支持度（%）	置信度（%）	提升度
1	连翘＋地黄→当归	54.310	90.476	1.206
2	连翘＋当归→地黄	53.448	91.935	1.159
3	牡丹皮＋地黄→连翘	40.517	82.979	1.337
4	牡丹皮＋地黄→当归	40.517	85.106	1.135
5	牡丹皮＋当归→连翘	39.655	91.304	1.471
6	牡丹皮＋当归→地黄	39.655	86.957	1.096
7	牡丹皮＋连翘→当归	37.931	95.455	1.273
8	牡丹皮＋连翘→地黄	37.931	88.636	1.118
9	川芎＋当归→地黄	37.069	90.698	1.144
10	忍冬藤＋地黄→地肤子	36.207	80.952	2.134
11	忍冬藤＋地黄→当归	36.207	83.333	1.111
12	地肤子＋地黄→忍冬藤	35.345	82.927	1.963

（续表）

序号	规则	支持度（%）	置信度（%）	提升度
13	地肤子 + 地黄→连翘	35.345	80.488	1.297
14	地肤子 + 地黄→当归	35.345	80.488	1.073
15	川芎 + 地黄→当归	35.345	95.122	1.268
16	忍冬藤 + 当归→川芎	34.483	80.000	2.017
17	忍冬藤 + 当归→地黄	34.483	87.500	1.103
18	紫草 + 地黄→地肤子	31.897	86.486	2.280
19	紫草 + 地黄→忍冬藤	31.897	81.081	1.919
20	地肤子 + 忍冬藤→紫草	31.034	80.556	2.279
21	地肤子 + 忍冬藤→川芎	31.034	83.333	2.101
22	地肤子 + 忍冬藤→连翘	31.034	80.556	1.298
23	地肤子 + 忍冬藤→当归	31.034	83.333	1.111
24	地肤子 + 忍冬藤→地黄	31.034	94.444	1.191
25	地肤子 + 当归→川芎	30.172	94.286	2.378
26	地肤子 + 当归→忍冬藤	30.172	85.714	2.029
27	地肤子 + 当归→连翘	30.172	88.571	1.427
28	地肤子 + 当归→地黄	30.172	94.286	1.189

（3）4 味药关联规则：设置最大前项数为 3，支持度为 30%，置信度为 80%，可得到关联关系较强的 6 条关联规则，支持度较高的前 5 位为牡丹皮 + 连翘 + 当归→地黄，牡丹皮 + 当归 + 地黄→连翘，牡丹皮 + 连翘 + 地黄→当归，忍冬藤 + 当归 + 地黄→地肤子，忍冬藤 + 当归 + 地黄→川芎，并依据支持度大小排序，结果见表 2 - 6。

表 2 - 6　常用 4 味药关联规则

序号	前项	支持度（%）	置信度（%）	提升
1	牡丹皮 + 连翘 + 当归→地黄	36.207	88.095	1.111
2	牡丹皮 + 当归 + 地黄→连翘	34.483	92.500	1.490
3	牡丹皮 + 连翘 + 地黄→当归	33.621	94.872	1.265
4	忍冬藤 + 当归 + 地黄→地肤子	30.172	80.000	2.109
5	忍冬藤 + 当归 + 地黄→川芎	30.172	82.857	2.089
6	忍冬藤 + 当归 + 地黄→连翘	30.172	80.000	1.289

（4）多项药物关联网络：药物关联网络图可将在一定支持度下所体现的用药模式中所包含的中药药物之间的关联性进行网络化展示，设置强链接与弱链接，通过粗线、细线等表示药物之间链接的强弱程度，其中牡丹皮、地黄、当归、连翘之间关系最为密切，结果见图 2 - 3。

6. 高频药物聚类分析

采用 SPSS Statistics23 软件对频次≥15 的高频中药进行聚类分析，生成树状聚类

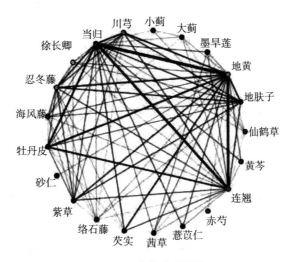

图2-3 药物关联网络

图。树状图中以纵轴代表相应中药变量，横轴代表中药之间的"距离"，对树状图进行解读时将"距离"较小的中药归为一类别，"距离"较大的中药归为不同类别，同时"距离"的远近可作为对所得药物集合同质性的评定，即2个药物在越短的"距离"内相聚，说明二者关系更为紧密。采用组间联接的方法进行系统聚类，结合相关中医理论，经过分析后认为聚成6类比较合适。类1：菟丝子、茯苓、白芍、白术、桑寄生、知母、丹参、藕节、白及、太子参、鸡内金、黄芪、女贞子、防风、浮萍。类2：墨旱莲、黄芩、海风藤、茜草、小蓟、络石藤、徐长卿、赤芍、仙鹤草、大蓟、砂仁。类3：牡丹皮、芡实。类4：紫草、薏苡仁、川芎、地肤子、忍冬藤。类5：地黄、当归。类6：连翘。结果见图2-4。

（四）讨论

目前名老中医经验大多以医案报道的形式表达出来的，但由于多为个案，且受地域用药差异、临床经历等因素的影响难以把握核心用药特点，故本文拟运用数据挖掘方法对全国名中医丁樱教授治疗紫癜性肾炎的有效病例处方进行全面总结和深入探析，以求为青年医生的临床治疗提供数据支撑。

1. 核心药物结果分析

本研究对纳入的152例紫癜性肾炎患儿的处方分析发现，使用频数较多的单味中药味为地黄、当归、连翘、牡丹皮、芡实等，四气中以寒、平多见，高频单味药功效分类中以清热凉血药、清热解毒药，以及补血药多见，这正与丁樱教授对紫癜性肾炎病机认识息息相关，丁樱教授结合自己40余年临床经验，将紫癜性肾炎的基本病机总结为"热、瘀、虚"，且血瘀贯穿整个病程；治疗上强调分期论治：早期以热为主，血热者多，治疗上以"清热凉血、活血化瘀"为法；后期以虚为主，气

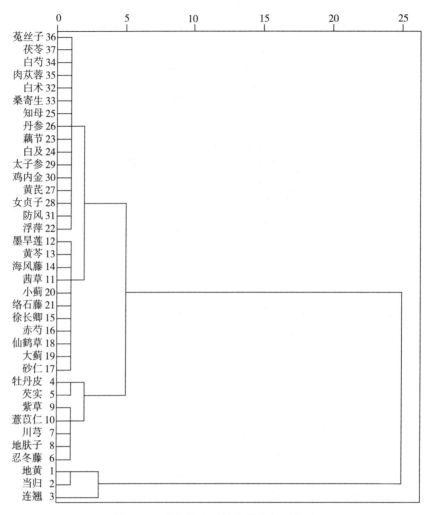

图 2-4　高频用药系统聚类分析树状图

虚、阳虚者多见，故以"补气益肾，活血化瘀"为法，这与张婧等人数据挖掘紫癜性肾炎用药规律结果相符。高频药中地黄、牡丹皮契合血热病机，功效以清热凉血药为多见，结合紫癜性肾炎各个阶段的血瘀证候，丁樱教授多加用当归、丹参、鸡血藤等活血养血之品。芡实在这里尤需重点突出，丁樱教授认为芡实，味涩，可有效减少蛋白尿漏出。《本草纲目》曰："芡实益肾而治白浊。"现代药理表明芡实可能通过强烈的抗氧化以及清除自由基作用来发挥明显的降低蛋白尿的作用。

2. 关联规则结果分析

本研究对核心药物进行关联规则分析，在统计过程中发现以药对、3 味药、4 味药联用的统计结果对于中药配伍使用有较好的临床意义。关联规则结果显示支持度较高的药对为地黄→当归（清热凉血药→补血药）、当归→地黄（补血药→清热凉血药），3 味药药组为连翘 + 地黄→当归（清热解毒药 + 清热凉血药→补血药），连翘+当归→地黄（清热解毒药+补血药→清热凉血药），4味药药组为牡丹皮+连翘+当归→地黄（清热凉血药+清热解毒药+补血药→清热凉血药），牡丹皮+当归+地黄→连翘（清热凉血药+补血药+清热凉血药→清热解毒药），其支持度均>30%，置信度>80%，且提升度均>1，表明当归、连翘、地黄3味药在紫癜性肾炎的治疗中具有重要作用，临床运用时在辨证论治的基础上考虑清热凉血药、清热解毒药以及补血药之间的配伍应用。

3. 聚类结果分析

聚类分析从整体而言体现出清热凉血、补气益肾、养血活血3种治法。类1：菟丝子、桑寄生、女贞子、黄芪、白术、太子参、丹参、藕节、鸡内金等，体现出丁樱教授在辨证论治基础上分期论治的特点，疾病日久，容易耗气伤阳，结合瘀血贯穿整个病程，故治疗上以"补气益肾，活血化瘀"为法。类2：墨旱莲、黄芩、海风藤、茜草、小蓟、络石藤、徐长卿、赤芍、仙鹤草、大蓟、砂仁。类3：牡丹皮、芡实。类4：紫草、薏苡仁、川芎、地肤子、忍冬藤。类5：地黄、当归。类6：连翘，体现的是疾病早期血热者居多，治疗上以"清热凉血、活血化瘀"为法。另外，用药规律亦显示血瘀贯穿整个病程，在辨证治疗上常加用"养血活血"之品，实际临床中丁樱教授也反复强调血瘀贯穿于紫癜性肾炎的始末。发病初期邪热之毒迫血妄行，血液溢于脉外，离经之血留而为瘀，加重病情。而瘀血阻滞又成为新的致病因素，致疾病加重或反复，临床见血尿、蛋白尿反复发作，迁延难愈。故根据聚类结果，丁樱教授认为疾病早期血热者多，应凉血止血为主，兼以活血，善用地黄、牡丹皮、大蓟、茜草、蒲黄、三七等，病至后期，应以养血止血为主，兼顾活血，喜用当归、鸡血藤、丹参之品，活血化瘀贯穿整个病程。

综上所述，运用数据挖掘技术总结全国名中医丁樱教授治疗紫癜性肾炎的用药规律和核心药组，进而进行深层次的理论分析，可以为中医药治疗紫癜性肾炎提供坚实的数据支持。

（代彦林、丁樱）

参考文献

［1］Heineke MH, Ballering AV, Jamin A, et al. New insights in the Pathogenesis of Immunoglobulin AV asculitis（Henoch – Schönlein purpura）［J］. Autoimmunity Reviews, 2017, 16(12)：1246 – 1253.

［2］Fu H, Mao J, Xu Y, etal. Clinical features and outcomes of diffuse endocapillary proliferation Henoch – Schönlein purpura nephritis in children ［J］. Clinics, 2016, 71 (9)：550 – 554.

［3］KDIGO. KIDGO. Clinical Practice Guideline for Glomem Lonephritis ［J］. Kindey IntSupp, 2012, 2 (2)：139 – 274.

［4］Davin JC, Coppo R. Henoch – Schönlein purpura nephritis in children ［J］. Nature Reviews Nephrology, 2014, 10 (10): 563 – 573.

［5］ Chen JY, Mao JH. Henoch – Schönlein purpura nephritis in children: incidence, pathogenesis and management［J］. World Journal of Pediatrics, 2015, 11 (1): 29 – 34.

［6］ 中华医学会儿科学分会肾脏学组. 紫癜性肾炎诊治循证指南（2016）［J］. 中华儿科杂志, 2017, 55 (9): 647 – 651.

［7］ 国家药典委员会. 中华人民共和国药典［S］. 北京：中国医药科技出版社, 2015：3 – 421.

［8］ 高学敏. 全国高等中医药院校规划教材·中药学［M］. 北京：中国中医药出版社, 2018：1 – 5.

［9］ 熊平. 数据挖掘算法与 Clementine 实践［M］. 北京：清华大学出版社, 2011：75 – 90.

［10］ 任献青, 郑贵珍, 管志伟, 等. 丁樱教授从热、瘀、虚辨治小儿过敏性紫癜性肾炎经验［J］. 中华中医药杂志, 2013, 28 (12): 3586 – 3588.

［11］ 姜淼, 郭婷, 丁樱. 丁樱教授用血尿 I 方治疗小儿紫癜性肾炎血尿经验［J］. 时珍国医国药, 2015, 26 (2): 477 – 478.

［12］ 张婧, 张海力, 王世长, 高彤彤, 等. 基于数据挖掘治疗过敏性紫癜肾炎用药规律探讨［J］. 世界中医药, 2019, 14 (6): 1417 – 1424.

［13］ 汪受传, 虞坚尔. 中医儿科学［M］. 北京：中国中医药出版社, 2015：197 – 198.

［14］ 杨晓曦. 中药芡实对糖尿病肾病大鼠蛋白尿的降低作用及其化学成分研究［D］. 广西医科大学, 2015.

十六、丁樱治疗难治性血小板减少性紫癜经验撷菁

河南中医药大学丁樱教授，从事中医儿科临床工作 40 余年，在特发性血小板减少性紫癜（idiophatic thrombocytopenic purpura, ITP）的治疗方面积累了丰富的经验，特别是对于病程较长，多次反复的难治性 ITP 有独到的辨证治疗思路，兹介绍如下：

（一）辨证治疗思路

ITP 属中医学"血证""紫癜"等范畴，一般认为，本病急性型多为风热伤络，血热妄行；病程较长多属气不摄血，阴虚火旺及脾肾阳虚，治疗往往以归脾汤为主以健脾摄血。而丁樱教授辨证治疗病程较长、反复多次的难治性 ITP 的思路不限于此，概括有以下 4 个特点：

1. "伏毒"为其主因，清热解毒贯穿始终

难治性 ITP 的发生由外感风热引起者多，风热之邪外袭出现外感表证，旋即由表而入里。小儿为稚阴稚阳之体，邪毒入里易于化火化毒，窜于血络，灼伤血脉，血液溢出脉外，或渗出皮下而表现为皮肤出现大小不等的瘀斑、瘀点，或为鼻衄、齿衄。毒热之势已成，往往不随表证除而尽解，便深伏于内，导致"伏毒"为患，《严氏济生方·吐衄》曰："夫血之妄行，未有不因热之所发。"《景岳全书·血证》

曰："血本阴精，不宜动也，而动则为病……盖动者多由于火，火盛则逼血妄行。""血动之由，唯火唯气耳。"由此，内伏血分之热毒致病情久延不愈而成难治之证。临证时患儿可无表证，但细查后常可见舌尖偏红、舌苔黄或厚、脉数等里热之证，加之询问患儿起病之初有外感风热病史，即可辨为"伏毒"为患。

本病之所以出现病情反复，乃因"伏毒"之邪深伏于里，不易祛除，且每遇外感风寒、风热之邪侵袭，常常外邪引动伏毒，内外合邪为患，造成病情迁延反复不愈。"伏毒"即为其主要病因，《温热论》曰："入血就恐耗血动血，直须凉血散血。"在治疗上予以清热解毒之法去其内伏血分之热毒，并将此法贯穿于治疗之始终。所选清热解毒之药，以重楼、板蓝根为主，尤其重视重楼的使用，此药入于心、肝，功专清热解毒，可清除入于血络的"伏毒"之邪，久用之方可起效。病程中如遇有新感风热之邪而出现发热、流涕、咽痛等表证则加用金银花、连翘、大青叶辛凉解表，清除在表之毒邪；若咽红、咽痛等上焦热邪较著，多配以黄芩、冬凌草、玄参清热利咽，解毒凉血，意在勿使外邪与伏毒相合为患，使病情反复。

2. 阴虚者多，气虚者少，以养阴清热为主

难治性 ITP 病程较长，病情迁延反复，久病而致虚。丁樱教授认为，本病虽为虚证而以阴虚者多，气虚者少。其原因有三：①本病病因为内伏之热毒，热伏于里，易于灼伤阴液，日久必致机体阴津亏耗，而致虚热内生；②病程迁延之患儿往往较长时间服用激素，激素本为助阳之品，易于伤阴，服用日久易现阴虚火旺之象；③小儿体质特点本为阳常有余，阴常不足，病程久延，阴分易伤。故而对于难治病例辨证为阴虚火旺者多，常表现出手足心热、盗汗、易于烦躁、脉细数等症状。针对此证特点，丁樱教授立养阴清热之法调之，临证常用生地黄、牡丹皮、玄参、知母等药，此类药物多入于血分、阴分，长于清热凉血滋阴，且清热而不苦寒伤胃，养阴而不滋腻碍脾，可长期服之。本证阴虚者虽多，气虚亦不可忽视，气为血帅，有生血、行血、统血之职，但不可见气虚即妄用人参、黄芪之类补气。对于难治性 ITP 还需谨记"邪气不去，正气不生"，以祛邪为主，兼顾补气。气虚主要应查脾胃之气，因脾胃为后天之本、气血生化之源，若脾胃健运则气血有源而不致久虚。辨小儿脾胃之气，主要应辨其食与便，若患儿饮食如常，大便调和，则脾胃之气尚好，即不可妄投人参、黄芪，恐其温热之性往往合于内伏之热毒，助热化火，病更不愈。如若患儿纳食不佳，大便质稀，略感乏力，舌淡胖有齿痕等脾虚之象已显，先施以健脾助动之药如白术、茯苓、山药、砂仁等药物，健脾不在补脾，贵在运脾，待其脾胃健运而可化生气血。

3. 久病者为"血虚""血瘀"，需兼顾补血、活血

丁樱教授认为，血小板为血液有形成分之一，其减少亦可归于中医"血虚"辨证，况病情严重导致出血时可出现面色萎黄、乏力等血虚症状，所以在治疗上应予补血、养血。但补血之法多不用归脾汤、当归补血汤等方，而是在传统用药的基础上借鉴现代药理研究，选用既可补血，又重点提升血小板的当归、鸡血藤、仙鹤草等。《景岳全书》认为"当归，其味甘而重，故专能补血"，《本草纲目》认为"当归头，止血而上行；身，养血而中守"。鸡血藤，苦、甘，温，归肝、肾经，《本草纲目拾遗》认为其可"大补气血"，现代药理研究认为，鸡血藤具有促进骨髓造血的功用。仙鹤草，味苦、涩、平，归肺、肝、脾经，具有收敛止血的功效。现代药理研究认为，仙鹤草有增加凝血酶原、加速凝血时间、增加血小板的作用。血渗于脉外即为瘀血，瘀血不去，新血难生。《血证论》曰："治失血者，不祛瘀而求补血，何……治疮者，不化腐而求生肌哉……盖瘀血祛则新血生，新血生而瘀血自祛。"在补血的同时，需兼顾活血化瘀，当归、鸡血藤两药，既可补血，又能活血，用之有祛瘀生新之功，配伍仙鹤草使其止血而不留瘀。

（二）临证经验

根据以上辨治思路，丁樱教授治疗难治性 ITP 以养阴清热、补血活血为主，临证时守方守法，并针对患儿具体情况灵活变通。

1. 守方守法，缓图功效

难治性 ITP 易于迁延反复，在于其病机为"伏毒"为患，阴虚火旺，辨证用药短期内难以收效，临证时宜守方守法，长期投以养阴清热之药，兼以补血活血，久之方可使其病情稳定，血小板恢复正常。药物主要使用生地黄、牡丹皮、玄参养阴清热凉血，重楼、板蓝根清热解毒以清其体内伏毒，鸡血藤养血、补血，仙鹤草止血，当归、丹参活血。此方配伍意在清除内伏之毒邪，纠正阴虚之体质，兼顾补血、活血，使瘀祛新生。

2. 病情各异，灵活变通

守方守法是治疗的关键，但在治疗过程中患儿往往出现新的变化，多见于外感、湿热、脾虚等情况，在养阴清热的基础上应适当地变通。患儿因较长时间服用激素或免疫抑制药物，易于外感，外感之中以风热居多，出现发热、流涕、咽痛等表证，配伍银翘散；如热邪入肺致肺失宣降出现咳嗽则伍以泻白散；因长期大量服用激素而出现湿热证，患儿出现盗汗、烦躁、痤疮时则加以知母、黄柏清热除湿，盗汗明显的加龙骨（煅）、牡蛎（煅）、五味子敛汗。若患儿脾气不足，大便易溏，时感乏力，常伍之以白术、茯苓、山药、砂仁健运脾胃以生气血，而忌投黄芪以防助热。

（三）病案举例

宋某，女，3 岁 8 个月，诊断为 ITP 一年 2 个月。病初皮肤出现瘀斑、瘀点，使用足量激素血小板较快升至正常，但激素减量过程中或外感后易出现病情反复，皮肤瘀斑反复出现，严重时则鼻衄。来诊时发病已 5 个月，四肢可见暗红色瘀斑，盗汗，纳食可，大便正常，无乏力，舌质红、苔白厚，脉细数。辨证：阴虚火旺，伏毒为患。处方：生地黄 12g，玄参 10g，麦冬 10g，重楼 10g，板蓝根 10g，鸡血藤 10g，当归 6g，丹参 6g，龙骨、牡蛎各 18g，五味子 6g。7 剂，水煎服。二诊：服药后大便偏稀，上方加山药 15g，继服 3 个月。治疗过程中患儿曾因感冒低热 1 次，血小板降至 $36 \times 10^9/$ L，中药方去五味子，加用金银花 10g、大青叶 10g、连翘 10g，感冒愈后血小板复升至正常，继守原方，之后再次出现外感血小板未下降，病情稳定。

综上所述，难治性 ITP 病程长，病情易出现反复，治疗时据其病情、体质特点辨证后宜守方守法长期治疗，方可使其病情稳定，减少反复，收到理想的效果。

（张建、丁樱）

参考文献

[1] 汪受传．中医儿科学 [M]．上海：上海科学技术出版社，2006：133.

[2] 刘屏，王东晓，陈桂芸，等．鸡血藤单体化合物对造血祖细胞增殖的调控作用研究 [J]．中国药理学通报，2007，23（6）：741 - 745.

[3] 中华人民共和国卫生部药典委员会．中华人民共和国药典（一部）[S]．北京：化学工业出版社，2005：67.

十七、从"伏毒"论治难治性免疫性血小板减少经验

免疫性血小板减少性紫癜又称特发性血小板减少性紫癜，是小儿最常见的出血性疾病，临床特点为皮肤、黏膜出血和束臂试验阳性，血小板减少、出血时间延长和血块收缩不良，骨髓形态学检查提示巨核细胞增多或正常，伴成熟障碍。脾脏切除后仍表现为重型 ITP 者为难治性血小板减少症。西医以肾上腺皮质激素、静脉输注丙种球蛋白及抗 D 免疫球蛋白为其一线用药，对于新诊断 ITP 及持续性 ITP 临床疗效明确，而对于难治性 ITP，疗效较差，且西医治疗不良反应大，经济代价高，中医中药对于难治性 ITP 具有独特的优势。笔者有幸跟随丁樱教授学习，略有所感，兹将其治疗难治性免疫性血小板减少症经验介绍如下：

（一）病因病机

1. "伏毒"为患，病情迁延

陈实功《外科正宗·葡萄疫》曰："葡萄疫，其患多生于小儿，感受四时不正之气，郁于皮肤而不散，结成小大青紫斑点，色若葡萄，发在遍体头面，乃为腑症，邪毒传胃，牙根出血，久则虚人。"可见难治性 ITP 的发生以感受四时不正之气为

因，然如《严氏济生方·吐衄》曰："夫血之妄行，未有不因热之所发。"故其病之因多责于外感风热。小儿为稚阴稚阳之体，腠理疏松，易受外感风热邪气或疫毒之邪侵袭，感邪之后，邪毒入里从阳化热，热毒炽盛，内搏营血，则血不循经，溢于脉外，或外渗于皮毛而发为瘀斑、瘀点。表邪易解，然伏毒难清，深伏于内，以为患，复感外邪，外邪触动伏毒，以为病，故本病迁延不愈者，乃因"伏毒"之邪深居于里，常药不可达内，伏邪未除，每每逢四时不正之气，常常外邪引动伏毒，内外合邪，造成疾病迁延难愈，每遇外邪则病情反复，"伏毒"即为其因。由此，内伏血分之热毒致病情久延不愈而成难治之证。

2. 内外合邪，阴伤血瘀

唐容川《血证论·咳血论治》曰："凡病血者……无不由于水亏，水亏则火盛。"故言难治性 ITP 多以阴虚火旺者多见，其因三，一为伏毒，热毒伏于里，化火伤阴，日久必致机体阴津亏耗，正如《景岳全书·血证》曰"血本阴精，不宜动也，而动则为病"是也；二为体质，小儿纯阳之体，阳常有余，阴常不足，病程迁延不愈，则阴分易伤，水不制火，而致虚热内生，虚热内生进一步加重阴津耗损，日久则精枯髓竭，久病阴损及阳，命门火衰，火不归原，无根之火浮越于上，阴阳不相守；三为药伤，病程迁延之患儿往往长期服用激素，激素本为大辛大热之品，易于伤阴，服用日久则阴虚火旺之象生。热毒内伏，或内生之郁热，亦或迁延不愈致血行脉外者，即为离经之血，离经之血瘀于皮下体内，即为反复出血之源，故唐容川《血证论》曰"经遂之中，既有瘀血踞结，则新血不能安行无恙，终必妄走而吐溢矣"，以为此意。

（二）临证心得

丁樱教授以"伏毒理论"为病因，以"阴伤血瘀"为病机，以"养阴清热，活血化瘀"为法，自拟"透毒升板方"加减用药，临床疗效甚著，现介绍如下：

1. 伏毒为患，清热解毒为法

《济生方·吐衄》曰："血之妄行者，未有不因热之所发，盖血得热则淖溢，血气俱热，血随气上，乃吐衄也。"《丹溪手镜·发斑》亦提出："发斑，热炽也，舌焦黑，面赤，阳毒也。"在治疗上予以清热解毒之法去其内伏血分之热毒，故临床治疗多加用板蓝根、重楼清热解毒之品。

（1）重楼：《神农本草经》中记载："蚤休，味苦，微寒，有毒。主惊痫，摇头弄舌，热气在腹中，癫疾，痈疮，阴蚀，下三虫，去蛇毒。"重楼具有清热解毒、消肿止痛、凉肝定惊之效。丛悦等研究证明，中药重楼中分离的重楼皂苷 H（PARG）依赖于血小板激活后 ADP 的释放和 TXA2 的生成而促进血小板聚集。国外研究发现，甾体皂苷类可促进体内和剂量依赖性诱导的大鼠或人血小板聚集，尤以重楼皂苷Ⅶ效果最为显著。

（2）板蓝根：《本草便读》载："板蓝根即靛青根……能入肝胃血分，不过清热、解毒、辟疫、杀虫四者而已。"板蓝根具有清热解毒、凉血利咽之效。陈凯等检索近10年来板蓝根研究相关文献，得出结论：板蓝根在抗病毒、抗内毒素、抗菌等方面均有一定作用，而ITP发病前常有急性病毒感染史，此亦为丁樱教授伏毒理论的切入点。

2. 病情迁延，养阴清热为则

朱丹溪《平治会萃·血属阴难成易亏论》曰："阴气一亏伤，所变之证，妄行于上则吐衄……衰涸于外则虚劳，妄返于下则便红。"唐容川《血证论·咳血论治》曰："凡病血者，无不由于水亏，水亏则火盛。"指出疾病迁延，阴虚火旺是常见致病之由，故养阴清热尤为重要，《辨证奇闻·血症》治水亏火旺之鼻衄经久不止，用生地黄一两，麦冬三两，玄参二两，一剂止，可见其配伍之奇效。

（1）麦冬：《名医别录》记载其治"身重目黄，心下支满，虚劳，客热，口干，燥渴，止呕吐，愈痿蹶，强阴益精，消谷调中，保神，定肺气，安五脏，令人肥健，美颜色，有子"。麦冬具有养阴生津、润肺清心之效。余伯阳等的动物实验表明：麦冬中的有效成分麦冬多糖对机体免疫各环节均有明显的促进作用。

（2）地黄：《神农本草经》首载本品的功能："主折跌绝筋，伤中，逐血痹，填骨髓，长肌肉，作汤除寒热积聚，除痹，生者尤良。"地黄具有清热生津、凉血止血之效。刘福君等人研究发现：地黄中的地黄多糖可促进造血干细胞等增殖，具有促进正常小鼠造血功能的作用，即显著的"生血"作用。

（3）玄参：《神农本草经百种录》曰："主腹中寒热积聚，皆火气凝结之疾……除阴分之火，则头目清明矣。"玄参具有清热凉血、滋阴降火、泻火解毒之效。杜晓煌等研究表明玄参的主要成分哈巴俄苷可抑制核转录因子 NF-κB 核转移和 NF-κB 抑制蛋白激酶 α 降解，进而抑制环氧化酶2升高而发挥抗炎作用。

3. 血瘀日久，活血养血为线

《血证论》曰："治失血者，不祛瘀而求补血，何翼治疮者，不化腐而求生肌哉……盖瘀血祛则新血已生，新血生而瘀血自祛。"故在补血的同时，需兼顾活血化瘀，当归、鸡血藤两药，既可补血，又能活血，合用红花则祛瘀功效增强。

（1）红花：《药性考》曰："红花可破瘀生新，消肿止痛，故治经闭便难，口噤风痹，喉痹热烦。"红花具有活血通经，散瘀止痛之能。张宏宇等研究发现注射红花黄色素能明显延长小鼠凝血时间、大鼠凝血酶原时间，这可能与红花黄色素通过降低纤维蛋白原含量，来抑制血小板的聚集，从而抑制血栓的形成有关，这也正与中医学"瘀血内阻"相对应。

（2）当归：《景岳全书》曰："当归，其味甘而重，故专能补血。"当归具有补血活血、调经止痛、润肠通便之功。牛莉等发现：当归对人体血液功能具有增强作用。主要体现在：在小白鼠实验中发现，小白鼠应用当归后其造血干细胞的增殖分化能力大大提升，同时骨髓造血功能也得到一定的增强。

（3）鸡血藤：《本草纲目拾遗》，其记载鸡血藤"活血"。《饮片新参》曰："鸡血藤去瘀血，生新血，流利经脉。"鸡血藤具有补血、活血、通络之效。张浩等发现：鸡血藤醇提物对血虚模型小鼠有良好的补血作用，其机制可能与调节血液系统有关。

众药合用，板蓝根、重楼以清热邪，去伏毒；麦冬、地黄、玄参以养阴精，降浮火；红花、当归、鸡血藤以去瘀血，生新血。八药相配，共行"养阴清热，活血化瘀"之效。

（三）病案举例

患者，男，4岁，2017年6月14日初诊。病程1年6个月余，1年前患儿外感后四肢皮肤出现大量瘀斑，遂至当地儿童医院就诊，查血小板计数 11×10^9/L，予免疫球蛋白治疗2天，后查血小板示 15×10^9/L，遂予重组人血小板生成素6天，查血小板示 12×10^9/L，后出院口服泼尼松（1片，1日3次，口服）治疗1个月余，复查血小板 12×10^9/L，予当地医院行脾切除手术，随后1年反复出现全身瘀斑，未见明显口鼻出血，省级医院反复丙种球蛋白冲击，血小板维持在 $18 \times 10^9 \sim 30 \times 10^9$/L，经当地医生推荐，遂至我院门诊，至我院复查血小板示 22×10^9/L，现仍口服泼尼松（3片，1日2次，口服）。现症见：患儿全身可见大量片状出血点，无口鼻出血，夜间易汗出，指端脱屑，小便尿色正常，大便质干，夹少量血丝。结合舌质淡红，苔少，脉细，中医四诊合参，辨病属中医学"紫癜"范畴，证属"阴虚火旺"，予"透毒升板方"加减。处方：生地黄10g，麦冬10g，鸡血藤9g，当归10g，红花6g，板蓝根10g，重楼6g，桃仁6g，玄参9g，甘草3g。21剂，日1剂，冲服。另：泼尼松片改为2片，1日2次，口服，2个月内逐渐减至停药。

2017年7月6日二诊：患儿出汗明显减少，全身散在少量瘀斑，现患儿流少量黄涕，舌淡红，苔薄白，脉细，纳眠可，小便正常。复查血小板计数为 32×10^9/L。处方：守一诊方，加鱼腥草15g，菊花6g，28剂。

2017年8月4日三诊：患儿全身未见明显瘀斑，手指脱屑缓解，舌淡红，苔薄白，脉细，复查血小板计数为 55×10^9/L，效不更方，守一诊方，28剂。后患儿规律门诊复诊，随症加减，口服中药1年余，现患儿已停药5个月余，在家复查血小板计数 $80 \times 10^9 \sim 150 \times 10^9$/L。

按语：本案患儿予脾切除后血小板未见明显好转，属难治性ITP无疑，且患儿近1年来长期服用激素，病程迁延不愈，则阴分易伤，以致水不制火，而致虚热内生。丁樱教授治疗时，辨为伏毒为患，阴虚火旺为主证，在板蓝根、重楼清热解毒基础上，顾护病情及患儿体质特点，合用麦冬、地黄顾护阴精之不足，然病程迁延，反复出血，瘀血不除，新血难生，故予鸡血藤、当归、红花以活血养血，化瘀生新。

（代彦林、丁樱）

参考文献

［1］中华医学会儿科学分会血液学组，《中华儿科杂志》编辑委员会．儿童原发性免疫性血小板减少症诊疗建议［J］．中华儿科杂志，2013，51（5）：382.

［2］中华医学会血液学分会血栓与止血组．成人原发免疫性血小板减少症诊断与治疗中国专家共识（2016年版）［J］．中华血液学杂志，2016，37（2）：89.

［3］张建，杨濛，丁樱．丁樱治疗难治性血小板减少性紫癜经验［J］．中医杂志，2012，53（24）：2085.

［4］汪受传，虞坚尔．中医儿科学［M］．北京．中国中医药出版社，2015：15.

［5］丛悦，柳晓兰，余祖胤，等．重楼皂苷H诱导血小板聚集效应及其机制的研究［J］．解放军医学杂志，2010，35（12）：1429.

［6］Fu YL，Yu ZY，Tang XM，et al. Pennogenin glycosides with a spirostan ol structure are strong platelet agonists：structural requirementfor activi ty and mode of platelet agonist synergism［J］. J Thromb Haemost，2008，6（3）：524.

［7］陈凯，窦月．板蓝根抗病毒与抗内毒素等清热解毒药效作用及化学基础研究进展［J］．中国实验方剂学杂志，2011，17（18）：275.

［8］戴启刚，余惠平．中医儿科临床诊疗指南·小儿免疫性血小板减少症（制订）［J］．中医儿科杂志，2016.12（4）：2.

［9］余伯阳，殷霞．麦冬多糖的免疫活性研究［J］．中国药科大学学报，1991，22（5）：286.

［10］杜晓煌，方勇飞，李莉．玄参主要成分生物活性研究进展［J］．中国药房，2015，26（15）：2158－2160.

［11］张宏宇，陈沫，熊文激．红花黄色素抗血栓和降血脂作用的实验研究［J］．中国实验诊断学，2010，14（7）：1028.

［12］牛莉，于泓苓．中药当归的化学成分分析与药理作用研究［J］．中西医结合心血管病杂志，2018，6（21）：90.

［13］张浩，申玉清．鸡血藤醇提物对血虚模型小鼠的补血作用［J］．中国药房，2014，25（3）：221.

十八、治疗小儿蛋白尿经验

蛋白尿是各种原发性或继发性肾小球疾病的主要临床表现之一，不但短期内难以控制且易反复，即使一般症状好转消失，尿蛋白也可长时间存在。部分患者隐匿起病，仅以蛋白尿为早期表现，发病之初无其他任何自觉症状。蛋白尿尤其是大量蛋白尿危害甚笃，不仅能引起水肿、胸腹腔积液、营养不良、血栓形成等并发症，而且能促进肾小球硬化及肾纤维化，加速肾损伤进展。因此，积极治疗蛋白尿、减少尿蛋白排泄，可以保护肾功能，防止肾小球硬化，延缓慢性肾衰进展，从而改善患儿的预后。丁樱教授系全国第四批老中医药专家学术经验继承工作指导老师，在治疗蛋白尿方面积累了丰富的临床经验，现将丁樱教授治疗小儿蛋白尿经验总结如下：

（一）病因病机认识

中医学没有蛋白尿的专门论述，但由于蛋白大量丢失，血浆蛋白低而出现全身浮肿、腰痛、神疲乏力等症状，故可归于"水肿""腰痛""尿浊""膏淋""虚劳"等范畴。丁樱教授认为蛋白尿的形成，病机的根本在于本虚标实，本虚以脏腑阴阳气血亏虚和功能失调为主，标实以外感、水湿、湿热、瘀血和湿浊为重，本虚与标实常互为因果，形成本虚标实之证。

1. 肺失通调

肺主气，司呼吸，居于上焦，上连喉系，外合皮毛，吸纳清气，呼出浊气，主一身之气，与脾气同行，输精布众。若肺气不足，或感受外邪，使其宣降失职，输布失常，不能通调水道，则水谷之精微漏于歧道，而从尿中流失。

2. 脾失统摄

脾居中焦，喜燥恶湿，主运化水谷，为气血生化之源，后天之本，升清降浊，转输精微，灌溉百骸。饮食不节，调护失宜，而致中气亏虚，脾气虚陷，统摄失职，升降失司，清气不升，清浊混淆，精微下注，或脾虚不能运化水湿，水湿困脾，阻遏气机，脾不散精，精微下注，而出现蛋白尿。

3. 肾失封藏

肾居下焦，主蛰藏精气，为封藏之本。精之所处上连肺系、下合膀胱，职司开阖，主司二便。如先天禀赋不足或久病重病耗伤肾气，肾气亏虚，关门不固，致精气漏泄，或阴精受损，阴虚火旺，相火内扰，封藏失职，精微下泄而出现蛋白尿。

4. 肝失疏泄

肝藏血，主疏泄，调畅人体气机，肝的疏泄功能正常则气机调畅，气血和调，经络通利，精血津液之输布上下有序，五脏之精才能源源不断地下藏于肾，有"肝肾同源"之说。若肝虚而力不能舒，或肝郁而力不得舒，致疏泄失常，水液不得疏利，精血不得封藏而下泄，而致蛋白尿。如周学海《读医随笔》曰："凡脏腑十二经之气化，必借肝胆之气化以鼓舞之，始能调畅而不病，凡病之气结、血凝、痰饮、跗肿、鼓胀……皆肝气之不得舒畅所致也。"

5. 外感风邪

风为阳邪，乃百病之长，易袭阳位，风邪侵袭肌表首先犯肺，肺气不宣，失于肃降，风邪激荡，水液混浊，水谷精微输布失常，不归正道而下泄，从而形成蛋白尿。肺肾经脉相通，正如《灵枢·经脉》曰："肾足少阴之脉……贯脊，属肾，络膀胱，其直者，从肾上贯肝膈，入肺中。"肺病可通过经脉联系影响肾之封藏。风邪可直接循经下行滞留于肾，"风性开泄"，致肾之封藏失职，是风邪为患形成蛋白尿的重要机制。

6. 湿热蕴结

薛雪曰："太阴内伤，湿饮停聚，客邪再至，内外相引，故病湿热。"肾病患儿脾肾两虚，或因治疗中激素、免疫抑制剂、雷公藤制剂、抗生素等药物的长期大量使用，损伤脾胃，脾失健运，肾之气化功能失常，故湿邪内生，湿邪蕴郁不化，加之外来湿邪，内外相引，日久生热，湿热互结。湿热之邪，内困于脾，脾失升清降浊之职，则清浊俱下；湿热扰于下焦，肾主封藏失职，开阖失常，清浊不分，精气外泄，从而形成或加重蛋白尿。

7. 瘀血阻滞

肾病形成瘀血的病理环节很多，如水湿内停，水停则气阻，"水病及血"；阳气虚衰，无力推血运行；气虚失于统摄，血溢脉外，留而不去；脾肾阳虚失于温煦，寒凝血脉而为瘀；病久不愈，深而入络，脉络瘀阻；阴虚火旺，灼伤血络，血失常道而为瘀；阴虚内热，煎熬熏蒸、血凝为瘀等都可导致血瘀。瘀阻肾络，肾络不通，精流不畅，塞而外溢，从而形成蛋白尿，并使蛋白尿顽固难消。

（二）证治分型

蛋白尿见于不同的肾脏疾病中，丁樱教授常根据其伴随的不同临床表现，确立为以下数型进行施治。

1. 脾肺气虚型

临床症见面目浮肿、神疲乏力、面色萎黄、气短懒言、易患感冒、食少纳呆、自汗便溏、腰背酸软、舌质淡胖边有齿痕、苔白而润、脉细弱无力，治以健脾补肺、益气固表。方药常选用玉屏风散合参苓白术散或补中益气汤加减：黄芪20g，党参12g，白术12g，茯苓12g，防风6g，白扁豆12g，山药12g，薏苡仁12g，芡实9g，金樱子9g，益母草12g，苏叶6g，杏仁6g。自汗明显者加浮小麦15g、生龙骨15g、生牡蛎15g；食少纳呆加焦麦芽12g、焦神曲12g、焦山楂12g；腰背酸软加杜仲9g、牛膝9g、续断9g（以上剂量为6岁小儿用量，其他年龄适当增减，下同）。

2. 脾肾阳虚型

临床症见神疲乏力、面色㿠白、畏寒肢冷、腰膝酸软、纳呆便溏，甚或五更泄泻、小便频数、夜尿仍频、口淡不渴、手足不温、足跟常痛、舌质淡有齿痕、苔白滑、脉沉无力，治以健脾补肾、温肾壮阳。常选右归丸、无比山药丸加减：黄芪20g，党参12g，桑寄生12g，菟丝子12g，肉苁蓉9g，巴戟天9g，怀牛膝9g，淫羊藿9g，山萸肉9g，泽泻12g，熟地黄12g，茯苓12g，山药12g，杜仲9g，芡实9g，金樱子9g。夜间遗尿者加桑螵蛸12g、沙苑子12g，手足欠温者加桂枝6g、细辛3g。

3. 肝肾阴虚型

临床症见五心烦热、心烦急躁、潮热盗汗、颧红如妆、头晕耳鸣、目睛干涩、视物不清、腰酸腰痛、咽干口渴、小便短少、可伴血尿、舌红少苔、脉细数，治以滋补肝肾、滋阴清热。方选方药常选用一贯煎合知柏地黄汤加减：知母9g，黄柏9g，生地黄12g，熟地黄12g，山药12g，山萸肉9g，牡丹皮9g，地骨皮12g，土茯苓12g，泽泻9g，当归9g，枸杞子12g，麦冬12g，川楝子6g，芡实9g。伴血尿者加女贞子12g、墨旱莲12g、三七粉3g；咽痛者加凌霄花15g、冬凌草15g、桔梗6g。

4. 气阴两虚型

临床症见神疲懒言、气短乏力、食少纳差、腰痛腿软、颧红盗汗、手足心热、口渴欲饮、蛋白尿时轻时重、劳累后加重、大便干结、咽痛咽红、舌质略红、苔薄、脉细弱无力，治以益气养阴、补益脾肾。常以参芪地黄汤合生脉饮加减：太子参12g，生黄芪20g，菟丝子12g，桑寄生12g，麦冬12g，五味子6g，生地黄12g，山萸肉9g，山药12g，牡丹皮9g，茯苓12g，泽泻9g，墨旱莲12g，益母草12g。咽部不适加凌霄花15g、木蝴蝶6g。

5. 阴阳两虚型

临床症见精神困倦、食少乏力、面色㿠白、畏寒肢冷、腰膝酸软、手足心热、渴欲饮水、小便短少、舌淡红少苔、胖润有齿痕，脉象沉细无力，治以阴阳双补、调补脾肾，常以地黄饮子加减：生地黄、熟地黄各12g，麦冬12g，石斛9g，五味子6g，巴戟天9g，附子6g，桂枝6g，茯苓12g，山药12g，山萸肉9g，肉苁蓉12g，枸杞子9g，菟丝子12g，知母9g，牡丹皮9g。腰膝酸软加怀牛膝9g、杜仲9g；食欲不振加炒麦芽12g、炒神曲12g、焦山楂12g。

6. 肝郁不舒型

临床症见肢体浮肿、胸胁窜痛、少腹胀闷、胸闷喜太息、情志抑郁、心烦易怒、易发脾气、欲卧不能卧、欲行不能行、食欲不振、女孩乳房胀痛、月经不调、舌淡苔白、脉弦。各种肾脏疾病长期蛋白尿经久不消，对儿童常产生严重的心理负担，致肝气不舒、肝气抑郁。治以疏肝解郁、行气利水。常用逍遥散或柴胡疏肝散加减：柴胡9g，白芍12g，当归9g，白术12g，茯苓12g，薄荷6g，香附子9g，川芎9g，陈皮9g，益母草12g，生姜6g，甘草6g。无名烦躁者加合欢花12g、佛手12g；失眠多梦者加炒酸枣仁12g、柏子仁12g。

7. 风邪外感型

临床症见发热、恶寒或恶风、面目浮肿、咳嗽、鼻塞流涕、咽部不适，有风寒、风热之分。风寒外感者痰白而稀常流清涕、咽部不红、口淡不渴、舌质淡、苔薄白、脉浮紧；风热外感者痰黄而稠常流浊涕，咽红咽痛、喉蛾肿大、心烦口渴、小便短赤、舌质红、苔薄黄、脉浮缓而数。风寒外感者治以散寒解表、宣肺利水。方选三拗汤合防己茯苓汤加减：麻黄6g，杏仁9g，汉防己9g，黄芪20g，茯苓12g，桂枝6g，苏叶9g，防风9g，益母草12g，生姜6g，甘草6g，大枣5枚。风热外感者方选银翘散加减：金银花15g，连翘15g，荆芥9g，薄荷6g，牛蒡子9g，桔梗6g，芦根15g，淡竹叶12g，蝉蜕6g，僵蚕9g，甘草6g，车前草15g，猫爪草15g。咽喉肿痛加蒲公英15g、猫爪草15g。

8. 湿热内蕴型

临床症见肢体困重、脘腹胀满、胸闷不饥、心胸烦热、口苦口腻、口渴不欲饮、腰酸腰痛、皮肤疖肿、小便短赤、大便黏滞不爽、舌尖红、苔黄厚或黄腻、脉濡缓，治以清利湿热、解毒清热。方选三仁汤合四妙散加减：薏苡仁12，土茯苓12g，滑石15g，杏仁9g，法半夏6g，厚朴6g，白豆蔻6g，竹叶12g，通草6g，萆薢12g，石韦12g。皮肤疖肿、疮疡者常合用五味消毒饮；若伴小便频急、灼热涩痛者多合用八正散加减。

9. 瘀血阻滞型

临床症见肢体浮肿、面色晦暗或面色灰滞、唇甲紫绀、肌肤甲错、腰部疼痛、痛有定处、痛处拒按，按之痛甚，轻则俯仰不便，重则不能转侧，舌质紫暗或有瘀点瘀斑、苔白、脉涩，治以活血化瘀、通经活络。方选血府逐瘀汤加减：川芎9g，当归9g，赤芍12g，生地黄12g，桃仁9g，红花6g，枳壳9g，桔梗6g，柴胡9g，川牛膝9g，丹参15g，鸡血藤15g，三七粉3g，益母草12g。

（三）证治体会

1. 别具一格，从肝论治

丁樱教授认为，各种肾脏疾病所致的蛋白尿日久难消，宜从肝论治，灵活应用调肝的药物，使肝气得舒、疏泄功能正常，常能获得佳效。水肿、蛋白尿的发病，一般认为与肺脾肾的关系最为密切，丁樱教授在研究和临床中发现与肝的关系亦至关重要。如前所论，肝肾同源，肝气的疏泄功能正常，精微物质才能封藏于肾而不外泄，若肝失疏泄、肝气郁滞则会影响津液的输布及精微物质的封藏，而致津液停滞、精微物质流失，从而导致水肿及蛋白尿的发生。除了肝的功能失调直接导致蛋白尿的发生之外，肝脏还通过与肺脾肾的广泛联系影响水津的代谢，影响精微物质的敷布、统摄及封藏。肝脏功能失调常致肺脾肾功能失调，使水液不循常道，精微物质下泄，这是水肿、蛋白尿发生的重要机制。各种肾脏疾病、长期水肿蛋白尿经久不消，对儿童常产生严重的心理负担，致肝气不舒、肝气抑郁，直接或间接影响肾的蛰藏功能，往往使病情加重或经久不愈。因此，丁樱教授在治疗水肿及蛋白尿时非常重视对肝的调理，以复其疏泄之职。对肝气郁滞者，常辨证加入柴胡、香附子、合欢皮，肝阳上亢者常加入天麻、钩藤、川牛膝，肝胆湿热者常加入柴胡、黄芩、龙胆草等。还特别强调心理疗法，使患儿心情舒畅，忘掉疾病所带来的痛苦，对肾系疾病的恢复有明显的促进作用。

2. 善用藤类，畅通肾络

各种原发性或继发性肾脏疾病蛋白尿往往反复发作，或长时间不消失、病程长、容易复发、缠绵难愈。中医学有"久病入络之说"，认为邪入络脉是造成病变迁延难愈的主要病机。外感六淫及水湿、湿热及瘀血等病邪，久居体内，阻遏气血，使气血不畅、肾络瘀阻、络脉瘀滞不通，这是导致水肿、蛋白尿经久不消甚至出现肾衰竭的关键所在。因此，小儿肾系疾病特别是蛋白尿久不缓解的患儿，治疗上给予通经活络、去除络中病邪，使肾络通畅，是治疗蛋白尿的重要治法。丁樱教授认为病久之邪，深入于络，肾络不通，非一般活血药物所能剔除，故有络邪易入难出之谓。通过多年临床实践，观察到藤类药物常能够深入络脉，畅通肾络，逐出滞留其间的病邪。《本草便读》曰："凡藤蔓之属，皆可通经入络。"藤蔓之属，缠绕蔓延，犹如网络，纵横交错，无所不至，为通络之佳品，临床常辨证使用雷公藤、忍冬藤、青风藤、海风藤、络石藤、鸡血藤等藤类之品。对于外感风邪、伏于肾络，每遇外感诱发或加重者，常用青风藤、海风藤以祛风通络，除肾络伏风；湿热内蕴、阻于肾络者，以忍冬藤、络石藤清热利湿、解毒通络；瘀血阻滞、肾络不通者，以红藤祛瘀活血、化瘀通络；病程日久耗伤气血，血虚致瘀阻于肾络者，以鸡血藤、首乌藤养血补血、活血通络。雷公藤为所有藤类药物的代表，常应用于各种证型之中。现代研究认为，雷公藤具有较强的抗炎、抗自由基、抗氧化及免疫抑制作用，对免疫介导的肾小球疾病可发挥抗炎和免疫调节作用，因而可减轻肾脏病理改变，降低尿蛋白。

3. 活血化瘀，贯穿始末

肾病患儿由于肝脏合成有关凝血的物质增加，抗凝血酶Ⅲ自尿中丢失，血浆纤溶酶原活性下降，高脂血症时血液黏稠度增加，血小板聚集性增强，感染或血管壁损伤激活内源性凝血系统，皮质激素的应用促进高凝，利尿剂的应用致血液浓缩等多种因素，导致患儿普遍存在明显的高凝状态。肾病高凝状态属于中医瘀血范畴，同前所述，肾病形成瘀血的病理环节很多，瘀阻肾络、精流不畅从而形成蛋白尿，并使之顽固难消。瘀血是导致肾病蛋白尿缠绵难愈、反复难消的重要病理因素。瘀血化水，水病累血，相互影响，存在于肾病的整个病程之中，因此，丁樱教授强调活血化瘀应贯穿肾系疾病蛋白尿治疗的始终。常在辨证施治的基础上全程加入活血化瘀药物，常选药物有当归、丹参、桃仁、红花、牡丹皮、赤芍、川芎、泽兰、益母草等，尿血者以三七、蒲黄炭、茜草为佳，化瘀止血、止血而不留瘀；瘀血重者给予水蛭、虻虫、制大黄破血逐瘀；血中胆固醇过高，高凝血瘀者喜用既有消肉食积滞又有活血化瘀功效的生山楂，气滞血瘀者常加入既有活血又有行气作用的郁金、三棱、莪术等。临床研究亦证实，活血化瘀药能够改善患者的高凝状态，抑制肾病病理改变，并可明显提高肾病蛋白尿的缓解率，缩短缓解时间，减少复发率。

（都修波、丁樱）

参考文献

［1］都修波，闫永彬．丁樱教授从肝论治小儿水肿探析［J］．光明中医，2010，25（12）：2180 - 2182.

［2］丁樱．雷公藤多苷治疗小儿肾脏疾病浅识［J］．肾脏病与透析肾移植杂志，2003，12（13）：253 - 254.

［3］翟文生，丁樱，刘霞，等．中药对难治性肾病综合征高凝状态的影响［J］．河南中医药大学学报，2003，18（3）：42 - 43.

十九、乙肝肾治疗经验介绍

丁樱教授在治疗乙肝肾方面有独到的见解，现将其临床经验介绍如下：

（一）病因及病机

乙型肝炎病毒相关肾炎简称乙肝肾（hepatitis B virus associatednephritis，HBV - GN），病理类型较多，主要为膜性肾病、膜增殖性肾炎、系膜增殖性肾炎等，以膜性肾病最常见。中医学无本病的病名及记载，但多数中医学者认为可属"尿血""水肿""尿浊""虚损""肝郁"等范畴。丁樱教授认为，本病病程较长，病因较为复杂，概括起来主要有以下三方面：①外感湿热毒邪，内蕴脏腑；②饮食不洁，湿热邪毒内侵；③先天禀赋不足或素体虚弱，劳累过度，情志内伤以及其他疾病损伤元气，湿热毒邪乘虚而入。其中"湿热邪毒"为本病的主要病因，病位多涉及肝、脾、肾三脏。疾病初期，病变仅在肝、脾，以湿热互结、肝脾血瘀为主要特点；若病久迁延不愈，邪气留恋、正气亏虚，导致肝胆、脾胃、心肾等多脏腑器官功能失调，到了疾病晚期，肝、脾、肾俱伤，肝失疏泄、脾失健运、肾失开阖，致气、血、水及湿浊之邪停聚腹中，进一步伤及三脏气血，形成恶性循环，临床多见肝肾阴虚，脾肾阳虚，病机特征多为本虚标实，虚实夹杂，其病理特点可概括为湿热毒侵、正气亏虚。

（二）分期辨证，把握虚实

本病分为发作期和缓解期，须辨明虚实，这对于治疗本病很重要。发作期以标实为主，证型多为湿热内蕴、肝脾血瘀，治疗上以清利湿热、活血化瘀为主。缓解期多为肝肾阴虚、脾肾阳虚，治疗上多以扶正为主，兼以祛邪。清利湿热贯穿其中。丁樱教授认为，缓解期时，病机多为虚实夹杂，复杂多变，从中西医结合的观点来看，尿中的蛋白、红细胞可归属于中医所言的体内精微物质，肾为先天之本，日久可致肾气虚损，治疗时宜攻补兼施，以补益肾气、清热利湿为则，常用的补气药为生黄芪、太子参等，同时，佐以温阳药以推动气的运行，常用的温阳药为菟丝子、桑寄生、淫羊藿、刺五加等，柴胡、虎杖、凌霄花为治疗肝病的常用药物，配伍其他护肝中药亦可治疗肝癌。柴胡专入肝胆二经，有疏肝解郁、升举阳气、疏散退热的功效，现代药理认为，柴胡中的柴胡多糖可抗肝炎病毒、增强白细胞吞噬功能、增强自然杀伤细胞功能，提高肝炎病毒特异性抗体滴度，提高淋巴细胞转核率；虎杖入肝胆肺经，有利胆退黄、清热解毒、活血化瘀的功效。虎杖中含有的一种黄酮类物质对金黄色葡萄球菌、白色葡萄球菌、变形杆菌等有抑制作用；凌霄花入肝经，有破瘀通经、凉血祛风的功效。从现代药理学来看，三者合用，能抑制肝脏病毒复制、保肝、抗菌、抗病毒。根据丁樱教授多年的经验，三药为治疗该病的要药，疗效显著。

（三）中西结合，优势互补

一般认为 HBV - GN 相关肾炎可能自行缓解，部分可采用对症治疗，但是其自然预后不容乐观，特别有学者经过长期随访发现，其预后还与患者对治疗的反应有关，因此，探讨有效的治疗方法仍十分必要，目前有人主张应用干扰素、拉米呋定、阿糖腺苷等抗病毒药物联合胸腺肽治疗，但副作用较大，应用受到限制。丁樱教授认为，治疗时中药加用雷公藤多苷片疗效更佳，用量 1mg/（kg·d），分 3 次口服，疗程 3~6 个月。但是雷公藤多苷为免疫抑制剂，它的主要不良反应之一为肝脏损伤，另外可能降低机体清除病毒的能力，因此有学者认为不宜用于 HBV - GN。据统计，雷公藤多苷配合中药治疗 HBV - GN，能显著降低 HBV - GN 蛋白尿，不良反应较少。在观察病例中，有 2 例治疗前肝功能异常经治疗后肝功能反而恢复正常，3 例治疗前肝纤维化四项增高经治疗后各项指标也减轻，血清标志物亦有转阴者，因此雷公藤多苷可用于治疗 HBV - GN，但是须定期监测肝功能各指标，密切观察病情变化，不可一味死板教条。

（许静云、丁樱）

参考文献

[1] 丁樱，郭庆寅. 雷公藤多苷治疗小儿乙型肝炎病毒相关肾炎 12 例疗效观察 [J]. 陕西医学杂志，2005，34（1）：100 - 101.

二十、儿童使用雷公藤多苷的效益及风险的再评价

随着现代对雷公藤多苷抗炎、抗肿瘤、免疫调节作用研究的逐步深入，以雷公藤多苷片为代表的中成药，目前已广泛用于治疗成人和小儿肾脏病及多种免疫性疾病，应用于儿科临床也已近30年。随着临床应用范围不断扩大，确切的疗效使它具有重要的药学地位，从而引起了临床及药学家的普遍关注。TW在儿科应用解决了不少临床难题，也带来一些值得重新认识的问题：TW最常用于儿童哪些疾病的治疗？其效益（治疗作用）与风险（不良反应）孰轻孰重？尤其对儿童远期的生育能力有无影响？在小儿时期怎样权衡利弊、合理用药才能更好地规避风险，这一系列问题值得我们研究和探索。

（一）雷公藤多苷的效益

1. 临床适应证广

查询国内近25年共85篇有关儿童应用TW临床疗效的文献报道，儿童期的治疗对象主要有：

（1）类风湿关节炎（rheumatoid arthritis，RA）：是应用雷公藤最早、最多、疗效最显著的病种之一。尤其认为对活动期疗效较好，有报道用西药各种免疫抑制剂不耐受或无效的患儿，采用TW治疗后临床症状获得缓解，并认为该药对少年类风湿关节炎患儿的治疗作用是独特的，有时是不可替代的。尤其是少年类风湿关节炎患儿中有部分表现为血白细胞持续增高的类型，恰好是使用TW的最佳适应证。

（2）系统性红斑狼疮及狼疮性肾炎：目前TW已成为狼疮及狼疮性肾炎的常规用药。主张轻型单用雷公藤，重型合用激素。

（3）肾脏疾病：大量临床研究证明，TW最为突出的疗效是能显著减少或消除患者的蛋白尿。笔者在"十一五"科技支撑计划重大疑难项目"小儿紫癜性肾炎中医综合治疗方案示范研究"的课题中，采用了中央随机对照单模拟的方法，以TW为主治疗小儿紫癜性肾炎轻中度蛋白尿兼血尿、组织病理改变在 III 级以下者，结果显示4周尿蛋白临床控制率达48.86%，显效率达33.63%，总有效率达95.58%，在综合治疗尿蛋白疗效方面明显优于对照组（$P < 0.05$）。

（4）皮肤病：成为许多皮肤病的主要被选药物，并获得明显效果。常用于银屑病、慢性泛发型荨麻疹、神经性皮炎、白塞病等。

有报道称小剂量雷公藤多苷治疗特发性血小板减少性紫癜（ITP）、眼角膜病、子宫内膜异位症获得一定疗效。

2. 安全

不严重损伤人体正常的免疫系统监护作用，不诱发肿瘤，不引起严重的感染。

3. 使用方便、价格低廉

目前临床使用的免疫抑制剂除糖皮质激素、环磷酰胺（CTX）外，其余大多是进口药物，价格昂贵，致使许多基层百姓的孩子因经济原因而中断治疗。TW 的零售价格仅 23 元（50 片），尤适用于中国广大民众的经济能力及国家儿童医疗保险改革政策需要。

（二）雷公藤多苷的风险（不良反应）

雷公藤多苷虽在多种疾病的治疗中显示了较好的效果，其抗炎、抑制免疫等药理作用也得到了医学界的认可，但不良反应也不容忽视，其对儿童的不良反应与成人基本一致。

古代认识：雷公藤为草药，其性味苦、辛、凉，有大毒。

现代认识：TW 是从雷公藤根块中提取的多种生物碱，毒副作用较草药明显下降且可控。

1. 消化系统

胃肠道反应、肝功能异常、其中以肝酶增高最常见，国内儿科文献报道不良反应发生率中，肝酶增高占 5.74%（谷丙转氨酶均在 40～100U），胃肠道反应占 3.0%，月经紊乱占 0.26%，其与临床最常用的红霉素、阿奇霉素的副作用发生率几乎无本质区别。

2. 血液系统

对血液系统的不良反应主要为急性粒细胞减少。国内儿科文献报道发生率，白细胞减少占 2.35%，其中仅 1 例一过性低于 $3 \times 10^9/L$，余均在（3～4）$\times 10^9/L$，血小板轻度减少 2 例（0.26%）。

3. 性腺损伤

长期应用可出现可逆行性的性损伤，如青春期女性患儿月经紊乱、闭经，男性的精子数量减少。

4. 其他

口腔溃疡、皮肤色素沉着、药疹等。

（三）评价

1. 现代医药存在认识上的误区

（1）因 TW 力专效显，可治重病，对药效（疗效）方面评价过高，对中药毒性重视不够。

（2）因毒性（不良反应）的存在而全盘否定，提倡禁用。

2. 儿童使用 TW 不良反应发生率的有关报道

至今尚未见到专项药物流行病学数据的报道。查询国内文献，1987~2012 年 25 年间有关儿童使用 TW 的报道共 45 篇，其中以临床疗效研究为主，兼顾近期不良反应的分析，且大多与其他免疫抑制剂联合使用，其不良反应很难评价。单用 TW 的 17 篇报告中，病例数 767 例，其不良反应发生率 2%~24% 不等，悬殊较大，平均总发生率 11.9%。在近期有不良反应的 92 例中，程度大多较轻，无 1 例因其不良反应而停药，其不良反应分别为白细胞减少 18 例（占 2.35%，其中仅 1 例一过性低于 $3 \times 10^9/L$，余均 $\geq 3 \times 10^9/L$），血小板轻度减少 2 例（0.26%），肝酶增高 44 例（占 5.74%，谷丙转氨酶均在 40~100U），胃肠道反应 23 例（3.0%），月经紊乱 2 例（0.26%），其与临床最常用的红霉素、阿奇霉素的副作用发生率几乎无本质区别。

无不良反应的报道有 8 篇，其中 6 篇为国家核心期刊。

我院在已完成的国家十一五科技支撑计划项目课题中，采用了多中心（北京儿童医院、江苏省中医院、南京军区南京总医院、河南中医药大学第一附属医院儿科、）中央随机、模拟单盲对照的方法对该产品（使用原研产品）在小儿时期的治疗作用及不良反应进行了严密观察，结果显示 TW 组与激素组的近期不良反应差异无统计学意义（详见《中国中西医结合杂志》2012 年第 9 期）。

以下为 2012 年河南中医药大学第一附属医院儿科一区过敏性紫癜及紫癜性肾炎住院患儿使用雷公藤多苷的副作用发生率统计表（表 2 - 7）。

表 2 - 7 2012 年河南中医药大学第一附属医院儿科一区紫癜及紫癜性肾炎
住院患儿使用雷公藤不良反应发生率的统计表

		使用 TW 组		未用 TW 组	
		例数	%	例数	%
总例数	1262	660	52.30	602	47.7
肝酶异常例数	（>40μ/L）	118	17.99	82	13.62
肝酶异常范围	40~60	66	10.00	49	8.14
	60~80	30	4.55	19	3.16
	80~100	10	1.52	8	1.33
	>100	12	1.82	6	1.0
血白细胞降低例数（$<4.0 \times 10^9/L$）		9	1.36	4	0.66

注：肝酶异常统计对象为血生化中谷丙转氨酶（ALT）、谷草转氨酶（AST）值。

同一肝酶异常范围内使用 TW 组与未用 TW 组均无统计学差异（$P > 0.05$），白细胞降低发生率使用 TW 组与未用 TW 组无统计学差异（$\chi^2 = 1.510$，$P > 0.05$）。

近30年来国内使用 TW 的儿童数虽无确切的数字，仅北京协和医院儿科、南京军区南京总医院儿科、南京儿童医院、湖南大学湘雅医学院、江苏省中医院、北京儿童医院、河南中医药大学第一附属医院等20余家省级以上医院应用的患儿人次粗略估算就达数十万人次以上，从长期的临床观察中发现，TW 引起的肝损伤、血液白细胞下降和血小板降低等副作用，发生率明显比环磷酰胺、来氟米特等其他免疫抑制剂低，而且是可逆的，减量或停药后即可恢复。以上单位在长期使用 TW 的过程中均未见有严重不良反应事件发生。据此认为 TW 对儿童近期不良反应并不大，且是可逆可控的。

3. 有关儿童性腺毒的问题

性腺损伤是家长及医生最关注的问题，据国内研究报道及我们的经验，TW 确实可导致部分女性月经紊乱、男性精液异常等近期性腺损伤，但这些不良反应在停药以后基本上能较快恢复。国内研究也表明其性腺损伤大多是"可逆"的。

对儿童的远期性腺影响以往研究较少，仅有 3 篇报道对 157 例既往用过 TW 的患儿进行了 6~17 年追踪随访，女性 90 例月经周期全部正常，与未使用 TW 组相比结果无差异。男性结论差异较大。在 67 例中已生育 20 例（均未注明结婚例数），精子轻度异常者 14 例，其中 1 篇报道异常比例较高（6/19 例占 31.58%），另 2 篇报道异常比例分别为 16.66%（2/12 例）和 6.67%（6/36 例），其中一篇与国内报道原发不育症的发生率（10%~15%）无明显差异。

近 25 年来的研究存在以下问题：①动物实验造模大多采用近期性腺损伤的观察，缺乏远期性腺损伤尤其是生育能力的研究。②临床报道以性腺损伤为远期副作用的观察内容，其监测指标基本上女性以月经周期、男性仅以一次精液的检查结果为准，能否依此下"生育障碍"的结论，值得探讨。至今尚未见大样本多中心的设计严谨的有关生育的临床随访报告。

我院以使用 TW 对生育能力的影响为研究目标进行了动物实验，其模拟临床用量及疗程，采用大样本对大鼠的幼鼠期使用 TW。结果示：TW 组与空白组的大鼠产仔率无差别，其子鼠生长发育均正常（《中国中西医结合杂志》2012 年第 1 期报道）。

另外，北京八一儿童医院遇一男性患儿因未遵医嘱私自持续服 TW 达 11 年之久、河南儿科曾遇 3 例年龄大于 14 岁男性患儿因未遵医嘱私自持续服 TW 达 7 年之久，现均已结婚生子，子代健康。这虽然是个例，没有普遍性，但可据此认为，TW 对生育能力的影响还有待进一步研究证实。

（四）有关"儿童禁用"的思考与建议

近期国家药品监督管理局药品评价中心下发了修改 TW 说明书的指示，要求标识"儿童禁用"字样，此为国家对保护儿童健康和用药安全的高度重视的举措，说明目前在国家对儿童用药支持的同时，安全性的问题被广泛关注，对中药儿科产品的安全性再研究与产品风险管理发出了强烈的信号。

1. 产生不良反应的主要原因

（1）药学问题——药品不合要求：①药源及药用部位不同。古代医生早已知道的事实：根皮有大毒，叶子能致命。以往根皮、叶子不入药，原研产品 TW 则是雷公藤去皮根块中的提取物，研制工艺及质量标准也是针对根块的提取物而制定的。目前国内生产的雷公藤制剂有多种，厂家较多，据初步了解因价格低廉，有些厂家为降低成本把不该入药的茎、叶子和皮一并入药，导致毒性增加，我们曾用过 3 个不同厂家的 TW，其不良反应发生率有明显差别，此是否为国内报道不良反应差别较大的原因，值得进一步调研。②加工不同。传统工艺、新型工艺加工的药品其质量能否达到一致，值得探讨。

（2）医学问题——用药不合理：①滥用：治疗前后均未进行安全监测而盲目使用。②医生使用经验不足：未掌握小儿适应证、剂量、疗程。

（3）如何正确看待 TW 等中药的不良反应：①临床广泛使用的含毒性药材的中成药品种，在儿童期是否一律禁用，许多西药免疫抑制剂如 CTX 性腺毒、环孢霉素 A 的肾毒性，抗痨药利福平、异烟肼的肝毒性等，均早已被证实，但并未被规定在儿童"禁用"。②受益与风险是并存的，临床用药的关键是如何采用适当的方法预防或控制这些不良反应。医生的经验和水平常很关键。③今后对"雷公藤、附子、马钱子"这类国宝级"大毒有大效"的药物应该如何开展科学研究，才能使其像砒霜一样再次冲向国际。

2. 建议

（1）对"儿童禁用"，需要慎重：鉴于国内儿科使用 TW 已历经近 30 年历史，经国内 20 余所国家、省级、高校附属医院长期使用过 TW 的 36 位儿科专家沟通讨论认为：合理使用可规避风险，不能因噎废食。如果"儿童禁用"TW，临床对西药无效或不耐受的结缔组织病患儿，将面临失去一种可供选用药物的困难境地，使他们甚至失去治疗的机会。故认为应进一步论证，扩大范围征求确实长期使用过 TW 的全国中西医专家意见后重新定夺为宜。

（2）符合目前国家儿童医疗保险改革政策的需要：目前临床使用的免疫抑制剂除皮质激素、CTX 外，其余大多是进口药物，价格昂贵，致使许多基层百姓的孩子因经济不支而中断治疗。TW 的零售价格仅 23 元（50 片），其使用方便、价格低廉，尤其适用于中国民众的经济能力，从而保证疾病的及时治疗。也符合目前国家儿童医疗保险改革政策的需要。

（3）针对儿童使用 TW 用药的风险与效益开展小儿临床再评价：①开展循证医

学的研究：做好顶层设计，以全面监测 TW 不良反应是属偶发还是多发，过量或长期用药，还是合并用药等情况下发生的。②加强临床安全性检测：说明书中增加对儿童（包括成人）用药严密监护措施的要求，以便临床在严密监控下使用 TW。a. 常规检查：每 1 周查血常规、2 周查肝肾功能。b. 特异性检查：女孩青春期前常规 B 超查子宫的发育情况，青春期注意问月经，男孩注意查精液。

（4）TW"儿童禁用"概念的界定范围太宽泛，希望限定为"婴幼儿禁用或慎用"：据世界卫生组织界定，儿科范围是从出生到 18 岁，分为新生儿期、婴儿期、幼儿期、学龄前期、学龄期、青春期等 6 个阶段，"儿童期"通常有广义和狭义之分，广义是指 18 岁以下所有未成年人，狭义则为 3~14 岁，不包括婴幼儿及新生儿（因婴幼儿以下的 3 个阶段组织器官发育尤其不成熟）。学龄期以上的儿童发育多较好，用药特点基本同成人。药物一旦被标识"儿童禁用"将会导致占总人口四分之一的庞大儿童群体失去使用该药的机会。

（5）加强 TW 生产原料、制剂工艺、质量标准的监控。

（6）加强儿童使用 TW 的科学研究：①TW 对儿童远期不良反应（生育能力影响）的药物流行病学的研究亟待开展。②中药拮抗其不良反应的研究可为科学使用 TW 治疗中国儿童免疫性疾病提供更多途径。

（五）结语

综上所述，TW 是一个从祖国医药宝库中挖掘出来的，已在多种免疫性疾病中大显身手，且疗效显著、有发展前景的中成药，随着临床合理用药技巧的日渐成熟，高效低毒的新制剂不断问世以及减毒增效作用研究的不断深入，它必将为儿童的免疫性疾病的治疗、为世界医药学的进步做出应有的贡献。

（刘丽雅、丁樱）

参考文献

[1] 王月敏，张世良，夏素霞，等. 雷公藤的毒性研究及对策 [J]. 四川生理科学杂志，2008，30（1）：28.

[2] 丁樱. 雷公藤多苷治疗小儿肾脏疾病浅识 [J]. 肾脏病与透析肾移植杂志，2003，12（3）：253.

[3] 丁樱. 重新认识雷公藤在儿科的治疗作用及其副反应 [J]. 中国中西医结合儿科学，2009，2（1）：1.

第三章　经验用药

一、黄连、紫草配伍治疗幽门螺杆菌相关性腹型过敏性紫癜

过敏性紫癜是儿童常见的血管反应性出血性疾病，临床上表现多样，其中出现腹痛、呕血、便血等胃肠道症状的为腹型过敏性紫癜，其临床表现较为复杂，容易产生肠穿孔、肠套叠等严重并发症，或皮肤紫癜出现的较晚易致漏诊。过敏性紫癜的发病机制至今尚未明确，目前研究表明，其发病原因多与感染有关。近年来有研究发现，幽门螺杆菌（Helicobacter pylori，Hp）感染与过敏性紫癜的关系密切，尤其是腹型过敏性紫癜，有研究表明腹型过敏性紫癜患儿的碳 13 呼气实验检测中，Hp 的阳性率可达到 64.3% ~ 75%，Hp 感染也是紫癜反复发作的原因之一。Hp 是一种螺旋状的革兰阴性菌，主要存在于胃黏膜中，Hp 感染是胃炎、消化性溃疡、胃癌的重要致病因素，Hp 感染也与多种胃肠外疾病相关，近年来，Hp 与过敏性紫癜的关系也得到越来越多人的关注。目前认为 Hp 导致腹型过敏性紫癜的发病机制可能是：Hp 破坏胃黏膜的屏障，定居在胃上皮，分泌对胃上皮细胞等起破坏作用的毒素因子及各种炎性细胞、炎性介质及免疫反应物质等，引起全身的免疫反应和慢性炎性反应，诱导大量的炎性介质、细胞因子和急性反应物释放。

腹型过敏性紫癜属于中医学的血证、腹痛、呕血、便血等范畴。本病多由小儿脾胃虚弱，或感受外邪，外邪伤及脾胃，湿邪停滞，郁而化热，或饮食不节，湿热内停，壅于胃肠所致。湿邪阻碍气机，气机升降失常，脾气不升，胃气不降则恶心、呕吐；腹气不通则腹痛；热伤脉络，迫血妄行，血不循经，渗于脉外，溢于肌肤，积于皮下，则出现紫癜；内伤胃肠血络，则呕血、便血；脉外之血不能吸收，则瘀血内生；瘀血停滞，与湿热之邪相互搏结，影响气机，阻碍气血运行，加重腹痛。

（一）丁樱教授治疗幽门螺杆菌相关性腹型过敏性紫癜的学术思想

丁樱教授认为过敏性紫癜的发生是内因和外因相互作用的结果。小儿禀赋不足，正气亏虚是内因，外因是外感风热湿热伤络，饮食失节，蕴生内热。小儿脏腑娇嫩、

形气未充，卫外不固，易感受外邪；小儿脾胃薄弱，神识未开，饮食不知自节，家长又常有喂养不当如小儿过食生冷、油腻，易导致脾胃运化失调，湿邪内停。Hp 属于中医学中的"邪气"范畴，脾胃受损，脾失健运是 Hp 感染引起疾病的前提条件之一，Hp 感染可导致机体发生气滞、湿热、瘀血等病理变化，导致机体气血运行不畅，经脉痹阻，不通则痛，故而发生腹痛，瘀血既是病因，也是病理产物，贯穿于疾病的始终。

腹型过敏性紫癜患儿腹痛迁延难愈，稍食过多则腹痛，有些患儿严格限制饮食仍偶有腹痛发生。幽门螺杆菌相关性腹型过敏性紫癜多伴有口臭、腹痛、腹胀、恶心、呕吐等，施治过程中虽加用健脾和胃之药物但效果不佳，考虑并非单独为脾胃虚弱，可能伴有外邪侵袭。临床发现其余病种中伴腹痛或以腹痛为主诉的部分患儿伴有幽门螺杆菌感染，故认为腹型过敏性紫癜的患儿可能有幽门螺杆菌感染。胃主受纳，属阳，喜湿恶燥，脾主运化，属阴，喜燥恶湿，小儿脾常不足，饮食不节导致脾胃损伤；Hp 感染的患儿外邪与内湿相搏，燥热伤胃以致胃脘疼痛、口苦、口臭、口渴，湿热困脾以致腹胀、纳呆、便溏，脾胃升降失常，稍进乳食则腹痛腹胀。丁樱教授在治疗过敏性紫癜的数十年的临床经验中，认为治疗 Hp 感染的腹型过敏性紫癜，不能一味地消食健脾，要针对病因采取清热解毒、祛除外邪的方法，同时活血化瘀也至关重要，善用黄连、紫草这一药对，常常取到事半功倍的效果。

（二）黄连和紫草的药理研究

黄连味苦，性寒，归心、脾、胃、胆、大肠经。具有清热燥湿，泻火解毒的功效，用于湿热痞满，呕吐吞酸；湿热泻痢；高热神昏，心烦不寐，血热吐衄；痈肿疔毒，目赤牙痛；消渴；湿疹湿疮等症。擅祛脾胃大肠湿热。《神农本草经》曰："肠澼腹痛下痢，妇人阴中肿痛。"现代药理研究表明，黄连提取物中小檗碱对革兰阴性菌和革兰阳性菌均有抑制作用，能抗消化性溃疡，抑制胃酸分泌，保护胃黏膜，抑制 Hp 作用显著。黄连能调整机体免疫功能，增强抗病能力。

紫草味甘、咸，性寒，归心、肝经。具有清热凉血、活血、解毒透疹的功效。用于治疗温病血热毒盛、斑疹紫黑、麻疹不透、湿疹等症。紫草入血分可升可降，不但能够清血分之热毒，还能够活血化瘀，为治斑疹之要药。《本草纲目》曰："紫草，其功长于凉血活血。"现代药理研究表明：紫草可降低毛细血管及细小血管的通透性，缓减部分组织水肿情况，亦能够缓解平滑肌收缩导致的胃肠道疼痛。有抗组胺等炎症介质作用，能提高自然杀伤细胞活性，促进巨噬细胞吞噬功能和增加淋巴细胞数量，还加强了小鼠的特异性和非特异性免疫功能。同时紫草有抗过敏的作用，对于祛除病因、防止复发有重要作用。

黄连、紫草合用，紫草增强了黄连的清热之功，共奏清热燥湿、泻火解毒之效，同时紫草又具有凉血解毒生肌之用。现代药理表明，黄连、紫草这一药对在抑菌抗炎的同时，能缓解平滑肌痉挛，抑制血管收缩，减轻胃肠道症状，促进成纤维细胞的增生，有利于创面修复，亦能提高机体免疫，防治紫癜复发。

（三）病案举例

患儿，女，8 岁，2016 年 6 月 9 日初诊。患儿半个月前无诱因发现双下肢小片皮肤散在鲜红色瘀点，高出皮肤，压之不退色，无腹痛及关节痛，至当地医院查血尿常规未见异常，诊断为过敏性紫癜，住院治疗 6 天（具体用药不详），症状好转出院，出院后患儿紫癜反复出现，伴有间断腹痛，为求进一步治疗，遂求治于丁樱教授。刻下症：双下肢少量皮肤紫癜，瘀点状，色鲜红，对称分布，高出皮肤，压之不退色，伴有阵发性腹痛，无关节痛，伴有恶心、呕吐，舌质红，苔黄，脉滑数，咽腔红，扁桃体无肿大。查尿常规无异常，查腹部彩超未见明显异常，碳 13 呼气试验提示 Hp 感染阳性，诊断为过敏性紫癜（腹型），经中医四诊合参，认为属于中医学的紫癜病，证属血热妄行，选用犀角地黄汤。拟方如下：水牛角粉 15g，生地黄、牡丹皮、陈皮、香附、白芍、党参、当归各 10g，半夏、砂仁、甘草各 6g，日 1 剂，水煎服，7 剂，1 周后复诊。

2016 年 6 月 16 日二诊：服上药后原有紫癜逐渐消退，无紫癜新出，偶有腹痛，患儿口臭，复查尿常规未见异常，考虑与消化不良有关，加用山楂、麦芽各 15g，7 剂，1 周后复诊。

2016 年 6 月 23 日三诊：患儿紫癜仍有少量反复，仍出现偶有腹痛症状，脐周轻压痛，同时伴有口臭明显，无关节痛、无呕血、黑便，查尿检、大便常规均无异常，复查碳 13 呼气试验提示幽门螺杆菌感染阳性。上方的基础上去山楂、麦芽，加用黄连 10g，紫草 15g，7 剂，水煎服。

2016 年 6 月 30 日四诊。患儿紫癜未再反复，腹痛消失，随后复诊加用干姜以反佐，半年内无紫癜反复，无腹痛，尿检持续阴性，再次复查碳 13 呼气试验示 Hp 阴性。

（四）讨论

上述患儿以紫癜、腹痛、恶心、呕吐为主要症状，幽门螺杆菌检测阳性，给予犀角地黄汤后，紫癜逐渐消退，腹痛未见明显改善，同时伴有口臭，考虑可能消化不良，二诊时加用山楂、麦芽以助消化，症状未见缓解，后加用黄连、紫草，患儿腹痛好转，未再反复，后随诊中加干姜以反佐，防黄连、紫草寒凉以伤脾胃，引起腹痛，后期治疗半年后患儿复查幽门螺杆菌阴性。腹型过敏性紫癜以腹痛、恶心、呕吐等胃肠道症状为主要表现，其中 Hp 检测阳性者，考虑外邪之为病，治疗上予消食健脾之药往往不能缓解症状，需以清热解毒祛除外邪，同时外邪感染易致气滞血瘀、湿热蕴结，导致腹痛迁延难愈，所以活血化瘀贯穿于疾病治疗的始终。故在本医案中，加用黄连、紫草后患儿腹痛明显好转，同时幽门螺杆菌被抑制。现代药理研究表明，黄连能明显地抑制幽门螺杆菌，同时紫草能降低毛细血管的通透性，减轻部分组织水肿，缓解胃肠道疼痛；清热解毒、活血化瘀药物能降低毛细血管的通透性，通过调整免疫功能及抗炎等作用进而消除外源性致病因素，从而阻断疾病的进展。我国是 Hp 感染的高发国家，其中儿童与学龄儿童是感染 Hp 的高危年龄段。过敏性紫癜是儿童时期常见的血管变态反应性疾病，在临床上发现以胃肠道为主的腹型过敏性紫癜的患儿 Hp 检测十分必要，同时对 Hp 检测阳性者予抗幽门螺杆菌治疗后，皮肤紫癜消退，同时能减少紫癜的反复，丁樱教授治疗 Hp 相关性腹型过敏性紫癜时善运用黄连、紫草，抑菌的同时，能缓解腹部症状，提高机体免疫，减少复发，减轻患者的痛苦和家庭负担，改善预后。

（徐闪闪、丁樱）

二、海风藤、络石藤、忍冬藤治疗顽固性过敏性紫癜

过敏性紫癜（HSP）是多种因素引起的系统性小血管炎病变，主要累及皮肤、胃肠道、关节和肾脏等多器官。好发于 2～16 岁儿童，男多于女，多在冬春季发病，近年来过敏性紫癜的发病率有上升趋势，在成人中发病率也明显升高，部分患者病程迁延，易反复发作，严重影响了患者的日常生活、学习及工作。丁樱教授潜心研究过敏性紫癜数十年，在临床中积累了大量的经验，尤其善用藤类药物，丁樱教授认为在中医理论中，过敏性紫癜病位在络脉，而藤类中药多可入络，在中医络病治疗中占有举足轻重的作用，在对过敏性紫癜的治疗上取其疏风通络、活血养血之功效，配伍使用，在治疗小儿及成人过敏性紫癜，尤其是顽固性反复发作的过敏性紫癜方面取得了显著疗效。笔者在跟随丁樱教授学习中，受益匪浅，现将丁樱教授配伍应用海风藤、络石藤、忍冬藤治疗顽固性过敏性紫癜经验报道如下：

（一）丁樱教授应用藤类药物治疗过敏性紫癜的主要思想

《本草便读》曰："凡藤蔓之属，皆可通经入络。"藤类中药多有补虚荣络、搜风剔邪、活血化瘀、清热解毒、息风通络、通络散结消积等功效，且藤蔓之属，缠绕蔓延，犹如网络，纵横交错，无所不至，为治疗络病之佳品。过敏性紫癜病位在络，外感风、热、毒邪，损伤络脉，血溢脉外，形成瘀血，瘀血阻络，迫血妄行，周而反复，恶性循环，导致病程迁延，病情反复，又因"离经之血即为瘀"及"久病入络致瘀"的理论基础，故丁樱教授认为在治疗过敏性紫癜，尤其是反复发作的

顽固性过敏性紫癜时，应加强祛风通络、清热解毒、活血化瘀藤类药物的使用，而活血化瘀通络治法应贯穿本病始终。在西医学中藤类药物多有抗血小板凝聚、推动血液循环的作用，这与中医的活血化瘀功效相符合。而西医研究中认为藤类中药成分中含有的多种化学衍生物可表现出抗炎止痛、抑制体液免疫、抗过敏、抗变态反应等作用，对治疗全身免疫系统紊乱的疾病如过敏性紫癜，常显良效。

中药海风藤为胡椒科植物风藤的藤茎，味辛苦，性微温，归肝经。具有祛风湿、通经络、止痹痛之功效。《本草再新》曰："行经络，和血脉，宽中理气，下湿除风。"本品辛散苦燥，专搜经络之风寒湿气，临床常用于治疗风寒湿痹证。西医学认为海风藤具有明确的抑制血小板活化因子（PAF）的作用，还有一定的抗炎作用。丁樱教授认为风邪走窜而数变，具有无孔不入之特性，易窜入细小络道而阻碍气血运行，使瘀血内生，且久居络中不易剔除，海风藤具有祛风通络之功，可搜除络道之风邪，并疏通络脉，使气血畅行，病情缓解。络石藤为夹竹桃科植物络石的干燥带叶藤茎，味苦，性微寒，归心、肝、肾经，具有祛风除湿、通络止痛、清热凉血、解毒消肿之功效。《本草正义》曰："此物善走经脉，通达肢节……苦泄破瘀，且善通络。"有人认为本药善治络中之滞，止痛效果较好，临床常用于治疗风湿热痹、筋脉拘挛、腰膝酸痛、喉痹、痈肿等。现代药理研究认为络石藤有较明显的抗炎、消肿镇痛效果。丁樱教授认为热入血分，而灼伤络脉，致血热妄行于脉外为本病的基本病机，络石藤具有利血通络、消肿止痛、清热解毒之功效，可破瘀生新，使络脉通而新血循经运行。忍冬藤为忍冬科植物忍冬的茎蔓，味甘，性寒，归心、肺经，具有清热解毒、散结消肿、通络活血之功效。《医学真传》曰："银花之藤，乃宣通经脉之药也……通经脉而调气血。"对风湿热痹和筋脉拘挛或风湿寒痹，关节红肿热痛，或湿毒下注者有良效。本药善清络中虚热，对机体阳盛、感受湿邪从阳化热而出现的关节红肿热痛，或湿毒下注、瘀毒内盛者效果显著。其药理作用具有抗炎止痛、抗肿瘤、抗过敏、抗变态反应等。丁樱教授认为风、热、湿、毒之邪阻络为本病邪实外因，湿热、毒热、瘀热阻于络脉，影响气血之运行，阻碍络脉之通畅，而忍冬藤具有清热解毒、行气活血、通络搜邪之功，以达调理气血、疏通经络之效。在治疗本病中，三味藤类中药配伍应用，均以茎枝入药，以枝达肢，海风藤、络石藤两药同走肝经，相须而行，一温一寒，互相制其弊而扬其效，祛风湿、通经络、止痹痛作用增强。络石藤、忍冬藤均性寒，一甘一苦，相互协同，发挥其清热解毒、凉血活血之功效，三药配伍共达祛瘀生新、瘀化血行、经络疏通、调理脏腑之功效。

（二）病案举例

杨某，男，11 岁，2012 年 5 月 24 日初诊。主诉：反复皮肤瘀点、瘀斑 3 月余。3 个月前患儿无明显诱因出现双下肢皮肤瘀点瘀斑，鲜红色，呈对称分布，压之不退色，伴脐周间断性腹痛，当地医院诊断为"过敏性紫癜"，予抗过敏等常规治疗 3 天后腹痛缓解，皮肤紫癜部分消退，治疗 1 周出院。出院后皮肤紫癜仍间断出现，遂就诊。初诊时双下肢可见中等量皮肤瘀点瘀斑，色鲜红，纳食一般，二便调。咽腔稍充血，扁桃体无肿大，舌质红，苔薄白，脉数。尿常规阴性，血小板计数 326×10^9/L。中医辨为血热妄行型，方以犀角地黄汤加减。药用：生地黄 15g，牡丹皮 12g，紫草 12g，水牛角粉 15g，忍冬藤 15g，海风藤 15g，络石藤 12g，当归 12g，徐长卿 12g，地肤子 10g，连翘 15g，薏苡仁 15g，甘草 10g。7 剂，水煎服，1 周后复诊。

2012 年 5 月 31 日二诊：患儿皮肤瘀点瘀斑大部分消退，有少量皮肤瘀点瘀斑，色黯红，纳食增，二便调。舌质红、舌尖有瘀点，苔薄白，脉数。血小板计数 301×10^9/L，尿检正常，中药上方基础上减去徐长卿、地肤子，加丹参 10g，积雪草 15g，14 剂，2 周后复诊。

2012 年 6 月 14 日三诊：患儿紫癜完全消退，无新出皮肤紫癜，纳眠可，二便正常，舌质稍暗红，苔薄白，脉数。随后观察中药随症加减，期间无皮肤紫癜反复，尿检持续阴性，随访半年病情稳定。

（三）小结

丁樱教授认为对于皮肤瘀点瘀斑反复发作的顽固性过敏性紫癜患者的治疗，应在清热解毒、凉血止血、活血化瘀等基础方药治疗上，加用藤类中药，海风藤、络石藤、忍冬藤三药配伍使用，取其祛风通络、活血化瘀的功效，并能修复损伤的络脉，抑制机体的异常免疫，往往可取得良好的疗效。另外，雷公藤多苷片是从中药雷公藤的根、茎中提取出来的具有我国自主知识产权的中成药，其免疫抑制作用已得到国内乃至世界的认可。它是目前唯一被西医认可的中药免疫抑制剂，一方面其能抑制免疫细胞的功能和 T 细胞增殖，尤其是对活化状态下的 T 淋巴细胞的抑制作用，另一方面雷公藤亦能抑制体液免疫反应，抑制抗体产生。因此在反复发作的过敏性紫癜患者治疗中加入该药物的使用，不仅可以有效控制病情，还可减少病情复发，调节机体的免疫功能。

（崔雅璠、丁樱）

参考文献

[1] 丁樱，孙晓旭，毕玲莉，等. 过敏性紫癜中医诊疗指南 [J]. 中医儿科杂志，2011，7 (6)：14.

[2] 刘玉宁，王耀献. 藤类药治疗肾小球疾病临床运用体会 [J]. 上海中医药杂志，2012，46 (9)：70 - 71.

［3］王俊宏，丁樱．丁樱从瘀论治过敏性紫癜性肾炎经验［J］．中医杂志，2010，51（3）：217-218．

［4］王贞佐，呼海涛，孟庆繁，等．海风藤的研究进展［J］．时珍国医国药，2006，17（4）：1305．

［5］周虎，俞良福．忍冬藤对慢性乙型病毒性肝炎血浆内皮素的影响［J］．临床军医杂志，2002，30（6）：25-26．

［6］骆和生，罗鼎辉．免疫中药学［M］．北京：北京医科大学出版社，1999：85-86．

［7］宋敬丽，袁林，刘艳菊，等．海风藤化学成分和药理作用的研究进展［J］．湖北中医学院学报，2007，9（3）：70-72．

［8］官清，张珩．祛风湿单味中药抗炎和镇痛作用分析［J］．临床合理用药，2012，5（7A）：6-7．

［9］张广辉，刘国丽，李坚．试述藤类药在风湿病中的临床应用［J］．风湿病与关节炎，2013，2（3）：32-35．

［10］董杨．过敏性紫癜患儿抗中性粒细胞胞浆抗体的检测及雷公藤多苷干预的影响［J］．解放军医学杂志，2005，30（2）：181-182．

［11］黎磊石，刘志红．中国肾脏病学［M］．北京：人民军医出版社，2008：1831-1835．

［12］丁樱．重新认识雷公藤在儿科的治疗作用及其副反应［J］．中国中西医结合儿科学，2009，1（1）：1-3．

三、妙用乌梅、乌梅炭经验拾萃

丁樱教授临床应用乌梅、乌梅炭的经验介绍如下：

（一）过敏性紫癜

1. 风热夹瘀

紫癜瘙痒，此起彼落，恶风或咳嗽，咽红，发热，流黄涕，舌质红，苔薄黄或薄白，脉浮数。治法：疏风清热凉血，活血化瘀。经验方：生地黄、牡丹皮、紫草、忍冬藤、当归、鸡血藤、丹参、连翘、徐长卿、乌梅、地肤子、川芎、赤芍、甘草。

2. 血热夹瘀

皮肤瘀点瘀斑较多，此起彼落，色泽鲜红，心烦，口干欲饮，面红或唇赤，便秘，舌质红或舌红绛或有芒刺，苔薄黄或黄厚，脉数有力。治法：清热凉血解毒，活血化瘀。经验方：生地黄、牡丹皮、水牛角粉、紫草、当归、丹参、鸡血藤、川芎、徐长卿、忍冬藤、乌梅、墨旱莲、黄芩、甘草。

3. 阴虚夹瘀

舌质红、少苔或无苔，咽暗红，低热或盗汗，手足心热，口干喜饮，脉细数。治法：养阴清热，活血化瘀。经验方：生地黄、牡丹皮、知母、黄柏、当归、丹参、鸡血藤、益母草、玄参、墨旱莲、茜草、女贞子、忍冬藤、乌梅、甘草。

4. 气阴两虚夹瘀

神疲乏力或易疲劳，纳差或便溏，面色㿠白，素体脾虚（如易感冒、腹泻），舌淡苔薄或舌淡胖，边有齿痕，脉细数。阴虚证候及血瘀主证同上述。治法：益气养阴清热，活血化瘀。经验方：生黄芪、太子参、菟丝子、桑寄生、当归、丹参、生地黄、知母、川芎、茯苓、薏苡仁、益母草、鸡血藤、忍冬藤、女贞子、甘草。

按语：乌梅酸以敛精，能增加水牛角中角质成分的利用率，促进其吸收，现代药理研究证实乌梅能增强机体免疫功能及对非特异性刺激的防御能力，二者皆有抗过敏作用，起到抑制免疫复合物沉积形成的肾脏损害，改善肾血流量及其功能作用。

（二）小儿泄泻

1. 湿泻经验方

太子参 15g，车前子 30g，陈皮 10g，半夏 15g，茯苓 30g，藿香 10g，乌梅肉 10g，粉葛根 10g，炒山楂 5g，炒麦芽 5g，大砂仁 5g，薏苡仁 10g，砂仁 10g，桔梗 10g，白术 20g，白扁豆 15g，山药 20g，党参 20g，甘草 10g。共为细面，1 次 1g，1 日 3 次，用适量乌梅炭水冲服。本方有健脾利水、除湿止泻、消积化滞之功能，方中乌梅涩肠止泻。

2. 秋泻经验方

乌梅 15g，黄连 10g，广木香 2g，炒苍术 30g，茯苓 30g，党参 9g，焦白术 6g，山楂 3g，神曲 3g，麦芽 3g，金银花 30g，木香 3g，煨肉豆蔻 6g，车前子 15g，石榴皮 6g，山楂炭 10g，地锦草 10g，甘草 3g。用法同上。本方有清热敛阴止泻、消导止痛之功，方中乌梅清热生津，兼有收敛之效。

善用乌梅，丁樱教授根据小儿肝常有余，阴常不足，肝木乘脾土是泄泻的主要原因，用乌梅以起敛肝之目的，其次乌梅味酸养阴生津，可防暴泻伤阴，其养阴清虚热之功，可疗泄泻时的发热症状。现代药理研究炭类有吸附毒素保护黏膜之功，无论细菌或病毒感染均可应用，乌梅炭妙用在此。乌梅酸敛较过，量不宜大，若配他药组方，每剂控制在 15g 以下。

（于淑文、丁樱）

参考文献

[1] 李景丽，刘永良，赵勤，等. 乌梅炭的研究进展 [J]. 陕西中医学院学报，2009，32（3）：70.

[2] 彭瞰. 益气活血汤治疗过敏性紫癜性肾炎 42 例 [J]. 四川中医，2002，20（5）：38.

[3] 夏耘. 浅谈收涩及升提药在临床应用 [J]. 安徽：中医临床杂志，2002，14（5）：410.

四、鸡血藤和忍冬藤治疗紫癜性肾炎

过敏性紫癜、紫癜性肾炎、血小板减少性紫癜、系统性红斑狼疮等病是与自身免疫有关的疾病，可属中医学"血证"范畴。目前中医多以辨证分型治疗为主。丁樱教授认为鸡血藤大补气血，既能生血、和血、补血、破血，又能走五脏，宣筋络，配伍具有清热解毒、通络活血之功的忍冬藤，能达到瘀化血行、祛瘀生新、疏通经络、调理脏腑的目的。临床实践表明，配伍应用鸡血藤、忍冬藤的疗效以血热妄行型、气不摄血型、瘀血内阻型较为理想，而阴虚火旺型效果较差。用量一般为 15 ~ 45g 为宜。现就丁樱教授运用调气活血养血法，创立药对鸡血藤、忍冬藤的临床应用经验举例报道如下：

（一）病案举例

案例一：高某，男，7 岁，2009 年 8 月 11 日初诊。以"反复皮肤瘀点瘀斑半年"为主诉就诊，就诊时患儿仍双下肢散在暗红色瘀点瘀斑，压之不退色，瘙痒明显，伴双膝关节疼痛，大便可，小便色黄。舌暗红而干，苔薄黄，脉涩。尿常规：隐血（++），镜检红细胞 3 ~ 8 个/HP，余（－）。西医诊断：紫癜性肾炎（单纯血尿型）；中医诊断：血证，属血热妄行证。方药：生地黄、牡丹皮、紫草、水牛角各 15g，乌梅 10g，徐长卿 15g，知母 12g，当归、白茅根、石韦各 15g，地肤子、白鲜皮各 12g，鸡血藤、忍冬藤各 15g，甘草 10g。7 剂，水煎服，1 周后复诊。

2009 年 8 月 18 日二诊：患儿未出现新出皮疹，瘙痒消失，纳差，小便仍黄。尿常规：隐血（＋），红细胞 2 ~ 5 个/HP，余（－）。仍血尿明显，加二至丸养阴清热，三七粉 6g，白及、石韦、金钱草各 15g，清热止血，纳差加鸡内金消食。方药：生地黄、牡丹皮、紫草各 15g，墨旱莲 30g，女贞子 12g，忍冬藤 15g，鸡血藤 20g，茜草 10g，三七粉 6g，白及、石韦、金钱草、鸡内金各 15g，甘草 10g。7 剂，水煎服，1 周后复诊。

2009 年 8 月 25 日三诊：患儿病情好转，未出现新出皮疹，纳差稍好转，小便清。尿常规：（－）。血尿已止，故上方去三七粉、石韦、金钱草，继服 7 剂，巩固疗效。

案例二：张某，男，3 岁半，2009 年 5 月 26 日初诊。3 个月前患儿感冒后胸背及四肢皮肤出现散在瘀血点。于当地儿童医院检查血常规示：血小板计数：7×10^9/L，结合骨穿刺检查诊断为特发性血小板减少性紫癜，经治疗效果欠佳，病情时有反复。来诊症见：四肢皮肤散在少量淡紫色出血点，不高出皮肤，压之不退色，无鼻衄、齿衄，无便血，面色萎黄，乏力，纳差，小便正常，大便偏稀，舌淡苔薄，

指纹紫滞。血小板计数：75×10^9/L。西医诊断为特发性血小板减少性紫癜，中医诊断为肌衄，属气不摄血兼瘀血证。方药：黄芪 20g，党参 15g，白术 12g，当归 10g，茯苓 10g，白芍 15g，木香 10g，远志、酸枣仁各 12g，黄芩 10g，砂仁 6g，鸡内金 10g，三七粉 3g（冲服），鸡血藤 20g，忍冬藤 12g，甘草 10g，14 剂，于 2 周后复诊。

2009 年 6 月 9 日二诊：患儿病情稳定，出血点明显减少，纳眠可，大小便正常。复查血常规，血小板计数：92×10^9/L，舌红，苔薄白。继上方去黄芩、酸枣仁，15 剂，于 2 周后复诊。

2009 年 6 月 23 日三诊：病情稳定，无出血点，血小板计数：98×10^9/L。上方加黄精、玉竹各 10g，补气养阴，继服 1 个月，复查血小板计数：102×10^9/L，继服上方 2 个月，其间病情稳定，停药观察，至今未反复。

（二）讨论

出血证是临床常见病证之一。《灵枢·百病始生》曰："阳络伤则血外溢，血外溢则衄血；阴络伤则血内溢，血内溢则后血。"气充则能推动血液正常运行；血和则营气充盈，津液调和，经脉流畅，血不外溢。凡因于热，因于虚，或因于瘀而造成机体脉络损伤，就会出现血液外溢的出血证。故在出血证的治疗过程中选用调气活血养血法具有重要意义。

以上验案二则，病证不同，病机各异。案一为紫癜性肾炎（单纯血尿型），病机为热入血分，迫血妄行，伤及血络，血液外渗；案二为特发性血小板减少性紫癜，病机为心脾两虚，气不摄血，血溢脉外。然而二案在主症或兼症上都表现有出血或血瘀症状，病机中都包含有气血不调，故在治疗中都应当配合使用调气和血法。

鸡血藤味苦、甘，性温，归肝、肾经，具有补血、活血、通络之功效，常用于治疗月经不调、血虚萎黄、麻木瘫痪、风湿痹痛等症。鸡血藤中主要含有黄酮类、酚类、三萜及甾醇等类化合物，其药理表现为补血、显著抗炎、较强抑制前列腺素生物合成以及对细胞免疫功能双向调节作用。现代临床常用鸡血藤（单用或以鸡血藤为主组方）治疗各种原因引起的白细胞减少症、再生障碍性贫血、原发性血小板减少性紫癜及各型红斑狼疮、糖尿病并发症等，均有较好的效果。忍冬藤甘、寒，入心、肺经，具有清热解毒、通络活血之功效，对风湿热痹和筋脉拘挛或风湿寒痹，关节红肿热痛，或湿毒下注者有良效。《医学真传》曰："夫银花之藤，乃宣通经脉之药也……通经脉而调气血，何病不宜。"现代临床常用忍冬藤配伍治疗风湿及类风湿关节炎、抗肿瘤、消炎止痛等，均有较好的疗效。忍冬藤成分有忍冬苷、忍冬素等物质，其药理表现为抗炎止痛、抑制体液免疫、抗过敏、抗变态反应作用。丁樱教授在辨证施治的前提下，配合使用二药，取其行气活血、通络搜邪之功，另外藤类药物多具有抑制免疫反应的作用，甚合过敏性紫癜、紫癜性肾炎、血小板减少性紫癜、系统红斑狼疮等病伴有免疫功能紊乱的病理机制，故常显良效。

（孙志平、丁樱）

参考文献

[1] 国家药典委员会. 中华人民共和国药典（一部）[S]. 北京：化学工业出版社，2000：151.

[2] 崔艳君，刘屏，陈若芸. 鸡血藤的化学成分研究 [J]. 药学学报，2002，37（10）：784-787.

[3] 熊晓玲，李文. 部分扶正固本中药对小鼠脾细胞 IL-2 产生的双向调节作用 [J]. 中国实验临床免疫学杂志，1991，3（4）：37-40.

[4] 邓家刚，梁宁，周程艳. 鸡血藤药效及作用机理研究进展 [J]. 广西中医药，2006，29（6）：1-3.

[5] 许健. 四物四藤汤治疗类风湿性关节炎的临床研究 [J]. 江苏中医药，2003，24（3）：11-12.

[6] 骆和生，罗鼎辉. 免疫中药学：中药免疫药理与临床 [M]. 北京：北京医科大学出版社，1999：85-86.

五、用血尿 I 方治疗小儿紫癜性肾炎血尿

（一）辨证施治，随症加减

根据紫癜性肾炎"热""虚""瘀"的基本病机，丁樱教授以"养阴清热，活血化瘀"为法，自拟"血尿 I 号方"，组成为"生地黄、牡丹皮、墨旱莲、茜草、女贞子、白及、大蓟、小蓟、仙鹤草、当归、黄芩、连翘和甘草"，并在此基础上临证加减。早期以清热解毒为法，恢复期以益气养阴之法为主。风热加用金银花；血热加用水牛角、紫草；阴虚加用知母、黄柏；气阴两虚加用黄精；若血尿明显者，可另冲服三七粉。若患儿合并感冒，则急则治其标。合并风热感冒时，将此方与银翘散合方加减；合并风寒感冒者，与荆防败毒散合方加减。

（二）马鞭草的经验运用

丁樱教授喜用马鞭草治疗单纯血尿。马鞭草其味苦，微寒，具有清热解毒、活血散瘀、利水消肿、截疟等功效，主治喉痹、经闭痛经、热淋等症；用 95% 的乙醇提取马鞭草全草并用生理盐水配制成 2mg/mL 的马鞭草醇提取物能增强小鼠 T 淋巴细胞、B 细胞免疫功能和抑制小鼠吞噬细胞功能，现代临床常应用马鞭草（单用或以马鞭草为主的组方）治疗各种原因引起的口腔炎症、血尿及乳腺炎，均取得较好疗效。对于紫癜性肾炎引起的血尿，配伍应用亦取得良好疗效。

（三）典型病例

患儿，男，7岁，2014年1月4日初诊。以"反复皮肤紫癜11个月，镜下血尿9个月"为代主诉。患儿11个月前感冒后出现双下肢对称皮肤紫癜，高于皮肤，压之不退色，无腹痛及关节痛，无肉眼血尿，当地查血常规提示血小板正常，尿常规无异常（家长自诉，未见化验单），诊断为"过敏性紫癜"，予抗感染及抗过敏治疗，紫癜仍时有反复。9个月前患儿查尿常规示蛋白（－），BLD（＋＋），提示出现镜下血尿，予抗过敏药物口服，镜下血尿仍有反复。就诊时患儿一般情况可，无新出皮肤紫癜，无腹痛及关节痛，咽红，纳眠可，小便黄，大便干，舌红，苔黄，脉数。查血常规示 WBC：7.02×10^9/L，RBC：4.36×10^{12}/L，血红蛋白（HGB）122g/L，血小板（PLT）202×10^9/L，中性粒细胞百分比（N%）67.0，淋巴细胞百分比（L%）27.8。尿常规示蛋白（－），BLD（＋＋），RBC：1～6/HP。彩超：左肾静脉不符合胡桃夹现象。丁樱教授诊查患儿指出，该病属中医"尿血"范畴，患儿反复上呼吸道感染，热毒炽盛，迫血妄行，治疗以清热解毒，凉血祛瘀。处方：生地黄15g，牡丹皮12g，墨旱莲30g，女贞子12g，茜草15g，白及12g，仙鹤草15g，大蓟15g，小蓟15g，白茅根15g，当归12g，连翘15g，甘草6g，薏苡仁15g。暂予10剂，水煎服。2014年1月15日二诊，患儿服上药后，无新出皮肤紫癜，自觉咽喉不利，有痰难咳，纳眠可，大便正常，舌红，苔白厚，脉数。尿常规：BLD（＋＋），蛋白（－），RBC 4～7/HP，处方以上方去白茅根、当归，加马鞭草15g以清热解毒，活血祛瘀，薏苡仁15g以健脾利水，牛蒡子12g，祛痰利咽解毒，予10剂水煎服。再诊为2014年1月24日，患儿服上药期间患中耳炎，当地予青霉素静滴，纳食可，眠安，大便正常，小便黄。血常规：WBC 5.37×10^9/L，RBC 46×10^{12}/L，HGB 127g/L，N% 52.6%，L% 40.8%。尿常规：BLD（－），蛋白（－），RBC 0/μL。上方有效，故暂不更方，继服21剂。再次来诊，血尿常规均无异常，继加减巩固，择期停药。

（姜森、丁樱）

参考文献

［1］管志伟，丁樱．活血化瘀法联合雷公藤多苷片对小儿紫癜性肾炎凝血状态影响［J］．中国中西医结合儿科学，2010，2（4）：312.

［2］王葱，高天．马鞭草临床研究进展［J］．中药与临床，2010，1（4）：61.

［3］杨海光，方莲花，杜冠华．马鞭草药理作用及临床应用研究进展［J］．中药药学杂志，2013，48（12）：950.

六、芡实、益母草治疗紫癜肾性蛋白尿

丁樱教授潜心致力于紫癜肾性蛋白尿研究数十年，积累了丰富的临床经验，丁樱教授善于"观其脉证，知犯何逆，随证治之"，四诊合参，脉证结合，辨证施治，随证用方，用芡实、益母草配伍加减，健脾补肾，活血化瘀，在治疗小儿紫癜肾性蛋白尿方面取得显著疗效。笔者有幸跟随丁樱教授出诊，受益匪浅，今就其运用芡实、益母草配伍加减治疗小儿紫癜肾性蛋白尿进行探讨。

(一) 紫癜肾性蛋白尿的中西医概述

西医学认为，过敏性紫癜是以全身性小血管炎为主要病理改变的全身性疾病，可累及全身多器官，当出现尿蛋白或尿隐血等肾脏损害表现时，多称其为紫癜性肾炎。紫癜性肾炎是儿科常见的继发性肾小球疾病之一，肾小球滤过膜的通透性增高，使大量血浆蛋白漏出，超过了肾小管的重吸收能力而排出体外，形成蛋白尿，多称为紫癜肾性蛋白尿。因此，蛋白尿是肾脏病实质损坏程度和预后转归的重要标识，也是肾脏病进一步加重的推动因素。紫癜肾性蛋白尿的诊断标准为：过敏性紫癜患儿1周内3次尿常规蛋白阳性，或24小时尿蛋白定量＞150mg，或1周内3次尿微量白蛋白高于正常值，满足以上任意一项者可确诊。中医学认为蛋白质为人体气血之精华，由脾化生，由肾封藏。《素问·六气藏象论》曰："肾者主蛰，封藏之本，精之处也。"《素问·金匮真言论》曰："夫精者，身之本也。"肾宜藏不宜泄。蛋白质属于人体的精微物质，由脾胃化生，由肾封藏，脾居中焦，为后天之本，主司升清；肾居下焦，为先天之本，主司纳藏，脾虚者统摄失司，肾虚者封藏无度，清浊失摄而致精微外泄。可见，肾不藏精、精气下泄和脾不摄精、清气下陷是导致肾性蛋白尿的最基本病因。脾主统血，肾主藏精，脾失统摄，精微物质不能固摄而流失，发为蛋白尿。各种原因导致的脾气虚弱，肾气不固，是肾系疾病产生蛋白尿的根本原因。脾肾功能亏损，无力祛邪外出，病久累及血络，引起瘀血阻络，因此正虚邪恋，余邪为患是产生蛋白尿的基本病机。

丁樱教授认为紫癜性肾炎的病因主要有内因和外因两个方面。内因是小儿素体正气亏虚，血分伏热，此为发病之本。外因是感受风热邪毒，过食辛辣刺激动风之品或接触易致过敏之物。内、外因相互作用，风热邪毒乘虚而入，伤及脾肾，脾气受损，肾失固摄，精微下泄可见不同程度的蛋白尿。紫癜肾性蛋白尿的本证在于脾肾亏虚，标证在于血瘀等余邪为患，脾肾功能亏损，运化无力，封藏失司，无力祛邪外出，病久累及血络，引起瘀血阻络，"热""瘀""虚"贯穿疾病的始终。丁樱教授经过数十年的临床实践，在辨证施治的基础上灵活加用芡实、益母草健脾补肾，

活血化瘀，在治疗小儿紫癜肾性蛋白尿方面取得满意的疗效。

（二）芡实、益母草的药理研究

芡实，始载于《神农本草经》，其味甘、涩，性平，归脾、肾经，具有益肾固精、健脾止泻、除湿止带的功效，可应用于遗精滑精、脾虚久泻、带下等症。清代医家陈士铎曰："芡实不特益精，且能涩精，补肾至妙药也。"所以说芡实是健脾补肾的绝佳首选。现代药理研究表明，芡实富含蛋白质，由18种必需氨基酸组成，其氨基酸种类齐全，配比合理，可作为人体氨基酸的理想来源。

益母草，始载于《神农本草经》，其味辛、苦，性微寒，归心、肝、膀胱经，具有活血调经、利水消肿、清热解毒的功效，可用于治疗血滞经闭、痛经、经行不畅、产后恶露不尽、瘀滞腹痛、水肿、小便不利、跌打损伤、疮痈肿毒等症，其活血功著，素有"血家圣药"之称。《本草求真》载："消水行血，祛瘀生新。"现代药理研究表明，益母草能降低红细胞聚集指数及红细胞流动系数，延长覆盖时间及抑制血小板聚集作用，降低血液浓度及血浆黏度。益母草配伍蝉蜕有恢复肾功能和消除蛋白尿的作用，益母草碱具有明显的利尿作用。

（三）典型病例

患儿刘某，女，12岁，2015年3月10日初诊。患儿3个月前无明显诱因双下肢大量皮肤紫癜，色红，针尖至米粒大小，对称分布，高出皮肤，压之不退色，无关节肿痛、腹痛、呕吐等不适，至当地医院查血、尿常规无异常，诊断为"过敏性紫癜"，经治疗紫癜消退，后未见紫癜反复。2天前，发现患儿尿量少，尿中泡沫多，至当地医院查尿常规示尿蛋白（++），隐血（-），遂至本院门诊。现患儿全身无皮肤紫癜新出，久坐后腿胀明显，余未诉不适，纳眠可，大便偏稀，小便清长，多泡沫，舌质紫暗，脉沉无力。查尿常规示尿蛋白（+++），隐血（-）。血常规示无异常。处方：生黄芪45g，太子参、菟丝子、桑寄生、连翘、芡实各15g，丹参30g，黄芩12g，蝉蜕、夏枯草各10g，甘草6g，7剂，水煎服，日1剂，嘱下次复诊查24小时尿蛋白定量。

2015年3月16日二诊：患儿3天前无明显诱因双下肢2~3个紫癜反复，1天后消退，腿胀愈，余未诉不适，纳眠可，大便正常，小便泡沫较前减少，舌淡，脉沉。查尿常规示尿蛋白（++），隐血（-）。血常规示无异常。24小时尿蛋白定量0.212g，上方芡实加至30g，益母草15g，14剂，水煎服，日1剂。

2015年3月28日三诊：患儿近13天无皮肤紫癜新出，自测尿蛋白阴性，余未诉明显不适，纳眠可，大便正常，小便泡沫不多，舌淡红，脉沉。查尿常规示尿蛋白（-），隐血（-）。血常规示无异常。24小时尿蛋白定量0.095g，上方继服14

剂，2 日 1 剂，服完停药，嘱患儿定期复查尿常规，合理膳食，不适随诊，随访至今未见复发。

（四）讨论

上例以尿蛋白阳性，大便偏稀，小便清长，舌质紫暗，脉沉无力为主要特点，辨证属脾肾两虚，瘀血阻络。治以健脾补肾，活血化瘀。方中黄芪、太子参补脾肾之气；太子参兼能滋阴，气阴双补；菟丝子、桑寄生、芡实益肾固精、健脾补肾；连翘、黄芩、夏枯草清热；益母草、丹参活血化瘀兼有利水作用，蝉蜕配伍益母草有降蛋白的作用，甘草调和诸药。诸药合用，共奏健脾补肾、活血化瘀之效。肾病日久，久病入络，久病必瘀，瘀血又使蛋白尿顽固难消，故治疗过程中应重视活血化瘀法的应用。丁樱教授认为紫癜肾性蛋白尿的本证在于脾肾亏虚，标证在于血瘀等余邪为患，"热""瘀""虚"贯穿疾病的始终，芡实是健脾补肾的绝佳首选，益母草活血功著，素有"血家圣药"之称，丁樱教授综合多年临床用药经验，辨证施治，脉证结合，随证用方，加用芡实、益母草配伍加减，在治疗小儿紫癜肾性蛋白尿方面取得显著疗效。

（王龙、丁樱）

参考文献

[1] 田代华. 黄帝内经·素问 [M]. 北京：人民卫生出版社，2005，20：7.
[2] 郑海涛，尚东方，韩姗姗，等. 丁樱教授扶正祛邪活血化瘀治疗紫癜性肾炎思辨 [J]. 中国中西医结合儿科学，2014，6（6）：510-512.
[3] 宋晶，吴启南. 芡实的本草考证 [J]. 现代中药研究与实践，2010，24（2）：22-24.
[4] 陈士铎. 陈士铎医学全书 [M]. 济南：山西科学技术出版社，2012：165-166.
[5] 沈蓓，吴启南，陈蓉，等. 芡实的现代研究进展 [J]. 西北药学杂志，2012，27（2）：185-187.
[6] 中华人民共和国药典委员会. 中华人民共和国药典（二部）[S]. 北京：化学工业出版社，2000：237-238.
[7] 袁忠治，李继云，王琰，等. 中药益母草预防和抑制微小血管血栓形成的作用 [J]. 深圳中西医结合杂志，2003，13（3）：148-150.
[8] 王大榕. 益母草的实验研究和临床应用 [J]. 浙江中医杂志，1987，22（8）：340-344.
[9] 周静，爱民，李兰城，等. 中药益母草药理学研究概况 [J]. 内蒙古医学院学报，2005，27（2）：146-148.
[10] 曹尚美. 蛋白尿的中医研究进展 [J]. 黑龙江中医药，2013，43（5）：72-73.

七、鸡血藤治疗特发性血小板减少性紫癜

鸡血藤始载于《本草纲目拾遗》，其记载鸡血藤"活血"。《饮片新参》记载

"鸡血藤去瘀血，生新血，流利经脉"。鸡血藤又名大血藤、血藤、三叶鸡血藤、血风藤，其品种繁多，《中华人民共和国药典》2005 年版规定鸡血藤为木质藤本豆科植物密花豆的干燥藤茎，主要分布在两广地区。其味苦、甘，性温，归肝、肾经，具有补血、活血、通络、养血调经之效。可用于治疗女子月经不调、痛经、闭经、血虚萎黄、手足麻木、肢体瘫痪、风湿痹痛等。

特发性血小板减少性紫癜（ITP）又称原发性或免疫性血小板减少性紫癜，是一种病因及发病机制尚未完全阐明，因患者自身免疫性机制而产生血小板抗体 PAIgG，致使血小板寿命缩短，外周血中血小板破坏增多，数量减少，骨髓巨核细胞数正常或增多，可伴有发育、成熟障碍，同时以脾脏无明显增大为特征的常见出血性疾病。临床以皮肤黏膜瘀点、瘀斑为主要表现，可伴有齿衄、鼻衄、咳血、吐血、便血、尿血、女子月经量过多等症状，甚或伴发内脏、头颅出血，危及患儿生命。丁樱教授认为鸡血藤虽仅为治疗特发性血小板减少性紫癜众多药味中的一味，但凭借着活血养血化瘀的作用对患儿整个病程起关键性的作用，针对 ITP 有确切的疗效。

（一）病因病机

中医认为 ITP 属中医的"发斑""血证"范畴，病位主要在心、肝、脾、肾四脏，主要由于热毒炽盛，气不摄血，血热妄行；或为肝实脾虚，肝木凌土，脾不统血而引发本病。病情长久不愈而致脾肾阳虚或肝肾阴虚。中医辨证施治，以止血为要。本病为本虚标实之证，在本病的发生发展过程中虚实各有侧重，其主要病机不外乎热、瘀、虚。在治疗方面，以清热凉血止血、补气阴、活血化瘀治其实，兼以补益肝肾、健脾益气等法补其虚，从而达到标本兼治的目的。

整个病程中瘀血作为病理产物及病理因素，可致瘀血阻络，血不归经，反复出血。故丁樱教授认为养血活血化瘀应贯穿于本病治疗的全过程。本病治疗的关键在于止血，根本在于增加血小板的数量、提升血小板的质量。鸡血藤能养血活血化瘀，且具有雷公藤抑制免疫之功用，甚合本病为免疫性损伤的病理，故疗效甚好。

鸡血藤是常用的养血活血化瘀药，近年来对鸡血藤的研究从其有效成分、对血细胞及免疫相关因素的影响等方面有力地印证了该作用。临床上常用单味药或以鸡血藤为主组方治疗各种原因引起的红细胞、白细胞、血小板等全血细胞减少性疾病，其有效成分鸡血藤醇提物具有升血小板的功效；鸡血藤总黄酮具有调节促红细胞生成素水平从而促进红系造血的作用。鸡血藤对免疫系统具有双向调节作用，其免疫抑制作用占优势。

（二）病案举例

夏某，女，3 岁，2014 年 5 月 22 日初诊。患儿半年前感冒后出现皮肤紫癜，呈针尖样，四肢多见，密集色红，无吐血、便血、尿血等，在郑州大学第一附属医院查血常规示血小板 3×10^9/L，拟诊为"特发性血小板减少性紫癜"，予丙种球蛋白静脉滴注 5 天，口服强的松片 5mg（2013 年 12 月 8 日），每日 3 次，1 个月后改为 15mg，每日 1 次，顿服。至 2014 年 3 月 22 日停服，其间无新出紫癜。半月前患儿因感冒四肢及颜面复现少量红色紫癜，呈针尖样，查血小板 30×10^9/L，自服芦丁片、维生素 C 片等，效果不佳，遂求治于丁樱教授。刻下症：感冒已愈，四肢及颜面可见少量紫癜，色淡，不痒，手足心热，或有潮热，无吐血、便血、尿血等，大便干，口渴喜饮，纳眠可，舌红少苔，指纹紫滞。复查血小板 41×10^9/L。选 ITP 方加减：生地黄、玄参、麦冬、忍冬藤、鸡血藤、紫草、冬凌草、甘草各 10g，墨旱莲 12g，女贞子、射干各 6g，日 1 剂，水煎服，分 3 次，10 剂；加用强的松片 10mg 口服，每日 3 次，10 天后复查。

2014 年 6 月 10 日二诊：服上药后皮肤紫癜仍见，但较前减轻，查血小板 72×10^9/L，咽部明显充血，故上方加板蓝根 15g，黄芩 10g，以清热解毒；生牡蛎 12g，五味子 6g，以养阴收涩；日 1 剂，水煎服，分 3 次，21 剂；强的松片隔日减 5mg，16 天后减至 20mg，隔日 1 次。

2014 年 7 月 2 日三诊：患儿近期病稳，无新出皮肤紫癜，咽部稍红，纳眠可，二便调，舌淡少苔，指纹紫滞。上方继服 2 个月后停药观察，强的松片 20mg，隔日 1 次，3 周后每 2 周减 2.5mg，减至 2.5mg，隔日 1 次，维持 3 周后停药。停药 2 周后复查血小板 126×10^9/L，随访至今未复发。

（三）讨论

ITP 是以出血为主的病证，出血所致的瘀血，既是病理产物，也是致病因素。《血证论·瘀血》曰："吐衄、便漏，其血无不离经……盖血出离经，清血也，鲜血也，既然是离经之血，虽清血鲜血，亦是瘀血。"本案中患儿有前驱感染史，皮肤紫癜，呈针尖样，四肢多见，密集色红，无吐血、便血、尿血等，血小板 3×10^9/L，证属急性型 ITP，提示血小板减少与原发感染的免疫反应有关。予以丙种球蛋白及激素治疗后虽有好转但效果不佳，病程迁延，日久生瘀，加之复感外邪，致使病情反复。瘀血阻络不仅使血不循经而加重出血，又会影响新血的化生。《先醒斋医学广笔记》提出"宜行血不宜止血"，《景岳全书》提出"血瘀宜活血止血"，且单用止血之品也有留瘀之弊。因此，丁樱教授认为本病不宜大量使用炭剂止血，养血活血化瘀宜贯穿 ITP 治疗的始终，使血止而不留瘀，祛瘀而利血止，故在本案治疗中未大量使用地榆炭、棕榈炭、生地黄炭等炭剂收敛止血，而是妙用鸡血藤，佐以凉血止血、清热解毒之药味，发挥其养血止血，活血通络，止血不留瘀，化瘀不伤正，兼有免疫抑制之功用，提高临床止血效果，还能降低毛细血管脆性和通透性，消除血小板抗体 PAIgG 的产生条件，从而提升血小板的质量和数量。

（冯锴、丁樱）

参考文献

[1] 国家药典委员会. 中华人民共和国药典（一部）[S]. 北京：中国医药科技出版社，2010：180.

[2] 崔艳君，刘屏，陈若芸，等. 鸡血藤的化学成分研究 [J]. 药学学报，2002，37（10）：784–787.

[3] 张浩，申玉清. 鸡血藤醇提物对血虚模型小鼠的补血作用 [J]. 中国药房，2014，25（3）：221–223.

[4] 梁宁，韦松基，林启云，等. 鸡血藤总黄酮对血虚小鼠抗贫血作用及机理研究 [J]. 时珍国医国药，2009，20（2）：362–363.

[5] 熊晓玲，李文. 部分扶正固本中药对小鼠脾细胞 IL-2 产生的双向调节作用 [J]. 中国实验临床免疫学杂志，1991，3（4）：37–40.

[6] 李海燕，陶淑春. 陶淑春治疗原发性血小板减少性紫癜的经验 [J]. 辽宁中医杂志，2003，30（1）：16–17.

[7] 王玉湘，杨欣伟. 自拟"巨牛升板汤"治疗原发性血小板减少性紫癜 30 例 [J]. 浙江中医药大学学报，2011，35（2）：212–213.

八、海金沙治疗特发性高钙尿症

海金沙属蕨类海金沙科多年生草质藤本植物，主产于广东、浙江、江苏等地区：其孢子味甘淡，性寒，归膀胱、小肠经，其性下降，善清小肠、膀胱湿热，为治诸淋涩痛之要药，特发性高钙尿症（idiopathic hypercalciuria，IH）是一种病因不明、血钙正常、尿钙排泄增多的疾病，单纯性或无症状性镜下或肉眼血尿、泌尿系结石是其最常见的临床表现。长期的高钙尿可对生长期的骨骼产生不利影响，少数病人晚期发展成高钙性肾病，甚至肾衰竭。丁樱教授通过长期临床经验的积累，认为海金沙对于小儿高钙尿症有着不可忽视的治疗作用。本文着重探讨海金沙治疗小儿特发性高钙尿症的具体功效。

特发性高钙尿症分为肠吸收型和肾漏型，前者是由空长肠对钙选择性吸收过多，使血钙短暂升高而致肾小管滤过钙增多，以及甲状旁腺素分泌抑制而使肾小管重吸收钙减少，从而导致血钙正常而尿钙排出过多；后者是由于肾小管重吸收钙缺陷而致尿钙漏出过多，刺激甲状旁腺素分泌及 1,25-二羟维生素 D 合成增多，引起继发性肠钙吸收亢进以维持血钙正常。目前儿童尿钙排泄水平的上限标准仍沿用英国学者 Ghazail 和 Barratt 制定的 4mg/(kg·d)，如 24 小时尿钙定量 >0.1mmol/kg，尿 Ca/Cr >0.2，临床上排除继发性高钙尿则可确诊为特发性高钙尿症。对特发性高钙尿症导致血尿、结石的详细机理尚不明确，目前的主要观点是由于微小的、放射线不能测定的钙晶体在肾脏沉积造成肾间质炎症，肾微小区钙化，局灶性肾小管损伤而致血尿，以上现象可在肾活检组织中观察到，而结石的形成则是因为尿钙浓度增高后，以沉积在肾内的微小钙晶体形成的钙类化合物为核心，然后逐步形成相应的钙结石。治疗高钙尿症的核心是防止肾脏钙结石的形成。据调查，尿路结石中混合性结石占多数，其中以草酸钙为主，钙是形成尿结石的主要因素，人体尿液中钙和草酸的高过饱和是草酸钙形成的基础，而尿量多少与结石的发生也有极其密切的关系。

（一）高钙尿症的治疗

据相关报道，高钙尿症与遗传、饮食、维生素 D 代谢异常有一定的关系；目前西医治疗除增加液体摄入量外，应适当限制饮食钙，但对于小儿需考虑其生长发育对钙的需要，每日供钙应不低于基础需要量。对控制饮食后高钙尿症仍不缓解的肾漏型 IH，可应用噻嗪类利尿剂促进髓袢升支对尿钙的重吸收来降低尿钙，但应注意长期使用可致多种不良反应。也有观点提出，限制钙的摄入，可导致骨骼的去矿物化作用增强，排出更多的尿钙，况且 IH 患儿常有骨矿密度降低，过度限制钙摄入可影响患儿的生长发育。因此对于 IH 患儿，钙摄入量应控制在正常需要范围（每天 $400 \sim 600mg$）。

（二）海金沙针对高钙尿症的现代药理研究

现代药理学研究发现海金沙含有挥发油类、黄酮类、酚酸类等成分，具有防治尿结石、利胆、降血糖、抗氧化等作用，其作用机理在于阻止自由基在体内导致的链反应。海金沙地上部分水提液能防止尿结石的形成。王润霞等研究了海金沙地上部分水提取液对草酸钙结石的影响，发现海金沙提取部分可抑制二水草酸钙（COD）向热力更稳定的一水草酸钙（COM）晶体转变，这种抑制作用随海金沙提取液浓度的增大而增大，且 COD 晶体尺寸随着海金沙提取液浓度的增大而减小，该结果为海金沙治疗 IH 提供了有力的实验依据。莫刘基等通过研究发现海金沙对狗输尿管蠕动、腔内压力有影响，发现海金沙注射液可引起输尿管蠕动频率增加和输尿管上段腔内压力增高，压力的变化可表现为蠕动性、短时间紧张性和长时间紧张性压力升高。此种功能可以促进尿中结石排出，微观上可解释其诱导、缓解尿中蛋白和红细胞漏出的机理。

（三）典型病例

患者甲，男，8 岁，25kg，2015 年 3 月 24 日初诊。患儿 6 年前患肾病综合征，治愈后病情较稳定，近两年复查尿常规持续存在隐血（＋），未特殊处理。近日因尿中隐血增多，至丁樱教授门诊治疗。初诊查体：小便浓茶水色，有泡沫，量不多，舌质红，苔黄厚，脉沉细数；纳欠佳，眠可，大便正常。查尿常规：BLD（++），RBC（+），Pro（++），WBC（+）。24小时尿检：尿总蛋白1218mg/24h，尿钙71.42mg/24h，3.84mmol/L；尿钙/尿肌酐6.781mmol/L，总尿量0.6L。肾脏彩超示左侧输尿管中下段第二生理狭窄上方见一3mm×2.5mm的高回声，提示左肾中度积水，左侧输尿管中下段结石。中医诊断为淋证，西医诊断为尿结石，初诊予以自拟血尿方加减。处方：海金沙、生地黄、墨旱莲、茜草、女贞子、白及、小蓟、仙鹤草、连翘、金钱草各15g，大蓟、鸡内金、甘草各10g，牡丹皮、黄芩、当归、枳壳、砂仁各6g，日1剂，水煎服，建议外科碎石处理。

4月7日二诊：自诉服上药期间，尿检示BLD（+）～（++），Pro（-）～（+），RBC（1～6）个/HP，WBC（+）。3天前患儿外感咳嗽，流黄涕，纳增，眠可，小便色深，偶有混浊，有泡沫，量不多，有轻度尿频、尿急症状，大便正常。查尿常规示BLD（++），Pro（+），RBC（+），WBC（+）。彩超示距肾门约75mm处见一大小约1mm×1.5mm的高回声，提示左侧输尿管中下段结石并左肾中度积水，方选血尿方合银翘散加味，处方：金银花、银翘各6g，茜草、墨旱莲、酒大黄各9g，石韦、车前草、黄柏、益母草各10g，海金沙、金钱草各15g，日1剂，水煎服，联合孟鲁斯特缓解患儿咳嗽外感症状。

5月7日三诊：患儿外感已愈，纳增，眠可，晨尿呈淡茶叶色，大便正常。尿常规示BLD（++），Pro（-），RBC（+），WBC（+）。24小时尿检示尿总蛋白正常，尿钙60.14mg/24h，1.94mmol/L，尿钙/尿肌酐0.37mmol/L，总尿量0.98L。肾脏彩超示左侧输尿管全程管壁略增，并左肾轻度积水，方续选血尿方加减，守首方去女贞子、白及、仙鹤草、连翘、牡丹皮、当归，加白茅根、淡竹叶、瞿麦、萹蓄各10g，并告知家长每天自测患儿晨尿尿钙，嘱患儿多饮水，防外感，日1剂，服药30剂后复诊。

6月21日四诊：患儿病稳，偶咳，无尿频、尿急症状，尿色较前色淡，大便正常。复查尿常规示BLD（-），Pro（-），RBC 0～1个/HP，WBC 0～1/HP。彩超示双肾未见明显异常。上方加冬凌草、煅蛤壳、石韦各10g，桔梗6g，家长自行继服50剂。

8月9日复查：尿常规检查示BLD（-），Pro（±），RBC 0～2/HP，WBC 0～1/HP；彩超示肾脏结石、积水均消失。续服上药40剂，随访至今无复发。

（四）讨论

上述案例辨证属下焦湿热，是由于下焦瘀热损伤膀胱血络，病变日久，尿钙沉积，进展为"石淋"，属西医的IH范畴，中医将高钙尿症列入中医淋证的"血淋""石淋"范畴，认为本病的病因主要在膀胱与肾，基本病理变化是湿热蕴结下焦、肾与膀胱气化不利，以清热利湿、通淋利尿为主要治疗原则。丁樱教授根据患儿病情，辨证为气阴两虚，选自拟血尿方加味，以凉血化瘀、利尿通淋为治疗原则，根据患儿病情变化加减方药，海金沙虽仅为整个方药中的一味，但以其清热化湿、通淋止痛的作用贯穿整个治疗方案，起着关键性的作用。在特发性高钙尿症的调节治疗上，传统中药海金沙与西药相比，药效独特，不良反应小，在高钙尿症早期治疗过程中，联合西药治疗还可以加强其功效并减缓相关西药的毒副作用。随着现代药理学对海金沙提取物的深入研究，海金沙的更深层的药理作用会被逐层解析，相信不仅能针对高钙尿症提炼出更精准的治疗成分，在其他的肾脏系疾病上，也能找到更多的切入口。

（高敏、丁樱）

参考文献

[1] 江苏新医学院. 中药大词典（下册）[S]. 上海：上海科学技术出版社，1986：1238-1239，1248-1249.

[2] 蒋美丹. 174例儿童特发性高钙尿症的护理 [J]. 全科护理，2012，10（17）：1555-1556.

[3] 刘艳，张碧丽，王文红. 儿童特发性高钙尿症23例临床分析 [J]. 临床荟萃，2010，25（21）：1885-1886.

[4] 董淑兰，宋敬卉. 家族性特发性高钙尿症发病特点及治疗随访 [J]. 实用预防医学，2005，12（1）：117-119.

[5] 余林泉. 儿童单纯性血尿和尿结石与特发性高钙尿症的关系 [J]. 广东医学，1999，20（2）：115-116.

[6] 屠民琦，施国伟，何家扬，等. 尿石成分与血尿理化性质的关系 [J]. 现代泌尿外科杂志，2011，16（4）：306-308.

[7] 贾志杰. 特发性高钙尿症的诊断与治疗 [J]. 山东医药，2011，4（6）：52-53.

[8] 涂娟. 儿童特发性高钙尿症与血尿 [J]. 中国医刊，2009，44（4）：23-24.

[9] 贲永光，李康，李坤平，等. 海金沙不同溶剂提取物清除自由基活性的研究 [J]. 安徽农业科学，2009，35（19）：8989-8991.

[10] 黄亮辉，苏琪，赵婷婷，等. 海金沙的化学成分及药理活性研究进展 [J]. 中药材，2011，34（1）：150-154.

九、石菖蒲开窍醒神治遗尿

始载于《神农本草经》的石菖蒲，为天南星科多年生草本植物石菖蒲的干燥根茎，其性味辛、苦、温，归心、胃经，擅长开窍醒神，化湿和胃，宁神益智。可用于治疗清窍被蒙，神志昏迷；湿阻中焦，脘腹痞满，胀闷疼痛；水谷不纳、痢疾后重之噤口痢；健忘、失眠或嗜睡、耳鸣、耳聋等症。丁樱教授认为石菖蒲有明确的醒神助觉醒的作用，针对非器质性病变致遗尿患儿睡眠深沉方面有确切的效果，就像人体的激素一样，量虽小，但功能强大。石菖蒲虽仅是遗尿方众多药味中的一味，但凭借着醒神促觉醒的作用对整个病程起着关键性的作用。

小儿遗尿症主要是指排除隐型脊柱裂等器质性病变下，小儿年龄≥5 岁、睡眠状态下不自主排尿次数每周≥2 次，持续 6 个月以上的病证。临床上表现为睡梦中小便自遗，醒后方觉，患儿多睡眠深沉，不易唤醒，不能自主控制排尿。小儿遗尿少则数夜一次，多则一夜数次，给患儿及家长带来巨大的精神负担，并可能会对儿童的心理造成负面影响，患儿经积极治疗后多可好转，并随年龄增长、机体各项功能的发育完善而逐渐痊愈。

（一）病因病机

中医认为遗尿的病位主要在膀胱，与肾、脾、肺三脏都有关系。临床上分为 4 型：下元虚寒、肺脾气虚、心肾失交、肝经湿热。其治疗以温补下元、固涩膀胱为主法，肺脾气虚者兼以健脾益气，水火失济者兼以清心滋肾，肝经湿热者兼以清利湿热。临床上排除器质性病变的原发性遗尿患儿多有睡眠深沉的特点，石菖蒲能改善患儿的夜间睡眠深沉状态，使之易于唤醒，最终易于自觉觉醒，对患儿遗尿的治疗具有关键性的作用。针对患儿的睡眠觉醒功能及排尿控制中枢发育迟缓现象，石菖蒲可益智健脑，开窍醒神，对小儿原发性遗尿症的治疗有确切的临床疗效。

（二）石菖蒲的现代研究

石菖蒲是常用的醒脑开窍药，近年来对石菖蒲的现代研究从其有效成分、对脑细胞及相关基因的影响等方面有力地证实了此作用，其临床上广泛用于神昏、惊厥等病证，对中枢神经系统有双向调节作用；石菖蒲由挥发油和非挥发性成分组成，挥发油是石菖蒲的重要有效成分，在已经发现的 34 种挥发油成分中，β - 细辛醚和α - 细辛醚是其主要成分。有动物研究显示，上述成分均能增强大鼠脑皮质神经细胞和 Belx 基因的表达，而抑制大鼠神经细胞的凋亡，且石菖蒲配合冰片能使神经细胞支配面积和神经元细胞数高于对照组。石菖蒲历来被广泛用于醒神健脑，采用GC - MS 法分析石菖蒲挥发油灌胃给药后进入大鼠脑组织中的挥发油成分证明，顺式甲基异丁香酚、榄香素、β - 细辛醚、α - 细辛醚能进入脑组织，故石菖蒲挥发油开窍醒神作用可能是多个成分综合作用的结果，具体表现为延长小鼠入睡时间，明显缩短睡眠延续时间的作用。

（三）病案举例

患儿张某，女，5 岁，2013 年 10 月 4 日初诊。患儿自出生至今素有尿床病史，近1个月加重,患儿遗尿至少1次/夜,多则每夜4~5次,每于白天劳累及睡前喝水多时加重,午睡无遗尿情况,既往无尿频、尿急、尿痛等泌尿道感染史,现有轻微感冒流涕,纳眠可,大便调,小便清长,舌淡苔白,脉沉无力。骶椎X线检查未见异常。方选遗尿方加减,处方:菟丝子、枸杞子、石菖蒲、益智仁、桑螵蛸各12g,覆盆子、金樱子、五味子、郁金、辛夷、甘草各10g,防风6g,日1剂,水煎服,并告知家长留心患儿每晚遗尿时间,于遗尿之前将患儿叫醒,锻炼其清醒状态下自觉排尿;睡觉前勿过多喝水,勿过度嬉戏玩闹。服药1周后复诊,患儿易叫醒,有时主动起床小便,遗尿次数减少,患儿感冒症状缓解,上方去防风、辛夷,继服14剂,药后遗尿缓解,随访至今未见复发。

(四)讨论

上例以遗尿日久、次数较多、小便清长为特点,辨证属下元虚寒,膀胱失约。方中以五子衍宗丸温补固涩,益智仁、郁金、石菖蒲益智开窍为法。西医认为小儿遗尿症的病因和发病机制还不明确,与以下因素密切相关:①排尿控制中枢发育不全或发育迟缓;②睡眠和觉醒功能发育迟缓;③神经内分泌因素;④遗尿症患儿常有家族史;⑤精神心理因素等。曾有人通过电生理检测试验探讨原发性遗尿症骶神经传导功能与觉醒障碍的关系,也发现觉醒障碍可能会是小儿遗尿症的重要病理生理改变之一。丁樱教授遗尿方中以五子衍宗丸加石菖蒲辨证加减,固涩止遗,促进患儿觉醒,对遗尿症的缓解效果显著。

(尚东方、丁樱)

参考文献

[1] 方永奇,吴启端,王丽新,等. 石菖蒲对中枢神经系统兴奋 – 镇静作用研究 [J]. 广西中医药,2001,24(1):49.

[2] 贾晓旭,康立源. 开窍药研究概况 [J]. 中国中医药信息杂志,2010,17(4):108 – 112.

[3] 方永奇,匡忠生,谢宇辉. 石菖蒲对缺血再灌注脑损伤大鼠神经细胞凋亡的影响 [J]. 现代中西医结合杂志,2002,11(17):1647 – 1649.

[4] 蒋红兰,匡忠生,李翎,等. 石菖蒲冰片对神经细胞缺氧性损伤的保护作用 [J]. 广州中医药大学学报,2003,20(1):63 – 65.

[5] 方永奇,魏刚,柯雪红,等. GC – MS 分析石菖蒲挥发油透大鼠血脑屏障的成分研究 [J]. 中药新药与临床药理,2002,13(3):181 – 182.

[6] 吴启端,方永奇,李翎,等. 石菖蒲对中枢神经系统兴奋性的有效部位研究 [J]. 医药导报,2002,21(7):399 – 401.

第四章　临床研究

一、雷公藤多苷联合清热止血方、香丹注射液治疗小儿紫癜性肾炎疗效观察

小儿紫癜性肾炎（HSPN）是过敏性紫癜的并发症，直接影响疾病的病程和预后。过敏性紫癜肾脏受累发生率 20%～80%，90% 以上的患儿存在肾脏组织学改变。HSPN 的临床 6 个类型中以血尿伴蛋白尿发生率最高，2003 年国内针对该型初定了治疗参考方案，提出使用中成药雷公藤多苷，但至今未见到多中心大样本随机对照治疗研究观察报告。本课题组自 2008 年 1 月～2010 年 10 月进行了多中心随机单盲对照临床研究，通过雷公藤多苷配合中药辨证与激素对照比较，观察中西药两种治疗方案对 HSPN 的疗效，报道如下：

（一）方法

1. 诊断标准及中医辨证分型标准

诊断标准参照《小儿肾小球疾病的临床分类、诊断及治疗》。中医辨证分型标准参照《中医儿科学》。

2. 纳入、排除及脱落标准

纳入标准：符合西医诊断标准，分型属血尿伴蛋白尿型者，24 小时尿蛋白定量 25～50mg/（kg·d）；中医辨证分型属阴虚夹瘀、风热夹瘀、血热夹瘀、气阴两虚夹瘀证；年龄 2～18 岁；病理分级为 I～Ⅲ 级，新月体比例 ≤25%；尿常规异常超过 1 周；近 10 天未使用过激素、环磷酰胺、雷公藤多苷片、霉酚酸酯等免疫抑制剂；病程 <2 个月；监护人签署知情同意书。排除标准：临床属血尿兼蛋白尿型以外类型；对本试验药物过敏；病理分级为 Ⅳ 级及以上，新月体比例 >25%；系统性红斑狼疮、血管炎、病毒性肝炎（丙肝、乙肝等）、高尿酸血症等所致的肾损伤及高尿钙、左肾静脉压迫综合征、肾病综合征、IgA 肾病等引起的血尿；持续高血压或肾功能不全（持续氮质血症）；血浆纤维蛋白原或 D-二聚体 <正常值。脱落标准：未完成方案观察周期，除外未满疗程症状消失停药者，均视为脱落病例。

3. 一般资料

172 例均为 2008 年 1 月～2010 年 10 月就诊于河南中医药大学第一附属医院、北京儿童医院、南京军区南京总医院、江苏省中医院儿科住院患儿。按照 2∶1 随机分配，治疗组 115 例，对照组 57 例，两组一般资料比较，差异无统计学意义（$P >$ 0.05），结果见表 4 – 1。

4. 治疗方法

（1）治疗组治疗方案：①清热止血方（组成：生地黄 12g，牡丹皮 12g，丹参 12g，墨旱莲 12g，赤芍 12g，三七 3g，小蓟 20g，茜草 12g）辨证化裁，药物采用江阴中药厂天江牌配方颗粒剂，其生产厂家符合 GMP 标准，将药物混匀分 3 份，每日 3 次，每次加水 50mL；②雷公藤多苷片（10mg，江苏美通药业生产，批号 070604）1.5mg/（kg·d）（最大量不超过 90mg/d），分 2～3 次口服；③香丹注射液（每支 10mL，每毫升注射液相当于生药丹参 1g，降香 1g，神威药业有限公司，批号 070503042）每天 0.5mL/kg，加入 5% 葡萄糖注射液 100～250mL 静脉滴注，连续治疗 2 周。

（2）对照组治疗方案：①肾上腺皮质激素（醋酸泼尼松片，每片 5mg，浙江仙琚制药有限公司，批号 070445）前 4 周 1mg/（kg·d），最大量不超过 30mg，4～8 周将初始剂量按隔日减量 5mg 至隔日顿服，8～12 周按每周减量 5～10mg 逐渐停药；②肝素钠注射液（每支 12500IU，常州生化千红制药有限公司：批号 070805）100IU/（kg·d），加入 5% 葡萄糖液 100～250mL 中静脉滴注，疗程 2 周；③潘生丁片（25mg，临汾奇林药业有限公司，批号 0709211）3mg/（kg·d），分 3 次口服。除香丹注射液、肝素钠注射液外，其他药物 1 个疗程均为 4 周，连续 3 个疗程，共 12 周。治疗 4 周无效的病例终止治疗，按无效病例处理，显效、有效病例继续原方案。

5. 观察指标及方法疗效

评价标准参照《中药新药临床研究指导原则》及临床经验制定。尿常规检查若出现明显变化应 1 周内连续次综合分析判断。

（1）尿蛋白疗效判定标准：临床控制：尿常规检查蛋白转阴，24 小时尿蛋白定量正常；显效：尿常规检查蛋白减少（＋＋），或 24 小时尿蛋白定量减少 >50%；有效：尿常规检查蛋白减少（＋），或 24 小时尿蛋白定量减少 30%～50%；无效：24 小时尿蛋白定量减少 <30% 或增加。

（2）尿红细胞疗效判定标准：临床控制：尿常规红细胞计数 ≤5 个/HP；显效：尿常规红细胞计数减少 >50%；有效：尿常规红细胞计数减少 30%～50%；无效：尿红细胞计数减少 <30% 或增多。

（3）整体疗效判定标准：临床控制：尿蛋白转阴、24 小时尿蛋白定量正常，尿红细胞计数 ≤5 个/HP；显效：尿蛋白转阴，24 小时尿蛋白定量正常或减少 >50%，尿红细胞计数减少≥50%；有效：24小时尿蛋白定量减少30%~50%，尿红细胞计数检查减少30%~50%；无效：临床表现与实验室检查改善均未达到有效标准或加重。

（4）安全性观察：治疗前后分别测定血常规、肝功能、肾功能、心电图、肝肾B超。记录用药依从性及出现的所有不良事件。

6. 统计学方法

由第三方中国中医科学院临床研究评价中心统计分析，采用SAS8.2软件，所有数据均采用双侧统计检验。计量资料的同组自身前后比较，符合正态分布的用t检验，不符合正态分布的用符号秩和检验，计数资料采用χ^2检验，$P < 0.05$为差异有统计学意义。

（二）结果

1. 病例脱落情况

治疗组脱落5例，其中因缺乏疗效患儿法定监护人提出更换治疗方案者2例，因违背试验方案退出者1例，因患者电话号码更换未能继续联系者2例。对照组脱落6例，其中因缺乏疗效患儿法定监护人提出更换治疗方案者3例，因要求退出试验者1例，因违背试验方案退出者1例，因患者电话号码变更未能继续联系者1例。本次研究造成脱落的主要原因为：受试者依从性差或合并使用本方案禁止使用的中西药物；不能完成整个疗程，致使资料不全影响疗效和安全性判断者。研究过程中未出现因严重不良事件或合并症而被中止试验的病例。

2. 两组HR-HPV逆转尿蛋白疗效比较（表4-2）

治疗组治疗4、8周尿蛋白疗效优于对照组，差异均有统计学意义（$\chi^2 = 9.5585$，$P = 0.0227$；$\chi^2 = 15.4872$，$P = 0.0014$）。两组治疗12周尿蛋白疗效比较，差异无统计学意义（$\chi^2 = 4.4782$，$P = 0.2142$）。

3. 两组尿红细胞疗效比较（表4-3）

两组治疗4周、12周末尿红细胞疗效比较，差异均无统计学意义（$P > 0.05$）。治疗组8周末尿红细胞疗效优于对照组（$\chi^2 = 7.9638$，$P = 0.0468$）。

4. 两组整体疗效比较（表4-4）

中药组治疗4周、8周疗效均优于对照组，差异有统计学意义（$\chi^2 = 4.5837$，$P = 0.0323$；$\chi^2 = 12.0789$，$P = 0.0071$），两组治疗12周疗效比较，差异无统计学意义（$\chi^2 = 2.3036$，$P = 0.4948$）。

5. 安全性观察

试验中未观察到心、肝、肾功能、血液系统严重不良反应。

表4-1 两组一般资料比较

组别	例数	男/女	年龄 (岁, $\bar{x}$ ±s)	病程 (天, $\bar{x}$ ±s)	肾脏病理分级（例）					证型（例）			
					I级	IIa级	IIb级	IIIa级	IIIb级	阴虚夹瘀型	血热夹瘀型	风热夹瘀型	气阴两虚夹瘀型
治疗	115	69/46	9.5±3.1	31.0±16.2	0	13	17	30	12	25	72	12	6
对照	57	29/28	9.4±2.8	34.3±11.4	0	8	12	16	6	14	39	3	1

表4-2 两组HR-HPV逆转蛋白尿疗效比较（例,%）

组别	时间	例数	临床控制	显效	有效	无效	总有效率
治疗组	治疗4周	113	50（48.67）	38（33.63）	14（12.39）	6（5.31）	94.69*
	治疗8周	108	70（64.81）	27（25.00）	7（6.48）	4（3.70）	98.3**
	治疗12周	108	80（74.07）	24（22.22）	3（2.78）	1（0.93）	98.04
对照组	治疗4周	56	20（35.71）	14（25.00）	14（25.00）	8（14.29）	85.71
	治疗8周	50	20（40.00）	12（24.00）	13（26.00）	5（10.00）	90
	治疗12周	50	36（72.00）	8（16.00）	4（8.00）	2（4.00）	96

注：与对照组同期比较，$^*P<0.05$，$^{**}P<0.01$；下表同。

表4-3 两组尿红细胞疗效比较（例,%）

组别	时间	例数	临床控制	显效	有效	无效	总有效率
治疗组	治疗4周	113	31（27.43）	18（15.93）	30（26.55）	34（30.09）	69.91
	治疗8周	108	60（55.56）	30（27.78）	8（7.41）	10（9.26）	90.74*
	治疗12周	108	64（59.26）	35（32.41）	5（4.63）	4（3.70）	96.30
对照组	治疗4周	56	17（30.36）	11（19.64）	11（19.64）	17（30.36）	69.64
	治疗8周	50	20（40.00）	12（24.00）	6（12.00）	12（24.00）	76.00
	治疗12周	50	23（46.00）	16（32.00）	5（10.00）	6（12.00）	88.00

表4-4 两组整体疗效比较（例,%）

组别	时间	例数	临床控制	显效	有效	无效	总有效率
治疗组	治疗4周	113	23（20.35）	58（51.33）	27（23.89）	5（4.42）	95.58*
	治疗8周	108	38（35.19）	61（56.48）	5（4.63）	4（3.70）	96.30**
	治疗12周	108	40（37.04）	59（54.63）	8（7.41）	1（0.93）	99.07
对照组	治疗4周	56	8（14.29）	23（41.07）	19（33.93）	6（10.71）	89.29
	治疗8周	50	15（30.00）	20（40.00）	10（20.00）	5（10.00）	90.00
	治疗12周	50	20（40.00）	23（46.00）	5（10.00）	2（4.00）	96.00

（三）讨论

HSPN 是儿童时期最常见的继发性肾小球肾炎，肾脏损伤程度直接影响着疾病的严重性与预后。尤其持续蛋白尿会对肾组织的慢性纤维化产生较大影响。目前对 HSPN 的血尿兼蛋白尿型治疗，国内外报道的方法虽然多种多样，但至今为止未见到大样本、多中心、单盲、随机对照的研究报告，也没有公认有效的中医或西医治疗方案。

此外，国内虽已将中成药雷公藤多苷片列入治疗指南，但是由于 HSPN 临床表现不一，临床医师对雷公藤多苷的疗效及不良反应认识差别等原因，该方案尚未广泛执行，更缺乏儿童多中心、大样本、随机、严格对照治疗研究报告。

清热止血方（原名血尿停颗粒）为笔者应用近 30 年的经验方，方中以生地黄清热养血生津，凉血止血，牡丹皮清血热、散血瘀，泻火兼以存阴，善治血中伏火为君药；墨旱莲滋肾补肝，凉血止血；小蓟、茜草凉血止血化瘀，丹参活血祛瘀为臣药；三七善化瘀血不伤新血，赤芍清热凉血，活血散瘀为佐使。诸药相合使热毒清，瘀血散，则疾病向愈。现代药理研究证实：活血化瘀中药具有抗凝、降低血液黏度、扩张毛细血管、改善血液循环的作用，能够减少血管壁损伤，改善机体免疫功能紊乱的状态。

香丹注射液主要由丹参、降香提取物组成，有效成分是丹参酮、原儿茶醛、原二茶酸，具有活血化瘀、通脉养心的功能。除被应用在心血管疾病的治疗外，在治疗肾脏疾病中亦被广泛使用。廖茂智等认为香丹注射液具有解除血管痉挛、改善微循环、防止红细胞聚集、降低血液黏滞度、防止微小血栓形成的作用。叶伟斌等认为本药可改善微循环，有效增加肾血流量和肾小球滤过率，减轻肾实质损伤的作用。

紫癜性肾炎在临床上常呈现持续的血尿、蛋白尿，在病理上常呈系膜增生性改变，后期多出现肾小球硬化。长期蛋白尿不仅引起肾小球硬化，而且可以直接导致肾小管间质纤维化，故尽早控制蛋白尿、血尿可减轻肾损伤。本研究结果显示，治疗组 4 周尿蛋白临床控制率达 48.67%，显效率达 33.63%，有效率达 12.39%，愈显率占 78.31%，总有效率达 94.69%，4 周、8 周尿蛋白疗效均优于对照组（$P < 0.05$），起效时间早。随着病情的稳定，至 12 周两组尿蛋白疗效相当，无明显差异，说明激素组也有效，但较中药组起效时间晚。

治疗组 8 周末尿红细胞疗效优于对照组（$P < 0.05$）。4 周、12 周末尿红细胞疗效差异无统计学意义，可能由于两组药物对尿红细胞的起效时间均在 4 周之后，但治疗组 8 周时疗效已趋于稳定，而对照组稳定时间却在 12 周之后，说明血尿的治疗起效时间治疗组也较对照组为早，稳定的持续时间长。

黎磊石等自 1981 年首次将雷公藤用于治疗肾炎以来，雷公藤的抗炎、免疫等药理作用逐步得到医学界的认可。雷公藤提取物——雷公藤多苷是我国自主研发的治疗肾小球疾病的药物。动物试验研究显示其既可以改善肾小球毛细血管通透性，减少尿蛋白，还可以改善肾脏病理变化。因其使用方便、价格低廉而适用于较多肾脏病患者。

本研究结果表明：以雷公藤多苷联合清热止血方为主的中医辨证治疗，对治疗小儿 HSPN 的血尿兼蛋白尿型的疗效肯定，不良反应少，为小儿 HSPN 提供了疗效可靠的规范化的治疗途径，值得临床推广。

（丁樱、翟文生、任献青）

参考文献

［1］Davin JC，TenBerge IJ，Weening JJ. What is the difference between IgA nephropathy and Henoch－Schönlein purpura nephritis［J］. Kidney Int，2001，59（3）：823－834.

［2］Kaku Y，Nohara K，Honda S. Renal involvement in Henoch－Schönlein purpura：a multivariate analysis of prognostic factors［J］. Kidney Int，1998，53（6）：1755－1759.

［3］Szeto CC，Choi PC，To KF，et al. Grading of acute and chronic renal lesions in Henoch－Schönlein purpura［J］. Mod Pathol，2001，14（7）：635－640.

［4］杨霁云. 小儿过敏性紫癜性肾炎诊治中的几个问题［J］. 肾脏病与透析肾移植杂志，2004，13（2）：147－149.

［5］中华医学会儿科学分会肾脏病学组. 紫癜性肾炎的诊断与治疗（草案）［J］. 中国实用儿科杂志，2003，18（3）：38.

［6］黄松明，李秋，郭艳芳. 紫癜性肾炎的诊治：《儿童常见肾脏疾病诊治循证指南（试行）》解读（二）［J］. 中华儿科杂志，2009，47（12）：914.

［7］中华医学会儿科学分会肾脏病学组. 小儿肾小球疾病的临床分类、诊断及治疗［J］. 中华儿科杂志，2001，39（12）：746－749.

［8］汪受传. 中医儿科学［M］. 北京：中国中医药出版社，2002：237－240.

［9］潘英妮，袁丹，付文卫，等. HPLC 法测定丹参类注射液中 4 种水溶性成分含量［J］. 沈阳药科大学学报，2004，21（3）：196－200.

［10］郑筱萸. 中药新药临床研究指导原则［M］. 北京：中国医药科技出版社，2002：233－237.

［11］丁樱，吴力群，黄可丹，等. 血尿停颗粒剂联合雷公藤多苷片治疗小儿紫癜性肾炎 30 例［J］. 上海中医药杂志，2004，38（8）：37.

［12］丁樱. 血尿停加雷公藤多苷对小儿紫癜性肾炎免疫功能的影响［J］. 四川中医，2004，22（10）：72－73.

［13］丁樱，张红敏. 血尿停颗粒剂对肾小球系膜细胞及细胞因子的影响［J］. 北京中医药大学学报，2005，12（4）：4－7.

［14］丁樱，张红敏，任献青. 血尿停颗粒剂的毒理学研究［J］. 河南预防医学杂志，2005，16（1）：11－15.

［15］孙建宁. 中药药理学［M］. 北京：中国中医药出版社，2006：142－162.

［16］王蕙，左梅香. 香丹注射液检测方法的改进［J］. 西北药学杂志，2002，17（6）：256.

[17] 廖茂智，刘国礼．香丹注射液治疗肾综合征出血热出血 128 例体会 [J]．中国民族民间医药杂志，2006，80（3）：147．

[18] 叶伟斌，张伯科．香丹注射液联合激素治疗肾病综合征 36 例 [J]．陕西中医，2006，27（12）：1475－1477．

[19] 刘付友．蛋白尿致肾小管间质纤维化的机制及防治 [J]．中华肾脏病杂志，2006，22（5）：258－260．

[20] 黎磊石，张训，陈惠萍，等．雷公藤治疗肾炎的临床研究 [J]．中华内科杂志，1981，20（14）：216．

二、雷公藤颗粒治疗儿童反复性过敏性紫癜的剂量探索

过敏性紫癜具有反复发作的特点，长期反复发作、迁延不愈易引起肾脏损伤。HSP 发病机制尚不完全明确，细胞因子表达失常、免疫球蛋白沉积、补体异常激活等均参与了 HSP 的发病过程。近年来，免疫系统异常及免疫炎症反应失调学说越来越受到诸多学者的重视，被认为是诱发 HSP 的主要潜在机制。通过调节免疫系统，促使机体恢复正常的免疫状态是治疗 HSP 的关键靶点。然而目前对于反复发作性 HSP，尚无明确统一的治疗方案。雷公藤作为传统的中药材，具有祛风除湿止痒、通络活血止痛的功效，现代药理研究证实雷公藤制剂，包括雷公藤多苷片（TW）、昆仙胶囊等，可通过调整炎症因子、信号通路，发挥免疫抑制等药理作用，在治疗反复性 HSP 中取得了显著疗效。然而由于 TW 说明书"儿童禁用"标签，昆仙胶囊价格昂贵等，其临床使用受到一定限制，故寻找效优价廉的雷公藤制剂是临床上迫切需要解决的问题。笔者结合临床经验，首次将雷公藤颗粒用于治疗儿童反复性 HSP，从初次使用至今已有 1 年余，本文通过回顾性分析，旨在探讨雷公藤颗粒对儿童反复性 HSP 皮疹的影响，初步摸索其治疗皮疹的最佳用药剂量，并对其不良反应进行报道。

（一）资料与方法

1. 一般资料

回顾性收集 2019 年 4 月～2020 年 10 月河南中医药大学第一附属医院儿科医院肾脏病区及门诊反复性 HSP 患儿 175 例。根据治疗方案不同，分为雷公藤颗粒组 119 例，其中低剂量组（0.3g/kg）30 例：男 19 例，女 11 例。年龄 4～16（9.87±3.55）岁；体质量 16～71（39.75±16.03）kg；病程 15～365（81.80±98.61）天，治疗前中医证候量化评分 15～29（20.41±3.87）分。中剂量组（0.5g/kg）54 例：男 29 例，女 25 例，年龄 4～16（8.07±3.03）岁，体质量 16～70（31.00±13.61）

kg，病程 14 ~ 365（80.98 ± 114.70）天，治疗前中医证候量化评分 14 ~ 27（19.92 ±
3.35）分。高剂量组（0.7g/kg）35 例：男 21 例，女 14 例；年龄 4 ~ 16（8.26 ±
3.70）岁，体质量 14 ~ 60（32.16 ± 14.94）kg，病程 18 ~ 365（60.31 ± 95.47）天，
治疗前中医证候量化评分 15 ~ 28（22.56 ± 4.01）分。中医组 27 例：男 12 例，女
15 例。年龄 4 ~ 16（8.70 ± 3.50）岁，体质量 14 ~ 70（14.28 ± 29.64）kg，病程 14 ~
365（59.19 ± 89.29）天，中医证候量化评分 12 ~ 24（14.70 ± 2.89）分。西医组 29
例：男 13 例，女 16 例。年龄 4 ~ 16（8.52 ± 3.68）岁；体质量 19 ~ 52（31.78 ±
12.06）kg；病程 14 ~ 330（48.69 ± 91.92）天，治疗前中医证候量化评分 15 ~ 28（19.46
± 3.18）分。各组患儿基线资料比较，差异无统计学意义（$P > 0.05$），具有可比性。

2. 诊断标准及病例纳入标准

（1）入选患儿诊断标准符合《诸福棠实用儿科学》第 8 版：①发病前 1 ~ 3 周有
上呼吸道感染史或服用某些食物、药物等病史；②发病急，以双下肢伸侧及臀部为主
的皮肤紫癜，对称分布，形态大小不一；③血小板计数正常或升高，凝血时间正常。

（2）反复发作性 HSP 的界定：①紫癜反复新出，2 周内发作 3 次或 3 次以上；
②经常规抗过敏治疗 1 个月或 1 个月以上，紫癜仍反复新出者。

（3）中医辨证分型标准符合血热妄行证：典型皮肤紫癜伴身热烦渴、面红目
赤，舌质红绛，苔黄燥，脉数有力。

（4）年龄 3 ~ 16 岁。

（5）2 周 ≤ 病程 ≤ 1 年。

（6）病历资料完整。

3. 病例排除标准

（1）伴有其他顽固性变态反应性疾病，如顽固性湿疹或荨麻疹。

（2）符合诊断标准，但伴有严重消化道症状或肾脏损伤表现者。

（3）合并其他脏器损伤或伴有原发性心血管、肝、肾及造血系统和精神、神经
系统疾病等。

4. 病情评估标准（中医症状量化评分标准）

参考《中药新药临床研究指导原则》制定中医证候量化标准，对治疗前患者的
病情进行评估（表 4 - 5，表 4 - 6）。

表 4 - 5 主症评分标准

项目及评分	0 分	2 分	4 分	6 分
紫癜颜色	无	淡红	暗红	鲜红
紫癜受累部位	无	小腿	小腿及大腿	双下肢及臀部或累及上半身
紫癜数量	无	散在	中等量	大量
紫癜形态	无	针尖样	黄豆或米粒样	大片瘀斑、紫斑或水疱

表 4-6　次症评分标准

项目及评分	0 分	1 分	2 分	3 分
关节痛	无	偶觉隐痛	疼痛可忍受	疼痛剧烈难忍
腹痛	无	偶有隐痛	阵发性疼痛可忍受	持续性疼痛难忍
大便	正常	大便稍干	大便干结	大便硬结呈羊屎状
小便	正常	色稍黄	色黄	色黄赤混浊

5. 治疗方案

雷公藤颗粒组、中医组均予以丁樱教授紫癜I号方（中方）加减：生地黄 15g，牡丹皮 12g，紫草 10g，忍冬藤 15g，海风藤 15g，络石藤 15g，川芎 10g，水牛角粉 30g，地肤子 10g，当归 10g，连翘 10g，甘草 6g。体质量 20~40kg 采用中方，20kg 以下者采用 1/2 中方剂量，40kg 以上则采用 1.5 倍中方剂量；雷公藤颗粒低、中、高 3 个剂量组则在此基础上分别联合 0.3g/kg、0.5g/kg、0.7g/kg 的雷公藤颗粒（江阴天江药业有限公司，每袋净重 0.5g，相当于中药饮片 10g，产品批号 19066584）进行治疗，最大剂量不超过 40g。西医对照组则予常规抗过敏、抗凝血治疗。

6. 观察指标

（1）疗效指标：记录各组患儿治疗后皮疹消退时间、皮疹新出次数、肾脏损伤情况。

（2）安全指标：治疗前后白细胞（WBC）、血小板（PLT）、天冬氨酸氨基转移酶（AST）、丙氨酸氨基转移酶（ALT）；消化道症状（腹痛、恶心、呕吐、腹泻等）、全身反应（发热、寒战等）、生殖系统症状（青春期女性患儿月经情况）。

7. 皮疹疗效评定标准

参考《诸福棠实用儿科学》第 8 版，疗效标准拟定为：①临床痊愈：皮疹全部消退持续无新出，尿检无异常。②显效：皮疹消退≥70%；或皮疹全部消退，但治疗期间紫癜少量新出 1~2 次（<30% 治疗前皮疹）。③有效：70%>皮疹消退≥30%；或皮疹全部消退，但治疗期间紫癜少量新出 3~5 次（50% 治疗前皮疹>新出皮疹≥30% 治疗前皮疹）。④无效：皮疹消退不足 30%；或皮疹全部消退，但反复新出>6 次（≥50% 治疗前皮疹）；或伴有肾脏损伤者。临床总有效率=（痊愈+显效+有效）/总例数×100%。

8. 统计学方法

结果采用 SPSS25.0 软件进行统计分析。计数资料以频数、百分比表示；计量资料选用均数±标准差（$\bar{x} \pm s$）表示；计数资料用 χ^2 检验；计量资料符合正态分布及方差齐性时，两组间选用两独立样本 t 检验，多组间选用单因素方差分析，多组间两两比较选用 LSD-t 检验；计量资料不符合正态分布及方差齐性时，两组间选用 Mann-Whitney U 秩和检验，多组间选用 Kruskal-Wallis H 秩和检验。$P<0.05$ 为

差异有统计学意义。

（二）结果

1. 各组患儿皮疹疗效对比

（1）不同治疗方案对各组患儿皮疹疗效的对比：采用 Kruskal – Wallis H 秩和检验，对雷公藤颗粒 3 个剂量组进行组间比较，差异具有统计学意义（$P < 0.05$），以中剂量组皮疹总有效率最高；采用 Mann – Whitney U 秩和检验对中剂量组与各组进行两组间比较，中剂量组与低剂量组、中剂量组与中医组、中剂量组与西医组比较，差异具有统计学意义（$P < 0.05$）。雷公藤颗粒 3 个剂量组、中医组、西医组组间比较，差异具有统计学意义（$P < 0.05$）。结果见表 4 – 7。

表 4 – 7 各组患儿皮疹疗效的对比（例，%）

分组	n	临床痊愈	显效	有效	无效	总有效率
低剂量组	30	6（20）	12（40）	6（20）	6（20）	24（80）*
中剂量组	54	25（46.3）	21（38.9）	3（5.6）	5（9.3）	49（90.7）△
高剂量组	35	19（54.3）	8（22.9）	4（11.4）	4（11.4）	31（88.6）#
中医组	27	5（18.5）	12（44.4）	4（14.8）	6（22.2）	21（77.8）
西医组	29	6（20.7）	8（27.6）	9（31.0）	6（20.7）	23（79.3）
P 值						0.003

注：采用 Mann – Whitney U 秩和检验，低剂量组分别与中剂量组、高剂量组比较，$P < 0.05$。注：低剂量组分别与中剂量组、高剂量组比较，*$P < 0.05$；中剂量组分别与中医组、西医组比较，△$P < 0.05$；高剂量组分别与中医组、西医组比较，#$P < 0.05$。

（2）用药后各组患儿的皮疹消退时间、复发次数的比较：各组患儿用药 4 周后皮疹消退时间及新出次数比较，雷公藤颗粒中、高剂量组在皮疹消退时间、皮疹新出次数方面均低于中医组、西医组，以中剂量组更明显，差异具有统计学意义（$P < 0.05$）。采用 LSD – t 检验进行两两对比，低剂量组与中医组在皮疹消退时间、皮疹新出次数上差异无统计学意义（$P > 0.05$）。结果见表 4 – 8。

表 4 – 8 各组患儿的皮疹消退时间、复发次数比较（$\bar{x} \pm s$）

分组	皮疹消退时间（t/d）	皮疹新出次数/次
低剂量组	5.17 ± 1.79*	2.17 ± 1.83[a]
中剂量组	3.50 ± 1.40△	0.98 ± 1.18[b]
高剂量组	4.57 ± 2.63▲	1.17 ± 1.99[c]
中医组	5.15 ± 2.73*	2.26 ± 2.12
西医组	6.38 ± 2.76	1.90 ± 1.79
F 值	8.432	4.094
P 值	0.000	0.003

注：在皮疹消退时间上，低剂量组分别与中剂量组、西医组相比，*$P < 0.05$；中剂量组分别与高剂量组、中

医组、西医组比较，$^{\triangle}P<0.05$；高剂量组与西医组比较，$^{\triangle}P<0.05$；中医组与西医组比较，$^{\blacktriangle}P<0.05$。在皮疹新出次数上，低剂量组分别与中剂量组、高剂量组相比，$^{a}P<0.05$；中剂量组分别与中医组、西医组比较，$^{b}P<0.05$；高剂量组与中医组比较，$^{c}P<0.05$。

2. 治疗后各组患儿不良反应对比

各组患儿不良反应发生率分别为 6.7%、5.6%、8.5%、3.7%，6.9%，差异无统计学意义（$P>0.05$）。本研究女性患儿共 81 例，月经已初潮者 18 例（22.2%），发生月经延期者 1 例（高剂量组，雷公藤颗粒实际用量 0.67g/kg），占青春期月经已初潮女患儿的 5.6%。结果见表 4-9。

表 4-9　各组患儿不良反应对比（例，%）

分组	n	白细胞、粒细胞、血小板下降等	肝脏损伤	消化道症状（腹痛、恶心、呕吐、腹泻等）	女性患儿月经异常（月经延期、闭经等）	合计
低剂量组	30	1	1	0	0	2 (6.7)
中剂量组	54	1	1	1	0	3 (5.6)
高剂量组	35	1	1	0	1	3 (8.5)
中医组	27	0	1	0	0	1 (3.7)
西医组	29	0	0	2	0	2 (6.9)
P 值						0.751

（三）讨论

HSP 是儿童时期最为常见的由免疫介导的过敏性疾病，具有反复发作、病程长、病情迁延不愈、易损伤肾脏的特点。本病发病率呈逐年升高趋势，每年发病率为（10~20）/10 万，病程中 30%~50% 的 HSP 患儿可发展为紫癜性肾炎，严重威胁患儿健康。目前对于皮疹反复新出的 HSP 患儿，无明确统一的治疗方案。

HSP 患儿体内普遍存在细胞因子分泌异常、体液免疫系统功能失调、T 淋巴细胞亚群分布紊乱等情况，是 HSP 的重要发病机制，故调节机体紊乱的免疫状态、抑制炎症因子释放是 HSP 重要的治疗手段。目前研究中，对于皮疹反复发作、面积大、消退迟、常规抗过敏治疗 2 周仍不能缓解者，常常加用 TW、昆仙胶囊、吗替麦考酚酯等药物。杨英等对 100 例 HSP 患儿采用低剂量、高剂量的 TW 进行疗效观察，发现皮疹消退时间以高剂量组最短，平均 2.79 天，低剂量组皮疹消退时间亦早于对照组，且在预防肾脏损伤上 TW 组均优于对照组；我院儿科肾脏病团队在国家"十一五""十二五"科技支撑计划研究中也证实了清热止血方联合 TW 具有减少 HSPN 患儿皮疹新出、降低蛋白尿的作用；TW 治疗反复性 HSP 疗效确切且无明显不良反应，然仍有部分家长担忧其带来的性腺损伤作用，此外，TW 说明书中有"儿童禁用"这一字眼，使该药在临床中的使用进一步受限。昆仙胶囊、吗替麦考酚酯治疗顽固性紫癜的疗效也得到了证实，然其价格昂贵，不符合中国国情。故寻找可替代的疗效显著、无明显不良反应、价格低廉的新剂型是研究热点。

笔者根据临床经验，综合考虑患儿病情、疗效、家庭经济状况，首次将雷公藤颗粒用于治疗儿童反复性 HSP；结合 HSP 热、虚、瘀的病机本质，联合应用紫癜 Ⅰ号方，取得了显著疗效。本次研究中，中剂量组共 54 例，占雷公藤颗粒组总数的 45.4%，且在皮疹疗效及皮疹消退时间上，均优于低剂量组、高剂量组、中医组及西医组，差异具有统计学意义（$P < 0.05$）；这提示我们雷公藤颗粒治疗儿童反复性 HSP 的最佳剂量可能为 0.5g/kg，率先开展了儿科以公斤体质量计算"大毒有大效"中药配方颗粒剂量的先例。

雷公藤具有祛风除湿通络、活血消肿止痛的功效，可影响机体多个系统，尤其是对免疫系统有着独特的抑制作用。现代药理研究表明，雷公藤的主要有效成分雷公藤甲素可通过影响机体的免疫器官（胸腺、脾脏、骨髓）和组织（淋巴结和黏膜免疫系统）、免疫细胞（T 细胞、B 细胞等）的活化及抗体生成、免疫因子（细胞因子、趋化因子、黏附分子等）及各种信号通路（NF－κB、EP2－PKA、JNK－MAPK 等），来发挥免疫抑制作用，用于多种免疫性疾病的治疗，具有其他免疫抑制剂无法比拟的临床作用。雷公藤颗粒由卫矛科植物雷公藤去皮的根茎水提液浓缩而成，可通过发挥抗炎、免疫抑制等作用，来减轻患儿皮疹症状，此外，HSP 可归属于"络病"范畴，如《灵枢·百病始生》曰"阳络伤则血外溢，血外溢则衄血"，雷公藤属于藤类植物，根据"凡藤蔓之属，皆可通经入络"的理论，故雷公藤可用于治疗皮肤紫癜等"络脉性疾病"。

雷公藤临床应用范围极广，其毒副作用也受到国内外学者的高度重视。雷公藤的不良反应涉及生殖系统、血液系统、心血管系统、消化系统、神经系统等多个系统，其毒性成分主要为雷公藤甲素、雷公藤红素。本次研究中，3 组雷公藤颗粒剂量的不良反应发生率分别为 6.7%、5.6%、8.5%，与中医组、西医组比较，差异无统计学意义（$P > 0.05$）。需要说明的是，雷公藤高剂量组发生月经延期者 1 例，此女性患儿年龄为 13 岁，考虑与患儿刚步入青春期，其卵巢功能发育尚不完全成熟有关，其他使用雷公藤颗粒的 9 例女性患儿经期均正常，表明雷公藤颗粒对女性患儿生殖系统无明显毒性作用，然而由于此次研究中，月经初潮患儿较少（仅 18 例），且尚未对女性儿童进行生殖系统彩超检查，故雷公藤颗粒对生殖系统的毒性还需进一步研究证实。

此次研究，初步表明了雷公藤颗粒联合中药可明显减轻 HSP 患儿皮疹症状，且无明显不良反应，雷公藤颗粒最佳有效剂量可能为 0.5g/kg，然由于本研究为单中心回顾性分析，纳入病例数较少，且大多数为笔者门诊病人，存在一定的局限性，尚需大样本、多中心、随机对照研究深入探讨雷公藤颗粒治疗儿童反复发作性 HSP 的疗效及不良反应。

（丁樱）

参考文献

[1] 宋丹阳，江雅静，刘昱，等．过敏性紫癜患儿血清免疫指标及白细胞介素 - 6 水平与疾病复发的相关性分析［J］．中华实用诊断与治疗杂志，2020，34（10）：1026 - 1029.

[2] GUO JQ, LIU J, LU B. Expression of gamma - delta T cells in immune microenvironment in children with Henoch - Schönlein purpura［J］. Zhongguo Dang Dai Er Ke Za Zhi, 2019, 21（10）: 960 - 965.

[3] Shin J I, Lee K H, Joo Y H, etal. Inflammasomes and autoimmunity and rheumatic diseases: A comprehensive review［J］. J Autoimmun, 2019, 103（15）: 102299.

[4] 刘娜娜，丁周志，陈琼，等．过敏性紫癜患儿总 IgE、IgA 及补体 C3 水平对疾病预后的预测价值［J］．中华全科医学，2019，17（9）：1463 - 1466.

[5] 康冰亚，赵熙婷，杨亚蕾，等．雷公藤的药理作用及临床应用［J］．中华中医药学刊，2021，39（6）：102 - 106.

[6] 胡亚美．诸福棠实用儿科学［M］．8 版．北京：人民卫生出版社，2015：773 - 775.

[7] 郑筱萸．中药新药临床研究指导原则［M］．北京：中国医药科技出版社，2002：290 - 299.

[8] 齐海花，黄占强，何磊，等．链球菌感染对儿童过敏性紫癜 Th1/Th2 失衡及预后的影响［J］．中国皮肤性病学杂志，2020，34（10）：1131 - 1133.

[9] RAZZAQUE M S, TAGUCHI T. Collagen - binding heat shock protein（HSP）47 expression in anti - thymocyte serum（ATS）induced glomerulonephritis［J］. J Pathol, 2015, 183（1）: 24 - 29.

[10] 田云粉，汤春辉，李平，等．吗替麦考酚酯联合激素治疗难治性过敏性紫癜疗效观察［J］．中国医院药学杂志，2020，40（13）：1453 - 1457.

[11] 田洪民，王淑屏，王鸿雁．过敏性紫癜患儿及紫癜性肾炎患儿血清炎症因子水平变化及意义［J］．中国临床药理学杂志，2020，36（15）：2189 - 2192.

[12] 李平，皇甫春荣，汤春辉，等．雷公藤多苷治疗小儿紫癜性肾炎疗效及对患儿免疫功能的影响［J］．中国临床药理学杂志，2014，30（10）：895 - 897.

[13] 杨英，王景会．不同剂量雷公藤多苷治疗过敏性紫癜及预防肾脏损害的疗效观察［J］．中国实用医药，2015，10（15）：162 - 163.

[14] DING Y, ZHANG X, REN XQ. et al. Traditional Chinese medicine versus regular therapy in Henoch - Schönlein purpura nephritis in children: study protocol for arandomized controlled trial［J］. Trials, 2019, 20（1）: 538.

[15] 温禄修，李琳，宋纯东．紫癜方联合昆仙胶囊治疗顽固性过敏性皮肤紫癜［J］．实用中医内科杂志，2016，30（6）：80 - 81.

[16] 农程，王欣之，江振洲，等．雷公藤对免疫系统作用及机制研究进展［J］．中国中药杂志，2019，44（16）：3374 - 3383.

[17] 姜淼，张海波，丁樱．雷公藤多苷药理作用及临床应用研究进展［J］．中华中医药学刊，2021，39（3）：59 - 63.

[18] 李爽，张君，张少卿．张君从"络"论治过敏性紫癜［J］．中国中医基础医学杂志，2019，25（4）：465 - 466，475.

［19］郑海涛，丁樱，尚东方，等. 丁樱教授应用藤类药物治疗过敏性紫癜撷菁［J］. 光明中医，2015，30（3）：604－605.

［20］何康婧，高增平，尹丽梅，等. 雷公藤多苷的药理毒理作用研究进展［J］. 中国实验方剂学杂志，2020，26（1）：196－204.

三、儿童过敏性紫癜 234 例临床分析

过敏性紫癜是儿童最常见的血管炎综合征，主要累及皮肤、消化道、关节及肾脏。2007 年 8 月～2008 年 8 月我院儿科共收治 HSP 患儿 234 例。现分析如下：

（一）临床资料

1. 一般资料

234 例患儿均符合《诸福棠实用儿科学》（第 7 版）HSP 诊断标准。其中男 138 例（59.0%），女 96 例（41.0%），男女比例 1.44：1；年龄最小 2 岁，最大 16 岁，平均年龄 9.01±2.78 岁；其中不同年龄阶段的比例为：2～6 岁 58 例（24.78%），7～10 岁 109 例（46.58%），11～16 岁 67 例（28.64%）；四季均可发病，第 1、2、3、4 季度发病所占比例分别为 38.89%、26.07%、4.70%、30.34%，以第 1、4 季度为主；病程最短 1 天，最长 16 年。

2. 发病诱因

有明确诱因者 98 例（41.88%）。其中上呼吸道感染 69 例（70.41%），食物过敏 17 例，剧烈活动后、疫苗接种各 3 例；疥疮、接触塑胶、油漆、花粉、青草、肠道蛔虫各 1 例。

3. 过敏史、过敏性疾病史及遗传史

有明确过敏史者 54 例（23.08%）。其中药物过敏者 23 例，主要为磺胺类、头孢类、青霉素等药物；食物过敏 27 例，主要为鱼虾、蛋清、干果类、牛羊肉、蘑菇等类食物；尘螨花粉 2 例；色素、化纤 2 例。过敏性疾病史 24 例（10.26%），其中血管神经性水肿 12 例，过敏性鼻炎 2 例，哮喘 4 例，荨麻疹 6 例。家族中胞兄弟姐妹患紫癜者 3 例。

4. 临床表现

（1）皮肤症状：234 例患儿均先后出现典型皮肤紫癜，以双下肢伸侧最多见，其次为臀部、双上肢、腕踝关节处，少数阴囊有散在分布；形态多以针尖至米粒大小，部分融合成片状伴中心性坏死；部分患儿伴有血管神经性水肿，多发生于头面、足背部。

（2）消化道症状：136 例患儿（58.12%）有程度不等的消化道症状，多为脐周阵发性腹痛，可伴呕吐、呕血及便血表现，其中呕吐 21 例、呕血 11 例，便血 20

例。以紫癜伴腹痛为首发症状者104例（44.44%），其中6例以单纯腹痛症状首发。以腹痛、皮疹为首发症状院外误诊8例，主要误诊为"胃肠痉挛症""胃炎"及"湿疹"等。

（3）关节症状：140例（59.83%）患儿出现关节症状，单发或多发，累及关节依次为膝、踝、腕、肘，少部分为足跟及掌指关节，性质多为胀痛或酸痛，少部分伴有游走性疼痛，病例中无以关节肿痛为首发症状者。

（4）肾脏损伤：尿常规检查蛋白定性阳性或（和）镜检红细胞 >3 个/HP 或（和）尿放免及尿 NAG 酶（N－乙酰－β－D－葡萄糖苷酶）大于正常值，出现1次定义为一过性肾损伤，出现2次以上定义为肾损伤，共196例（83.76%）出现不同程度的肾脏损伤，其中一过性肾损伤者82例（35.04%）。紫癜反复发作伴有肾脏损伤者71例，占非一过性肾损伤者62.28%；以紫癜伴肾损伤为首发症状者为33例（28.95%）；1例以肾损伤首发，6天后发现可疑性皮疹，肾活检得以确诊该病。不同肾外表现的肾脏非一过性受累率，见表4－10。临床分型中孤立性蛋白尿12例，孤立性血尿26例，血尿加蛋白尿69例（60.5%），肾病综合征6例，急进性肾炎型1例；9例出现肉眼血尿；行肾活检25例中Ⅰ、Ⅴ、Ⅵ型各1例，Ⅱa、Ⅱb型各3例，Ⅲa、Ⅲb型各8例，肾损伤距紫癜初发平均22.75天，最长14.5年；上呼吸道感染诱发尿检反复18例。

表4－10 肾外表现情况

肾外表现	例数	出现肾脏受损概率（%）
皮肤紫癜	5126	50.98
紫癜＋关节症状	4722	46.81
紫癜＋消化道症状	4320	46.51
紫癜＋关节＋消化道症状	9346	49.46

5. 中医证候及证型

咽腔充血162例，乳蛾肿大82例，烂乳蛾2例，舌质红206例，苔薄白54例，白厚68例，薄黄72例，黄厚腻36例，苔黄少津4例，脉浮数79例，脉数109例，脉弱无力27例，脉细数19例，大便干75例，大便稀溏4例。风热夹瘀79例（33.76%），血热夹瘀109例（46.58%），阴虚夹瘀19例（8.12%），气阴两虚夹瘀27例（11.53%）。

6. 实验室检查

血常规检查中36例出现轻中度贫血；血小板计数227例中81例（35.68%）高于 300×10^9/L，最高值为 829×10^9/L，平均值为（284.17 ± 63.62）$\times 10^9$/L；治疗前219例血清 IgA 平均值为 1.55 ± 0.46，均高于正常均值范围；急性期心电图检查73例中，6例T波改变，1例完全性右束支传导阻滞，1例短阵房性心动过速；胃镜检查 6 例中，均见胃黏膜散在片状出血、糜烂，1 例大面积溃疡；70 例病原学检查中，7 例 EB 病毒阳性，2 例巨细胞病毒弱阳性，3 例副流感病毒弱阳性；44 例支原体检测中，31 例（70.45%）阳性；20 例双肾彩超检查显示轻中度弥漫性改变；183 例行"胡桃夹"检查，85 例（46.45%）阳性；行直立试验的 81 例中，阳性 20 例。

7. 治疗方法

停止接触和服用可疑的药物、食物等，积极控制感染，予抗组胺药、维生素 C、钙剂、肝素钠、丹参酮治疗，腹痛、关节痛、血管神经性水肿加用糖皮质激素，紫癜反复出现加用雷公藤多苷。肾脏受损者在上药基础上按分级治疗，轻型应用中药加雷公藤多苷；中型应用中药、雷公藤多苷加激素；重型在中型的基础上同时加用冲击疗法。

（二）讨论

1. 发病特点

HSP 是一种较常见的毛细血管变态反应性出血性疾病。HSP 的确切病因及发病机制至今尚未完全明确，但众多资料提示本病是一种由免疫复合物（IC）介导的系统性血管炎。循证医学发现其与感染、药物及食物过敏、冷刺激、植物花粉、疫苗接种等因素有关，本组资料显示，HSP 好发于 7 岁以上儿童，男性多于女性，冬春季节发病率较高，这和呼吸道疾病的好发季节有关。凡能作为抗原的物质均能诱导本病的发作，如各种感染、药物及食物等多种综合性因素与其发病密切相关，但发病诱因以感染性因素占据首位。本组资料显示，69 例（70.41%）起病前有上呼吸道感染病史，且病原学检测近期病毒或支原体感染；78 例（33.33%）有明确过敏史及过敏性疾病史；本组资料中，治疗前 219 例血清 IgA 平均值为 1.55±0.46，均高于正常均值，提示发病初期属免疫上调阶段。

2. 临床特点

过敏性紫癜的病理基础为广泛的小血管炎症，属中医的"肌衄""葡萄疫"等的范畴，临床表现除皮肤紫癜外，可并见鼻衄、齿衄、呕血、尿血、便血等血证。本组资料显示，临床上以风热夹瘀及血热夹瘀型最多见。临床上患者以消化道症状为首发症状时诊断困难，易被误诊，本组资料显示，院外误诊 8 例。故对于腹痛病人，应密切观察症状及体征变化，严格掌握急腹症的指征，疑似腹型 HSP 时，需仔细观察皮肤紫癜的有无。肾损伤患儿大多数预后较好，只有少数发展为慢性肾炎，死于慢性肾衰竭。肾脏症状一般多出现在皮肤紫癜后的 1~4 周，本组资料显示肾损伤距紫癜初发平均 22.75 天，有少数患儿在紫癜初发后 1~2 年出现肾损伤表现，最长 14.5 年。本组资料显示，HSP 反复发作或复发者发生肾损伤的概率高于初发者，提示致病因素的反复出现或持续存在易致肾损伤；有皮肤紫癜、消化道症状的肾损伤发生率大于仅有皮肤紫癜的肾损伤发生率，提示肾损伤的危险性与器官受累的多少有关。因此对于 HSP 早期出现较多肾外症状的患儿特别是消化道症状明显者，应反复多次动态观察其尿常规变化，警惕紫癜性肾炎的发生。

（丁樱）

参考文献

[1] 张琴. 过敏性紫癜的免疫学异常 [J]. 国际免疫学杂志，2007，30（1）：62.

四、中成药雷公藤多苷对儿童性腺发育的影响

中成药雷公藤多苷（tripterygium wilfordii，TW）因其广泛的抗炎及免疫抑制作用，目前已成为临床上应用广泛的免疫制剂之一，也是治疗紫癜性肾炎的重要药物之一。但由于长期服用 TW 可能对生殖系统造成影响，故使临床用药尤其是在儿科临床用药受到一定限制。既往对于成年男性生精障碍及女性月经紊乱的研究报道较多，但对儿童生殖系统远期影响的研究报道较少，为此我们对 1999～2008 年在我院采用 TW 治疗的 97 例紫癜性肾炎患儿进行跟踪随访，了解停药 6 个月后对患儿性腺的影响。

（一）资料与方法

1. 临床资料

97 例均为 1999～2008 年在我院住院及出院后门诊随访患儿，其中男 36 例，女 61 例，服药时年龄 5～16 岁，现年龄 15～29 岁，服用 TW 时间 >3 个月，停药时间 >6 个月，服用剂量 ≤2mg/（kg·d）。治疗用 TW 为江苏美通药业有限公司生产。规格：每片 10mg。批准文号：国药准字 Z32021007。

2. 随访内容及检查项目

（1）第二性征，外生殖器体格检查。

（2）男性 15 岁以上除已婚生育者外均做精液分析检查，已婚者询问婚育情况。

（3）女性询问月经初潮年龄、月经周期及月经的量、质，已婚者询问婚育情况。

3. 相关检查评价标准

青春期是儿童过渡到成年的时期，年龄范围一般定为 10～20 岁，女童的青春期开始和结束年龄比男童早 2 年左右，故本研究青春期女性定为 10～20 岁，青春期男性定为 12～22 岁。随访患者第二性征及外生殖器体格检查标准参照《诸福棠实用儿科学》相关标准；随访男性患者精液标本采集及检测参照 WHO 精液常规分析的相关标准，所用设备为清华同方精子质量自动检测系统。

4. 统计学处理

采用 SPSS13.0 统计软件进行统计分析。计量资料采用 $\bar{x} \pm s$ 描述，均数比较用成组 t 检验；计数资料采用率描述，样本间率的比较用 χ^2 分析。检验标准以 $P < 0.05$ 为差异有统计学意义。

（二）结果

1. 受访男性患者青春期性腺发育情况

36 例男性受访患者第二性征、外生殖器发育均正常。

青春期前服药者 6 例，服药时年龄 5~10 岁，平均年龄 7.78 ± 2.27 岁，现年龄 16~18 岁，平均 16.86 ± 1.21 岁，精液分析除 2 例精液量偏少外，其他患者无明显异常。

青春期服药者 30 例，服药时年龄 12~16 岁，平均年龄 14.59 ± 1.30 岁，现年龄 15~26 岁，平均 19.15 ± 2.81 岁。2 例已结婚生育，孩子发育良好，其中包括 1 例自行服药 7 年的患者，其余 28 例做精液分析，2 例（占 6.67%）异常，其中 1 例精液不液化，1 例精子密度和活力低，此外 11 例精液量偏少。

青春期服药组正常组和异常组间相关因素差异见表 4 - 11 和表 4 - 12。

表 4 - 11 两组服药总量、服药时间和停药时间分析 ($\bar{x} \pm s$)

项目	正常组	异常组	t 值	P 值
服药总量（mg/kg）	333.12 ± 290.71	203.58 ± 16.14	0.618	0.542
服药时间（年）	1.64 ± 1.80	0.80 ± 0.34	0.649	0.522
停药时间（年）	3.48 ± 2.71	3.65 ± 4.03	0.082	0.935

表 4 - 12 两组服药初始剂量分析

服药初始剂量 [mg/(kg·d)]	正常组（例）	异常组（例）
小剂量（0.5~1）	1	0
中剂量（1~1.5）	17	1
大剂量（1.5~2）	10	1

经 χ^2 检验，$\chi^2 = 0.211$，$P = 0.90 > 0.05$，说明精液正常组和异常组在服药总量、服药时间、停药时间、服药初始剂量上的组间差别无统计学意义（$P > 0.05$）。

青春期前服药组和青春期服药组精液量偏少发生率比较见表 4 - 13。

表 4 - 13 精液量偏少发生率组间比较

组别	精液量正常（例）	精液量偏少（例）
青春期前服药组	4	2
青春期服药组	19	11

经 χ^2 检验，$\chi^2 = 0.02$，$P = 0.88 > 0.05$，2 组间差异无统计学意义（$P > 0.05$）。

2. 受访女性患者青春期性腺发育情况

61 例女性患者的第二性征及外生殖器都发育正常。

青春期前服药者 9 例，服药时年龄 7 ~ 9 岁，平均 8.22 ± 0.67 岁，现年龄 14 ~ 19 岁，平均 15.67 ± 1.66 岁，月经初潮年龄 11 ~ 13 岁，平均 12.06 ± 0.81 岁，月经周期均正常。

青春期服药者 52 例，服药时年龄 10 ~ 16 岁，平均 12.98 ± 1.73 岁，现年龄 15 ~ 29 岁，平均 19.45 ± 3.15 岁，月经初潮年龄 11 ~ 15 岁，平均 12.58 ± 0.75 岁。其中 11 例（21.15%）服药后曾出现暂时性月经周期延长，3 例（5.77%）曾出现暂时性月经量减少，均于 2 个月内恢复正常。目前月经均正常，其中 1 例已生育，子代健康。

青春期前服药组和青春期服药组月经初潮年龄组间比较 $t = 1.936$，$P = 0.058 > 0.05$，组间差异无统计学意义。

52 例青春期服药者正常组和暂时性异常组相关因素差异比较见表 4 - 14、表 4 - 15。

表 4 - 14 两组服药总量和服药时间分析（$\bar{x} \pm s$）

项目	正常组	异常组	t 值	P 值
服药总量（mg/kg）	189.13 ± 126.02	329.85 ± 148.38	3.332	0.002
服药时间（年）	0.53 ± 0.35	0.98 ± 0.57	3.307	0.002

表 4 - 15 月经暂时性异常与初始剂量的关系

服药初始剂量 [mg/(kg·d)]	正常组（例）	异常组（例）
小剂量（0.5 ~ 1）	2	1
中剂量（1 ~ 1.5）	28	11
大剂量（1.5 ~ 2）	8	2

从表 4 - 14 可以看出月经正常组和暂时性异常组在服药总量、服药时间上组间比较，差异有统计学意义（$P < 0.05$）。

由表 4 - 15 可知，在服药初始剂量方面，经 χ^2 检验，$\chi^2 = 0.34$，$P = 0.84 > 0.05$，3 组间差异无统计学意义（$P > 0.05$），说明月经暂时性异常与药物初始剂量无关。

（三）讨论

雷公藤制剂对生殖内分泌系统的不良反应从 20 世纪 80 年代初至今屡有研究报道，普遍认为口服 TW 对男性具有明显的抑精作用，可致男性精子计数下降，停药后可恢复正常；对于女性，有报道称长期服用可致育龄女性月经紊乱如经量增多、减少或闭经，卜凡靖等发现 11 例口服 TW 后出现闭经的育龄妇女，停药 26 ~ 40 天后来月经，继续用药仍然闭经，停药后或间断用药后经期恢复正常，可见本药损害是可复性的。对儿童期用药的性腺影响报道较少。一般认为对儿童、未婚女性和希望生育的已婚青年男女应慎用雷公藤制剂。

本研究通过对青春前期服用 TW3 个月以上的 15 例患儿进行跟踪随访发现，青春前期服用 TW 对青春期性腺发育的远期影响不明显。15 例患儿第二性征均正常，6 例男性患者进入青春期后精液分析均正常，9 例女性患者进入青春期后月经均正常，与国内报道对成年人的影响有较大差别。

同时，本研究通过对青春期服用 TW3 个月以上、已停药 6 个月以上的 82 例患者进行跟踪随访发现，青春期服用 TW 对性腺发育的远期影响不明显。82 例患者第二性征均正常。30 例男性患者中 2 例（6.67%）精液分析异常，其中 1 例已停药 9 年的患儿精液不液化，1 例精子密度和活力低，不能排除个体差异，因为本组 2 例未按医嘱停药，用药时间分别长达 7 年和 9 年的患儿精液分析结果正常，其中 1 例已结婚生育，另有 3 例因服药年龄大于 16 岁而未纳入本组研究的服用 TW 男性患者现已结婚生子，子代健康。精液分析异常与服药总量、服药初始剂量、服药时间及停药时间无关。目前，全球精子质量下降，WHO 调查发现，约 15% 的育龄夫妇不能生育，据统计，我国育龄夫妇 8% ~ 15% 患有不孕症。精液异常与 TW 的不良反应有关还是与患儿个体差异有关，有待进一步研究。该组青春期男性患者因没能留取其服药当时和停药 6 个月内精液分析结果及其遗精年龄，故不好判断服用 TW 短期内的性腺影响。52 例女性患者中 14 例（26.92%）出现暂时性月经周期延长、经量减少，均于 2 个月内恢复正常，月经暂时性异常与服药总量和服药时间有关，停药 6 个月后月经均正常。

青春期前服药组和青春期服药组相比，女性平均月经初潮年龄组间差异无统计学意义。精液量偏少的男性，青春期前服药组中 2 例（33.33%）、青春期服药组中 11 例（36.66%），但是精液分析正常形态精子比例远高于正常低限值、精子活动度均正常，组间差异无统计学意义，精液量少比例偏高可能与本组受访者年龄小、对此项检查接受程度差、多从外地远道而来在疲劳状态下留取标本等因素有关。同时本研究组做了 TW（模拟儿科临床用药）对 200 对幼年大鼠生育能力影响的实验研究，灌服 TW 组产仔率及子代健康情况与空白对照组相比，组间差异无统计学意义。

张维真等曾对 29 例已停用 TW 平均 9.5 年的肾病综合征患儿追踪分析，结果提示该药对女性患儿青春发育期无明显影响，对部分男性患儿生精过程有影响，并与剂量有关，与用药年龄可能有关，与本组病例结果不尽相同。郭燕等从男性服用 TW 患者中采集精液，发现服药 1 个月后，精子数量无明显改变，精子活力下降

50%；服药 2 个月后，精液中已无精子可见，与本组观察研究结果相去甚远。分析本组服用 TW 患儿性腺远期损伤发生率低的原因可能为：本组患者同时服用益肾健脾中药可能起到拮抗 TW 不良反应的功效，结合本研究组同期的动物实验研究和其他研究组的研究，证实补肾中药可以拮抗 TW 性腺损伤、增强性功能。值得关注的是，据我院儿科应用 TW 20 年的临床经验，体会到不同生产厂家生产的 TW 不良反应发生率有明显差别。本组研究显示的 TW 导致性腺损伤儿童与成人差别较大，是否与不同产地、厂家生产的 TW 药效有关？此外，TW 导致性腺损伤儿童并不明显，与成人差别较大，是否也与儿童青春发育期代偿能力较强、可复性强有关？这些问题还有待收集大量病例进一步研究探讨。

（丁樱）

参考文献

[1] 胡亚美，江载芳. 诸福棠实用儿科学 [M]. 7 版. 北京：人民卫生出版社，2002：61 - 62.

[2] 谷翊群，陈振文，于和鸣. 人类精液及精子宫颈黏液相互作用实验室检验手册 [M]. 4 版. 北京：人民卫生出版社，2001：258.

[3] 郭燕，张志荣. 雷公藤多苷对精子发生的影响 [J]. 基础医学与临床，1998，18 (1)：69.

[4] 高慧，李巧芬. 雷公藤制剂致性腺损害的研究进展 [J]. 国医论坛，2007，22 (1)：55 - 56.

[5] 卜凡靖，于新果. 雷公藤多苷致育龄妇女闭经 11 例分析 [J]. 实用医技杂志，2004，11 (2)：188.

[6] 卫冰冰，苏建堂. 1997 - 2008 年我国正常男性精液参数变化 [J]. 国际泌尿系统杂志，2009，29 (5)：592 - 593.

[7] 郭应禄，胡礼泉. 男科学 [M]. 北京：人民卫生出版社，2004：934.

[8] 刘嘉茵，冒韵东. 对不孕不育症病因初筛临床路径的初步建立 [J]. 生殖医学杂志，2010，19 (1)：1 - 5.

[9] 潘红英，徐瑾. 不孕不育患者的心理分析及护理对策 [J]. 护理与康复，2006，5 (4)：292 - 293.

[10] 张维真，王淑华，王蒙，等. 雷公藤多苷对小儿性腺的远期影响 [J]. 临床儿科杂志，1994，12 (5)：263 - 264.

[11] 于俊生，王瑶瑶. 益肾饮合雷公藤多苷对肾炎大鼠卵巢病理及一氧化氮合酶的影响 [J]. 长春中医药大学学报，2009，25 (1)：16 - 17.

[12] 于俊生，王瑶瑶. 益肾饮拮抗雷公藤多苷对雄性肾炎大鼠生殖系统毒性的研究 [J]. 中国中医药科技，2009，16 (6)：443 - 444.

五、血尿停加雷公藤多苷对小儿紫癜性肾炎免疫功能的影响

过敏性紫癜是一种由免疫复合物介导的系统性小血管炎，紫癜性肾炎是过敏性

紫癜所致脏器损伤的一部分，紫癜性肾炎目前尚无特殊治疗方法。总结多年临床经验，根据紫癜性肾炎的病机特点，并结合现代药理研究研制的血尿停颗粒剂，在临床上联合雷公藤多苷片治疗紫癜性肾炎取得良好疗效。

为了探讨其作用机制，我们从免疫功能方面进行了研究，现将结果分析报告如下：

（一）临床资料

参照中华医学会儿科学分会肾脏病学组 2000 年 11 月珠海研讨会制定的紫癜性肾炎诊断标准：在过敏性紫癜病程中（多数在 6 个月内），出现血尿和（或）蛋白尿。符合诊断的 30 例均来自河南中医药大学第一附属医院儿科病房，男 17 例，女 13 例；年龄 3 ~ 18 岁，平均 10.2 岁；孤立性血尿 8 例，孤立性蛋白尿 1 例，血尿和蛋白尿 21 例；其中 13 例进行了肾穿刺活检，1 例为病理Ⅰ级，10 例为病理Ⅱ级，2 例为病理Ⅲ级。另设健康对照组 30 例，亦来自河南中医药大学第一附属医院儿童保健门诊正常体检儿童，其中男 18 例，女 12 例；年龄 3 ~ 14 岁，平均 7.8 岁。

（二）治疗方法

1. 病例组采用血尿停颗粒剂加雷公藤多苷片治疗

血尿停颗粒剂由生地黄、水牛角、当归、墨旱莲、虎杖、三七、甘草等组成，由河南中医药大学第一附属医院药剂科按生药 1∶2.7 制成颗粒剂，每袋 10g。用法：2 ~ 3 岁 20g/d，4 ~ 9 岁 30g/d，10 ~ 18 岁 40g/d，分 2 次早晚餐前冲服。雷公藤多苷片（江苏泰州制药厂生产，批号 000303）1mg/（kg·d），分 3 次餐后口服，最大剂量不超过 60mg/d。健康对照组为正常儿童，体检前未服用任何药物。病例组治疗 4 周为 1 个疗程，可连用 2 ~ 3 个疗程，本次临床观察在病例组治疗 1 个疗程后进行统计分析。

2. 免疫功能测定

病例组患儿用药前取清晨空腹血，用肝素抗凝，4 周后复查。健康对照组于体检时清晨抽取空腹血，用肝素抗凝。免疫球蛋白测定采用免疫比浊法；T 细胞亚群测定采用间接免疫荧光法。试剂由伊利康生物技术有限公司提供。

（三）治疗结果

1. 健康组与病例组治疗前后 T 细胞亚群变化的比较

结果见表 4 - 16。治疗前病例组患 CD3、CD4 值及 CD4/CD8 比值显著低于健康对照组儿童（$P < 0.05$），CD8 值显著高于健康对照组儿童（$P < 0.05$）。治疗后病例组患儿 CD3、CD4 明显上升，与治疗前相比差异有显著性（$P < 0.05$），CD8 值明

显下降，与治疗前相比差异有显著性（$P < 0.05$），CD4/CD8 比值明显上升，与治疗前相比差异有显著性（$P < 0.05$），显著高于健康对照组（$P < 0.05$），治疗后病例组患儿 CD3、CD4、CD8 值及 CD4/CD8 比值与健康儿童相比差异无显著性（$P > 0.05$）。

表 4 – 16　两组治疗前后 T 细胞亚群变化的比较

组别	例数		CD3（%）	CD4（%）	CD8（%）	CD4/CD8
病例组	30	治疗前	54.1 ± 3.96[#]	35.3 ± 3.24[#]	26.6 ± 3.61[#]	1.47 ± 0.35[#]
		治疗后	58.2 ± 6.21[*]	40.8 ± 5.01[*]	22.5 ± 4.58[*]	1.97 ± 0.48[*]
健康组	30		60.8 ± 5.52	42.6 ± 4.43	20.4 ± 4.01	2.15 ± 0.44

注：病例组治疗前与健康儿童组比较，[#]$P < 0.05$；病例组治疗前后比较，[*]$P < 0.05$。

2. 健康组与病例组治疗前后免疫球蛋白变化的比较

结果见表 4 – 17。治疗前病例组患儿 IgA 含量明显高于健康对照组儿童，其差异有统计学意义（$P < 0.01$），IgG 含量高于健康儿童、IgM 含量低于健康儿童，其差异均无统计学意义（$P > 0.05$）；治疗后病例组患儿 IgA 含量较治疗前显著降低（$P < 0.05$），但与健康儿童相比差异仍有显著性（$P < 0.05$）。

表 4 – 17　两组治疗前后免疫球蛋白变化的比较

组别	例数		IgA（g/L）	IgG（g/L）	IgM（g/L）
病例组	30	治疗前	1.62 ± 0.36[#]	8.85 ± 1.69	1.27 ± 0.25
		治疗后	1.38 ± 0.55[#*]	8.20 ± 2.24	1.31 ± 0.36
健康组	30		1.12 ± 0.41	7.61 ± 1.84	1.42 ± 0.33

注：病例组治疗前与健康儿童组比较，[#]$P < 0.05$；病例组治疗前后比较，[*]$P < 0.05$。

（四）讨论

中医认为紫癜性肾炎属于"紫癜""肌衄""尿血"及"水肿"的范畴。病因不外乎内因、外因两端。外因为风热湿毒之邪扰动血脉，或因进食鱼、虾等腥发动风之品，或因虫咬，或误用辛温发散之品，以致风热相搏，热毒入里灼伤血络；内因为素体脾肾亏虚，血热内蕴。热壅、阴虚、血瘀为其病机特点，属本虚标实之证。本虚为脾肾气虚或气阴两虚；标实为热毒、水湿、瘀血等。血尿停方中生地黄、水牛角滋阴清热，凉血止血为君；墨旱莲滋肾补肝、凉血止血，虎杖清热解毒、活血化瘀共为臣；当归、三七化瘀止血而兼养血为佐；甘草调和诸药为使。全方共奏养阴清热、化瘀止血之功。

现代医学认为紫癜性肾炎是由含 IgA 的循环免疫复合物沉积于肾脏所致的继发性肾炎。目前认为其发病机制主要为 B 细胞介导的体液免疫反应的改变，即 IgA 或其免疫复合物通过旁路途径激活补体而造成的组织损伤，但大量实验及临床观察发现 T 细胞介导的细胞免疫也参与了肾小球的损伤。

现代药理研究显示：生地黄、水牛角具有抗炎、抗过敏作用，能明显提高实验小鼠细胞免疫及体液免疫功能。墨旱莲能增强实验小鼠非特异性免疫功能和细胞免疫功能。当归及有效成分对实验性小鼠的体液免疫及细胞免疫功能均有明显促进作用，动物实验证明当归多糖和阿魏酸，对非特异免疫功能有显著的刺激作用，对免疫功能处于抑制状态的机体有调节和恢复功能。虎杖具有抗菌、抗病毒、抑制超敏反应、清除免疫复合物、增强机体的体液免疫功能及非特异免疫功能。三七的有效成分为三七总皂苷，具有止血、活血、抗炎、抗病毒及免疫调节作用，可使过高或过低的免疫反应恢复正常，不干扰机体正常的免疫反应。

雷公藤多苷片为卫矛科雷公藤经分离提纯后的药物，主要有效成分为环二萜内酯化合物，具有抑制 T 淋巴细胞增殖的作用。雷公藤内酯醇是雷公藤环二萜内酯化合物中阻止淋巴细胞增殖作用最强的单体，雷公藤内酯醇通过上调 T 淋巴细胞系 Jurkat 细胞 IKBα 的基因转录，抑制免疫细胞核因子 - κB 的活力，进而产生免疫抑制作用，从而抑制整个机体的免疫反应。

本次临床观察显示，治疗前病例组患儿 CD3、CD4 的百分率及 CD4/CD8 比值较健康儿童显著降低，CD8 的百分率较健康儿童显著增高。与文献报道一致，说明紫癜性肾炎患儿存在 T 细胞功能紊乱，CD4/CD8 比例失调，导致 B 细胞活化、数量增加，并产生大量免疫球蛋白，从而形成循环免疫复合物沉积，引起肾小球局部炎症反应。治疗 4 周后，CD3、CD4 的百分率及 CD4/CD8 比值显著升高，与健康儿童相比无显著性差异，说明血尿停颗粒剂加雷公藤多苷片能明显调节机体的细胞免疫功能。治疗前病例组患儿 IgA 含量较健康儿童明显升高，但 IgG、IgM 含量与健康儿童相比差异无显著性。治疗后，IgA 含量显著降低，与治疗前相比差异有显著性，但与健康儿童相比仍有显著性差异，说明血尿停颗粒剂加雷公藤多苷片能明显降低紫癜性肾炎患儿血清 IgA 水平，同时提示中西医结合治疗能调节机体体液免疫，但需要一个较长过程。

（丁樱）

参考文献

[1] 中华医学会儿科学分会肾脏病学组. 小儿肾小球疾病的临床分类、诊断及治疗 [J]. 中华儿科杂志, 2001, 39 (12): 746.

[2] 杨霁云, 白克敏. 小儿肾脏病基础与临床 [M]. 北京: 人民卫生出版社, 2000: 125.

[3] 苗明三. 法定中药药理与临床 [M]. 西安: 世界图书出版公司, 1998: 716.

[4] 刘浩, 刘志红, 陈朝红, 等. 雷公藤内脂醇对 T 淋巴细胞因子 - κB 及其抑制分子的影响 [J]. 南京大学学报, 2000, 36 (5): 442.

六、血尿停颗粒剂联合雷公藤多苷片治疗小儿紫癜性肾炎30例

紫癜性肾炎是过敏性紫癜所致的肾损伤，为儿科最常见的继发性肾小球肾炎。临床多采用激素及免疫抑制剂治疗，而大量临床研究发现糖皮质激素对缓解胃肠道、关节症状疗效肯定，但对肾脏受累无效；免疫抑制剂虽有一定疗效，但毒副反应大。鉴于此，对于临床分型为孤立性血尿或蛋白尿、血尿和蛋白尿、急性肾炎型，病理分型为Ⅰ、Ⅱ、Ⅲ级者，目前临床上普遍采用雷公藤多苷片治疗。而我们应用血尿停颗粒剂联合雷公藤多苷片治疗小儿紫癜性肾炎取得良好疗效。现将2001年7月～2002年10月河南中医药大学第一附属医院儿科的50例紫癜性肾炎临床情况治疗观察总结如下：

（一）方法

参照中华医学会儿科分会肾脏病学组2000年11月珠海研讨会制定的紫癜性肾炎诊断标准：在过敏性紫癜病程中（均在6个月内），出现血尿和（或）蛋白尿。50例紫癜性肾炎患儿来自河南中医药大学第一附属医院儿科门诊及住院患者，随机分为两组，治疗组30例，其中男性17例，女性13例；年龄3～18岁，平均10.2岁；孤立性血尿8例，孤立性蛋白尿1例，血尿和蛋白尿21例；其中13例进行了肾穿刺活检，1例为病理Ⅰ级，10例为病理Ⅱ级，2例为病理Ⅲ级。对照组20例，其中男性12例，女性8例；年龄4～18岁，平均11.3岁；孤立性血尿5例，孤立性蛋白尿1例，血尿和蛋白尿14例；其中7例进行了肾穿刺活检，1例为病理Ⅰ级，5例为病理Ⅱ级，1例为病理Ⅲ级。两组的性别、年龄、临床分型、病理分型资料经统计学处理无显著性差异（$P > 0.05$），具有可比性。

1. 治疗方法

（1）对照组：用雷公藤多苷片（江苏泰州制药厂生产，批号000303）每天1mg/kg，分3次餐后口服，最大剂量不超过60mg/d。

（2）治疗组：在对照组治疗基础上加用血尿停颗粒剂（由河南中医药大学第一附属医院药剂科提供，批号020415，每袋10g，相当于生药27.7g）。2～3岁20g/d，4～9岁30g/d，10～18岁40g/d。分2次早晚餐前冲服。两组均以3个月为1个疗程。

2. 临床疗效判定标准

根据2002年版《中药新药临床研究指导原则》中"中药新药治疗慢性肾炎的临床研究指导原则"拟定。

（1）临床控制：尿常规检查蛋白转阴性，或24小时尿蛋白定量正常；尿常规

检查红细胞数正常，或尿沉渣红细胞数正常；肾功能正常。

（2）显效：尿常规检查蛋白减少（＋＋），或24小时尿蛋白定量减少≥40%；尿红细胞数减少≥3个/HP或（＋），或尿沉渣红细胞计数检查减少≥40%；肾功能正常。

（3）有效：尿常规检查蛋白减少（＋），或24小时尿蛋白定量减少＜40%；尿红细胞数减少＜3个/HP或（＋），或尿沉渣红细胞计数检查减少＜40%，肾功能正常。

（4）无效：临床表现与上述实验室检查均无改善或加重者。

3. 尿蛋白疗效判定标准

依据同上。

（1）临床控制：尿常规检查蛋白转阴，或24小时尿蛋白定量正常。

（2）显效：尿常规检查蛋白减少（＋＋），或24小时尿蛋白定量减少≥40%。

（3）有效：尿常规检查蛋白减少（＋），或24小时尿蛋白定量减少20%~40%。

（4）无效：尿蛋白减少＜20%或增加。

4. 尿红细胞疗效判定标准

依据同上。

（1）临床控制：尿常规检查红细胞数正常，或尿沉渣红细胞数正常。

（2）有效：尿红细胞数减少＜3个/HP或（＋），或尿沉渣红细胞计数检查减少＜40%。

（3）无效：尿红细胞数无变化或增多。

（二）结果

1. 两组临床疗效比较（表4-18）

表4-18　两组患儿临床疗效比较

组别	例数	临床控制	显效	有效	无效	总有效率
治疗组	30	15	13	2	0	100%*
对照组	20	4	10	2	4	80%

注：与对照组比较 * $P<0.05$。下同。

2. 两组尿蛋白疗效比较（表4-19）

表4-19　两组患儿尿蛋白疗效比较

组别	例数	临床控制	显效	有效	无效	总有效率
治疗组	22	18*	3	1	0	100%
对照组	15	9	2	4	0	100%

3. 两组尿红细胞疗效比较（表4－20）

表4－20 两组患儿尿红细胞疗效比较

组别	例数	临床控制	显效	有效	无效	总有效率
治疗组	29	12	15	2	0	100%*
对照组	19	4	8	3	4	79%

（三）讨论

紫癜性肾炎为 IgA 或其免疫复合物通过旁路途径激活补体所造成的组织免疫病理损伤。因肾脏受累程度不一，临床表现各异，可表现为镜下血尿或肉眼血尿、蛋白尿，部分患者呈急性肾炎、肾病综合征、急进性肾炎或慢性肾炎样改变。中医学将其归为"紫癜""肌衄""尿血""水肿"的范畴。病因多为外感风热湿毒等外邪，或进食鱼、虾等腥发之品。病机概括起来不外乎热、虚、瘀三个方面，可单独致病，也可先后为患，互为因果。外感风热邪毒，入里化热，热扰血络，迫血妄行，血溢脉外，瘀久不去，耗气伤阴，致气阴两伤；气虚无力推动血行，致血行缓慢凝滞为瘀；或温煦失职，致寒凝血涩，脉络不通为瘀；先天禀赋虚弱或久病耗气，脾肾两虚，脾不统血，血不行常道而致皮肤紫癜、血尿，肾失固摄，精微下泄而致蛋白尿。总之，邪热内扰、气阴两虚、瘀血内阻是本病的主要病机。

血尿停颗粒剂是在长期临床实践经验基础上，针对紫癜性肾炎的发病机制，结合现代药理研究研制而成。该方由生地黄、水牛角、墨旱莲、当归、三七、虎杖、甘草等组成。方中生地黄、水牛角滋阴清热、凉血止血为君，墨旱莲滋肾补肝、凉血止血为臣，当归、三七化瘀止血而兼养血，虎杖清热解毒共为佐，甘草调和诸药为使。全方共奏养阴清热、化瘀止血之功。

药理研究证实，雷公藤多苷片有显著降低血清 IgA 作用，能减轻肾组织病理变化，尚有明显降低尿蛋白、尿红细胞作用。我们既往研究也证实，雷公藤多苷片通过对肾小球系膜细胞 IL-6 及内皮素（ET）分泌的影响，从而达到抑制肾小球系膜细胞增殖的作用。

本次临床观察发现，血尿停颗粒剂联合雷公藤多苷片其减少尿蛋白、减轻血尿的疗效显著优于单用雷公藤多苷片组。同时发现联合用药可明显减轻雷公藤多苷片的不良反应。

（丁樱）

参考文献

[1] 中华医学会儿科学分会肾脏病学组．小儿肾小球疾病的临床分类、诊断及治疗［J］．中华儿

科杂志，2001，39（12）：746.

［2］钱家麒，向颖欣. 雷公藤多苷治疗特发性 IgA 肾病疗效观察［J］. 中华肾脏病杂志，1989，5（1）：21.

［3］丁樱，张红敏. 雷公藤多苷片对肾小球系膜细胞细胞因子生成的影响［J］. 中华肾脏杂志，2002，18（2）：139.

七、雷公藤多苷治疗小儿乙型肝炎病毒相关肾炎 **12** 例疗效观察

我国是乙型肝炎高发区，乙型肝炎病毒相关肾炎（HBV‐GN）在国内已日益引起重视。1996 年我国 20 所医院 2315 例儿童肾活检病例中，HBV‐GN 占 8.7%，居肾小球疾病第 4 位。HBV‐GN 的治疗上尚无统一意见和特效疗法，部分患者预后不良。我科于 1997 年 10 月~2002 年 2 月间以雷公藤多苷为主治疗经肾活检确诊的 12 例 HBV‐GN，疗效显著，现报告如下：

（一）方法

1. 临床资料

12 例中男 10 例，女 2 例，年龄 4~17 岁，平均 8.5 岁，病程 2 个月~2 年，平均 11 个月。本组 12 例均符合以下诊断标准。

（1）有蛋白尿、血尿等肾炎的表现，并已除外狼疮性肾炎等继发性肾小球疾病。

（2）血清中有 HBV 感染的证据，如血清 HBsAg、HBcAg 阳性等。

（3）肾组织切片中找到 HBV 抗原。

符合以上 3 项确诊为 HBV‐GN。本组表现为肾病综合征者 8 例，急性肾小球肾炎者 4 例（肉眼血尿者 1 例）。肾活检病理检查：膜性肾病 11 例，轻度系膜增生型 1 例。血清 HBV 标志物：7 例 HBsAg、HBeAg、HBcAb 均阳性，2 例 HBsAg、HBeAg 阳性，1 例 HBsAb 阳性，2 例乙肝 5 项均阴性。2 例肝功能轻度异常（谷丙转氨酶 <160U/L），1 例轻度黄疸（TBIL：40.2μmol/L），3 例肝纤维化四项（透明质酸、层黏蛋白、Ⅲ型前胶原、Ⅳ型胶原）增高。

2. 治疗方法

12 例患儿均住院治疗。雷公藤多苷片（泰州美通药业公司产）每天 1mg/kg，分 3 次餐后口服，疗程 3~6 个月。配合以中药及维生素、钙剂等对症支持治疗，并加用肝泰乐、肌苷以保肝治疗。随访 6 个月~2 年。

3. 判定标准

依据 2002 年版《中药新药临床研究指导原则》中"中药新药治疗慢性肾炎的临床研究指导原则"和"中药新药治疗病毒性肝炎的临床研究指导原则"。

（1）临床控制：尿常规检查蛋白转阴性，或 24 小时尿蛋白定量正常；尿常规检查红细胞数正常，或尿沉渣红细胞数正常；肾功能正常；血清 HBV – DNA 转阴。

（2）显效：尿常规检查蛋白减少（＋＋），或 24 小时尿蛋白定量减少≥40%；RBC 减少≥3 个/HP 或尿蛋白减少（＋），或尿沉渣红细胞计数检查≥40%；肾功能正常或基本正常（与正常值相差不超过 15%）；血清 HBV – DNA 转阴。

（3）有效：尿常规检查蛋白减少（＋），或 24 小时尿蛋白定量减少＜40%；RBC 减少＜3 个/HP 或（＋），或尿沉渣红细胞计数检查＜40%；肾功能正常或有改善；血清 HBV – DNA 定量较前减少 50% 以上。

（4）无效：临床表现与上述实验室检查均无改善或加重者。

（二）结果

1. 临床疗效

12 例 HBV – GN 患儿临床症状快速缓解（浮肿、乏力 2 周内均消失），实验室指标明显好转见表 4 – 21。临床疾病疗效显著，临床控制 3 例，占 25%，显效 4 例，占 33.3%，有效 5 例，占 41.7%，总有效率 100%。

表 4 – 21　治疗疗效评定（n）

项目	临床控制	显效	有效	无效
临床疗效	3	4	5	0
尿蛋白检查	5	5	0	2
尿红细胞检查	5	4	2	1

2. 实验室检查

尿蛋白总有效率 83.3%。尿红细胞总有效率 90.1%，见表 4 – 22。1 例黄疸者治疗 3 周后黄疸消退，2 例肝功能轻度异常者治疗 8 周后恢复正常。

表 4 – 22　治疗前后临床表现及实验室检查结果比较（n）

	浮肿	乏力	镜下血尿	尿蛋白（＋ ~ ＋＋＋＋）	低蛋白血症 ALB＜30g/L	Ch＞5.7 mmol/L	TG＞1.7 mmol/L
治疗前	10	11	8	12	5	4	4
治疗后	0	0	3	2	2	3	3

3. 不良反应

无严重不良反应，偶有恶心、呕吐、食欲下降、头晕，均可耐受，无 1 例需停药者。其中 1 例 WBC 降至 3.0×10^9/L 以下，经复方阿胶浆、鲨肝醇治疗 2 周后升至 3.1×10^9/L，继续治疗 2 周后恢复正常。4 例转氨酶升高者仅轻度升高（＜80U/L），1 ~ 4 周后恢复正常。

4. 随访结果

随访最短 6 个月，最长 2 年。10 例尿红细胞持续阴性，2 例尿红细胞波动于
（±~＋）。10 例尿蛋白持续阴性；2 例尿蛋白持续（＋＋），临床症状轻微。1 例
HBsAg、HBeAg、HBcAb 均阳性者，7 个月后全部转阴。3 例 HBeAg 转阴，同时出
现抗－HBe 抗体。3 例肝纤维化四项增高者，6 个月后肝纤维化四项明显降低。1 例
6 个月后反复，后经重复肾活检确诊为狼疮肾。

（三）讨论

HBV－GN 的治疗尚无统一的意见和特效疗法。20 世纪 80 年代中期有主张对
HBV－GN 病人使用激素及免疫抑制剂治疗，认为短疗程给药能在临床上抑制炎性
反应，使尿蛋白减少甚至转阴。但持反对意见者认为该类药治疗 HBV－GN 的疗效尚
未确定，且可延缓宿主对 HBV 的清除能力，加重肝细胞内 HBV 的复制，引起肝脏损
伤，使慢性迁延性肝炎复发。20 世纪 90 年代开始应用干扰素、拉米夫啶、阿糖腺苷
及阿昔洛韦等抗病毒药物治疗 HBV－GN，这些药物在临床上均有一定的疗效，但由于
其价格昂贵，且有较多的副作用，部分药物应用不方便，从而限制了其应用。

本组采用雷公藤多苷配合中药治疗 HBV－GN，能显著降低 HBV－GN 蛋白尿，
减轻临床症状，不良反应较少。雷公藤多苷为卫矛科植物雷公藤经分离提纯后总苷
的 TW 部分，纯度较高。能抑制 IL－1、IL－2、IL－6、TNF 等炎症因子的产生，抑
制 T 细胞的增殖，诱导 T 细胞的凋亡，在多个环节上使异常的免疫应答过程受到抑
制。新近研究表明：雷公藤降低尿蛋白排泄的作用除与其免疫抑制效应有关外，还
与其保护和维持肾小球基膜电荷屏障的完整性、降低肾小球的通透性有关。雷公藤
能明显抑制 PAM 诱导的内皮细胞 VEGFmRNA 的表达和血管内皮生长因子（VEGF）
的生成和分泌。而且通过抑制转录因子 AP－1 的形成影响 VEGFmRNA 的表达。体
外细胞研究表明，肾小球系膜细胞对 VEGF 有强烈的增殖反应，并合成、分泌更多
的细胞外基质。推测这些可能为其降低肾小球肾炎患者尿蛋白的作用机制之一。

雷公藤多苷的主要不良反应之一为肝脏损伤，因此有学者认为不宜用于乙型肝
炎病毒相关肾炎。我们观察到本组仅 4 例转氨酶轻度升高，自觉症状轻微，1~4 周
后恢复正常。有趣的是，本组有 2 例治疗前肝功能异常者经治疗后肝功能反而恢复
正常，3 例治疗前肝纤维化四项增高者经治疗后各项指标也减轻，血清标志物亦有
转阴者。这是雷公藤抑制免疫反应的结果，还是雷公藤能抑制乙肝病毒的复制？我
们考虑在乙型肝炎肝细胞损伤的发生中起主导作用的是细胞介导的免疫反应，而雷
公藤能在多个环节上使异常的免疫应答过程受到抑制，推测其机制可能与此有关。
其确切机制还有待于进一步研究。

（丁樱）

参考文献

[1] 刘铜林. 儿童乙肝病毒相关性肾炎 [J]. 中国临床医生杂志, 1999, 27 (3): 20.

[2] 王慕逖. 儿科学 [M]. 5 版. 北京: 人民卫生出版社, 2000: 333 – 334.

[3] 李恒, 刘志红, 戴春笋, 等. 雷公藤内酯醇对人肾小管上皮细胞抗原呈递功能的影响 [J]. 肾脏病与透析肾移植杂志, 2001, 10 (4): 303.

[4] 胡可斌, 刘志红, 刘栋, 等. 雷公藤内酯醇对内皮细胞血管内皮细胞生长因子活性的影响 [J]. 肾脏病与透析肾移植杂志, 2000, 9 (3): 229.

[5] 王海燕. 肾脏病学 [M]. 第 2 版. 北京: 人民卫生出版社, 1996: 516 – 517.

八、小儿热速清口服液治疗外感高热

小儿外感（感染性）高热是儿科常见病, 90% 以上因感染病毒所致, 中药治疗此病有较好的效果。我科于 1987 ~ 1989 年采用河南中医药大学（现河南中医药大学）研制的中药小儿热速清口服液观察治疗 148 例外感高热患儿, 取得满意疗效, 现总结如下:

（一）方法

148 例患儿随机分为治疗组和对照组。治疗组 108 例, 男 61 例, 女 47 例; 对照组 40 例, 男 23 例, 女 17 例。年龄均为 14 岁以下, 以 3 岁以下年龄组最多, 占 50% 左右。中医分型, 两组外感风热型分别为 92 例（占 85.2%）和 34 例（占 85%）, 其余为风寒化热型。病因学分型, 病毒感染性高热 103 例（占 69.6%）, 细菌感染性高热 45 例（占 30.4%）。自发病至接受治疗为止, 以小时计算。治疗组平均病程 21.84 ± 17.25 小时（$\bar{x} \pm s$, 下同）; 对照组 20.56 ± 20.26 小时。两组对比, 无明显差异（$P > 0.05$）。

诊断标准: 全部病例均进行中西医双重诊断。

1. 中医辨证分型

（1）外感风热型: 发热重, 有汗, 头痛, 鼻塞, 流浊涕, 喷嚏, 咳嗽, 吐痰黄稠, 咽部红肿疼痛, 口干而渴, 舌质红, 苔薄白或薄黄, 脉浮数, 指纹浮露, 色红赤。

（2）风寒化热型: 发热重, 微恶寒, 无汗, 鼻塞, 流清涕, 喷嚏, 咳嗽, 咽部红肿疼痛, 舌苔薄白, 脉浮数, 指纹浮红。

2. 西医诊断

主要观察重型上感, 其表现为: 发热 39℃ 以上, 伴全身不适, 精神差, 食欲不振, 畏寒, 头痛, 咳嗽及鼻部症状较重, 可有声嘶、咽痛, 咽充血明显, 扁桃体肿大，咽峡部或扁桃体上可有斑点状渗出物，咽弓、软腭、悬雍垂黏膜上可见灰白色疱疹或溃疡，可见眼结膜充血、水肿和滤泡等。为明确病因学诊断，进行如下检验：白细胞总数及分类计数、末梢血碱性磷酸酶（ALP）活性测定、咽拭子细菌培养、鼻咽分泌物上清血凝试验、间接免疫荧光法测定鼻咽分泌物脱落细胞中腺病毒及合胞病毒。

病例选择：按1983年重庆会议成立的中医急症协作攻关组要求，必须是治疗前24小时内高热达39℃（腋温）以上的重症患儿。本组148例均为1987～1989年我院儿科住院及急诊观察室患儿。

治疗方法：治疗组用小儿热速清口服液，由河南中医药大学制剂研究室提供，主要成分有柴胡、黄芩、金银花、大黄等，系我院儿科李晏龄医生之经验方改良剂型而成。每支安瓿10mL，相当于生药3g。剂量根据年龄服用，>1岁，每次2.5～5mL；1～3岁，每次5～10mL；3～7岁，每次10～15mL；7～12岁，每次15～20mL，每日3～4次。不得用其他任何中西药物。

对照组中药用清热解毒口服液，西药用青霉素（过敏者用洁霉素）和小儿退热栓。用药剂量根据年龄、体重而定。

（二）结果

疗效评定标准以退热为主要评定指标：

痊愈：服药后54小时内，发热消退，全身和局部主要症状消失或基本消退。

好转：服药55～78小时内，发热消退，全身及局部主要症状消失或基本消退，或高热患儿体温下降2℃以上，不再回升者。

无效：不符合以上标准者。

1. 临床疗效显示

由表4－23可见，小儿热速清口服液治疗总有效率为90.74%，痊愈率87.04%，明显优于对照组。其中对病毒感染性高热疗效更突出。

表4－23 病因分类疗效比较（例,%）

分类		痊愈	好转	无效
病毒感染	治疗组	70（87.50）*	4（5）*	6（7.5）
	对照组	15（65.22）	2（8.7）	6（26.1）
细菌感染	治疗组	24（85.70）	0（0）	4（14.4）
	对照组	12（70.60）	3（17.7）	2（11.8）
总计	治疗组	94（87.04）**	4（3.7）*	10（9.26）
	对照组	27（67.50）	5（12.5）	8（20）

与对照组比：＊$P < 0.05$，＊＊$P < 0.01$。下同。

表4-24所示该药对外感风热型及风寒化热型均有效。与对照组相比，以外感风热型疗效更佳。

表4-24　中医分型疗效比较（例,%）

分类		痊愈	好转	无效
外感风热	治疗组	78（84.8）*	4（4.3）*	10（10.9）
	对照组	22（64.7）	5（14.7）	7（20.6）
风寒化热	治疗组	16（100）	0（0）	0（0）
	对照组	5（83.3）	0（0）	1（16.7）

2. 退热时间

按急症攻关会议纪要方法，记录有效病例的开始退热时间及完全退热时间，结果见表4-25。

表4-25　有效病例98例退热时间比较（h, $\bar{x} \pm s$）

分类		例数	开始退热时间	完全退热时间
病毒感染	治疗组	74	6.04±7.76	22.24±16.13**
	对照组	17	4.59±5.84	35.72±16.62
细菌感染	治疗组	24	7.15±8.66	30.52±14.12
	对照组	15	5.20±4.72	28.45±22.28
总计	治疗组	98	6.32±5.27	24.27±15.86
	对照组	32	4.88±7.96	32.32±19.50

以上结果说明，治疗组与对照组相比，虽然开始退热时间没有差异，但完全退热时间明显缩短，其中尤以病毒感染组明显。

毒副作用治疗组服药后临床观察无毒副反应，包括因病情较重须加大剂量的患儿。

3. 实验室检测结果

（1）末梢血白细胞计数及其分类

白细胞总数大于10×10^9/L者57例（占38.5%）；分类中性百分数大于各年龄组正常值者69例（占46.6%）。

（2）ALP活性

共测148例，阳性率及积分均大于正常值者29例（占19%）。

（3）咽拭子细菌培养

共培养148份，阳性22例（占14.9%），以甲型链球菌最多（占63.6%）。

（4）血凝试验

共测82例，总阳性率为34.15%。

（5）腺病毒及合胞病毒检测

共测82例，腺病毒阳性29例，合胞病毒阳性10例，总阳性率占47.5%。

（三）讨论

发热是儿科最常见的证候之一。叶桂说："襁褓小儿，体属纯阳，所患热病最多。"小儿为"纯阳之体"，阴常不足，阳常有余，感邪之后，每易从阳化热，有"六气之邪，皆从火化"之说。即使外感风寒，也常因寒郁肌腠而化热，以寒包热郁者（即风寒化热型）居多。又因小儿脾常不足，或先有积滞而后感邪，或外邪伤脾而致乳食停滞，蓄积胃肠，化生里热，故小儿外感高热以风热表证、表里俱热证最为常见。

小儿热速清口服液由柴胡、黄芩、金银花、板蓝根、大黄等纯中药制成，全方以辛凉苦寒为主，既能宣透解表，又有清泄里热之功，解表清里并重，切中小儿外感高热病理特点，故有临床佳效。急性上呼吸道感染的发病率占我国儿科门诊各类疾病之首位，病原学调查以病毒感染为主。本院检测 148 例，病毒感染占 69.6%，以 3 岁以内的婴幼儿发病率为高。关于本病的治疗，目前缺乏理想的抗病毒化学药物，我们应用纯中药制剂小儿热速清口服液取得了较满意的效果。结果表明，痊愈率达 87%，总有效率 90.74%，对病毒及细菌感染所致上呼吸道感染高热无论在降温或缩短病程方面均比对照组疗效显著，尤其对病毒所致上呼吸道感染早期应用疗效更为满意，且应用方便、简单、经济，无毒副作用，家长与患儿易于接受，便于在基层推广，尚可避免因滥用抗生素而招致的不良反应。故认为该药为目前治疗小儿外感高热的理想新药。

（丁樱）

参考文献

[1] 诸福棠. 实用儿科学（下）[M]. 北京. 人民卫生出版社，1985：31.
[2] 小儿呼吸道感染调查协作组. 小儿呼吸道感染的调查研究 [J]. 中华儿科杂志，1978，16（2）：66.

九、小儿消积止咳口服液治疗咳嗽

咳嗽是儿科临床最常见的症状之一，因食积化热生痰而致咳者屡有所见，用一般止咳剂疗效多不理想。我协作组于 1994 年 9 月～1995 年 5 月采用山东中医药大学与鲁南制药厂共同研制的中药"小儿消积止咳口服液"，观察治疗小儿食积咳嗽 280 例，现总结如下：

（一）方法

280 例患儿随机分为治疗组和对照组。治疗组男 77 例，女 63 例；对照组男 80

例，女 60 例。年龄均为 12 岁以下，平均年龄：治疗组 4.634 ± 2.421 岁，对照组 4.570 ± 1.94 岁。平均疗程治疗组 3.260 ± 1.968 天，对照组 3.580 ± 2.157 天。病种：急性上呼吸道感染，治疗组和对照组分别为 31 例（占 22.1%）和 27 例（占 19.3%）；急性支气管炎：治疗组和对照组分别为 47 例（占 33.6%）和 50 例（占 35.7%）；轻型支气管肺炎：治疗组和对照组分别为 62 例（占 44.3%）和 63 例（占 45.0%）。两组在性别、年龄、病程、病种等一般资料方面比较均无明显差异（$P > 0.05$）。

全部病例均进行中西医双重诊断。

1. 中医诊断

①咳嗽；②喉中痰鸣音，咯痰或不咯痰；③腹胀或口臭或便秘；④喜伏卧睡眠，手足心热；⑤舌质偏红，苔厚腻；⑥脉滑数或指纹紫滞。其中①②⑤为必备，③④项中具备 1 项方可确诊为食积咳嗽。

2. 西医诊断

（1）急性上呼吸道感染（以下简称上感）：以咳嗽、咯痰、咽红为主要症状者。

（2）急性支气管炎（以下简称支炎）：以咳嗽、咯痰或喉中痰鸣为主要症状，肺部听诊有散在干性啰音或大中湿啰音，胸部 X 线检查可见肺纹理增粗、紊乱。

（3）轻型支气管肺炎：以咳嗽、咯痰为主要症状，听诊肺部有中细湿啰音，肺部 X 线征象为非特异性小斑片状阴影。

3. 病例选择

受试病例必须符合小儿食积咳嗽的中医诊断，同时符合急性上感，或急性支气管炎，或支气管肺炎的西医诊断。病程：上感 ≤2 天，急性支气管炎 ≤3 天，支气管肺炎 ≤5 天。排除不符合纳入标准者（体温 >37.5℃，支气管肺炎具有呼吸困难、喘促症状）。

4. 治疗方法

治疗组：用小儿消积止咳口服液（由山东鲁南制药厂提供，每瓶相当于生药 3g）。剂量：<1 岁者每次 5mL，>1 岁每次 10mL，>3 岁每次 15mL，>5 岁每次 20mL，均每日 3 次。对照组用蛇胆川贝口服液（10mL/瓶）口服，剂量同治疗组。两组疗程：上呼吸道感染 5 天，其余 7 天，治疗期间不得用其他中西药。

（二）结果

1. 疗效标准

以咳嗽、痰鸣、咯痰为主要判定指标；食积证如腹胀、纳差、口臭、便秘，舌红苔腻为次要指标。①痊愈：治疗后主要及次要指标均消失。②显效：治疗后主要及次要指标均改善 2/3 以上。③有效：治疗后主要指标改善 1/3 以上，次要指标改善 2/3 以上。④无效：达不到有效标准者。

2. 临床疗效

①表 4 - 26 结果显示：治疗组总有效率为 95.7%，显效以上为 87.5%，明显优于对照组。②表 4 - 27 结果显示：对不同病种，治疗组痊愈率均明显优于对照组。在治疗组内，不同病种之间，疗效有显著性差异。经 Ridit 分析，上感 $\bar{R} = 0.6013$；支气管炎的 $\bar{R} = 0.5047$；支气管肺炎的 $\bar{R} = 0.4551$，$\chi^2 = 6.565$，$V = 2$，$P < 0.05$。由此可见，小儿消积止咳口服液的疗效以上感为最好，急性支气管炎次之，支气管肺炎效果稍差。③表 4 - 28 结果显示：除肺部啰音外，各项症状与体征的消失时间，治疗组均优于对照组，其中以痰鸣音、腹胀、纳差、便秘、口臭等消化系统症状和体征的消失尤为突出。

表 4 - 26　两组总疗效比较 （例,%）

	n	痊愈	显效	有效	无效	总有效	显效以上
治疗组	140	88(62.9)**	35(25.0)	11(7.9)	6(4.2)	134(95.7)**	123(87.9)**
对照组	140	19(13.6)	36(25.7)	50(35.7)	35(25.0)	105(75.0)	55(39.3)

注：与对照组比 ＊＊$P < 0.01$，＊$P < 0.05$，下同。

表 4 - 27　不同病种的疗效比较 （例,%）

		n	痊愈	显效	有效	无效
上感	治疗组	31	25 (80.7)**	5 (16.1)	1 (3.2)	0 (0)
	对照组	27	3 (11.1)	7 (25.9)	11 (40.8)	6 (22.2)
急性支气管炎	治疗组	47	31 (66.0)**	6 (12.75)	6 (12.75)	4 (8.5)
	对照组	50	7 (14.0)	10 (20.0)	18 (36.0)	15 (30.0)
支气管肺炎	治疗组	62	32 (51.6)**	24 (38.7)	4 (6.5)	2 (3.2)
	对照组	63	9 (14.3)	19 (30.2)	21 (33.3)	14 (22.2)

表 4 - 28　症状与体征的消失时间比较 （例, $\bar{x} \pm s$）

	n	治疗组	n	对照组
咳嗽	116	4.542 ± 1.375*	50	5.159 ± 1.310
咯痰	107	4.074 ± 1.391*	60	4.855 ± 1.275
痰鸣音	119	3.820 ± 1.420**	68	4.987 ± 1.259
腹胀	92	3.250 ± 1.573**	22	4.829 ± 1.657
纳差	104	3.303 ± 1.335**	44	4.771 ± 1.589
便秘	97	3.052 ± 1.618**	39	4.463 ± 1.563
口臭	88	3.364 ± 1.375**	46	4.825 ± 1.584
肺部啰音	91	4.250 ± 1.610	74	4.420 ± 1.571

（三）讨论

根据以上观察结果综合分析，小儿消积止咳口服液对小儿食积咳嗽有满意而确切的疗效，其总有效率 95.7%，痊愈率 62.9%。其对上呼吸道感染、急性支气管炎、支气管肺炎之不同疾病、不同年龄、不同病程的咳嗽均有显著疗效，且对消化系统症状和体征即食积证候的疗效亦较突出，经统计学处理，试验组均明显优于对照组。

咳嗽为儿科常见证。中医认为，"五脏六腑皆令人咳"，根据小儿生理病理特点，以肺、脾两脏病变而致咳者居多。因小儿"肺脏娇嫩"，易感受外邪，肺失宣降而致咳嗽；"脾常不足"，易因饮食及外感等因素致脾胃功能失调，出现腹胀、纳差、便秘、口臭、苔厚腻等食积证候；食滞困脾，痰湿内生，上贮于肺，或食积郁热上犯于肺，必致咳嗽或使原有之外感咳嗽加重，从而形成食积咳嗽（或外感夹痰夹积咳嗽）。此类咳嗽若单纯宣肺化痰，效果欠佳。小儿消积止咳口服液由莱菔子、厚朴、槟榔、杏仁、枇杷叶、川贝母等药组成（系山东中医药大学毕可恩教授之经验方）。本方以消积化痰，配合宣肺止咳为法。当积滞一去，脾胃功能恢复，断绝生痰之源，肺气宣通，则咳嗽自止。根据本组观察结果来看，小儿消积止咳口服液对咯痰、腹胀、纳差、便秘、口臭、手足心热等症状与体征的改善尤为突出，说明其之所以取得较好的止咳疗效，与其消食化积的作用有密切关系。

（丁樱）

参考文献

[1] 毕可恩. 食积模型的建立和中药治疗观察 [J]. 山东中医学院学报，1990，14（2）：71.

[2] 徐淑云. 药理实验方法学 [M]. 北京. 人民卫生出版社，1982：901，912.

十、小儿豉翘清热颗粒治疗病毒性上呼吸道感染

小儿上呼吸道感染是一种临床儿科常见病，位居儿科诸多疾病之首位，其发病原因较多，诸如病毒或细菌侵犯鼻、咽和喉部所导致，而且 >90.00% 的患儿为病毒性感染。在中医看来，小儿上呼吸道感染多属风热型证候，常因脾常不足而引起呕吐、厌食和积滞等消化系统紊乱表现，其又名风热夹滞证。本研究采用小儿豉翘清热颗粒治疗病毒性上呼吸道感染，同时收集多所医院患儿的临床资料并以退热过程为主要目标进行疗效分析，现报道如下：

（一）资料与方法

1. 一般资料

收集 2013 年 1~4 月医院就诊的 240 例患儿资料，将其随机分为治疗组和对照组，两组患儿在性别、发热病程和病情程度等临床资料比较，差异无统计学意义，具有可比性，但两组患儿的年龄差异有统计学意义（$P < 0.05$）（表 4-29）。

表 4-29 两组患儿临床一般资料比较

一般资料		治疗组 （n=153）	对照组 （n=87）	χ^2/Z 值	P 值
性别（例）	男 女	86 67	45 42	0.45	>0.05
年龄（岁）		4.18±1.70	3.61±1.60	-2.505	<0.05
热程（h）		9.01±6.69	8.01±5.51	0.692	>0.05
最高体温（℃）		38.28±0.36	38.26±0.42	-0.683	>0.05

2. 诊断标准

病毒性上呼吸道感染患儿西医诊断学标准需符合《儿科学》中相关诊断要求；风热夹滞证中医辨证参照《中药新药临床研究指导原则》执行。症状表现为发热重、微恶风、头胀痛、有汗、咽喉红肿疼痛、咳嗽、痰黏稠或黄、鼻塞黄涕、口渴喜饮、舌尖边红、苔薄白微黄等。

3. 纳入及排除标准

纳入标准：符合病毒性上呼吸道感染发热的西医诊断标准；符合中医风热夹滞证证候诊断标准；年龄 6 月龄~7 岁；患儿或（和）受试者法定监护人签署知情同意书。排除标准：不符合病毒性上感发热西医诊断标准，血白细胞总数明显增高疑为细菌或支原体属感染者；体温 >38.5℃；不符合中医证候诊断标准；尤其属素体脾虚者；年龄 >7 岁；发热持续 >24 天；出现下呼吸道感染或其他合并症；伴有心肝肾血液等其他系统或全身病变；家长或患儿依从性差。

4. 疗效判定标准

按临床控制、显效、有效、无效 4 级标准判断临床疗效，临床总有效率 = 临床控制 + 显效 + 有效。

5. 治疗方法

治疗组患儿服用小儿豉翘清热颗粒（规格：每袋 2g），6 月龄~1 岁每次 1~2g，1~3 岁每次 2~3g，3~7 岁每次 3~4g；每日 3 次，开水冲服；对照组患儿服用利巴韦林颗粒（规格：每包 50mg），10mg/（kg·d），分 2~3 次服用，疗程均为 3 天。若体温 >38.5℃，可临时给予对乙酰氨基酚缓释片对症治疗。详细观察并记录两组患儿的体温。

6. 统计分析

数据采用 SPSS19.0 软件进行系统分析，计量资料以均数 ± 标准差（$\bar{x} \pm s$）。采用 t 检验；计数资料以例数及百分率表示，组间比较采用卡方检验，$P < 0.05$ 为差异有统计学意义。

（二）结果

1. 两组患儿治疗总有效率比较

治疗组患儿临床治疗效果总体上显著优于对照组，差异有统计学意义（$P < 0.05$），见表 4 - 30。

表 4 - 30　两组患儿临床疗效比较及总有效率（%）

疗效	治疗组（n = 153）		对照组（n = 87）	
	例数	%	例数	%
临床控制	69	45.1	22	25.29
显效	50	32.68	25	28.74
有效	26	16.99	27	31.03
无效	8	5.23	13	14.94
总有效	145	94.77	74	85.06

2. 两组患儿开始与完全退热时间比较

两组患儿的开始退热时间比较，差异无统计学意义，但治疗组患儿的完全退热时间显著低于对照组，差异有统计学意义（$P < 0.05$）（表 4 - 31）。

表 4 - 31　两组患儿开始退热时间和完全退热时间比较（h，$\bar{x} \pm s$）

退热时间	治疗组（n = 153）	对照组（n = 87）	P 值
开始	5.54 ± 4.48	6.17 ± 6.83	> 0.05
完全	29.39 ± 14.55	32.80 ± 15.89	< 0.05

（三）讨论

本研究中使用小儿豉翘清热颗粒的治疗组患儿临床疗效显著高于使用利巴韦林颗粒的对照组患儿，且治疗组的临床总有效率也显著高于对照组，差异有统计学意义（$P < 0.05$）。而且，在开始退热时间和完全退热时间方面，使用小儿豉翘清热颗粒的患儿与对照组患儿的开始退热时间大致相同，差异无统计学意义；但是完全退热时间则明显短于对照组，差异有统计学意义（$P < 0.05$），充分表明小儿豉翘清热颗粒临床治疗病毒性上呼吸道感染（风热夹滞证）时的疗效优于利巴韦林颗粒。

小儿豉翘清热颗粒为常用中成药，组方含有连翘、柴胡、荆芥、淡豆豉、栀子、薄荷、半夏、黄芩、大黄、厚朴等 10 余味中药，其中的淡豆豉、柴胡、荆芥和薄荷可透表达邪、宣透郁热，黄芩、连翘和栀子可清心泻火、解散上焦之热，再辅以淡豆豉和半夏和胃止呕，大黄、厚朴消食导滞以清积热，全方具疏风清热、消食导滞之功，符合小儿风热感冒易伴随的厌食、呕吐和腹胀等夹滞之病机。小儿豉翘清热颗粒中所含的连翘提取物——连翘酚和甾醇化合物均具有消炎及镇痛功效；淡豆豉中的异黄酮具有抗炎和免疫调节等功效；栀子中的栀子苷则可泻火除烦、清热利尿及凉血解毒。除此之外，小儿豉翘清热颗粒可通过抗病毒、调节免疫和解热镇痛及抗炎等促进患儿上呼吸道感染的临床痊愈。

本研究中治疗组患儿平均年龄高于对照组患儿，这是由于所有患儿均是从不同医院中选择，年龄方面存在一定差异。但是，患儿年龄主要与服药量相关，而对本研究中的观察指标影响较小，故不影响本研究结果。另外，本研究中的患儿来源于不同地区的不同医院，这有利于缩小因地域差异、人群差异和环境差异而导致的治疗效果不同，可为结论的普遍性提供良好的基础。

本研究选择 <7 岁的患儿作为观察对象，主要是因 <7 岁的患儿病毒性上呼吸道感染伴有消化功能紊乱（中医证属风热夹滞）的比例较高，符合小儿豉翘清热颗粒的症状，属于对症下药。由此可见，小儿豉翘清热颗粒能显著改善病毒性上呼吸道感染患儿发热等临床症状，进而可以缩短完全退热时间，应在临床上进行推广应用。

（丁樱）

参考文献

[1] Blasi F. A typical pathogens and respiratory tract infections [J]. Eur Respir J, 2004 (24): 71.

[2] 蔡建英. 喜炎平注射液治疗小儿上呼吸道感染的疗效观察 [J]. 中国药业, 2011, 20 (12): 62.

[3] 庞红霞. 小儿豉翘清热颗粒治疗上呼吸道感染 240 例分析 [J]. 中国社区医师（医学专业）, 2011, 13 (3): 212.

[4] 陈路佳, 唐榕, 刘立立, 等. 小儿豉翘清热颗粒治疗小儿上呼吸道感染的系统评价 [J]. 中国药业, 2013, 22 (14): 47 – 49.

十一、黄明志教授之濯足止泻合剂熏洗足部治疗婴儿腹泻 120 例报道

我省著名老中医黄明志教授擅治儿科疑难痼疾，屡起沉疴。鉴于小儿服药难，近几年致力于小儿多种疾病的外治法研究颇具特色。尤其用足部熏洗法治疗婴儿腹泻，疗效显著。现将黄老 1989 年以来，用"濯足止泻合剂"熏洗足部治疗婴儿腹

泻 120 例疗效简介如下：

（一）资料与方法

1. 一般资料

本组 120 例均为 1 岁以内腹泻患儿。其中男 72 例，女 58 例。2 个月龄 42 例，3~5 个月龄 39 例，6~8 个月龄 27 例，9~12 个月龄 12 例。

2. 诊断标准及分型

经中西医双重诊断及分型。中医诊断参照《中医儿科学》第五版教材，将本组病例分为外感风寒型、伤食型、脾虚型、湿热型。西医诊断根据卫生部颁发的"婴幼儿腹泻防治方案"将本组病例按病程分为三类：急性腹泻 66 例，迁延性腹泻 30 例，慢性腹泻 24 例；按病因分为两大类：感染性 43 例，非感染 77 例。

3. 治疗方法

（1）方药组成：没食子 30g，车前子 30g，炒苍术 15g，炒米壳 10g，广藿香 15g，萆草 30g。

（2）配制方法：将药混合浸泡半小时后，3 次煎煮，1 煎 1.5 小时，2 煎 1 小时，3 煎 0.5 小时，将 3 次煎液混合浓缩 50%，加防腐剂（0.3% 苯甲酸，0.3% 尼珀金乙酯）装瓶备用，每瓶 500mL。

（3）使用方法：将药液煮沸后，立即倒入盆中，先用毛巾罩住患儿双足熏洗，令双足出汗，待药水变温时再将双足放入浸泡并擦洗，重点擦洗涌泉穴，约 3 分钟。

（二）疗效标准及结果

（1）疗效标准：急性腹泻治疗 3 天为限，迁延性及慢性腹泻治疗以 6 天为限。治愈：大便次数、性状均恢复正常，临床症状消失。好转：腹泻次数减少 1/2 以上，大便性状改善，临床症状基本消失。无效：大便性状、次数及临床症状均无变化。

（2）治疗结果：治愈 82 例（68.3%），好转 27 例（22.5%），无效 11 例（9.2%），有效率达 90.8%。

（3）疗效比较：证型疗效比较见表 4-32。本组虽对各种类型均有一定疗效，但以外感风寒型疗效较显著，湿热型疗效稍差。不同年龄疗效比较见表 4-33。本组疗效与年龄有密切关系，其年龄越小，疗效越好。其中以半岁以内疗效最为显著，大于 9 月龄疗效较差。不同病因分型的疗效比较见表 4-34。本组对不同病因的腹泻均有疗效，其中以非感染性腹泻最好，感染性腹泻次之。不同病程分型的疗效比较见表 4-35。本组对急性及迁延性、慢性腹泻均有明显疗效，以迁延性、慢性腹泻较为显著。

表 4 - 32 中医分型疗效比较

中医证型	n	痊愈（例,%）	好转（例,%）	无效（例,%）	总有效率（例,%）
外感风寒型	23	19（82.6）	4（17.4）	0（0）	23（100）
脾虚型	32	26（81.2）	4（12.5）	2（6.3）	30（92.7）
伤食型	31	20（64.5）	8（25.8）	3（9.7）	28（90.3）
湿热型	34	17（50）	11（32.4）	6（17.6）	28（82.4）

表 4 - 33 不同年龄的疗效比较

年龄	n	痊愈（例,%）	好转（例,%）	无效（例,%）	总有效率（例,%）
<3 个月	42	34（81）	6（14.3）	2（4.7）	40（95.3）
3～6 个月	39	29（72.5）	8（20.5）	2（5）	37（93）
6～9 个月	27	16（59.3）	8（29.6）	3（11.1）	24（88.9）
9～12 个月	12	3（25）	5（41.7）	4（33.3）	8（66.7）

表 4 - 34 不同病因分型疗效比较

病因分型	n	痊愈（例,%）	好转（例,%）	无效（例,%）	总有效率（例,%）
非感染性	77	63（81.8）	12（15.6）	2（2.6）	75（97.1）
感染性	43	19（44.1）	15（34.9）	9（21）	34（79）

表 4 - 35 不同病程分型疗效比较

病程分型	n	痊愈（例,%）	好转（例,%）	无效（例,%）	总有效率（例,%）
急性型	66	39（59.1）	19（28.8）	8（12.1）	58（87.9）
迁延型	30	24（80）	4（13.4）	2（6.7）	29（93.3）
慢性型	24	19（79.2）	4（16.6）	1（1.2）	23（95.8）

（三）讨论

现代药理研究认为藿草、苍术、藿香等含有较多脂溶性挥发油，在熏洗过程中，易于渗透皮肤，通过足部皮肤吸收而在全身发挥作用。足部熏蒸加泡洗刺激患儿局部皮肤的毛孔开张和发汗，使皮肤血管扩张血液循环增强，从而有利于药物的充分吸收。通过擦洗刺激涌泉穴，疏通经络，调和气血，扶正祛邪，调节神经与体液，促进与改善脏器的功能活动，包括免疫功能，从而增强抗病能力，促使功能恢复。此外，本组观察提示，年龄越小疗效越明显，盖因小婴儿皮肤尤为嫩薄，更有利于药物渗透吸收，故本方法主要适用于 9 个月以内的婴儿。

（丁樱）

十二、1228 例过敏性紫癜儿童中医证候分布规律研究

过敏性紫癜属毛细血管变态反应性疾病，临床表现除有特征性皮肤紫癜外，常伴有关节肿痛、腹痛、肾损伤等表现。小儿过敏性紫癜发病率逐年上升，且临床表现复杂多变，病情极易反复，已成为小儿常见病、疑难病之一。近年来中医对儿童过敏性紫癜的病因病机、临床治疗的研究均取得了很大的进展，在传统血热妄行、气阴两虚的基础上更加深入地阐发了"风、湿、热、瘀、虚"在疾病发生过程中的作用机制。我们通过回顾性研究，分析儿童过敏性紫癜的中医证候分布特点，并探讨中医证候与流行病学、病程、西医临床分型的相关性，为科学规范的临床治疗奠定基础。现报告如下：

（一）资料与方法

1. 西医诊断标准

参照《诸福棠实用儿科学》过敏性紫癜诊断标准：①发病前 1~3 周有低热、咽痛、乏力等上呼吸道感染史或过敏史；②典型的四肢皮肤紫癜，表现为瘀点、瘀斑，稍隆起呈斑丘疹状出血性紫斑，部分有融合倾向，常成批发生、对称分布，多见于下肢伸侧面，可伴有腹痛、关节痛；③血小板计数正常或偏高；④排除其他原因所致之血管炎及紫癜。其中②、③、④必须具备。

2. 中医辨证分型标准

根据《中医儿科学》《中医诊断学》制定中医辨证分型标准：①风热伤络。主症：咽红，发热，流浊涕或黄涕，紫癜淡红、细碎；次症：舌质红、苔薄黄或薄白，脉浮数，恶风或咳嗽，皮肤瘙痒、此起彼落。②血热妄行。主症：皮肤瘀点瘀斑较多、此起彼落、色泽鲜红，心烦，口干欲饮；次症：面红或唇赤，便秘，舌质红或舌红绛或芒刺，苔薄黄或黄厚，脉数有力。③阴虚火旺。主症：舌质红、少苔或无苔，咽暗红，低热或盗汗；次症：手足心热，口干喜饮，脉细数。④气阴两虚。主症：神疲乏力或容易疲劳，纳差或便溏，面色㿠白；次症：素体脾虚（如易感冒，易腹泻），舌淡薄或舌淡胖边有齿痕，脉细无力。以上均具备主症 2 项或主症 1 项 + 次症 2 项即可诊断。

3. 纳入标准

符合以上西医诊断标准；中医辨证分型属上述四型者；年龄 2~18 岁。

4. 排除标准

反复出现过敏性紫癜者；伴有血尿和（或）蛋白尿者；系统性红斑狼疮、血管炎、干燥综合征等所致的肾损伤及高尿钙、左肾静脉压迫综合征等引起的血尿及蛋

白尿者。

5. 一般资料

研究病例均来源于2004年7月~2011年6月河南中医药大学第一附属医院儿科一病区（肾病区）住院的过敏性紫癜患儿1228例，其中男673例，女555例；年龄2~18岁，平均年龄8.41±3.29岁；平均住院时间14.8天。

6. 研究方法

筛选过敏性紫癜常见临床表现，设计回顾性分析调查表，调查内容包括：一般情况、发病季节、诱发因素、病程、临床表现、实验室检查、中医辨证分型等内容。检索河南中医药大学第一附属医院住院病历，进行回顾性研究，填写调查表，并建立Excel数据库，进行统计分析。

7. 统计学方法

采用SPSS13.0软件进行统计学处理。计数资料以频数表示，计量资料根据是否超过正常值分组，也以频数表示。组间比较采用χ^2检验。

（二）结果

1. 过敏性紫癜患儿中医证候分布情况

1228例过敏性紫癜患儿中血热妄行证846例（68.9%），风热伤络证362例（29.5%），气阴两虚证13例（1.1%），阴虚火旺证7例（0.5%）。

2. 各证型过敏性紫癜患儿一般情况

血热妄行证中男475例，女371例；风热伤络证中男187例，女175例；阴虚火旺证中男4例，女3例；气阴两虚证中男6例，女7例。各证型患儿性别分布差异无统计学意义（$\chi^2=2.467$，$P=0.481$）。

1228例患儿中2~3岁者28例（2.3%），3^+~7岁者532例（43.3%），7^+~14岁者601例（49.0%），14^+~18岁者67例（5.5%）。表4-36示，各中医证型患儿年龄分布差异有统计学意义（$\chi^2=36.924$，$P=0.002$）。

表4-36 各证型过敏性紫癜患儿年龄分布情况（例）

证型	例数	2~3岁	3^+~7岁	7^+~14岁	14^+~18岁
血热妄行	846	20	381	399	46
风热伤络	362	8	126	198	20
气阴两虚	13	0	9	3	1
阴虚火旺	7	0	6	1	0

3. 各证型过敏性紫癜患儿发病季节分布情况

1228例过敏性紫癜患儿中有853例于冬春季节发病，占69.5%。表4-37示，各证型患儿发病季节分布差异有统计学意义（$\chi^2=228.053$，$P<0.001$）。

表4-37　各证型过敏性紫癜患儿发病季节分布情况（例）

证型	例数	春季	夏季	秋季	冬季
血热妄行	846	230	119	223	274
风热伤络	362	183	8	5	166
气阴两虚	13	0	3	10	0
阴虚火旺	7	0	0	7	0

4. 各证型过敏性紫癜患儿发病诱因分布情况

1228 例过敏性紫癜患儿中 837 例（68.1%）患儿无明显诱发因素，有 322 例（26.2%）的患儿由上呼吸道感染诱发紫癜。表4-38 示，各证型患儿诱发因素分布差异有统计学意义（$\chi^2 = 32.642$，$P = 0.005$）。

表4-38　各证型过敏性紫癜患儿发病诱因分布情况（例）

证型	例数	无明显诱因	上呼吸道感染	食物过敏	药物过敏	接种疫苗	接触花粉
血热妄行	846	578	219	38	5	3	3
风热伤络	362	248	98	13	1	1	1
气阴两虚	13	7	3	1	1	0	1
阴虚火旺	7	4	2	1	0	0	0

5. 各证型过敏性紫癜患儿病程分布情况

1228 例过敏性紫癜患儿中 1111 例（90.5%）患儿的病程在 4 周以内；有 15 例气阴两虚、阴虚火旺证患儿的病程超过 8 周，占该两型总例数（20 例）的 75.0%。表4-39 示，各证型患儿病程分布差异有统计学意义（$\chi^2 = 367.255$，$P < 0.001$）。

表4-39　各证型过敏性紫癜患儿病程分布情况（例）

证型	例数	≤2 周	2$^+$~4 周	4$^+$~8 周	>8 周
血热妄行	846	516	279	33	18
风热伤络	362	185	127	43	7
气阴两虚	13	2	1	1	9
阴虚火旺	7	1	0	0	6

6. 各证型过敏性紫癜患儿西医临床类型分布情况

过敏性紫癜患儿西医临床类型以关节型、混合型为多见。表4-40 示，各证型患儿西医临床类型分布差异有统计学意义（$\chi^2 = 17.292$，$P = 0.044$）。

表4-40 各证型过敏性紫癜患儿西医临床类型分布情况（例）

证型	例数	单纯型	关节型	腹型	混合型
血热妄行	846	203	206	190	247
风热伤络	362	73	120	61	108
气阴两虚	13	5	4	3	1
阴虚火旺	7	1	3	1	2

7. 各证型过敏性紫癜患儿实验室指标不同水平分布情况

1228例患儿中591例（48.1%）患儿血小板计数升高，403例（32.8%）患儿血浆纤维蛋白原（Fibringen，FIB）升高，多数无D-二聚体升高。表4-41示，各证型患儿外周血白细胞不同水平分布比较差异无统计学意义（$\chi^2 = 5.135$，$P = 0.162$）；血小板、FIB、D-二聚体比较差异有统计学意义（$\chi^2_{血小板} = 8.5258$，$P = 0.0363$；$\chi^2_{FIB} = 37.0626$，$P < 0.001$；$\chi^2_{D-二聚体} = 79.9912$，$P < 0.001$）。

表4-41 各证型过敏性紫癜患儿实验室指标不同水平分布情况（例）

证型	例数	血白细胞($\times 10^9$/L)		血小板($\times 10^9$/L)		FIB(g/L)		D-二聚体(g/L)	
		4~10	>10	100~300	>300	2~4	>4	0~0.3	>0.3
风热伤络	362	227	135	166	196	196	166	309	53
血热妄行	846	525	321	458	388	603	243	707	139
气阴两虚	13	5	2	4	3	4	3	2	5
阴虚火旺	7	12	1	9	4	10	3	10	3

（三）讨论

中医认为过敏性紫癜的发生或因感受外邪、血热妄行，或因脾不统血而血溢于肌肤，或因阴虚火旺，血行脉外所致。《景岳全书》说："血本阴精，不宜动也，而动则为病……盖动则多由于火，火盛则迫血妄行。"实火如此，虚火亦然，临床报道以血热、血瘀型最为常见，所以清热凉血、活血化瘀为最常用的治疗原则，常用药物有水牛角、紫草、茜草、生地黄、牡丹皮、白茅根、丹参、赤芍等。对于慢性反复发作的患者，采用益气健脾、养血活血、扶正祛邪、凉血消斑等方法治疗。张志明认为本病病因多为血热壅盛兼感风邪，风热血热相搏，壅盛聚毒，迫血妄行，血不循经，溢于脉络，凝滞成斑，则发为血热型紫癜，治当清热凉血，活血散风；若病程日久或反复发作，脾气不足，脾不统血，气虚不摄，血不循经，溢于脉外，则发为脾虚型紫癜，治应健脾益气，养血止血。

本研究结果显示，过敏性紫癜患儿中医证型中血热妄行证最多为846例（68.9%），其次为风热伤络证362例（29.5%），气阴两虚型13例（1.1%），阴虚火旺型 7 例 (0.5%)。儿童过敏性紫癜男女发病比例相当，无明显差异；年龄以 3～14 岁为多发，病程多在 4 周以内；风热伤络以关节型、混合型为主，血热妄行以单纯型、混合型为多。儿童过敏性紫癜以春季、冬季多发，1228 例患儿中，有 853 例发于冬春季，占 69.5%。而发病诱因以呼吸道感染最为突出，进一步说明小儿脏腑娇嫩，卫外不固，易于感邪，且小儿为纯阳之体，传变迅速，感邪后每易从阳化热化火，火热与气血相搏，血溢脉外，留于肌肤而成紫癜。故小儿紫癜以儿童冬春时节外感风邪、入里化热后多发。离经之血，留而为瘀，故可见血小板升高、FIB 升高等高凝表现，所以治疗时多辅以活血化瘀法。

综上所述，我们认为儿童过敏性紫癜病机特点多热多瘀，脉络损伤，血不循经溢于脉外，离经之血形成瘀血，瘀血阻于脉络又加重出血致使病情反复发作，往往病情日久不愈虚实夹杂。临床上以血热妄行型和风热伤络型较多见。故小儿过敏性紫癜早期宜疏风清热，方以银翘散加减；中期凉血止血，方以犀角地黄汤加减；后期补气摄血，滋阴清热，方以玉屏风散合知柏地黄汤加减。河南中医药大学第一附属医院多年来实行中医规范化治疗，遵循中医临床路径，中医分型及方证相对应治则，方药相对固定，故未再做相关统计分析。

（张霞、丁樱）

参考文献

[1] 胡亚美，江载芳．诸福棠实用儿科学 [M]．7 版．北京：人民卫生出版社，2002：688－690．

[2] 汪受传．中医儿科学 [M]．上海：上海科学技术出版社，2006：136－140．

[3] 朱文锋．中医诊断学 [M]．北京：中国中医药出版社，2001：9．

[4] 肖洪俊．辨证分型治疗过敏性紫癜 64 例 [J]．现代中西医结合杂志，2009，18 (14)：1634．

[5] 赵俊萍．辨证分型治疗小儿过敏性紫癜 128 例 [J]．光明中医，2008，23 (4)：463－464．

[6] 任德旺，任仲玉，任仲仪，等．凉血化瘀扶正法治疗小儿过敏性紫癜性肾炎 30 例临床观察 [J]．中医杂志，2010，51 (增刊 2)：199－200．

[7] 张志明．中医辨证治疗过敏性紫癜 105 例 [J]．河南中医，2007，27 (11)：52．

[8] 刘玉清，丁樱．丁樱治疗过敏性紫癜性肾炎经验 [J]．中医杂志，2012，53 (2)：103－104．

十三、河南地区紫癜中心 14809 例过敏性紫癜儿童中医证型分析与发病规律探讨

过敏性紫癜 (Henoch – Schönlein purpura, HSP) 是儿童最常见的以小血管炎为主要病变的全身性血管炎综合征，以皮肤紫癜、关节肿痛、腹痛、便血、血尿、蛋白尿等症状为主要临床表现，属于中医学的"血证""肌衄""紫癜风""葡萄疫"

等范畴。近年来，小儿过敏性紫癜发病率逐年上升，且临床表现复杂多变，病情极易反复，已成为小儿常见病、疑难病之一。汇总近7年在河南中医药大学第一附属医院儿科住院的HSP患儿的基本信息及中医证型并进行了回顾性分析。西医诊断标准符合《诸福棠实用儿科学》中过敏性紫癜诊断标准，中医证候诊断标准依据2011年国家中医药管理局发布的《过敏性紫癜中医诊疗指南》制定。纳入标准：符合以上西医诊断标准；中医辨证分型属上述证型者；年龄≤18岁；住址在河南省内的住院HSP患儿的病例。同时排除合并肾衰竭、肠道坏死、大出血等严重并发症；合并系统性红斑狼疮、干燥综合征、糖尿病、幼年类风湿关节炎等结缔组织性疾病的过敏性紫癜患儿的病历。

（一）资料与方法

病例来源于2013年1月~2019年12月河南中医药大学第一附属医院儿科紫癜中心，共15658例，去除河南省外患儿849例，余省内患儿14809例。该数据为迄今统计的过敏性紫癜患儿的最大样本量，可基本反映河南地区过敏性紫癜患儿的发病概况。临床可根据发病期是否存在尿检异常（多通过尿常规和24小时尿蛋白定量检测确定）分为肾损性过敏性紫癜和非肾损性过敏性紫癜，出现肾损的是指在过敏性紫癜病程6个月内，出现血尿和（或）蛋白尿。其中血尿和蛋白尿的诊断标准分别为：①血尿：肉眼血尿或1周内3次镜下血尿红细胞≥3个/高倍视野（HP）。②蛋白尿：满足以下任一项者：a. 1周内3次尿常规定性示尿蛋白阳性；b. 24小时尿蛋白定量＞150mg或尿蛋白/肌酐（mg/mg）＞0.2。③1周内3次尿微量白蛋白高于正常。出现肾脏损伤患儿3572例，非肾损患儿11273例；中医分型中非肾损型HSP患儿：风热伤络证372例，血热妄行证10307例，湿热痹阻证182例，阴虚火旺证70例，气不摄血证306例；肾损型HSP患儿：风热夹瘀证160例，血热夹瘀证1716例，阴虚夹瘀证257例，气阴两虚夹瘀证1439例。收治的HSP住院患儿出现合并症的有3135例。

14809例HSP患儿中男性8325例，占56.22%，女性6484例，占43.78%，男：女=1.28：1；出现肾损患儿3572例，其中男性2053例，占57.47%，女性1519例，占42.53%，肾损伤率男：女=1.05：1。患儿发病年龄为10个月~18岁，平均107.16±40.93个月。其中0岁＜年龄≤3岁370例，占2.50%；3岁＜年龄≤6岁3570例，占24.11%；6岁＜年龄≤9岁4925例，占33.26%；9岁＜年龄≤12岁3534例，占23.86%；12岁＜年龄≤15岁1766例，占11.93%；15岁＜年龄≤18岁644例，占4.35%。可知儿童的紫癜发病年龄主要集中在学龄前期至青春期，其中学龄期儿童的发病率最高。

（二）结果

1. HSP 患儿发病季节、月份分布情况

过敏性紫癜患儿在 10 月至次年 4 月发病率升高，在 5~9 月发病率下降，其 12 月发病率最高，8 月发病率最低；主要集中在秋冬季发病（表4-42）。

表 4-42　2013~2019 年河南地区过敏性紫癜患儿发病季节、月份分布情况（例）

季节	冬季			春季			夏季			秋季		
	4596			3791			2109			4313		
年份	12 月	1 月	2 月	3 月	4 月	5 月	6 月	7 月	8 月	9 月	10 月	11 月
2013	163	58	62	76	57	61	52	52	34	105	135	153
2014	198	139	135	164	150	95	65	69	55	109	150	171
2015	209	195	156	156	144	129	94	78	63	122	168	182
2016	251	203	162	177	144	115	77	77	64	121	206	230
2017	276	199	185	219	181	157	114	94	75	157	222	286
2018	430	317	270	294	272	242	191	158	154	230	340	363
2019	329	394	265	368	323	267	192	184	167	244	281	338
合计	1856	1505	1235	1454	1271	1066	785	712	612	1088	1502	1723

2. HSP 患儿居住地分布情况

依据河南地区的地域划分，将来自河南 18 个不同地区（除郑州为省会外，其余均为地级市）的 HSP 患儿进行归类，结合不同地区的人口数量，可知发病率最高的城市分别为平顶山、许昌等豫中地区城市，三门峡、信阳、安阳、濮阳等与其他省相邻边界的城市发病率相对较低，然因紫癜中心位居河南省会城市，边缘城市的 HSP 患儿存在至临近医院或到省外就医的可能，故根据患者家庭住址分析过敏性紫癜在河南地区各个区域的发病率可作为参考（表4-43）。

表 4-43　2013~2019 年河南地区不同区域 14809 例过敏性紫癜患儿分布情况

区域	豫中					豫东			豫西		豫南			豫北				
城市	郑州	平顶山	许昌	漯河	鹤壁	周口	商丘	开封	洛阳	三门峡	南阳	驻马店	信阳	新乡	安阳	焦作	濮阳	济源
病例数	1886	1550	1048	387	149	1885	1469	539	576	180	1605	1336	417	646	426	307	284	119
地区人数（万）	863.97	552.55	500.48	257	160.9	930.4	926.17	567.32	680	230.85	1003.16	689.5	640.8	600.43	594.79	352.25	360.25	73.37
发病率（%）	2.18	2.81	2.43	1.51	0.93	2.03	1.62	0.95	0.85	0.47	1.60	1.94	0.65	1.08	0.72	0.87	0.74	1.62
合计	5020					3893			756		3358			1782				

3. 患儿中医证型分布情况

非肾损型 HSP 患儿：风热伤络证 372 例，血热妄行证 10307 例，湿热痹阻证 182 例，阴虚火旺证 70 例，气不摄血证 306 例。肾损型 HSP 患儿：风热夹瘀证 160

例，血热夹瘀证 1716 例，阴虚夹瘀证 257 例，气阴两虚夹瘀证 1439 例。可知 HSP 患儿肾损型和非肾损型的中医证型均以血热型居多。紫癜发病呈逐年上升趋势，除 2013 年入院的 HSP 患儿的肾损率最高，后均维持在 15.54% ~ 26.52%，近年有走高趋势（表 4 - 44）。

表 4 - 44　2013 ~ 2019 年河南地区过敏性紫癜患儿中医证型分布情况

年份	病例数	非肾损型/例					肾损型/例				肾损率（%）
		风热伤络证	血热妄行证	湿热痹阻证	阴虚火旺证	气不摄血证	风热夹瘀证	血热夹瘀证	阴虚夹瘀证	气阴两虚夹瘀证	
2013	1008	5	410	3	2	1	5	360	53	169	58.23
2014	1500	13	1080	3	11	10	23	259	30	71	25.53
2015	1696	16	1250	2	29	13	18	255	45	68	22.76
2016	1827	10	1504	7	13	9	21	159	35	69	15.54
2017	2165	31	1720	9	1	43	31	150	3	177	16.67
2018	3261	124	2304	56	6	89	27	257	21	377	20.91
2019	3352	173	2039	102	8	141	35	276	70	508	26.52
合计	14809	372	10307	182	70	306	160	1716	257	1439	100

4. 合并症分析

检索 14809 例 HSP 患儿中，合并有第二诊断的患儿共 3135 例，按中医病种排序，感冒病种居多，共 932 例，后依次为咳嗽 238 例、乳蛾 130 例、厌食 121 例、龋齿 117 例、肺炎喘嗽 115 例、便血 105 例、鼻衄 98 例、胃痛 79 例；按病因划分，肺系疾病居多，为 1593 例，后依次为脾系 514 例、肾系 265 例、心系 206 例、肝系 176 例、感染 163 例、遗传 44 例、其他杂病 174 例。

（三）讨论

本组病例汇报的数据为目前国内外报道的最大样本量。对 2013 ~ 2019 年河南中医药大学第一附属医院儿科紫癜中心 14809 例过敏性紫癜患儿进行分析，男：女 = 1.28:1；结合吴天慧等报道的湖南地区 3482 例小儿过敏性紫癜流行病学分，男：女 = 1.72:1，与国外文献报道的发病率之比为 1.5:1，得出儿童中男孩儿发病率高于女孩。患儿发病年龄主要集中在学龄前期至青春期，其中学龄期儿童的发病率最高。《黄帝内经》曰："女子七岁，肾气盛……男子八岁，肾气实，发长齿更。"学龄期儿童，即肾气开始充盛至"天癸至"之前，这一时期小儿生机蓬勃，阳气亢盛，五脏始定，血气已通，好走喜动。过敏性紫癜从中医学角度来看其发病机制可归属于"温病""伏邪"范畴；小儿不耐外邪，更易导致血行脉外，紫癜反复。综合紫癜患儿发病月份数据，12 月发病率最高，8 月发病率最低，可考虑气温变化、四季气候对紫癜的诱发及影响。夏季炎热，腠理舒张，玄府开放，内外相合，邪气相对不易伏于肌肤，客于玄府；冬季腠理闭合，阳气收敛，紫癜之邪伏于体内，聚久成瘀，易受外邪引触而发。

依据河南地区的地域划分，发病率相对较高地区是豫中的平顶山市、郑州市、许昌市等地紫癜患儿，发病率较低的多为河南地区的边缘城市，如豫西三门峡市、豫南的信阳市、豫北的濮阳市和安阳市。分析因素：一是不排除患儿因就诊距离偏远而减少就诊纳入概率的因素，二是边缘地区日常饮食起居等生活方式相对多样化，生活节奏相对较低，工业化污染较弱，可依据患儿家庭饮食生活情况及当地环境因素，做进一步分析。综合分析河南省紫癜肾病诊疗中心近 7 年住院患儿肾损型、非肾损型 HSP 病例，均以血热型居多；临床住院患儿多为急性期，故以实证、阳证居多，多伴有血热、血瘀。故临床治疗急性期当以清热凉血、祛邪安络为主，伴有肾损伤患儿需注意活血化瘀贯穿治疗，结合我院中西医结合的规范化治疗，根据证型对症处理，效果更为显著。

纳入的紫癜患儿合并症主要归类于肺系、脾系疾病，其中感冒占据首位。上呼吸道疾病多为外感风邪，或兼夹寒热湿等其他邪气致病。小儿自身禀赋不足，正气亏虚，内有伏热，兼外感时邪，击于腠理，致营卫失合，血溢脉络；发于皮肤，则为紫癜；聚于中焦，气机失其畅达，湿、热、瘀胶结难解，则出现腹痛腹胀，甚则吐泻、便血等症；留滞关节，而出现局部关节肿痛；循经侵入少阴肾络，则出现血尿、蛋白尿。

临床防护小儿过敏性紫癜，当从"三因"整体出发。河南地区地处平原，四季变化较为显著，尤其在天气转变、气温骤降及寒冬时节。当注意"虚邪贼风，避之有时""早卧晚起，使志若伏若匿"，阳盛体质、性情急躁的儿童尤需注意调护，避免情绪过于亢奋。省会中心及工业化相对发达的地区建议关注健康饮食，避免常去人口过度密集地区及污染严重的地方。如有外邪、感染，当及时就诊，避免诱发、加重紫癜及肾损伤的发生。临床治疗更应该注意"因时""因地""因人"三因结合，全方位诊治防护，发病期治疗上注重疏风清络、凉血、活血、化瘀，慢性期注重调理体质，避免外感及接触污染源，必要情况下可检测食物不耐受及吸入性过敏原以合理规避，可有效减少过敏性紫癜患儿的病情反复，缩短治疗周期。

（高敏、丁樱）

参考文献

[1] 胡亚美，江载芳. 诸福棠实用儿科学 [M]. 7 版. 北京：人民卫生出版社，2008：689 - 690.

[2] 丁樱，孙晓旭，毕玲莉，等. 过敏性紫癜中医诊疗指南 [J]. 中医儿科杂志，2011，7 (6)：1 - 4.

［3］ 朱春华，黄松明. 紫癜性肾炎诊治循证指南（2016）［J］. 中华儿科杂志，2017，55（9）：
647 – 651.

［4］ 吴天慧，李志辉，段翠蓉，等. 3482 例小儿过敏性紫癜流行病学分析［J］. 实用预防医学，
2014，21（8）：978 – 980.

［5］ 黄松明，李秋，郭艳芳. 儿童常见肾脏疾病诊治循证指南（二）：紫癜性肾炎的诊治循证指
南（试行）［J］. 中华儿科杂志，2009（12）：911 – 913.

［6］ 任献青，张凯，张博，等. 基于伏邪理论探讨小儿过敏性紫癜的发病特点［J］. 中医杂志，
2019，60（8）：660 – 663.

［7］ 丁樱. 全国名中医丁樱五十年临证经验荟萃［M］. 版. 北京：中国中医药出版社，2018：64 –
65.

［8］ 谭慧月，文华，曾传，等. 基于"玄府学说"探讨小儿过敏性紫癜发病机制及治疗［J］. 中
医儿科杂志，2019，15（6）：11 – 13.

十四、过敏性紫癜患儿瘀血及黏附分子 sICAM – 1、sVCAM – 1 表达水平的研究

过敏性紫癜（Henoch – Schönlein purpura，HSP）可累及肾脏，发生肾损伤称为过敏性紫癜性肾炎（Henoch – Schönlein purpura nephritis，HSPN）。"血溢于脉外"，留于皮下表现为紫癜，在这个发病过程中血溢于脉外则形成了"瘀"。无论是从中医病因病机发生还是文献报道都提示 HSP 患儿存在明显的"血瘀"。本研究前期动物实验的结果提示黏附分子参与了单侧输尿管梗阻（unilateral ureterral occlusion，UUO）大鼠肾脏损伤过程。本研究通过对 80 例过敏性紫癜患儿血清和尿中黏附分子 s ICAM – 1 和 s VCAM – 1 表达水平的综合分析，探讨瘀血与尿中黏附分子和肾脏损伤的相关性。

（一）对象与方法

1. 研究对象

2011 年 4 月 ~2012 年 4 月间河南中医药大学第一附属医院儿科一病区住院的 HSP 患儿 80 例，男 42 例，女 38 例，年龄 4 到 18 岁，中位年龄 8 岁。未使用过糖皮质激素、非甾体类抗炎药或免疫抑制剂。在住院过程中标本收集完全者作为最终入组患儿。随机选择同期在河南中医药大学第一附属医院体检中心查体健康儿童 10 名，其中男 6 名，女 4 名，年龄 4 ~12 岁，中位年龄 7.26 岁，平素身体健康，近 1 个月内无感染病史。

2. 分组

所有入组患儿根据住院期间尿常规、24 小时尿蛋白定量、尿 NAG 酶（N – 乙

酰 –β– D –葡萄糖苷酶）、尿放免、尿红细胞形态等检查结果将患儿分为过敏性紫癜无肾损组（NO – HSPN）（30 例）、血尿组（23 例）及血尿兼蛋白尿组（27 例）。

3. 标本留取

患儿于入院后第 2 天清晨空腹抽取静脉血 5mL，晨起中段尿 5mL，离心（2000r/min，5min）后留取上清，–70℃ 超低温冰箱保存，统一检测。

4. 检测方法

常规方法检测血常规、尿常规、24 小时尿蛋白定量、肝肾功能、血沉及 C – 反应蛋白（CRP）等实验室指标。采用 ELISA 法检测血清和尿液中 s ICAM – 1、s VCAM – 1（血清和尿液中 s ICAM – 1、s VCAM – 1 试剂盒购自法国 Diaclone 公司）。

5. 瘀血积分评定

瘀血标准的判定参照中国中西医结合学会儿科专业委员会第二届学术会议制订，1999 年 9 月厦门工作会议修订的标准。根据此瘀血标准制订瘀血积分量化表，对患儿瘀血情况进行评分。

6. 统计学方法

所有数据采用 SPSS17.0 for Windows 统计软件进行处理。采用单因素方差分析和 Pearson 相关系数检验。$P < 0.05$ 表示差异有统计学意义。

（二）结果

1. 各组一般资料及实验室检查结果

各组间例数、性别、年龄等差异无统计学意义，具有可比性。各组间肝肾功能、血沉、CRP 等均在正常范围，24 小时尿蛋白定量升高 27 例，红细胞形态回示均为肾性红细胞。

2. NO – HSPN 组、血尿组和血尿加蛋白尿组瘀血积分比较

结果见表 4 – 45。与 NO – HSPN 组比较，血尿组和血尿兼蛋白尿组瘀血积分明显升高，且血尿兼蛋白尿组和 NO – HSPN 组之间比较具有显著性差异（$P < 0.01$）。

表 4 – 45　各组间瘀血积分比较（$\bar{x} \pm s$）

组别	例数	瘀血积分
NO – HSPN 组	30	4.79 ± 0.83
血尿组	23	6.00 ± 1.55
血尿加蛋白尿组	27	8.00 ± 3.16 **

注：与 NO – HSPN 组比较，** $P < 0.01$。

3. 各组血清和尿液中 s ICAM – 1 和 s VCAM – 1 表达水平

（1）各组血清和尿液中 s ICAM – 1 表达水平：结果见表 4 – 46。血清 s ICAM – 1 在各组中表达差异无统计学意义，尿液 s ICAM – 1 在正常组、NO – HSPN 组、血尿

组、血尿兼蛋白尿组表达逐渐增多, 且血尿兼蛋白尿组与正常组比较具有显著性差异 ($P<0.05$), 血尿兼蛋白尿组和 NO – HSPN 组比较具有显著性差异 ($P<0.01$)。

表 4 – 46　各组间血清、尿液 s ICAM – 1 浓度比较 ($\bar{x} \pm s$, ng/mL)

组别	例数	血清	尿液
正常组	10	244.046 ±62.885	0.050 ±0.002
NO – HSPN 组	30	191.028 ±70.707	0.077 ±0.057
血尿组	23	256.567 ±139.099	0.439 ±0.168
血尿加蛋白尿组	27	185.606 ±77.737	0.722 ±0.566 *△△

注: 与正常组比较, $*P<0.05$; 与 NO – HSPN 组比较, $^{△△}P$ 小于 0.01。

（2）各组血清和尿液中 s VCAM – 1 表达水平: 结果见表 4 – 47。血清 s VCAM – 1 在各组间表达差异无统计学意义, 尿液中 s VCAM – 1 在血尿兼蛋白尿组的表达显著性高于正常组、NO – HSPN 组、血尿组 ($P<0.05$, $P<0.01$), 在正常组、NO – HSPN 组、血尿组各组之间差异无统计学意义。

表 4 – 47　各组间血清、尿液 s VCAM – 1 浓度比较 ($\bar{x} \pm s$, ng/mL)

组别	例数	血清	尿液
正常组	10	940.701 ±58.350	0.326 ±0.070
NO – HSPN 组	30	943.159 ±461.093	0.263 ±0.020
血尿组	23	1238.334 ±48.877	0.381 ±0.227
血尿加蛋白尿组	27	1308.848 ±734.628	2.524 ±0.761 *△△▲

注: 与正常组比较, $*P<0.05$; 与 NO – HSPN 组比较, $^{△△}P<0.01$; 与血尿组比较, $^{▲}P<0.05$。

4. 血尿兼蛋白尿组尿中 s ICAM – 1 和 s VCAM – 1 表达与瘀血积分评定的关系

结果见表 4 – 48。在血尿兼蛋白尿组中, 尿 s ICAM – 1 和 s VCAM – 1 的表达与瘀血积分的评定有正相关关系。

表 4 – 48　血尿加蛋白尿组尿中 s ICAM – 1、s VCAM – 1 与瘀血积分的相关性分析

例数	尿 s ICAM – 1 与瘀血积分		尿 s VCAM – 1 与瘀血积分	
	r	p	r	p
27	0.647	0.02	0.763	0.023

（三）讨论

过敏性紫癜表现为皮肤紫癜, 可伴关节肿痛、腹痛、血尿等, 中医学多认为"斑为阳明热毒, 疹为太阴风热", 无论风热伤络, 湿热痹阻等何种证型结果都发生"血溢于脉外"的结局,《医林改错》中"紫癜风, 血瘀于皮里"则是对紫癜血瘀病机的描述。本课题组曾对 77 例 HSP 患儿进行临床观察, 辨证分型的结果显示:

瘀在 HSP 辨证分型中占重要的比率。本研究中笔者又对 80 例 HSP 患儿进行的瘀血积分评定，结果表明：瘀血参与肾损伤的发病。但是瘀血是通过什么机制导致肾损伤呢？

在生理情况下，微循环血细胞都在细动脉和细静脉的轴心处呈线条状流动，当血管内皮细胞受到损伤或炎症等影响时，一方面瘀血随之发生，血流速度减慢，血细胞由轴流变为边流，另一方面局部组织黏附分子表达增加，这些因素最终导致了黏附分子诱导的炎细胞向组织浸润，并造成组织损伤。

ICAM-1、VCAM-1 是分布较广泛的黏附分子，表达于多种细胞表面，可介导炎细胞与血管内皮细胞和肾小管上皮细胞的黏附，从而促进炎症的发生和发展。本课题组在前期的动物实验研究中发现单侧输尿管梗阻（UUO）大鼠肾组织和尿中 ICAM-1 的表达水平较正常大鼠明显增加，ICAM-1 主要表达在肾小管间质部位，且肾内 ICAM-1 的表达水平与尿中 sICAM-1 的表达水平和肾小管间质的损伤相关。活血化瘀药当归、三七、水蛭均能降低肾小管间质 ICAM-1 的表达，同时也降低了肾内炎细胞的浸润和 TGF-β1 的水平，改善了肾小管间质纤维化，减少了尿中 ICAM-1 的表达水平，说明黏附分子-炎细胞-TGF-β1 信号传导通路参与了肾小管间质的损伤。这些结果也表明，瘀血加重了这一信号传导通路，参与了肾小管间质的损伤。

本研究中各组间血清中 sICAM-1、sVCAM-1 表达无明显差异，而在肾损伤较重的血尿兼蛋白尿组患儿尿中 sICAM-1、sVCAM-1 显著增加。卢立肖等的研究也发现：过敏性紫癜患儿的肾组织和尿中 ICAM-1 表达增加。结合本课题组既往的研究结果，提示尿中 sICAM-1、sVCAM-1 很有可能来自损伤的肾组织。

综上所述，瘀血和黏附分子参与了 HSP 肾脏损伤过程，本研究中笔者又将瘀血积分与尿 sICAM-1 和尿 sVCAM-1 进行相关性分析，结果表明：尿中 sICAM-1 和 sVCAM-1 的表达与瘀血积分均成正相关。提示瘀血可通过增强肾内 ICAM-1 和 VCAM-1 的表达，进而经由黏附分子-炎细胞-TGF-β1 信号传导通路引起肾脏损伤。本课题组前期使用活血化瘀药能够降低 UUO 大鼠肾组织和尿中黏附分子表达从而改善了肾损伤，从治疗效果进一步证明了瘀血引起肾损伤的机制。

（黄岩杰、丁樱）

参考文献

[1] 中国中西医结合学会儿科专业委员会. 小儿血瘀证诊断标准（试行方案）[J]. 中国中西医结合杂志，2000，20（2）：104.

[2] 黄岩杰，关霖静，郑宏，等. 小儿紫癜性肾炎的中医辨证分型探讨 [J]. 中华中医药杂志，2005，20（3）：148-150.

［3］黄岩杰，孙志平，马宁宁，等. 三七对单侧输尿管梗阻大鼠肾组织和尿中细胞间黏附分子 – 1 表达的影响［J］. 中国实验方剂学杂志，2011，17（18）：174 – 178.

［4］黄岩杰，马宁宁，杨晓青，等. 当归对单侧输尿管梗阻大鼠肾组织中黏附分子 ICAM – 1 表达的影响［J］. 中华中医药杂志，2011，26（1）：167 – 170.

［5］卢立肖，陈晓英，林瑞霞，等. 儿童紫癜性肾炎血清、尿液 VCAM – 1 水平及临床意义［J］. 中国中西医结合肾病杂志，2009，10（1）：39 – 41.

［6］卢立肖，陈晓英，林瑞霞，等. 儿童紫癜性肾炎肾组织 VCAM – 1 的表达及其意义［J］. 温州医学院学报，2009，39（5）：471 – 473.

十五、紫癜性肾炎患儿系膜区 C3 沉积与肾脏病理及免疫指标的相关性探讨

紫癜性肾炎是儿童时期较常见的继发性肾小球疾病之一，以血尿、蛋白尿等肾脏损伤为主要特征。研究报道显示，有 1% ~ 7% 的患儿出现肾功能不全甚至发展为终末期肾衰竭。该病的病因及发病机制不明，大部分学者认为是各种致病因素作用于不同遗传背景的个体，引起免疫系统功能紊乱，从而导致该疾病的发生。肾活检是诊断及确定其病理分级、判断预后的重要手段，几乎所有 HSPN 患儿肾脏病理显示有不同程度的肾损伤，且大部分患儿伴有 C3 沉积，同时临床免疫结果显示，患者有补体水平的下降及 T 细胞亚群的紊乱，反映出机体的免疫功能被抑制。本研究分析 249 例 HSPN 患儿肾脏病理与免疫指标，以分析其相关性。

（一）资料与方法

1. 临床资料

采用回顾性分析方法收集 2015 年 1 月 ~ 2017 年 12 月河南中医药大学第一附属医院儿科肾脏病区行肾活检的 HSPN 患儿，共 378 例，纳入 249 例，其中男性 145 例、女性 104 例，年龄为 10.08 ± 2.65 岁，肾脏病理具有 C3 沉积的 HSPN 患儿 114 例（45.8%）。收集纳入患儿免疫六项（体液免疫）、T 细胞亚群（细胞免疫）、24 小时尿总蛋白结果，各组患儿年龄、性别等一般资料比较，差异无统计学意义（$P > 0.05$）。

2. 纳排标准

参考 2016 年中华医学会儿科学分会肾脏学组制订的 HSPN 诊断标准：①过敏性紫癜发病过程中或紫癜消退 6 个月内出现血尿或/和蛋白尿；②肾活检确诊为 HSPN；③排除 SLE、血小板减少性紫癜及 IgA 肾病等其他自身免疫性疾病。

3. 病理分级

按 ISKDC 标准，分为 Ⅰ 级：肾小球轻微异常；Ⅱ 级：单纯系膜增生（分为局灶

节段和弥漫性）；Ⅲ级：系膜增生，伴有小于50%肾小球新月体形成和/或节段硬化、粘连、血栓、坏死等（系膜增生分为局灶节段和弥漫性）；Ⅳ级：50%~75%肾小球伴有Ⅲ级病变（分为局灶节段和弥漫性）；Ⅴ级：>75%肾小球伴有Ⅲ级病变（分为局灶节段和弥漫性）；Ⅵ级：膜增生性肾小球肾炎。

4. 检测方法

于晨起空腹状态下抽取HSPN患儿静脉血5mL，离心分离并采集血清，置-20℃冰箱保存。采用微量免疫比浊法测定血清IgA、IgM、IgG、C3、C4水平；$CD3^+$、$CD4^+$、$CD8^+$T细胞水平采用FCM测定。所有患儿留取早晨7：00至次日早晨7：00共24小时尿液，采用自动生化分析仪测定24小时尿蛋白水平。所有检测结果均来自河南中医药大学第一附属医院儿科实验室。

5. 病理资料

所有患儿符合肾脏活检要求，超声引导下经皮穿刺获取患儿肾组织样本，经苏木精-伊红（hematoxylin-eosin，HE）、PAS、PASM和Masson染色后于光学显微镜下观察；采用免疫荧光法对新鲜冰冻肾组织切片中的IgA、IgM、IgG、C3和纤维蛋白原（Fibringen，FIB）沉积进行评价。

6. 观察指标

主要观察指标有肾组织C3沉积程度、血清补体C3水平。次要观察指标有肾组织IgA、IgM、IgG和FIB的沉积类型；血清IgA、IgM、IgG、C4及$CD3^+$、$CD4^+$、$CD8^+$、$CD4^+/CD8^+$T细胞水平；24小时尿总蛋白。

7. 统计学处理

采用SPSS 20.0软件统计分析，定性资料以频数表示，定量资料以$\bar{x} \pm s$表示。C3沉积程度与病理分级采用Spearman相关系数进行分析；组间比较采用单因素方差分析，方差不齐性时采用Games-Howell检验。以$P < 0.05$为差异有统计学意义。

（二）结果

1. C3沉积程度与肾脏病理的相关性

（1）C3沉积与肾脏病理分级的关系：共纳入病例249例，其中伴有C3沉积114例（45.7%），根据C3沉积的强弱将其分为A组135例（-~±，54.2%）、B组83例（+，33.3%）、C组31例（++，12.4%）。在纳入的所有病例中，Ⅰ级1例（0.4%），Ⅱa级41例（16.5%），Ⅱb级18例（7.2%），Ⅲa级100例（40.2%），Ⅲb级79例（31.70%），Ⅳ级9例（3.6%），Ⅴ级1例（0.4%）。C3沉积程度与肾脏病理分级成正相关（$r=0.127$，$P=0.045$）。（表4-49）

表 4 – 49　C3 沉积程度与肾脏病理分级的关系

组别	例数	病理分级						
		I	IIa	IIb	IIIa	IIIb	IV	V
A 组（ - ~ ± ）	135	1	22	10	59	39	4	0
B 组（ + ）	83	0	16	8	32	22	4	1
C 组（ ++ ）	31	0	3	0	9	18	1	0
合计	249	1	41	18	100	79	9	1

（2）C3 沉积程度与其他免疫因子沉积的相关性：249 例 HSPN 患儿大多伴有 IgA 沉积，且主要沉积于肾小球系膜区，根据免疫复合物沉积成分的不同，分为 8 型：IgA 型、FIB 型、IgM 型、IgA + FIB 型、IgA + FIB + IgM 型、IgA + FIB + IgG 型、IgA + FIB + IgG + IgM 型、IgA + IgM 型，其中单纯 IgA 型 6 例（2.4%）、单纯 FIB 型 1 例（0.4%）、单纯 IgM 型 1 例（0.4%）、IgA + FIB 型 183 例（73.5%）、IgA + FIB + IgM 型 50 例（20.1%）、IgA + FIB + IgG 型 2 例（0.8%）、IgA + FIB + IgG + IgM 型 2 例（0.8%）、IgA + IgM 型 4 例（1.6%）。C3 沉积程度与免疫复合物沉积类型成负相关（$r = -0.129$，$P = 0.042$）。（表 4 – 50）

表 4 – 50　C3 沉积程度与免疫复合物沉积类型的关系

组别	例数	免疫复合物沉积类型							
		IgA 型	FIB 型	IgM 型	IgA + FIB 型	IgA + FIB + IgM 型	IgA + FIB + IgG 型	IgA + FIB + IgM + IgG 型	IgA + IgM 型
A 组（ - ~ ± ）	135	0	1	1	97	32	1	2	1
B 组（ + ）	83	3	0	0	65	12	1	0	2
C 组（ ++ ）	31	3	0	0	21	6	0	0	1
合计	249	6	1	1	183	50	2	2	4

2. C3 沉积程度与 24 小时尿蛋白定量的关系

分析各 C3 沉积程度组的 24 小时尿蛋白水平，结果显示 A 组与 B 组、C 组比较，差异无统计学意义（$P > 0.05$）；C 组的 24 小时尿蛋白水平较 B 组高（$P < 0.05$）；C3 沉积程度与 24 小时尿蛋白水平无相关性（$r = 0.009$，$P = 0.89$）（表 4 – 51）。

表 4 – 51　C3 沉积程度与 24 小时尿蛋白水平的关系

组别	例数/n	24 小时尿蛋白水平（mg/24h）
A 组	135	1721.47 ± 148.16
B 组	83	1304.22 ± 143.16*
C 组	31	1515.67 ± 272.22

注：与 C 组比较，* $P < 0.05$。

3. 肾脏病理分级与 24 小时尿蛋白水平的关系

分析各组 24 小时尿蛋白水平，结果显示各病理分级组 24 小时尿蛋白水平差异显著（$P < 0.05$）；肾脏病理分级与 24 小时尿蛋白水平呈正相关（$r = 0,284$，$P < 0.05$）（表 4 - 52）。

表 4 - 52　不同病理分级与 24 小时尿蛋白水平的比较

病理分级	n	24 小时尿蛋白定量（mg/24h）
Ⅱa	41	928.0 ± 289.0
Ⅱb	18	2251.5 ± 1395.3
Ⅲa	100	1172.1 ± 683.1
Ⅲb	79	3436.9 ± 1853.6
Ⅳ	9	5669.8 ± 5287.0

4. 血清免疫指标水平及细胞免疫指标水平与 C3 沉积程度的关系

（1）体液免疫指标水平与 C3 沉积程度的关系：分析各 C3 沉积程度组的体液免疫指标水平，结果显示，各组间 IgA、IgM、C4、IgG 水平比较，差异无统计学意义（$P > 0.05$）；血清 C3 水平与 C3 沉积程度成负相关（$r = -0.210$，$P = 0.001$）（表 4 - 53）。

表 4 - 53　体液免疫指标水平与 C3 沉积程度的关系

组别	体液免疫指标水平				
	IgA	IgM	IgG	C3	C4
A 组	2.42 ± 0.99	1.37 ± 0.63	6.29 ± 2.40	1.03 ± 0.27	0.20 ± 0.06
B 组	2.46 ± 1.04	1.32 ± 0.60	7.70 ± 1.69	0.96 ± 0.21	0.17 ± 0.04
C 组	2.19 ± 0.86	1.13 ± 0.40	6.51 ± 2.32	0.86 ± 0.22	0.43 ± 0.14
E 组	1.423	2.126	2.754	0.93	2.166
F 组	0.312	0.122	0.066	0.396	0.117

（2）细胞免疫指标水平与 C3 沉积程度的关系：分析各 C3 沉积程度组血清中细胞免疫指标水平，结果显示，各组间 CD3$^+$、CD4$^+$、CD8$^+$T 细胞比较，差异无统计学意义（$P > 0.05$）；CD4$^+$/CD8$^+$T 比较，差异显著（$P < 0.05$）（表 4 - 54）。

表 4 - 54　血清细胞免疫指标水平与 C3 沉积程度的比较

组别	细胞免疫指标水平			
	CD3$^+$T 细胞	CD4$^+$T 细胞	CD8$^+$T 细胞	CD4/CD8$^+$T
A 组	1780.39 ± 901.71	856.91 ± 462.78	831.75 ± 394.60	1.05 ± 0.32
B 组	2194.00 ± 707.89	749.00 ± 130.18	1330.00 ± 634.70	0.85 ± 0.36
C 组	1557.81 ± 611.86	733.18 ± 303.79	728.18 ± 320.99	2.89 ± 1.03

（续表）

组别	细胞免疫指标水平			
	CD3$^+$T 细胞	CD4$^+$T 细胞	CD8$^+$T 细胞	CD4/CD8$^+$T
E 组	1.882	1.127	1.698	3.41
F 组	0.155	0.326	0.185	0.035

（3）CD4$^+$/CD8$^+$频数分布特点：在 249 例患儿中，CD4$^+$/CD8$^+$下降 168 例（67.47%），正常 78 例（31.32%），升高 3 例（1.20%），A、B、C 组 CD4$^+$/CD8$^+$下降频数分别为 98 例（39.35%）、51 例（20.48%）和 19 例（7.6%），提示大部分 HSPN 患儿伴有免疫功能的紊乱。

（三）讨论

HSPN 是儿童时期较常见的继发性肾小球疾病，在亚洲地区，30% ~ 40% 的过敏性紫癜患儿可发展为 HSPN，肾活检是诊断 HSPN 及判断预后的重要手段。HSPN 的病因及发病机制尚不完全明确，细胞炎症反应、内皮细胞损伤、免疫功能失调、补体系统激活在 HSPN 的发展过程中占重要地位，四者联系密切，共同参与 HSPN 的发生、发展。

免疫功能失调在 HSPN 发病过程中的作用尤为重要，IgA、IgM、IgG 是体液免疫的主要成分，在 T 细胞的辅助下，由受到刺激后的 B 细胞产生。Ig 在肾小球系膜区沉积是 HSPN 肾脏病理的重要特征，既往研究报道，大多数 HSPN 患儿肾小球系膜区以 IgA 沉积为主，IgA 沉积是造成肾脏病理损伤的基础。然而，肾脏损伤往往是多种免疫复合物共同作用的结果，补体 C3 的沉积是不可忽视的因素。朱晓东等分析了 45 例 HSPN 患儿，其中 35 例伴有补体 C3 的沉积，且与病理分级成正相关($r = 0.380, P < 0.01$)。本研究发现，C3 沉积程度的强弱与肾脏病理分级成正相关($r = 0.127, P = 0.045$)，血清中补体 C3 的水平则与 C3 沉积程度成负相关（$r = -0.210$，$P = 0.001$）。故推测，免疫复合物的沉积可能激活了补体系统，介导免疫损伤，从而导致 HSPN 的发生。既往研究发现，补体系统的激活可产生各种炎性因子，促使中性粒细胞和单核细胞产生蛋白酶、氧自由基和花生四烯酸代谢产物，导致内皮细胞受损，损伤肾小球基底膜，从而参与 HSPN 的发生、发展。除此之外，补体 C3 的沉积与肾纤维化有关，可加重肾脏损伤。C3 是 3 条补体激活途径的共同成分，C3 激活可产生多种致炎裂解产物，如 C3a、C5a 等。研究发现，C3a 和 C5a 能够激活 Akt 信号通路，促进内皮细胞向间充质细胞转化，增加胶原纤维的合成从而促进肾纤维化形成。

细胞免疫失调在 HSPN 的发病中也起重要作用，T 细胞是介导细胞免疫的主要细胞，能够有效反映细胞的免疫功能，根据其表面抗原的不同可将其分为 CD3$^+$、

CD4$^+$、CD8$^+$T 细胞。CD3$^+$T 细胞能够传导 TCR 识别抗原所产生的活化信号；CD4$^+$T 细胞具有辅助功能，为诱导性 T 细胞；CD8$^+$T 细胞则具有清除病毒及抑制其黏附的功能，为细胞毒性抑制性细胞，CD4$^+$/CD8$^+$T 是反映免疫功能紊乱的敏感指标。本研究中，67.47% 的患儿均伴有 CD4$^+$/CD8$^+$T 细胞的下降，各组 CD4$^+$/CD8$^+$T 细胞比较差异显著（$P < 0.05$），表明细胞免疫平衡失调与 C3 沉积程度有一定的相关性。孟凡茹等研究发现，HSPN 患儿外周血 CD4$^+$T 细胞水平亦呈下降趋势，其水平与 HSPN 病理分级有相关性，CD4$^+$T 细胞异常可能导致 HSPN 患儿细胞免疫功能失调，从而介导 HSPN 的发生、发展。张琦等研究发现，HSPN 患儿急性期外周血 CD4$^+$T 细胞水平明显高于正常对照组（$P < 0.05$），CD4$^+$T 细胞指标的异常升高可能是 HSPN 发生的重要因素。近期研究发现，脐带华氏胶来源间充质干细胞可对 CD4$^+$T 细胞产生明显免疫抑制作用，是否能通过抑制 CD4$^+$T 细胞的免疫抑制作用来减少 HSPN 的发生、发展尚有待研究。

24 小时尿蛋白水平是判断 HSPN 患儿的肾损伤程度的重要指标，既往研究认为，蛋白尿水平越高，肾脏损伤越严重，病理分级也越高。在本研究中，C3 沉积程度与病理分级成正相关（$r = 0.127$，$P = 0.045$），C3 沉积程度与 24 小时尿蛋白水平无相关性（$r = 0.009$，$P = 0.89$），然而肾脏病理分级与尿蛋白水平存在相关性（$r = 0.284$，$P < 0.05$）。

综上所述，HSPN 患儿肾小球系膜区 C3 沉积是其肾脏重要的病理特征之一，其沉积程度可导致血清体液免疫指标及细胞免疫指标的变化，从而介导免疫损伤，参与 HSPN 的发生、发展。

（李雪军、丁樱）

参考文献

[1] Chen JY, Mao JH. Henoch – Schönlein purpura nephritis in children：incidence，pathogenesis and management [J]. World J Pediatr, 2015, 11 (1)：29 – 34.

[2] 中华医学会儿科学分会肾脏学组. 紫癜性肾炎诊治循证指南（2016）[J]. 中华儿科杂志, 2017, 55 (9)：647 – 651.

[3] Pohl M. Henoch – Schönlein purpura nephritis [J]. Pediatr Nephrol, 2015, 30 (2)：245 – 252.

[4] Heineke MH, Ballering AV, JaminA, et al. New insights in the pathogenesis of immunoglobulin A vasculitis（Henoch – Schönlein purpura）[J]. Autoimmun Rev, 2017, 16 (12)：1246 – 1253.

[5] Oni L, Sampath S. Childhood IgA vasculitis（Henoch – Schönlein purpura）– advances and knowledgegaps [J]. FrontPediatr, 2019, 7：257.

[6] Moran SM, Cattran DC. Recent advances in risk prediction, the rapeutics and pathogenesis of IgA nephropathy [J]. Minerva Med, 2019, 110 (5)：439 – 449.

[7] 王芳. IgA1 糖基化异常在儿童紫癜性肾炎中致病机制的研究 [J]. 国际儿科学杂志, 2018,

45 （10）：789 – 793.

［8］刘晶，韩子明，赵德安，等．儿童紫癜性肾炎的临床病理特点及治疗转归分析［J］．中国中西医结合肾病杂志，2018，19（12）：1074 – 1076.

［9］朱晓东，张晓苹，张颖玮，等．HSPN 患儿蛋白尿、C3 沉积与病理分级的相关性分析［J］．中国妇幼健康研究，2017，28（9）：1093 – 1095.

［10］Yang YH，Tsai IJ，Chang，et al. The interaction between circulating complement proteins and cutaneous microvascular endothelial cells in the development of childhood Henoch – Schönlein purpura ［J］．PLoSOne，2015，10（3）：e0120411.

［11］Carter AM. Complement activation：an emerging player in the pathogenesisof cardiovascular disease ［J］．Scientifica（Cairo），2012，2012：402783.

［12］Wan JX，Fukuda N，Endo M，et al. Complement 3 is involved in changing the phenotype of human glomerular mesangial cells ［J］．J Cell Physiol，2007，213（2）：495 – 501.

［13］Curci C，Castelano G，Stasi A，et al. Endothelial – to – mesen – chymal transition and renal fibrosis in ischaemia/reperfusion injury are mediatedby complement anaphylatoxins and Aktpathway ［J］．Nephrol Dial Transplant，2014，29（4）：799 – 808.

［14］陈凯，姚仕堂，王继宝，等．早发现早治疗有利于 HIV 感染者 CD4/CD8 比值的恢复［J］．中国艾滋病性病，2019，25（9）：891 – 894.

［15］孟凡茹，庞晓璐，曹青，等．紫癜性肾炎患儿外周血 CD4$^+$、CD25$^+$调节性 T 细胞的临床意义［J］．现代检验医学杂志，2011，26（1）：74 – 75；78.

［16］张琦，康国贵，孙建新，等．过敏性紫癜患儿外周血 CD4$^+$记忆 T 细胞亚群表达的意义［J］．现代实用医学，2015，27（7）：845 – 847；903.

［17］何海萍，杨同华，姚翔媚，等．脐带华氏胶来源间充质干细胞对 CD4$^+$、CD8$^+$T 淋巴细胞免疫抑制作用［J］．现代免疫学，2019，39（1）：30 – 36.

十六、基于 371 例儿童紫癜性肾炎的临床与病理分型的相关性分析

紫癜性肾炎是过敏性紫癜最重要的并发症之一，根据临床表现可分为单纯血尿型、单纯蛋白尿型、血尿和蛋白尿型、急性肾炎型、慢性肾炎型、急进型肾炎型和肾病综合征（nephrotic syndrome，NS）型等。HSPN 的肾脏病理改变主要为肾小球系膜细胞增殖和基质增生，系膜区以 IgA 免疫复合物沉积为主要特征，属于继发性 IgA 肾病。肾脏受累的严重程度及其转归，是决定 HSP 预后的重要因素，也是导致慢性肾功能不全的主要病因。本文回顾性分析了河南中医药大学第一附属医院（我院）儿科 HSPN 患儿的临床及病理资料，旨在了解 HSPN 的发病规律。

（一）方法

1. HSPN 诊断标准和临床分型

诊断标准：①有明确的皮肤紫癜病史，伴或不伴有关节、肌肉或消化道症状；②尿检异常，包括血尿（肉眼血尿或镜下血尿）和蛋白尿。临床分型如下。Ⅰ型：单纯性血尿或单纯性蛋白尿型；Ⅱ型：血尿和（加）蛋白尿型；Ⅲ型：急性肾炎型；Ⅳ型：NS 型；Ⅴ型：急进性肾炎型；Ⅵ型：慢性肾炎型。

2. 纳入标准

2016 年 1 月 1 日 ~ 2018 年 12 月 31 日在我院儿科肾病病区住院并有肾活检病理报告、年龄 < 18 周岁的 HSPN 患儿。

3. 排除标准

①有家族性尿检异常史；②有其他肾脏疾病；③有其他免疫系统疾病，如干燥综合征、系统性红斑狼疮和风湿病等。

4. 病理分型

（1）光学显微镜分级：按照国际儿童肾病研究会（ISKDC）分类标准，将HSPN 病理表现分为六级。Ⅰ级：轻微病变；Ⅱ级：单纯性系膜增生；Ⅲ级：系膜增生伴 < 50% 肾小球新月体形成和（或）节段损伤；Ⅳ级：系膜增生伴 50% ~ 75%肾小球新月体形成（或）节段损伤；Ⅴ级：系膜增生伴 > 75% 肾小球新月体和（或）节段损伤；Ⅵ级：膜性增殖性肾炎。

（2）免疫荧光分型：肾小球系膜区是免疫复合物沉积的主要部位，严重者可延伸至毛细血管壁，根据沉积的免疫复合物的不同，HSPN 免疫荧光分型可分为 IgA型、IgA + IgG 型、IgA + IgM 型、IgA + IgG + IgM 型。

（3）肾小管病理分级：Ⅰ级：间质基本正常，轻度小管变性扩张；Ⅱ级：间质纤维化，小管萎缩 < 20%，散在炎性细胞浸润；Ⅲ级：间质纤维化，小管萎缩 20% ~ 50%，散在和（或）弥漫性炎性细胞浸润；Ⅳ级：间质纤维化，小管萎缩 > 50%，散在和（或）弥漫性炎性细胞浸润。

5. 资料截取

从病历资料中截取患儿的性别、年龄、病程、关节、肌肉、消化道症状，皮肤紫癜后发现尿检异常时间，临床分型，24 小时尿蛋白定量 ［≥50mg/（kg·d）为大量蛋白尿］，肾小球及肾小管病理分型、免疫荧光分型。

6. 随访

对大量蛋白尿患儿在治疗 8 周末进行复诊随访，检测尿常规和 24 小时尿蛋白定量。

7. 统计学方法

采用 SPSS20.0 软件进行分析。计量资料数据呈正态分布者，以 $\bar{x} \pm s$ 表示，组间比较采用 t 检验；如非正态分布，以中位数（P25，P75）表示，组间比较采用秩和检验。计数资料以构成比或百分比表示，组间比较采用 McNemar 检验，新月体分组与 24 小时尿蛋白水平的关系采用单因素方差分析；计数资料组间的相关性采用 Spearman 秩和相关检验。以双侧 $\alpha = 0.05$ 为检验水准。$P < 0.05$ 为差异有统计学意义。

（二）结果

1. 一般情况

符合本文纳入标准 HSPN 患儿 457 例，排除有家族性尿检异常史者 11 例，有其他肾脏疾病者 52 例，有其他免疫系统疾病者 23 例，371 例 HSPN 患儿进入本文分析。男 223 例、女 148 例，年龄 2~18 岁，中位年龄 10（7，12）岁，住院时间 5~50 天，中位数 19（16，23）天；其中，单纯皮肤紫癜 77 例（20.8%），伴关节、肌肉症状 80 例（21.6%），伴消化道症状 75 例（20.2%），同时伴消化道和关节症状 139 例（37.5%）；皮肤紫癜后发现尿检异常时间：<1 周 123 例（33.2%），~1 个月 194 例（52.3%），~3 个月 29 例（7.8%），~6 个月 10 例（2.7%），~1 年 6 例（1.6%），>1 年 9 例（2.4%）。

2. 临床分型

Ⅰ 型中单纯性蛋白尿型和单纯性血尿型各 12 例（3.2%，12/371），其中单纯性蛋白尿型有 2 例有大量蛋白尿（16.7%，2/12）；Ⅱ 型 291 例（78.4%），其中大量蛋白尿者 103 例（35.4%，103/291）；Ⅳ 型 56 例（15.1%），均有大量蛋白尿。

肉眼血尿 18 例，其中 Ⅱ 型 11 例（3.8%，11/291），Ⅳ 型 7 例（12.5%，7/56），$\chi^2 = 28.4$，$P < 0.01$。

有消化道症状者 214 例中大量蛋白尿 98 例（45.8%）；无消化道症状者 157 例中大量蛋白尿 63 例（40.1%）；两组间进行 McNemar 检验，$\chi^2 = 15.6$，$P < 0.001$。

3. 病理分型

（1）光学显微镜分级：Ⅰ 型 8 例（2.2%），Ⅱ 型 79 例（21.3%），Ⅲ 型 278 例（74.9%），Ⅳ 型 5 例（1.4%），Ⅴ 型 1 例（0.3%）。

（2）免疫荧光分型：IgA 型 309 例（83.3%），IgA + IgG 型 10 例（2.7%），IgA + IgM 型 52 例（14.0%）；伴 C3 沉积 132 例（35.6%），伴 FIB 沉积 364 例（98.1%），未见伴 C1q 沉积者。伴 C3 沉积的 132 例（35.6%）中 109 例为 IgA 型，3 例为 IgA + IgG 型，20 例为 IgA + IgM 型。对免疫荧光分型与补体 C3 沉积的关系进行 Spearman 秩相关检验，$r = -0.16$，$P = 0.759$。

（3）肾小管病理分级：Ⅰ级44例（11.8%），Ⅱ级160例（43.1%），Ⅲ级165例（44.5%），Ⅳ级2例（0.2%）。

表4-55 光学显微镜分级与其他病理分型的关系（n,%）

免疫荧光分型	光学显微镜分级							
	Ⅰ	Ⅱ		Ⅲ		Ⅳ	Ⅴ	
	（n=8）	Ⅱa（n=67）	Ⅱb（n=12）	Ⅲa（n=173）	Ⅲb（n=105）	（n=5）	（n=1）	r	P
免疫荧光分型								0.061	0.024
IgA（n=309）	7(1.9)	60(16.2)	9(2.4)	146(39.4)	82(22.1)	4(1.1)	1(0.3)		
IgA+IgG型（n=10）	0	1(0.3)	2(0.5)	1(0.3)	6(1.6)	0	0		
IgA+IgM型（n=52）	1(0.3)	6(1.6)	1(0.3)	26(7.0)	17(7.6)	1(0.3)	0		
C3沉积								-0.072	0.168
有（n=132）	4(1.1)	18(4.9)	2(0.5)	73(19.7)	34(9.2)	1(0.3)	0		
无（n=139）	4(1.1)	49(13.2)	10(2.7)	100(27.0)	71(19.1)	4(1.1)	1(0.3)		
肾小管病理分级								0.366	<0.001
Ⅰ级（n=44）	6(1.6)	16(4.3)	2(0.5)	18(4.9)	2(0.5)	0	0		
Ⅱ级（n=160）	0	38(10.2)	9(2.4)	79(21.3)	34(9.2)	0	0		
Ⅲ级（n=165）	2(0.5)	13(3.5)	1(0.3)	76(21.5)	69(18.6)	4(1.1)	0		
Ⅳ级（n=2）	0	0	0	0	0	1(0.3)	1(0.3)		

（4）光学显微镜分级与其他病理分型的关系：结果见表4-55，Spearman秩相关检验显示，光学显微镜分级与免疫荧光分型（$r=0.061$，$P=0.241$）和补体C3沉积（$r=-0.072$，$P=0.168$）均无明显相关性，与肾小管病理分级间有相关性（$r=0.366$，$P<0.001$）。

（5）新月体含量分级及其与尿蛋白水平的关系：表4-56示，根据新月体含量比例分组，将其与24小时尿蛋白量进行单因素方差分析，$F=3.980$，$P=0.001$，说明新月体的比例与24小时尿蛋白量有相关性。

表4-56 不同比例新月体患儿24小时尿蛋白定量水平

新月体含量	n%	24小时尿蛋白（g/24h,$\bar{x}\pm s$）
0	96（25.9）	1.34±1.45
~10%	93（25.1）	1.56±1.24
~20%	89（24.0）	1.81±1.65

（续表）

新月体含量	n%	24 小时尿蛋白（g/24h，$\bar{x} \pm s$）
~30%	49（13.2）	1.81 ± 1.13
~40%	25（6.7）	1.99 ± 1.46
~50%	13（3.5）	3.19 ± 2.00
>50%	6（1.6）	2.28 ± 1.70

4. 临床分型与病理分型的关系

结果见表4－57。Spearman 秩相关检验显示，临床分型与光学显微镜分级相关（$r = 0.264$，$P < 0.001$），与免疫荧光分型无明显相关性（$r = 0.087$，$P = 0.241$），与肾小管病理分级间有相关性（$r = 0.246$，$P < 0.001$）。

表4－57 临床分型与病理（光学显微镜、免疫荧光、肾小管）分型的关系（n，%）

	临床分型				r	P
	蛋白尿（n=12）	血尿（n=12）	血尿＋蛋白尿（n=291）	肾病综合征型（n=56）		
光学显微镜分级					0.264	<0.001
Ⅰ（n=8）	0	1（0.3）	7（1.9）	0		
Ⅱa（n=67）	7（1.9）	5（1.4）	54（14.6）	1（0.3）		
Ⅱb（n=12）	0	1（0.3）	10（2.7）	1（0.3）		
Ⅲa（n=173）	4（1.1）	2（0.5）	152（41.0）	15（4.0）		
Ⅲb（n=105）	1（0.3）	2（0.5）	64（17.3）	38（10.2）		
Ⅳ（n=5）	0	0	4（1.1）	1（0.3）		
Ⅴ（n=1）	0	1（0.3）	0	0		
免疫荧光分型					0.087	0.241
IgA 型（n=309）	10（2.7）	11（3.0）	246（66.3）	42（11.3）		
IgA＋IgG 型（n=10）	0	0	7（1.9）	3（0.8）		
IgA＋IgM 型（n=52）	2（0.5）	1（0.3）	38（10.2）	11（3.0）		
肾小管病理分级					0.246	<0.001
Ⅰ级（n=44）	4（1.1）	3（0.8）	36（9.7）	1（0.3）		
Ⅱ级（n=160）	8（2.2）	3（0.8）	133（35.9）	16（4.3）		
Ⅲ级（n=165）	0	5（1.4）	122（32.9）	38（10.2）		
Ⅳ级（n=2）	0	1（0.3）	0	1（0.3）		

5. 随访情况

治疗8周后对161例大量蛋白尿患儿进行随访，有48例24小时尿蛋白定量未降至正常，或尿蛋白及尿红细胞未转阴性，光学显微镜病理分级：Ⅰ型1例（2.1%）、Ⅱa型5例（10.4%）、Ⅱb型6例（12.5%）、Ⅲa型12例（25.0%）、

Ⅲb 型 20 例（41.7%）、Ⅳ 型 3 例（6.2%）、Ⅴ 型 1 例（2.1%）；临床分型：血尿和（加）蛋白尿型 32 例（66.7%），NS 型 16 例（33.3%）。

（三）讨论

HSPN 是儿童时期最常见的继发性肾小球肾炎。几乎所有的 HSP 患儿肾活检均能发现肾脏损伤，约 85% 发生在起病的 4 周内，97% 发生在起病的 6 个月内。免疫反应可导致肠道黏膜肿胀、狭窄，患儿出现腹痛、便血，有消化道症状者大量蛋白尿的发生率增加。

本文 371 例患儿中，仅伴消化道症状者 75 例（20.2%），同时有消化道、关节和肌肉症状者 139 例（37.5%）。McNemar 检验显示，有消化道症状者出现大量蛋白尿的可能性增加（$\chi^2 = 15.6$，$P < 0.001$）。临床分型以血尿加蛋白尿型最多（78.4%），其次为 NS 型（15.1%），其余为单纯血尿型和单纯蛋白尿型（各占 3.2%），无急性肾炎型、急进型肾炎综合征型、慢性肾炎型者，与文献报道一致。本文共 18 例出现肉眼血尿，其中 NS 型 7 例，血尿加蛋白尿 11 例，两组差异有统计学意义，说明 NS 型发生肉眼血尿比例较高，与文献报道一致。病理分型以Ⅲ级为主（74.9%），其次为Ⅱ级（21.3%），与文献报道一致，但也有文献中报道Ⅱ级比Ⅲ级多，可能与病例来源地域不同有关。

有研究报道，52.8% 的 HSPN 患儿系膜区同时有 IgA + IgG + IgM 沉积，且肾组织 C3 沉积与 HSPN 患儿的免疫损伤明显相关。本文患儿免疫荧光分型中未见到 IgA + IgG + IgM 型，35.6% 的患儿可见有补体 C3 沉积，C3 沉积主要集中于Ⅲ级病变。有研究显示，C3 在 HSPN 肾组织中沉积可能与补体旁路途径调节异常有关。对免疫荧光分型与补体 C3、光学显微镜分级之间进行 Spearman 秩相关分析，结果无统计学意义。然而，有文献报道，免疫荧光分型与光学显微镜分级有一定的相关性，单纯 IgA 沉积以Ⅱb、Ⅲb 为主，IgA + IgM + IgG 型和 IgA + IgM 型在Ⅳ～Ⅴ型有增多趋势。肾小球疾病的发展不仅与肾小球本身受损相关，更与肾小管病变程度密切相关，本文患儿病理检查都存在不同程度的肾小球和肾小管病变，对肾小管病变与光学显微镜分级行 Spearman 秩相关分析，差异有统计学意义（$P < 0.05$），说明肾小管病变程度与光学显微镜分级呈正相关。

HSPN 患儿的临床及病理表现多样，轻重不一。本研究临床表现为单纯性血尿型和单纯性蛋白尿型者光学显微镜分级以Ⅱ级为主，血尿加蛋白尿型以Ⅱ级和Ⅲ级为主，NS 型以Ⅲ级为主。对患儿的临床分型与光学显微镜分级进行 Spearman 相关性分析，$P < 0.01$，说明 HSPN 患者的临床症状的严重程度与肾脏病理分级相关，即临床表现越重，肾脏病理分级越高。但也有临床与病理表现不一致的情况，如本组病理Ⅴ级的临床表现为单纯血尿型。因此，不能单凭患儿的临床症状去推断病理类

型，否则会误判误治。

在许多肾小球疾病中，新月体的形成与肾功能进行性恶化、大量蛋白尿等有关，对预后起关键作用，HSPN 新月体均见于病理Ⅲ级以上的患儿。本文显示，随着新月体比例的增加，24 小时尿蛋白水平有增高的趋势。尿蛋白水平是非糖尿病性肾脏疾病进展的一个危险因素，大量蛋白尿是影响肾功能及病程的重要因素，因此对 161 例大量蛋白尿患儿进行随访，发现治疗 8 周 24 小时尿蛋白定量未降至正常，或尿蛋白及尿红细胞未转阴性者 48 例，以血尿加蛋白尿型最多（32/48，66.77%），病理以Ⅲb 级（20/48，41.77%）为主。

综上所述，根据本文病例 HSPN 临床以血尿加蛋白尿型最常见，病理以Ⅱ级和Ⅲ级多见；临床与病理、消化道症状与大量蛋白尿、NS 型和肉眼血尿、肾小管病变程度与病理分型、新月体含量与 24 小时尿蛋白水平等均有一定相关性。对于 HSP 初发的患儿，在发病后的第 1 个月内应积极接受治疗，减少紫癜反复及 HSPN 的发生，尤其是应注意有个别病理分级与临床分型之间不一致的情况存在，对反复迁延的单纯血尿型要适时进行肾活检。

（宋纯东、丁樱）

参考文献

[1] Chen J，Mao J. Henoch – Schönlein purpura nephritis in children：incidence，pathogenesis and management [J]. World J Pediatr，2015，11（1）：29 – 34.

[2] 中华医学会儿科学分会肾脏学组. 紫癜性肾炎诊治循证指南（2016）[J]. 中华儿科杂志，2017，55（9），647 – 651.

[3] 任献国，何旭，杜丽芳，等. 紫癜性肾炎患儿肾脏病理与足细胞损伤的关系 [J]. 中华实用儿科临床杂志，2013，28（5）：329 – 332.

[4] 涂娟，陈朝英. 以轻度蛋白尿为主要表现的儿童紫癜性肾炎临床分析 [J]. 中华实用儿科临床杂志，2017，32（17），1313 – 1315.

[5] Koskela M，Ylinen E，Ukonmaanaho EM，et al. The ISKDC classification and a new semiquantitative classification for predicting outcomes of Henoch – Schönlein purpura nephritis [J]. Pediatr Nephrol，2017，32（7）：1201 – 1209.

[6] Davin J，Coppo R. Henoch – Schönlein purpura nephritis inchildren [J]. Nat Rev Nephrol，2014，10（10）：563 – 573.

[7] Calvo – RíoV，Hernández JL，Ortiz – Sanjuán F，et al. Relapses in patients with Henoch – Schönlein purpura：Analysis of 417 patients from a single center [J]. Medicine（Baltimore），2016，95（28）：e4217.

[8] 刘丽君，于静，李宇宁. 儿童过敏性紫癜 325 例回顾性分析 [J]. 中国当代儿科杂志，2015，17（10）：1079 – 1083.

[9] 王瑶，罗钢. 不同年龄组紫癜性肾炎患者临床表现、病理分级及预后的比较 [J]. 中国医科大学学报，2015，44（3）：247-251.

[10] Mao Y, Yin L, Huang H, et al. Henoch-Schönlein purpura in 535 Chinese children: clinical features and risk factors for renal involvement [J]. J Int Med Res, 2014, 42 (4): 1043-1049.

[11] 罗苇，冯仕品，王莉，等. 蛋白尿表现的儿童紫癜性肾炎临床与病理分析 [J]. 临床儿科杂志，2014，32（2）：156-159.

[12] 符庆瑛，贺发贵，孙铁忠，等. 儿童紫癜性肾炎临床病理特征及治疗转归分析 [J]. 中国中西医结合肾病杂志，2016，17（7）：609-611.

[13] 刘睿，符庆瑛，刘扬，等. 成人与儿童紫癜性肾炎的临床病理特点对比分析 [J]. 中国中西医结合肾病杂志，2017，18（6）：508-510.

[14] Lu S, Liu D, Xiao J, et al. Independent Association between Hyperuricemia and Histopathological Parameters in Chinese Patients with Hench-Schnlein Purpura Nephritis [J]. Clin Lab, 2016, 62 (11): 2271-2275.

[15] 曾彩虹. C3 肾小球病的认识与诊断 [J]. 肾脏病与透析肾移植杂志，2016，25（2）：155-156.

[16] 李春珍，张东风. 免疫复合物介导的儿童毛细血管内皮细胞增生性肾小球肾炎研究进展 [J]. 中华儿科杂志，2017，55（3）：231-234.

[17] 陈晓英，林洪州，王德选，等. 63 例大量蛋白尿表现的儿童紫癜性肾炎肾脏病理与临床分析 [J]. 中国中西医结合肾病杂志，2012，13（2）：148-149.

[18] 冯丹，郝胜，钮小玲，等. 儿童紫癜性肾炎预后的相关因素分析 [J]. 中华实用儿科临床杂志，2016，31（9）：679-682.

[19] 秦黎，刘雁，李平，等. 儿童毛细血管内皮增生性紫癜性肾炎 50 例临床与病理分析 [J]. 临床儿科杂志，2018，36（1）：30-34.

[20] Jafar TH, Stark PC, Schmid CH, et al. Proteinuria as a modifiable risk factor for the progression of nondiabetic renal disease [J]. Kidney Int, 2001, 60 (3): 1131-1140.

[21] 单婵娟，龙俊睿，顾春英，等. 上海市闵行区慢性肾脏病高危人群患病情况及危险因素分析 [J]. 第二军医大学学报，2018（1）：44-49.

十七、儿童毛细血管内增生性紫癜性肾炎 19 例临床及病理分析

毛细血管内增生性肾小球肾炎（endocapillary proliferative glomerulonephritis, En-PGN）是链球菌感染后急性肾小球肾炎的典型病理表现，光镜下可见肾小球毛细血管内皮细胞弥漫性增生（diffused endothelial cell proliferaton, DEP）。但这种病理改变不仅见于急性肾炎，也可出现在紫癜性肾炎、IgA 肾病、狼疮肾炎等疾病中，其临床特点、治疗及预后与急性肾炎相比有很大不同。在 HSPN 病理表现中，毛细血管内增生以局灶节段性为多见，而弥漫性增生较为少见。现回顾性分析 19 例儿童

DEP – HSPN 的临床及病理资料，并与同期年龄、性别、肾穿刺病理分级等相匹配的 55 例非 DEP – HSPN 患儿进行比较，以期了解 DEP – HSPN 在临床、病理及预后等方面与其他病理类型 HSPN 是否存在差异，以及甲基泼尼松龙大剂量冲击治疗的利弊，为临床合理用药、预后判断等提供依据。

（一）对象和方法

1. 对象

2008 年 1 月 ~ 2013 年 5 月河南中医药大学第一附属医院儿科经肾活检确诊的 HSPN 患儿 485 例，符合 DEP – HSPN 者 19 例。DEP – HSPN 入选标准：①≤18 周岁。②符合 HSPN 诊断标准：肾脏病理光镜下肾小球弥漫性（≥50% 肾小球）毛细血管内增生、系膜增生和肾小球内浸润，伴或不伴新月体形成。同时选取 55 例非 DEP – HSPN 患儿作为对照组，两组相比除毛细血管内增生比例不一样外，年龄、性别、病理分级、新月体比例、免疫荧光、系膜和浸润等差异无统计学意义。所有患儿均按照指南进行治疗。

2. 方法

（1）临床及病理资料收集：资料包括：发病前病程、感染、皮肤紫癜、腹痛、关节痛、肉眼血尿；血压、水肿情况；实验室检查：尿常规、24 小时尿蛋白定量、血尿素氮（blood urea nitrogen，BUN）、血肌酐（serum creatinine，Scr）、血白蛋白（albumin，ALB）、血清胆固醇（cholesterol，CHO）、血清免疫球蛋白及补体 C3、抗 O（ASO）、血沉（erythrocyte sedimentation rate，ESR）等；临床分型；病理分级、毛细血管内增生及新月体比例、免疫荧光、系膜和浸润。

（2）肾脏病理积分：各项病理参数的半定量积分采用 Katduchi 积分法，总积分 1 ~ 21 分。肾小球总分 0 ~ 12 分：系膜增殖程度 0 ~ 4 分，节段性损伤细胞和细胞纤维性新月体、纤维细胞和纤维性新月体、节段性硬化 0 ~ 4 分，球性硬化 0 ~ 4 分；肾小管间质总分 0 ~ 9 分：间质浸润 0 ~ 3 分，间质纤维化 0 ~ 3 分，肾小管萎缩 0 ~ 3 分。

（3）随访：包括后续治疗、尿蛋白转阴时间、尿常规、目前用药及病情、停药时间等。

（4）临床疗效评定完全缓解：血尿消失，蛋白尿转阴，24 小时尿蛋白定量 < 250mg，肾功能正常；部分缓解：血尿明显好转，尿 RBC 及尿蛋白明显减少，24 小时尿蛋白定量较前下降 50%；无效：血尿和蛋白尿无改善。

3. 统计学分析

采用 SPSS19.0 软件完成统计学处理。计量资料以均数 ± 标准差表示，组间比较用 t 检验；计数资料组间率的比较用 χ^2 检验，$P < 0.05$ 为差异有统计学意义。

（二）结果

1. 一般情况

19 例 DEP – HSPN 患儿占同期行肾活检 485 例 HSPN 的 3.92%，男 14 例、女 5 例，平均年龄 10.6 ± 2.6 岁（4 ～ 14 岁）；肾活检前病程 19.4 ± 7.4 天（10 ～ 30 天）。与 55 例非 DEP – HSPN 组相比，两组在年龄、性别比例方面差异无统计学意义（$P > 0.05$）。平均随访 23.1 ± 3.8 个月（7 个月 ～ 5 年）。结果见表 4 – 58。

表 4 – 58　19 例 DEP – HSPN 临床资料

项目	DEP – HSPN(n = 19)	非 DEP – HSPN(n = 55)	统计量	P
性别/例			$\chi^2 = 0.27$	0.063
男	14	38		
女	5	17		
年龄/岁	10.6 ± 2.6	10.1 ± 3.2	t = 0.0684	0.496
肾活检前病程/d	19.4 ± 7.4	126.3 ± 224.8	t = 3.520	0.001
紫癜类型/n(%)				
皮肤型	16(84.2)	40(72.7)	$\chi^2 = 1.012$	0.315
关节型	10(52.6)	20(36.4)	$\chi^2 = 0.360$	0.549
腹型	10(52.6)	23(41.8)	$\chi^2 = 0.012$	0.911
病理积分	6.37 ± 1.30	10.76 ± 3.45	t = 7.949	0
蛋白尿/ mg/(kg·d)	119.4 ± 66.03	71.58 ± 58.06	t = 2.987	0.004
白蛋白/(g/L)	26.72 ± 5.45	31.23 ± 6.04	t = 2.872	0.005
新月体比例/(%)	20.11 ± 10.21	21.82 ± 8.65	t = 1.502	0.137
临床痊愈/(n,%)	14(73.7)	36(65.5)	$\chi^2 = 1.200$	0.273
部分缓解/(n,%)	10(55.6)	19(34.5)	$\chi^2 = 1.200$	0.273

2. DEP – HSPN 患儿临床及实验室检查

19 例 DEP – HSPN 患儿中 10 例（52.63%）临床分型为肾病综合征型，9 例（47.37%）为血尿和蛋白尿型；16 例患儿（84.21%）尿蛋白达肾病水平；5 例病初伴有上呼吸道感染症状，2 例伴肉眼血尿，2 例伴血便；16 例伴有皮肤紫癜，10 例伴有关节痛，10 例伴有腹痛，无高血压、水肿表现（表 4 – 48）。19 例 DEP – HSPN 患儿中 7 例有 BUN 一过性升高，Scr 均正常，10 例 Alb 降低，10 例 CHO 升高；4 例 ASO 升高，5 例 ESR 升高，2 例血清 IgA 增高，5 例血清 IgG 低于正常，血清补体 C3 均正常。

DEP – HSPN 患儿与非 DEP – HSPN 患儿比较，肾活检前的病程较短，蛋白尿水平较高，差异有统计学意义（$P < 0.05$）；两组在感染、皮疹、腹痛、关节痛、水肿、肉眼血尿、血压以及免疫指标、补体、ASO、ESR、BUN、Scr 及 CHO 水平的差

异均无统计学意义（$P > 0.05$）。

经治疗后，16 例肾病水平蛋白尿 DEP – HSPN 患儿中 11 例临床缓解，5 例部分缓解；33 例非 DEP – HSPN 患儿中 23 例临床缓解、10 例部分缓解。两组临床疗效比较差异无统计学意义（$\chi^2 = 0.005$，$P = 0.946$）。

3. 两组患儿病理特点及病理积分

19 例 DEP – HSPN 患儿光镜下肾脏病理均为Ⅲ b 级，表现为弥漫性毛细血管内皮细胞、系膜细胞增生，所有患儿均有不同程度的肾小球内浸润、足细胞肥大和新月体形成；肾小球纤维素样坏死 12 例，其中 6 例同时伴有纤维素性血栓形成；肾小球废弃 1 例；肾小球门部玻璃样变 4 例。免疫荧光均有 IgA、纤维蛋白原（Fibrinogen，FIB）沉积，其中 1 例 IgG 沉积、4 例 IgM 沉积、6 例 C3 沉积，沉积位置以系膜区颗粒、团块状沉积为主，少数 IgA、IgG、IgM、FIB 毛细血管壁颗粒或短线状沉积；C4、C1q 均为阴性。DEP – HSPN 患儿肾脏病理损伤积分低于非 DEP – HSPN 患儿，差异有统计学意义（$P < 0.05$，表 4 – 33）。

4. 两组肾病水平蛋白尿临床比较

两组达到肾病的性别及年龄、肾穿前病程、肉眼血尿、血白蛋白、新月体比例、尿蛋白转阴时间、临床痊愈及部分缓解等方面的差异有统计学意义（$P < 0.05$），结果见表 4 –59。

表 4 –59 肾病水平蛋白尿的 DEP – HSPN 与非 DEP – HSPN 的临床资料

项目	DEP – HSPN(n = 16)	非 DEP – HSPN(n = 33)	统计量	P
性别(男/女)	11/5	22/11	$\chi^2 = 0.021$	0.884
年龄/岁	10. 13 ±2. 56	9. 73 ±3. 57	t = 0.395	0.694
肾穿前病程/d	15. 00 ±6. 20	31 ±28. 20	t = 3.363	0.002
肉眼血尿/例	2	5	$\chi^2 = 0.004$	0.948
蛋白尿/ mg/(kg · d)	134. 21 ±61. 21	102. 72 ±55. 65	t = 2.097	0.040
白蛋白/(g/L)	25. 74 ±4. 99	28. 02 ±5. 79	t = 1.433	0.159
新月体比例/%	22. 12 ±10. 62	22. 8 ±613. 13	t = 0.193	0.848
尿蛋白转阴时间/月	5. 17 ±5. 93	2. 3 ±1. 43	t = 2.637	0.010
临床痊愈/例	11	23	$\chi^2 = 0.005$	0.946
部分缓解/例	5	10	$\chi^2 = 0.005$	0.946

5. 治疗和预后

两组患儿临床为肾病综合征型者均采用口服激素、雷公藤多苷片联合环磷酰胺（CTX）冲击治疗，对激素疗效差者，行甲基泼尼松龙（MP）冲击治疗；非肾病综合征型用口服激素联合雷公藤多苷片治疗。至随访末，19 例 DEP – HSPN 中 14 例临床痊愈，5 例部分缓解，仅表现为轻微尿检异常，肾功能均正常。与非 DEP – HSPN

相比近期疗效较为满意，并没有发现 DEP 能够影响 HSPN 近期预后。

（三）讨论

临床观察发现，EnPGN 占儿童肾活检的 14.7%，肾小球毛细血管内增生是 HSPN 的重要病理表现。国内有报道 369 例 HSPN 中 8 例（2.17%）为 DEP - HSPN，也有报道 74 例 HSPN 中 3 例（4.05%）为 DEP - HSPN。本研究 485 例肾活检 HSPN 患儿有 19 例（3.92%）病理表现为 DEP - HSPN，其发病率与报道相近。

本研究显示，与非 DEP - HSPN 患儿相比，DEP - HSPN 肾活检前的病程较短，肾脏病理改变以急性损伤为主，肾脏病理损伤积分明显偏低；临床蛋白尿水平明显较高，10 例（52.63%）为 NS；二者均有弥漫性系膜增生伴 <50% 的新月体形成，但 DEP - HSPN 表现为肾小球弥漫毛细血管内增生（>50% 肾小球），伴系膜增生和肾小球内浸润；16 例蛋白尿达到肾病水平，但两者新月体比例、尿蛋白转阴时间、临床痊愈及部分缓解等方面无统计学差异。本研究未发现弥漫性毛细血管内增生是影响 HSPN 预后的危险因素。

本研究患儿随访 7 个月 ~5 年，最终结果显示患儿经治疗后短期预后比较好，缓解率达到 100%，完全缓解率达 73.68%，但由于重复肾活检较少及随访年限较短，所以对于肾脏病理是否会有慢性进展，及是否导致终末期肾衰尚无结论，有待于进一步长期跟踪随访。

目前尚无针对 DEP - HSPN 的统一治疗方案。根据 2009 年肾脏病诊疗指南，针对肾病水平蛋白尿的 HSPN 患儿可采用糖皮质激素联合 CTX 治疗，必要时先行 MP 冲击治疗 1、2 个疗程。本课题显示双冲疗法（MP、CTX 冲击）联合口服泼尼松与雷公藤多苷片治疗能明显缩短病程，减短蛋白尿转阴所需时间。对新月体比例和蛋白尿水平基本相同患儿，由于患儿接受程度不同，临床虽然采用冲击疗法和激素或清热止血颗粒联合雷公藤多苷片不同方案，但最终都获得了临床缓解，在短期预后上并没有发现明显差异。因此，针对 DEP - HSPN 采用 MP 和 CTX 冲击治疗是否过于积极，由此带来的不良反应对患儿的影响，值得进一步商榷。

总之，DEP - HSPN 起病急，临床表现重，对临床表现为 NS 的 HSPN 要积极进行肾活检，结合临床及肾脏病理制订个体化方案，进行有针对性的治疗。

（宋纯东、丁樱）

参考文献

[1] 赵三龙，黄松明，张维真，等. 儿童毛细血管内皮细胞增生性紫癜性肾炎的临床病理及预后分析 [J]. 中华肾脏病杂志，2010，6（26）：416 - 419.

[2] Segura Torres P, Borrego Utiel FJ, Pérez Del Barrio P, et al. Complete remission of nephrotic syn-

drome with methylprednisolone pulses in an adult with Henoch – Schönlein purpura ［J］. Nefrologia，2007，27（1）：96 – 98.

［3］ Schillinger F，Denis PS，Dion JJ，et al. Severe Henoch – Schönlein nephritis in adults. Areport of twenty cases ［J］. Nephrologie，2000，21（5）：247 – 252 ［French］.

［4］ 黄松明，张维真. 儿童毛细血管内皮细胞增生性紫癜性肾炎的临床特点分析 ［J］. 中华肾脏病杂志，2009，7（26）：419 – 421.

［5］ 中华医学会儿科学分会肾脏病学组. 儿童常见肾脏疾病诊疗循证指南（二）紫癜性肾炎的诊治询证指南 2009 年（试行）［J］. 中华儿科杂志，2009，47（12）：911 – 913.

［6］ Katafuchi R，Kiyoshi Y，Oh Y，et al. Glomerular score as a prognosticator in IgA nephropathy：its use fulness and limitation ［J］. Clin Nephrol，1998，49（1）：1 – 8.

［7］ 李燕敏，占永立. 20 例毛细血管内增生患者临床与病理分析 ［J］. 中国中西医结合肾病杂志，2010，11（10）：914 – 915.

［8］ 胡亚美，江载芳. 诸福棠实用儿科学 ［M］. 7 版. 北京：人民卫生出版社，2002.

［9］ 何志军，周柱亮，马路，等. 3090 例儿童肾小球疾病病理资料分析 ［J］. 临床儿科杂志，2013，31（2）：157 – 158.

［10］ Pillebout E，Thervet E，Hill G，et al. Henoch – Schönlein purpura in adults：outcome and prognostic factors ［J］. J AmSoc Nephrol，2002，13（5）：1271 – 1278.

［11］ 黄松明，张维真. 儿童毛细血管内皮细胞增生性紫癜性肾炎的临床病理及预后分析 ［J］. 中华肾脏病志，2010，6（26）：416 – 417.

［12］ 易著文. 儿童过敏性紫癜 236 例临床分析 ［J］. 临床儿科杂志，2006，24（1）：46 – 49.

［13］ 丁樱，翟文生. 雷公藤多苷联合清热止血方香丹注射液治疗小儿紫癜性肾炎疗效观察 ［J］. 中国中西医结合杂志，2012，32（9）：1290 – 1292.

十八、儿童紫癜性肾炎相关的可逆性后部脑白质综合征 2 例报告

过敏性紫癜是一种自身免疫性小血管炎，以皮肤紫癜、关节肿痛、胃肠道症状和肾脏损伤为主要临床表现，中枢神经系统受累罕见。可逆性后部脑白质综合征（reversible posterior leukoencephalopathy syndrome，RPLS）是一种临床 – 影像学综合征，近年来该病的报告越来越多，但过敏性紫癜性肾炎合并 RPLS 报道较少。现对河南中医药大学第一附属医院收治的 2 例 HSPN 引起 RPLS 病例进行回顾性分析，探讨此类患儿可能的发病机制、危险因素及治疗。

（一）临床资料

例 1，男，14 岁，因皮肤紫癜后尿检异常 1 个月，肉眼血尿 5 天，发热、咳嗽 3 天入院。入院前 1 个月患儿出现全身皮肤紫癜，伴膝关节疼痛，尿常规示隐血（++）、蛋白（+++），血清白蛋白 26.3g/L，24 小时尿蛋白 5.08g，肾活检病理示毛细血

管内皮增生，小球 77.27% 毛细血管内皮增生分叶。予泼尼松（60mg/d）联合雷公藤多苷（60mg/d）口服治疗 1 周效不佳，出现间断肉眼血尿，给予甲基泼尼松龙（0.5g/d）冲击治疗 3 天，尿检无明显好转。入院前 5 天出现持续肉眼血尿，入院前 3 天出现咳嗽、发热，体温最高 38.5℃。入院体格检查：收缩压（SBP）/舒张压（DBP）103/63mmHg，颜面部水肿，腹软膨隆，移动性浊音阳性，双下肢水肿，余无异常。实验室检查：尿常规中尿蛋白（＋＋）、隐血（＋＋＋），24 小时尿蛋白 5.08g，血浆总蛋白 32.0g/L、白蛋白 10.6g/L、尿素氮 8.05mmol/L、肌酐 124.0μmol/L、尿酸 286μmol/L、胆固醇 8.31mmol/L。肺部 CT 示支气管肺炎。予阿奇霉素、头孢他啶抗感染、速尿利尿、泼尼松、雷公藤多苷原量继服。3 天后体温正常，但水肿加重，仍咳嗽明显，予输注血浆、白蛋白支持治疗；入院第 6 天，患儿出现头痛、头晕、恶心，抽搐 1 次，之后 24 小时内又出现抽搐 2 次，表现为强直－痉挛发作，持续 1～3 分钟，抽搐缓解后伴有头痛，第二次抽搐后出现视觉障碍，有光感，视物不清，血压 108～135/69～95mmHg。查脑脊液白细胞 2×10^6/L，潘氏试验阴性，糖 3.20mmol/L、氯 117mmol/L、蛋白 10mg%。血电解质中钠 135mmol/L、氯 97mmol/L、钾 3.4mmol/L、钙 53mmol/L。眼底检查无异常。头颅 MRI 示左侧小脑半球、双侧额叶、顶叶、颞叶、枕叶及左侧基底节区、楔前叶多发异常信号，考虑 RPLS（图 4－1）。予甘露醇降颅压、安定镇静、营养神经等治疗，泼尼松减至 35mg/d，2 周后减至 35mg 隔日 1 次，雷公藤多苷减至 30mg/d。经治疗，患儿未再抽搐，5 天后视力恢复正常；8 天后复查头颅 MRI 示上述病变范围较前明显缩小（图 4－2）。距抽搐发作 32 天门诊随访，一般情况好，无神经系统异常，尿隐血（＋＋）、蛋白（＋），24 小时尿蛋白 0.62g，血浆白蛋白 34g/L。

例 2，男，9 岁，因皮肤紫癜后尿检异常一年半，伴肉眼血尿 6 天、下肢水肿 3 天入院。一年半前出现下肢皮肤紫癜；尿常规隐血（＋＋）、蛋白（＋＋＋），血清白蛋白 26.3g/L，24 小时尿蛋白 4.38g；肾穿刺活检示局灶增生性紫癜性肾炎。予泼尼松 60mg/d 口服，尿检无明显好转；加用环磷酰胺冲击治疗 10mg/kg，连续 2 天，每半月 1 次，共 6 次；泼尼松足量口服 6 周后改隔日口服，渐减量（1～2 周减 5mg），共服 7 个月。足量泼尼松口服 6 周后患儿水肿消退、尿检好转。近 1 年来一般情况好，紫癜未反复，尿隐血时有时无，蛋白阴性。入院前 15 天测尿蛋白（＋＋），6 天前出现肉眼血尿，3 天前出现双下肢及眼睑水肿、尿少收住院。入院体格检查：血压 112/80mmHg，双侧眼睑、颜面水肿，双肺呼吸音粗，未闻及啰音，腹软膨隆，移动性浊音阳性，双下肢、外阴水肿。实验室检查：尿常规蛋白（＋＋＋）、隐血（＋＋＋＋）；24 小时尿蛋白 7.2g；血浆白蛋白 13.0g/L，尿素氮 22.16mmol/L，肌酐 74.0μmol/L，尿酸 394μmol/L；血电解质中钾 2.82mmol/L，余正常；免疫球蛋白 G1.07g/L。胸片示胸腔积液；彩超示大量腹水，双肾体积增大并实质回声弥漫性改

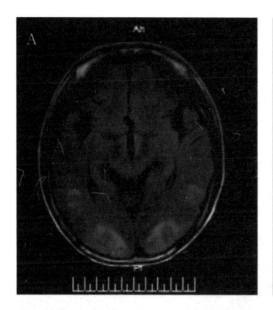
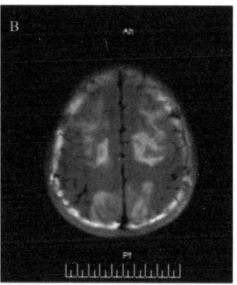

A 为 T2WI 相；B 为 FLAIR 相

图 4 - 1　例 1 患儿发病时头颅 MRI 表现

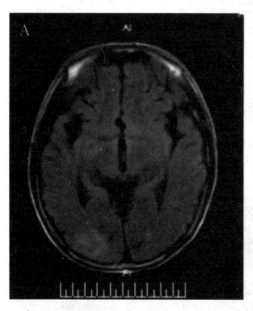
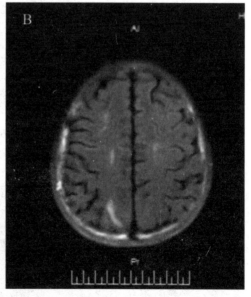

A 为 T2WI 相；B 为 FLAIR 相

图 4 - 2　例 1 患儿治疗 8 天后头颅 MRI 表现

变。入院后予口服足量泼尼松 60mg/d，联合他克莫司 3mg/d、低分子肝素抗凝、速尿利尿，间断给予丙种球蛋白 2 次（分别为 15g、10g），输注血浆 3 次（每次 400mL）支持治疗；其间因肺部感染间断予以头孢曲松钠、奥硝唑抗感染。经治疗 20 天，患儿眼睑及四肢水肿较前减轻，但腹部膨隆明显，局部皮肤皮纹断裂，伴有渗液。第 26 天患儿无诱因出现抽搐，两天内发作 6 次，表现为强直 - 阵挛发作，意识丧失，持续 2 ~ 3 分钟，视力正常，血压 123 ~ 135/97 ~ 110mmHg。查脑脊液白细胞 0，潘氏试验阴性，糖 3.80mmol/L、氯 125mmol/L、蛋白 40mg%；血电解质中钠 132mmol/L、氯 98mmol/L、钾 4.7mmol/L、钙 1.21mmol/L。头颅 MRI 示双侧顶叶、枕叶、左侧颞叶及小脑半球内多发异常信号灶，考虑 RPLS（图 4 - 3）。停用他克莫司，泼尼松减量至 40mg/d，予安定抗惊厥，鲁米那针、咪达唑仑针镇静，左乙拉西坦预防抽搐发作，甘露醇针降颅压，氢氯噻嗪联合螺内酯利尿，贝那普利片降压治疗。患儿未再出现抽搐，复查头颅 MRI 示左侧顶叶、颞叶异常信号较前好转（图 4 -4）。出院后继续口服泼尼松 40mg，1 日 1 次（qd），贝那普利 5mg，qd。3 周后门诊复查，一般情况好，水肿消失，无神经系统症状，尿隐血（ + + ）、蛋白（ + ），24 小时尿蛋白 0.78g，血浆白蛋白 35g/L，尿素氮、肌酐正常。

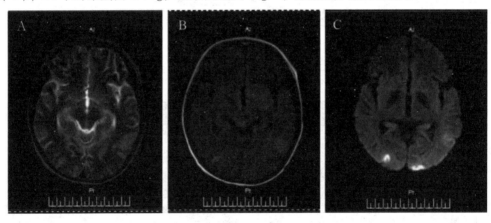

A 为 T2WI 相；B 为 FLAIR 相；C 为 DWI 相

图 4 - 3　例 2 患儿发病时头颅 MRI 表现

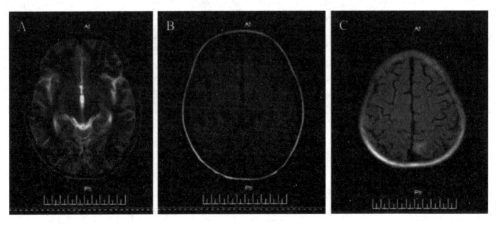

A 为 T2WI 相；B、C 为 FLAIR 相

图 4 -4　例 2 患儿治疗 7 天后头颅 MRI 表现

（二）讨论

RPLS 于 1996 年首次由 Hinchey 等报道，以神经系统受损为主要临床表现，影像学表现为后脑白质水肿，具有可逆性。文献报道，RPLS 各种症状的发生率为：脑病 50% ~80%、惊厥 60% ~75%、头痛 50%、视觉障碍 33%、灶性神经功能缺失 10% ~15%、癫痫持续状态 5% ~15%。影像学主要表现为后头部脑白质高信号，额叶、深部白质、丘脑、小脑和脑干也可受累。引起 PRES 的病因较多，包括肾功能损伤、妊娠毒血症、器官或骨髓移植、免疫抑制剂（他克莫司、瑞戈菲班）、癌症化疗、细胞毒性药物、自身免疫性疾病、高血压等。

尽管 PPLS 的发病机制并不清楚，但内皮细胞功能失调无疑是关键因素。脑白质由含胶质细胞、毛细血管和毛细血管细胞外基质的有髓神经束组成，易发生血管源性水肿。普遍认为 PPLS 的发生与血压升高超过大脑血管调节功能的阈值，自身调节被破坏，使血浆和间质大分子外渗有关。另外与尿毒症相关的毒性物质或免疫抑制剂等药物所导致的血管内皮细胞功能障碍有关。本病尚无特异性治疗，主要治疗包括治疗原发病、减少或停用可能的致病药物、控制高血压、控制抽搐、减少脑水肿。控制血压及抗惊厥治疗后，大多数患者症状可显著改善。绝大多数患者病情可逆，预后良好。

PPLS 在儿童中发病较罕见，文献报道发病率约 0.4%。多种原因可诱发儿童 PPLS，患儿血液流变学异常、肾脏疾病、器官移植后应用的细胞毒性药物等均可增加 PPLS 的发生风险，急性肾小球肾炎、急性白血病、过敏性紫癜、尿毒症等疾病均可并发 PPLS。儿童 PPLS 临床表现与成人相似。据文献报道，出现最多的症状依次是惊厥、脑病、视觉障碍、头痛、局灶性神经功能缺失。相比成人，PPLS 患儿抽搐更多见，开始可为局限性，后发展为全身性，部分为癫痫持续状态；儿童更容易出现视觉障碍；高血压也是儿童 PPLS 的常见症状，但由于儿童的脑血流自动调节阈值较成人低，故儿童 PPLS 的平均血压较成人低。在影像学表现方面，额叶异常信号同顶枕叶异常信号同样常见，而成人脑水肿更明显。

本文 2 例患儿均为重型 HPSN（肾病综合征型），以少尿、水肿、肉眼血尿、大量蛋白尿为主要表现，均长期大量服用激素及免疫抑制剂（雷公藤多苷、他克莫司）治疗，对激素及免疫抑制剂治疗反应差，并在治疗过程中均多次应用丙种球蛋白、血浆、白蛋白等血液制品。追问病史，抽搐前 1~2 天均有短暂轻微头痛。2 例患儿均反复使用利尿剂，有报道利尿剂亦为本病诱发因素。既往无抽搐病史，视力正常，血压正常，在治疗 1 个月出现抽搐发作，表现为强直 - 痉挛发作，且多次发作，伴有头痛，查头颅 MRI 均提示小脑半球、额叶、顶叶、颞叶、枕叶等部位多发异常信号，经治疗 48 小时后抽搐停止，1 周后 MRI 异常信号较前明显改善。不同的是，例 1 抽搐后伴有视物障碍，而无明显血压增高；例2未出现视物障碍，但伴有轻度血压增高。PPLS的发生可能与激素、免疫抑制剂、利尿剂及血液制品的应用有关，视物障碍及高血压不是PPLS的必要表现。另外，本文2例患儿抽搐发作时均有严重水肿，PPLS发生是否与水肿有关，全身水肿能否引起或加重脑白质血管内皮细胞水肿有待进一步证实。

治疗上，在治疗原发病的基础上，积极找寻并去除诱发因素，如停用或减量糖皮质激素、免疫抑制剂，减少丙种球蛋白、血浆等血制品的应用；积极对症治疗，控制血压、降颅压、抗惊厥、营养支持等。

PPLS患儿的长期预后尚无确切依据，一般认为预后良好，但有报道称后期部分患儿会出现癫痫，因此长期随访是必要的。即使是那些临床和影像学完全恢复正常的患儿，也有可能出现轻度神经功能异常，包括亚临床发育迟缓和学习障碍。早期诊断、及时治疗是本病治疗的关键。对于较重的紫癜性肾炎，长期应用激素及免疫抑制剂且疗效差，水肿严重，连续给予白蛋白、血浆、速尿的患儿，如出现轻微头痛、头晕，应予以重视，尽早做MRI检查。后期应注意随访复查脑电图，关注有无神经系统异常。

（郭庆寅、丁樱）

参考文献

［1］Hinchey J，Chaves C，Appignani B，et al. A reversible posterior leukoencephalathy syndrome［J］. N Engl J Med，1996，334（8）：494 – 500.

［2］Lee VH，Wijdicks EF，Manno EM，et al. Clinical spectrum of reversible posterior leukoencephalopathy syndrome［J］. Arch Neurol，2008，65（2）：205 – 210.

［3］Liman TG，Bohner G，Heuschmann PU，et al. The clinical and radiological spectrum of posterior reversible encephalopathy syndrome：the retrospective Berlin PRES study［J］. J Neurol，2012，259（1）：155 – 164.

［4］Bartynski WS. Posterior reversible encephalopathy syndrome，part 1：fundamental imaging and clinical features［J］. AJNR Am J Neuroradiol，2008，29（6）：1036 – 1042.

［5］Fugate JE，Rabinstein AA. Posterior reversible encephalopathy syndrome：clinical and radiological manifestations，pathophysiology，and outstanding questions［J］. Lancet Neurol，2015，14（9）：914 – 925.

［6］Staykov D，Schwab S. Posterior reversible encephalopathy syndrome［J］. Intensive Care Med，2012，27（1）：11 – 24.

［7］Myint ZW，Sen JM，Watts NL，et al. Reversible posterior leukoencephalopathy syndrome during regorafenib treatment：a case report and literature review of reversible posterior leukoencephalopathy syndrome associated with multikinase inhibitors［J］. Clin Colo – rectal Cancer，2014，13（2）：127 – 130.

［8］Cruz RJ Jr，DiMartini A，Akhavanheidari M，et al. Posterior reversible encephalopathy syndrome in liver transplant patients：clinical presentation，risk factors and initial management［J］. Am J Transplant，2012，12（8）：2228－2236.

［9］Rabinstein AA，Mandrekar J，Merrell R，et al. Blood pressure fluctuations in posterior reversible encephalopathy syndrome［J］. J Stroke Cerebrovasc Dis，2012，21（4）：254－258.

［10］de Laat P，Te Winkel ML，Devos AS，et al. Posterior reversible encephalopathy syndrome in childhood cancer［J］. Ann Oncol，2012，22（2）：472－478.

［11］Siebert E，Spors B，Bohner G，et al. Posterior reversible encephalopathy syndrome in children：radiological and clinical findings－a retrospective analysis of a German tertiary care center［J］. Eur J Paediatr Neurol，2013，17（2）：169－175.

［12］Siebert E，Bohner G，Endres M，et al. Clinical and radiological spectrum of posterior reversible encephalopathy syndrome：doesage make a difference？ Are trospective comparison between adult and pediatric patients［J］. PLoS One，2014，9（12）：e115073.

［13］Brady KM，Mytar JO，Lee JK，et al. Monitoring cerebral blood flow pressure autoregulation in pediatric patients during cardiac surgery［J］. Stroke，2010，41（9）：1957－1962.

［14］Shah RR. Anti－angiogenic tyrosine kinase inhibitors and reversible posterior leukoencephalopathy syndrome：could hypomagnesaemia be the trigger？［J］. Drug Saf，2017，40（5）：373－386.

［15］Fidan K，Kandur Y，Ucar M，et al. Posterior reversible encephalopathy syndrome in Henoch－Schönlein purpura and hemolytic uremic syndrome［J］. J Clin Med Res，2016，8（7）：544－547.

十九、中医综合方案治疗小儿紫癜性肾炎 40 例对照研究

过敏性紫癜是一种以广泛小血管炎为基础的系统性血管炎病变，过敏性紫癜累及肾脏导致的肾脏病变称为紫癜性肾炎，其最常见临床表现是血尿和（或）轻中度蛋白尿。中医认为紫癜性肾炎属于"紫癜""肌衄""尿血"及"水肿"的范畴。通过与西药对照组比较，观察中医综合方案治疗小儿过敏性紫癜肾炎的疗效。

（一）临床资料

1. 一般资料

全部患者来源于河南中医药大学第一附属医院、首都医科大学附属北京儿童医院中医科、南京军区南京总医院、南京中医药大学第一附属医院 4 家三级甲等医院的儿科，共纳入观察小儿紫癜性肾炎住院患儿 59 例。中药治疗组 40 例，其中男 25 例，女 15 例，年龄范围 3～17 岁；西药治疗组 19 例，其中男 10 例，女 9 例，年龄范围 3～15 岁。

2. 诊断及辨证标准

西医诊断标准参照 2000 年 11 月中华医学会儿科分会珠海会议制定的《小儿肾小球疾病的诊断与治疗草案》，中医证候诊断标准依据新世纪教材《中医儿科学》《中医诊断学》制定。

3. 纳入病例标准

符合以上西医诊断标准，分型属血尿伴蛋白尿型者，24 小时尿蛋白定量 ≥ 25mg/kg 并 < 50mg/kg。中医辨证分型属阴虚夹瘀、风热夹瘀、血热夹瘀、气阴两虚夹瘀者。年龄 2 ~ 18 岁者。具有肾脏病理检查结果，其病理分级应为 Ⅰ ~ Ⅲ 级，新月体比例 ≤ 25%。患者本人或法定监护人同意并已签署知情同意书。尿检异常超过 1 周（尿常规检查 2 次以上）针对尿检异常，近期（近 10 天）未使用过激素、环磷酰胺、雷公藤多苷片、霉酚酸酯等免疫抑制剂。病程小于 2 个月。

4. 排除病例标准

不符合以上西医诊断标准，临床类型属血尿兼蛋白尿型以外类型，中医辨证属以上证型以外的证型。对实验药物过敏者。具有肾脏病理检查结果，其病理分级Ⅳ级及以上，新月体比例超过 25%。系统性红斑狼疮、血管炎、病毒性肝炎（丙肝、乙肝等）、高尿酸血症等所致的肾损伤及高尿钙、左肾静脉压迫综合征、肾病综合征、IgA 肾病等引起的血尿。持续高血压或肾功能不全（持续氮质血症）者。凝血五项中纤维蛋白原（Fibringen，FIB）或 D − 二聚体小于正常值者。

5. 治疗药物

雷公藤多苷片，江苏美通药业生产，国药准字 Z33020422，每片 10mg；香丹注射液：神威药业有限公司，每支 10mL，国药准字 Z13020792。中药治疗基础方由生地黄、牡丹皮、赤芍、墨旱莲、三七、小蓟、茜草、丹参组成；血热夹瘀型加水牛角、紫草，阴虚夹瘀型加知母、黄柏、黄精，气阴两虚夹瘀型加黄芪、太子参、女贞子、墨旱莲、黄精，皮肤紫癜反复出现加徐长卿、地肤子、水牛角；采用江阴中药厂天江牌配方颗粒剂；伴发外感风寒者换荆防败毒散，伴发外感风热者换银翘散。

肾上腺皮质激素（强的松片）：浙江仙琚制药有限公司，每片 5mg，国药准字 H33021207。肝素钠注射液：常州生化千红制药有限公司，每支 12500U，国药准字 H32022088。潘生丁片：临汾奇林药业有限公司，每片 25mg，国药准字 H14020538。

（二）方法

1. 中药组治疗方案

中药基础方辨证加减，加雷公藤多苷，加香丹注射液。中药配方颗粒剂用量参照《中华人民共和国药典》2005 年版，4 周/疗程；雷公藤多苷片每日 1.5mg/kg（最大量不超过 90mg/d），分 2 ~ 3 次口服，4 周/疗程；香丹注射液每日 0.5mL/kg，加入 5% 葡萄糖注射液 100～250mL 中静脉点滴，2 周/疗程；连续治疗 3 个疗程，共 12 周。对于治疗 4 周无效的病例，则可终止治疗，并按无效病例处理，显效、有效病例继续原方案。

2. 西药组治疗方案

西医临床常规治疗方案，肾上腺皮质激素加肝素、加潘生丁。前 4 周，肾上腺皮质激素每日 1mg/kg，最大量不超过 30mg，5～8 周，将初始剂量按隔日 5mg 的速度渐减至隔日顿服，9～12 周按照每周 5～10mg 速度逐渐减量停药，总治疗时间为 12 周；肝素钠注射液每日 100U/kg，加入 5% 葡萄糖液 100～250mL 中静脉点滴，2 周/疗程；潘生丁片每日 3mg/kg，分 3 次口服，4 周/疗程。连续应用 3 个疗程，共 12 周。

3. 观察指标

评价 24 小时尿蛋白变化、尿蛋白转阴时间。评价尿沉渣镜检红细胞变化、尿红细胞转正常时间。及治疗前后纤维蛋白原、D－二聚体、尿放免指标的变化。

4. 疗效判定标准

临床综合疗效评价标准参照《中药新药临床指导原则》及临床经验制定，主要包括蛋白尿、血尿、疾病疗效等。

（1）尿蛋白疗效判定标准：临床控制：尿常规检查蛋白转阴，24 小时尿蛋白定量正常。显效：尿常规检查蛋白减少（++），或 24 小时尿蛋白定量减少≥50%。有效：尿常规检查蛋白减少（+），或 24 小时尿蛋白定量减少 <50% 并≥30%。无效：尿蛋白减少 <30% 或增加。

（2）尿红细胞疗效判定标准：临床控制：尿常规红细胞计数≤5 个/HP。显效：尿常规红细胞计数检查减少≥50%。有效：尿常规红细胞计数检查减少≥30% 但 <50%。无效：尿红细胞计数减少 <30% 或增多。

（3）疾病疗效判定标准：临床控制：尿蛋白转阴或 24 小时尿蛋白定量正常，离心尿红细胞计数≤5 个/HP。显效：尿蛋白转阴，24 小时尿蛋白定量正常或减少≥50%，尿常规检查红细胞计数减少≥50%。有效：24 小时尿蛋白定量减少≥30% 但 <50%，尿常规检查红细胞计数检查减少≥30% 但 <50%。无效：临床表现与实验室检查改善均未达到有效标准或加重者。

5. 统计方法

采用目前公认的 SAS 统计软件进行统计，所有数据均采用双侧统计检验，$P <0.05$ 为所检验差别有统计学意义。正态分布的计量资料采用成组 t 检验，非正态分布的计量资料采用 Wilcoxon 秩和检验。计量资料同组自身前后比较，符合正态分布的用 t 检验，不符合正态分布的用符号秩检验。

（三）结果

1. 尿蛋白疗效评价

中、西药治疗组 4 周尿蛋白疗效评价比较，没有统计学意义（$P > 0.05$）。12 周疗程尿蛋白疗效评价比较，有统计学意义（$P < 0.05$），说明中药组 12 周疗程尿蛋白疗效优于西药组。结果见表 4-60。

表 4-60　两组尿蛋白疗效评价（例）

组别	n	疗程	临床控制	显效	有效	无效	总有效率（%）	Z	P
中药组	40	4 周	19	12	7	2	95	1.432	0.152
西药组	19	4 周	8	2	3	6	68.42		
西药组	40	12 周	30	6	2	2	95	2.675	0.008
西药组	19	12 周	8	4	2	5	73.68		

2. 尿红细胞疗效评价

中、西药治疗组 4 周，尿红细胞疗效评价比较，没有统计学意义（$P > 0.05$）。12 周尿红细胞疗效评价比较有统计学意义（$P < 0.05$），说明中药组 12 周，尿红细胞疗效优于西药组。结果见表 4-61。

表 4-61　两组尿红细胞疗效评价（例）

组别	n	疗程	临床控制	显效	有效	无效	总有效率（%）	Z	P
中药组	40	4 周	13	11	9	7	82.5	1.93	0.054
西药组	19	4 周	4	3	3	9	52.63		
西药组	40	12 周	22	10	5	3	92.5	2.683	0.007
西药组	19	12 周	5	4	3	7	63.16		

3. 疾病疗效评价

中、西药治疗组 4 周，疾病疗效评价比较，没有统计学意义（$P > 0.05$）。12 周尿蛋白疗效评价比较，有统计学意义（$P < 0.05$），说明中药组 12 周，疾病疗效优于西药组。结果见表 4-62。

表 4-62　两组疾病疗效评价（例）

组别	n	疗程	临床控制	显效	有效	无效	总有效率（%）	Z	P
中药组	40	4 周	13	13	9	5	87.5	1.631	0.103
西药组	19	4 周	4	5	3	7	63.16		
西药组	40	12 周	21	14	3	2	95	2.101	0.036
西药组	19	12 周	7	3	3	6	68.42		

4. 治疗前后纤维蛋白原比较

中药组纤维蛋白原治疗 4、12 周与治疗前自身比较，没有统计学意义（$P >$ 0.05）。中、西药组纤维蛋白原治疗 4 周比较，有统计学意义（$P < 0.05$），说明治疗 4 周中药组与西药组有显著差异；治疗 12 周比较，没有统计学意义（$P > 0.05$），说明治疗 12 周对纤维蛋白原的影响中药与西药组相当。结果见表 4 – 63。

表 4 – 63　治疗前后 FIB 变化（g/L, $\bar{x} \pm s$）

组别	n	治疗前	治疗后	
			4 周	12 周
中药组	40	3.02 ± 0.82	2.97 ± 0.78	2.81 ± 0.76
西药组	19	3.21 ± 0.90	2.29 ± 0.48	2.53 ± 0.58
Z			− 3.724	− 1.55
P			0	0.121

5. 治疗前后 D – 二聚体的比较

中药组 D – 二聚体治疗 4、12 周与治疗前自身比较，经符号秩检验，$P < 0.05$，有统计学意义，说明中药能够明显降低 D – 二聚体。治疗 4 周、12 周，中药组与西药组同期比较，没有统计学意义（$P > 0.05$），说明治疗 4 周、12 周中、西药作用相当。结果见表 4 – 64。

表 4 – 64　治疗前后 D – 二聚体变化（mg/L, $\bar{x} \pm s$）

组别	n	治疗前	治疗后	
			4 周	12 周
中药组	25	0.35 ± 0.34	0.27 ± 0.28	0.22 ± 0.21
西药组	12	0.26 ± 0.20	0.18 ± 0.07	0.23 ± 0.15
Z			− 0.316	0.219
P			0.752	0.827

6. 治疗前后尿放免指标的比较

尿 IgG 变化。中药组治疗 4 周、12 周患儿与治疗前比较，经符号秩检验，$P < 0.05$，有统计学意义，说明中药能够对患儿尿 IgG 产生明显影响。治疗 4 周、12 周，同期中、西药组比较，没有统计学意义（$P > 0.05$）。结果见表 4 – 65。

表 4 – 65　治疗前后 IgG 变化（mg/L, $\bar{x} \pm s$）

组别	n	治疗前	治疗后	
			4 周	12 周
中药组	23	22.13 ± 21.73	12.56 ± 11.16	4.42 ± 4.05
西药组	12	13.21 ± 9.53	16.03 ± 25.01	9.95 ± 10.22

（续表）

组别	n	治疗前	治疗后	
			4 周	12 周
Z			−0.643	1.604
P			0.52	0.109

尿微量白蛋白变化。与治疗前比较，中药组治疗 4 周，经符号秩检验，$P >$ 0.05，差异没有统计学意义；治疗 12 周，经符号秩检验，$P < 0.05$，差异有统计学意义，说明中药能够对患儿尿微量白蛋白产生明显影响。与治疗前比较，西药组治疗 4 周经符号秩检验，$P > 0.05$，差异没有统计学意义；治疗 12 周，经符号秩检验，$P < 0.05$，差异有统计学意义。治疗 4、12 周，同期中、西药组比较，没有统计学意义（$P > 0.05$）。结果见表 4 – 66。

表 4 – 66　治疗前后尿微量白蛋白变化（mg/L，$\bar{x} \pm s$）

组别	n	治疗前	治疗后	
			4 周	12 周
中药组	23	41.20 ± 35.19	32.44 ± 28.07	17.35 ± 13.11
西药组	12	91.77 ± 72.60	63.53 ± 47.98	49.35 ± 41.32
Z			1.755	1.686
P			0.079	0.092

尿 β_2 – MG 变化。与治疗前比较中药组治疗 12 周，经符号秩检验，$P < 0.05$，有统计学意义，说明中药能够对患儿尿 β_2 – MG 产生明显影响。中药组与西药组比较，治疗 4 周没有统计学意义（$P > 0.05$），治疗 12 周有统计学意义（$P < 0.05$）。说明中药组与西药组治疗 4 周对尿 β_2 – MG 的影响没有显著差异，治疗 12 周，影响优于西药组。结果见表 4 – 67。

表 4 – 67　治疗前后 β_2 – MG 变化（mg/L，$\bar{x} \pm s$）

组别	n	治疗前	治疗后	
			4 周	12 周
中药组	23	172.88 ± 198.56	118.10 ± 101.95	81.40 ± 76.91
西药组	12	150.77 ± 161.28	97.54 ± 58.64	178.41 ± 139.29
Z			−0.07	2.243
P			0.945	0.025

7. 尿 NAG 酶治疗前后的比较

中药组治疗 4、12 周患儿尿 NAG 酶与治疗前比较，经符号秩检验，$P < 0.05$，有统计学意义，说明中药能够对患儿尿 NAG 酶产生明显影响。治疗 4 周、12 周，

同期中、西药组比较，没有统计学意义（$P > 0.05$），说明中药组与西药组比较，治疗 4 周、12 周对尿 NAG 酶的影响没有显著差异。结果见表 4 - 68。

表 4 - 68　治疗前后尿 NAG 酶变化（U/L，$\bar{x} \pm s$）

组别	n	治疗前	治疗后	
			4 周	12 周
中药组	40	20.18 ± 14.74	16.94 ± 12.87	14.62 ± 7.22
西药组	19	18.43 ± 10.28	15.83 ± 19.85	13.87 ± 5.95
Z			- 0.365	1.015
P			0.715	0.31

（四）讨论

中医认为紫癜性肾炎为风热相搏或热毒炽盛、血分伏热或气血虚损、瘀阻络脉，导致血液不循常道溢于脉络之外所致。辨证选用的中药基础方中生地黄清热凉血、养阴生津，牡丹皮清热凉血、活血化瘀，赤芍清热凉血、散瘀止痛，共为君药；墨旱莲滋肾补肝、凉血止血为臣；小蓟凉血止血、祛瘀消肿，三七化瘀止血、补血活血，茜草凉血止血、化瘀行血，丹参活血化瘀，共同配合君、臣药凉血止血而不留瘀，全方共奏清热凉血、化瘀止血之功。现代药理研究表明生地黄可扩张毛细血管，并能增强机体免疫功能，还具有一定的抗炎功能；牡丹皮具有抗炎、抗过敏及抗血栓作用；赤芍具有较强的抗凝血作用，能显著抑制血小板聚集活性，促进纤维蛋白溶解，显著抑制尿激酶对纤溶酶原的激活作用，并有显著的抗病原微生物作用；丹参可以作用于多种凝血因子，抑制凝血、激活纤溶；小蓟含有凝血酶样活性物质，诱导血小板聚集，抑制纤溶过程，对血管有明显的收缩作用，加速止血；三七的止血作用主要通过收缩局部血管或增强血液中凝血酶含量，三七中的凝血酶活性物质直接作用于抗凝血因子而使纤维蛋白原加速转变成纤维蛋白；茜草对凝血活酶生成、凝血酶生成及纤维蛋白形成 3 个阶段均有不同的促进作用，另外还有抗病原微生物作用；墨旱莲能增强实验小鼠非特异性免疫功能和细胞免疫功能。

中成药雷公藤多苷是雷公藤的提取物。传统中医药学认为其性寒、有大毒，归心、肝经，具有祛风除湿、活血通络、消肿止痛、杀虫解毒的作用。现代药理研究表明雷公藤具有抑制免疫、抗炎、抗肿瘤、抗菌等多方面作用，对免疫性、变态反应性疾病等的主要病理环节具有较强的针对性与阻断作用。短期可显著改善临床症状，长期可缓解或稳定病情，与中药联合用药可使疗效增加，并能减少不良反应。

中医综合治疗方案中贯穿活血化瘀的治疗原则，12 周尿蛋白疗效评价、血尿疗效评价和疾病疗效评价均优于西药对照组，能够降低患儿血浆中 FIB、D - 二聚体和血小板，具有抗凝、调节免疫的作用，并能改善肾小球的滤过功能和肾小管的回吸收功能，还能降低雷公藤的不良反应。此方案对于紫癜肾炎血尿加蛋白尿型有较好的疗效。

（王俊宏、丁樱）

参考文献

［1］ DAVINJC, BERGEI, WEENING J J. What is difference between IgA nephrolmthy and henoch – Schönlein purpura nephritis ［J］. Kidney In J, 2001, 59 (3): 823 – 834.

［2］ KAKUY, NOHARAK, HONDAS. Renal involvement in Henoch – Schönlein purpura: amultivariate analysis of prognostic factors ［J］. Kidney Lh J, 1998, 3 (6): 1755 – 1759.

［3］ SZETO C C, CHOI P C, TOK F, et al. Grading of acuteand chronic renallesions in Henoch – Schönlein purpura ［J］. Mod Patho J, 2001, 14 (7): 635 – 640.

［4］ DAVINJC, WEENING J J. Henoch – Schönlein purpura nephritis: an update ［J］. Eur J Pediatr, 2001, 160 (12): 689 – 695.

［5］ 中华医学会儿科学分会肾脏病学组. 小儿肾小球疾病的临床分类、诊断及治疗 ［J］. 中华儿科杂志, 2001, 39 (12): 746 – 749.

［6］ 汪受传. 新世纪全国高等中医药院校规划教材·中医儿科学 ［M］. 北京: 中国中医药出版社, 2002: 237 – 240.

［7］ 沈映君. 中药药理学 ［M］. 北京: 人民卫生出版社, 2000: 279, 281, 284, 664, 590, 598.

二十、小儿紫癜性肾炎的中医辨证分型探讨

紫癜性肾炎是继发于过敏性紫癜的肾脏损伤，是小儿最常见的继发性肾脏病之一。临床表现多样，轻重悬殊较大。另外，在出现肾损伤时，可同时伴有反复发作的皮肤紫癜、腹痛、便血、关节痛等症状，根据其临床表现可归属于中医学的"斑疹""肌衄""尿血""水肿"等范畴。临床症状的多样性为辨证分型带来了困难，目前尚无公认的、实用性强的分型准则。笔者通过对河南中医药大学儿科 1998 年 10 月 ~2004 年 6 月 77 例住院的紫癜性肾炎患儿的辨证分型进行总结、分析，提出一套本证与标证相结合的辨证分型方案供同道参考。

（一）辨证分型方案

1. 本证

（1）热伤血络：起病较急，病程较短，双下肢及臀部皮肤出现瘀点、瘀斑，大小不等，色鲜红，可伴鼻衄、齿衄、便血、腹痛、关节痛。可有尿血，或尿色深黄、

尿少，舌质红，苔黄，脉数有力。

（2）肝肾阴虚：病程较久，或反复发作，皮肤可有瘀点、瘀斑，色淡红，也可无紫癜，尿色红或正常，目睛干涩或视物模糊，头晕耳鸣，五心烦热，口干咽燥，舌红，少苔，脉弦细或细数。

（3）气阴两虚：病程较久，或素体虚弱，或病初热邪炽盛，迅速伤及气阴。多数已无皮肤紫癜，可有不同程度的浮肿，面色少华，时有乏力，或易感冒、纳差，或有夜尿增多，手足心热，口干咽燥或长期咽痛、咽部暗红，舌质偏红，少苔，脉细或弱。

（4）脾肾阳虚：全身浮肿明显，面白晦暗，神疲体倦，四肢欠温，夜尿增多，纳呆便溏，舌淡胖，苔白滑，脉沉迟无力。

2. 标证

（1）风热：皮肤紫癜反复发作，或伴痒感，或胸腹部出现淡红色痒疹或风团，可有发热、咽红、咽痛、咽痒、流涕，舌质红，苔薄黄，脉浮数。

（2）热毒：皮肤紫癜鲜红，或深红，或中央紫红，分布较密集，或有尿血，可伴鼻衄、便血、口干喜冷饮、大便干，或便秘，舌红苔少或黄，脉洪数。

（3）湿热：皮肤紫癜可反复发作，腹胀、腹痛，或关节肿痛、屈伸不利，或尿频、尿急、尿痛、尿少，舌质红，苔黄厚腻，脉滑数。

（4）水湿：不同程度的浮肿，肢体困重，可有尿少，严重者可有胸水、腹水，舌质淡红，苔白或厚，脉沉细。

（5）血瘀：皮肤多留有色素沉着，甚则肌肤甲错、面色不泽或稍晦暗，舌质暗红，可有瘀斑、瘀点，苔少，脉弦涩等。

（6）湿浊：纳呆，时有恶心、呕吐，甚则口中有异味，身重困倦，水肿加重，可有尿少，伴夜尿增多，舌质淡红，舌苔厚腻，脉沉无力。

（二）临床病例观察

1. 一般资料

收集1998年10月～2004年6月在河南中医药大学儿科住院的紫癜性肾炎患儿77例。其中男40例，女37例；年龄最小2岁，最大18岁，平均年龄9.3岁；起病病程（从开始出现紫癜起）8.3个月，平均肾损伤病程5.6个月。其中33例行肾活检术。

2. 诊断标准

在过敏性紫癜病程中（多数在6个月以内）出现血尿和（或）蛋白尿。并除外其他原发和继发性肾脏病。

3. 西医临床分型

Ⅰ型：孤立性血尿型或孤立性蛋白尿型。Ⅱ型：血尿和蛋白尿型。Ⅲ型：急性肾炎型。Ⅳ型：肾病综合征型。Ⅴ型：急进性肾炎型。Ⅵ：慢性肾炎型。

4. 77 例紫癜性肾炎本证分型与病程的关系见表 4-69。

表 4-69 77 例紫癜性肾炎本证分型与病程的关系

本证	例数	起病病程（周）	肾损病程（周）
热伤血络	18	5	2
肝肾阴虚	28	52	34
气阴两虚	30	44	32
脾肾阳虚	1	52	48

5. 77 例紫癜性肾炎本证、标证分布情况

结果见表 4-70。本证中热伤血络 18 例，占 23.4%；肝肾阴虚 28 例，占 36.4%；气阴两虚 30 例，占 38.9%；脾肾阳虚 1 例，占 1.9%。

表 4-70 77 例紫癜性肾炎本证、标证分布情况

本证	例数	标证(例,%)					
		风热	热毒	湿热	水湿	血瘀	湿浊
热伤血络	18	9(50.0%)	2(11.1%)	9(50.0%)	0	18(100.0%)	0
肝肾阴虚	28	11(39.3%)	0	4(14.3%)	1(3.6%)	28(100.0%)	0
气阴两虚	30	7(23.3%)	0	9(30.0%)	10(33.3%)	30(100.0%)	1(3.3%)
脾肾阳虚	1	0	0	0	1(100.0%)	1(100.0%)	0

6. 西医临床分型与中医本证分布的关系

结果见表 4-71。77 例紫癜性肾炎中西医临床分型如下：孤立性血尿或孤立性蛋白尿型 16 例，占 20.8%；血尿和蛋白尿型 48 例，占 62.3%；急性肾炎型 1 例，占 1.3%；肾病综合征型 11 例，占 14.3%；急进性肾炎型 0 例；慢性肾炎型 1 例，占 1.3%。

表 4-71 77 例紫癜性肾炎西医临床分型与中医本证分布情况

西医临床分型	例数	中医本证分型（例,%）			
		热伤血络	肝肾阴虚	气阴两虚	脾肾阳虚
孤立性血尿或蛋白尿型	16	6（37.5%）	6（37.5%）	4（25.0%）	1（100.0%）
血尿和蛋白尿型	48	10（20.8%）	22（45.8%）	16（33.3%）	0
急性肾炎型	1	1（100.0%）	0	0	0
肾病综合征型	11	1（9.1%）	0	9（81.8%）	1（9.1%）
急进性肾炎型	0	0	0	0	0
慢性肾炎型	1	0	0	1（100.0%）	0

（三）结果与讨论

1. 中医对小儿紫癜性肾炎病因病机的认识

本病的外因多为感受风热、热毒、湿热之邪，感邪之后，热蕴于皮毛、肌肉之间，伤及血络，迫血妄行，溢于脉外，渗于皮下，发为紫癜。邪重者，可伤及阴络，出现尿血、便血等。故在病程早期主要的病机变化为热伤血络。若热邪炽盛，可迅速伤及气阴；或疾病迁延日久，耗气伤阴，均可致气虚阴伤。病情由实转虚，或虚实夹杂。肺、脾、肾三脏气虚可使水液代谢失常，水湿内停，泛溢肌肤，发为水肿。膀胱气化失司则尿少，肾失封藏则精微外漏。若热盛伤阴明显，可见肝肾阴虚，阴虚火旺，虚火灼伤膀胱血络，出现尿血。气虚阴伤日久，阴损及阳，可导致脾肾阳虚，不能化气行水，开阖不利，水湿停聚，水肿加重，固摄无权，精微外流。

在病程中，风热、热毒、湿热为致病之邪，水湿、湿浊、血瘀为病理产物。辨证时若将致病之邪和病理产物与本证混杂，则易出现证型杂乱，主次不明的现象。故本文遵循小儿紫癜性肾炎的病因病机特点，确立了本证和标证相结合的辨证分型方案。

2. 77 例紫癜性肾炎辨证分型结果分析

由表4-69可见，在急性期本证以热伤血络为主，缓解期和恢复期以肝肾阴虚、气阴两虚和脾肾阳虚为主。由表4-70可见，在一个本证的基础上，可兼夹一个或一个以上的标证。本证中热伤血络和肝肾阴虚型多兼夹风热、湿热标证；气阴两虚型和脾肾阳虚多兼夹湿热、水湿标证。血瘀这一标证贯穿病变始终，伴随各主证证型，与多篇文献报道相似。由表4-71可见，77例紫癜性肾炎的西医临床分型中，孤立性血尿或孤立性蛋白尿型16例，占20.8%，其中孤立性血尿者，中医辨证本证以热伤血络和肝肾阴虚为主。血尿和蛋白尿型48例，占观察病例的62.3%，中医辨证本证以肝肾阴虚和气阴两虚多见；在病初热邪炽盛时，若迅速出现血尿和蛋白尿并兼有便血等，亦可表现为热伤血络。急性肾炎型1例，中医辨证本证为热伤血络。肾病综合型11例，占14.3%，中医辨证本证多为气阴两虚，少数表现为脾肾阳虚，可能因为在临床治疗中该型多及时加用激素治疗，故本证表现为脾肾阳虚的较少。慢性肾炎型1例，本证为气阴两虚。77例患儿中，无急进性肾炎型。

3. 本证与标证相结合的辨证分型特点

（1）突出本证，将致病之邪和病理产物，以标证的形式体现，使辨证主次分明，全面灵活。总结既往文献报道，在辨证分型中存在本证和标证混杂、证型多样、无规律可循的弊端。如在急性期或病情反复时，因有皮肤紫癜固有的表现和风热表证的存在，一些医生沿袭紫癜的辨证分型方法，将其列为风热伤络型。笔者认为在皮肤紫癜与肾损伤同时存在时，已是热邪伤及阳络和阴络，本证应为热伤血络，风热为标证。本证中的热，可为风热、风寒之邪入里化热、热毒，也可为里热炽盛，或为湿热熏蒸。致病之邪和病理产物以标证的形式体现，可突出辨证的主次，避免证型繁多。在一个本证的基础上，可兼夹一个或一个以上的标证，使辨证灵活、全面、实用。

（2）有利于表述病变过程中证型的演变。小儿为稚阴稚阳之体，若热邪炽盛，可迅速耗气伤阴，也可因病情反复、迁延日久致气虚阴伤、肝肾阴虚、脾肾阳虚。故本证可由热伤血络转化为肝肾阴虚和气阴两虚，甚至脾肾阳虚。标证也可在病变的不同时期有不同的变化。

（3）准确的证型诊断，有助于确定治则，指导临床施治。在临床中，紫癜性肾炎症状繁多，中医病名不能统一，可归属于"斑疹""紫癜""尿血""水肿"等范畴。在不同的病名之下，可以统一的是证型诊断。运用本证与标证相结合的辨证分型方法，可准确地进行证型诊断，有助于确定治则，辨证施治。

在小儿紫癜性肾炎临床诊治中，需根据西医临床分型和病理分型，确定西医治疗方案；根据中医分型确定辨证施治方案。若中医证型统一，将有助于大样本的病例观察，进一步了解西医临床分型、病理分型与中医辨证分型的关系，及中医辨证论治的疗效观察，促进其他科研工作的开展。

（黄岩杰、丁樱）

参考文献

[1] 中华医学会儿科学分会肾脏病学组. 紫癜性肾炎的诊断与治疗（草案）[J]. 中华儿科杂志，2001，39（12）：748.

[2] 李宜放，高继宁，米彩云，等. 辨证治疗过敏性紫癜性肾炎82例临床观察 [J]. 中医药研究，2001，17（5）：21.

二十一、肾病综合征患儿甲状腺功能水平与中医证型相关性分析

非甲状腺疾病的甲状腺功能（以下简称甲功）变化，越来越受到临床重视，并将其作为观察与判断疾病的治疗效果及预后因素之一。本文通过观察我院在2008年7月至2011年7月住院期间查过甲功的肾病综合征（nephrotic syndrome，NS）患儿191例，研究甲功与中医证型的相关性，观察小剂量左甲状腺素片的疗效及不良反应。

（一）方法

1. 病例选择

191例NS患儿诊断符合2001年中华医学会儿科学分会肾脏病学组制定的标准。

男 147 例，女 44 例。男：女为 3.34:1，平均年龄 6.89 ±4.33 岁。

2. 分组

根据甲功水平及治疗方案分为四组。A 组：伴有甲功低下服用左甲状腺素片，67 例。B 组：伴有甲功低下未服用左甲状腺素片，33 例。C 组：甲功正常未服用左甲状腺素片，77 例。D 组：甲功正常服用左甲状腺素片，14 例。甲功正常组（C 组 +D 组）与甲功低下组（A 组 +B 组）病程无差异。

3. 中医证型标准

参照卫生部"十一五"规划教材，中医儿科临床研究及我院肾病综合征辨证分型制定，肺脾气虚兼血瘀、脾虚湿困兼血瘀、脾肾阳虚兼血瘀、气阴两虚兼血瘀四个证型。中医证型在各组分布无差异。

4. 治疗

191 例患儿采用正规激素治疗，泼尼松片 $2mg/(kg \cdot d)$ 口服，4 ~8 周开始逐渐减量，配合肝素抗凝治疗，肾炎性肾病及激素不敏感者可联合免疫抑制剂环磷酰胺针、甲泼尼龙、他克莫司等治疗。根据甲功，A 组和 D 组在上述治疗基础上加用左甲状腺素片，最大量为 75μg。

5. 研究方法

以治疗前，治疗后 1 周、2 周为观察点。比较不同证型的血清 T_3、T_4、TSH 的水平。根据 B 组发病情况、年龄（年龄 ±5 岁）、初发或复发、24 小时尿蛋白水平、NS 对激素敏感性、激素添加的时间及用量（足量、半量、1/3 量等）、免疫抑制剂的添加方面，从 A 组选病情相近患儿 33 例（A1 组）进行 1:1 配对分析。观察左甲状腺素片的疗效及不良反应（C 组与 D 组配对不成功，故不做分析）。

6. 统计学处理

采用 SPSS16.0 软件进行分析。计量资料用 $\bar{x} \pm s$ 表示；证型与甲功相关性用单因素方差分析；组内比较用配对 t 检验；组间比较用独立样本 t 检验。

（二）结果

1. 中医证型与甲功分析见表 4 -72。

表 4 -72 中医中医证型与 T_3、T_4、TSH 关系比较（$\bar{x} \pm s$）

证型	T_3	T_4	TSH
肺脾气虚兼血瘀	4.20 ±0.94 △	11.20 ±2.42	5.89 ±4.04
脾虚湿困兼血瘀	3.95 ±0.74	10.42 ±1.98	5.45 ±2.79
脾肾阳虚兼血瘀	4.01 ±0.88 △	11.84 ±3.34	6.30 ±4.26
气阴两虚兼血瘀	4.59 ±0.86	11.32 ±2.42	5.24 ±3.85

注：经单因素方差分析，与气阴两虚兼血瘀在 T_3 水平上相比较，△ $P<0.01$

2. 疗效观察（分析 A1 组与 B 组配对数据）

由于甲功复查时间不一致，故甲功治疗前后疗效不予分析。

（1）组内比较分析：A1 组组内治疗前后比较分析见表 4 - 73、表 4 - 74，B 组组内比较分析见表 4 - 75、表 4 - 76。

表 4 - 73　A1 组治疗前后尿蛋白、白蛋白（albumin，ALB）、胆固醇（cholesterol，CHO）、甘油三酯（triglyceride，TG）比较分析（$\bar{x} \pm s$）

检测时间	n	尿蛋白	ALB	CHO	TG
治疗前	33	4. 13 ±4. 78	21. 80 ±9. 31	10. 02 ±4. 36	2. 82 ±1. 59
治疗后 1 周	33	1. 05 ±1. 15△	24. 25 ±7. 46	8. 92 ±3. 776	2. 50 ±1. 51
治疗后 2 周	33	0. 40 ±0. 91#*	31. 22 ±6. 64#*	6. 68 ±2. 14#*	1. 65 ±0. 94#*

注：经 t 检验，与治疗前比较，△$P < 0.01$；与治疗 1 周比较，#$P < 0.05$；与治疗前比较，*$P < 0.01$。

表 4 - 74　A1 组组内凝血治疗前后活化部分凝血活酶时间（activated partial thromboplastin time，APTT）、凝血活酶时间（thromboplastin time，TT）、FIB、D - 二聚体（D - dimer，D - d）比较分析（$\bar{x} \pm s$）

检测时间	n	APTT	TT	FIB	D - d
治疗前	33	30. 56 ±6. 72	14. 52 ±1. 63	5. 47 ±1. 63	0. 21 ±0. 30
治疗后 1 周	33	26. 47 ±4. 08△	14. 89 ±1. 32	4. 55 ±1. 45△	0. 21 ±0. 17
治疗后 2 周	33	26. 86 ±3. 30△	15. 92 ±2. 61#*	3. 84 ±1. 11#*	0. 20 ±0. 21

注：经 t 检验，与治疗前比较，△$P < 0.05$；与治疗 1 周比较，#$P < 0.01$；与治疗前比较，*$P < 0.01$。

表 4 - 75　B 组治疗前后尿蛋白、ALB、CHO、TG 比较分析（$\bar{x} \pm s$）

检测时间	n	尿蛋白	ALB	CHO	TG
治疗前	33	3. 86 ±5. 11	22. 25 ±8. 74	9. 21 ±4. 06	2. 88 ±1. 74
治疗后 1 周	33	0. 70 ±1. 03△	25. 69 ±7. 08△	9. 04 ±3. 12	2. 62 ±1. 21
治疗后 2 周	33	0. 37 ±0. 90#*	31. 56 ±5. 91#*	10. 11 ±14. 45	2. 26 ±1. 61

注：经 t 检验，与治疗前比较，△$P < 0.01$；与治疗 1 周比较，#$P < 0.05$；与治疗前比较，*$P < 0.01$。

表 4 - 76　B 组组内凝血治疗前后比较分析（$\bar{x} \pm s$）

检测时间	n	APTT	TT	FIB	D - d
治疗前	33	30. 75 ±4. 02	14. 67 ±1. 50	5. 33 ±1. 35	0. 17 ±0. 13
治疗后 1 周	33	28. 85 ±3. 83△	15. 46 ±2. 12	4. 56 ±1. 34△	0. 13 ±0. 06
治疗后 2 周	33	27. 24 ±3. 32#*	16. 92 ±3. 38#*	3. 28 ±1. 09#*	0. 23 ±0. 59

注：经 t 检验，与治疗前比较，△$P < 0.05$；与治疗 1 周比较，#$P < 0.05$；与治疗前比较，*$P < 0.01$。

（2）A1 组和 B 组组间比较分析：两组治疗前各指标比较分析见表 4 - 77，治疗后两组各指标比较分析见表 4 - 78。

表 4 – 77 **A1 组和 B 组治疗前各指标比较分析 ($\bar{x} \pm s$)**

指标	A1 组 （n = 33）	B 组 （n = 33）
尿蛋白	4. 13 ± 4. 78	3. 86 ± 5. 11
ALB	21. 80 ± 9. 31	22. 25 ± 8. 74
CHO	10. 01 ± 4. 36	9. 21 ± 4. 06
TG	2. 82 ± 1. 59	2. 88 ± 1. 74
APTT	30. 55 ± 6. 72[△]	30. 75 ± 4. 02
TT	14. 52 ± 1. 63	14. 67 ± 1. 50
FIB	5. 47 ± 1. 63	5. 33 ± 1. 35
D – d	0. 21 ± 0. 30	0. 17 ± 0. 13

注：经 t 检验，治疗前组间比较，[△]$P < 0.05$。

表 4 – 78 **治疗后各指标比较分析 ($\bar{x} \pm s$)**

指标	A1 组 （n = 33）		B 组 （n = 33）	
	1 周	2 周	1 周	2 周
尿蛋白	1. 05 ± 1. 15	0. 40 ± 0. 91	0. 70 ± 1. 03	0. 37 ± 0. 90
ALB	24. 25 ± 7. 46	31. 22 ± 6. 64	25. 86 ± 7. 07	31. 56 ± 6. 91
CHO	8. 92 ± 3. 78	6. 68 ± 2. 14	9. 04 ± 3. 12	10. 11 ± 14. 45
TG	2. 50 ± 1. 51	1. 65 ± 0. 94	2. 62 ± 1. 21	2. 26 ± 1. 61
APTT	26. 47 ± 4. 08	26. 86 ± 3. 60	28. 85 ± 3. 83	27. 24 ± 3. 32
TT	14. 89 ± 1. 32	15. 92 ± 2. 61	15. 46 ± 2. 12	16. 92 ± 3. 38
FIB	4. 55 ± 1. 45	3. 84 ± 1. 11	4. 56 ± 1. 34	3. 28 ± 1. 09
D – d	0. 21 ± 0. 17[△]	0. 20 ± 0. 21	0. 13 ± 0. 06[△]	0. 23 ± 0. 59

注：经 t 检验，治疗 1 周组间比较各指标，[△]$P < 0.01$。

3. 药物安全性评价

服用左甲状腺素片 81 例患儿，仅 1 例出现 T_4 增高 （77.1），但未出现高热、震颤、多汗、心悸等高代谢症不良反应。停药一周后，恢复正常。

（三）讨论

本资料研究结果显示，脾虚湿困兼血瘀型 T_3、T_4 降低较明显，脾肾阳虚兼血瘀型 TSH 升高明显。而肺脾气虚兼血瘀型、脾肾阳虚兼血瘀型与气阴两虚兼血瘀型在 T_3 水平上存在显著性差异 $P < 0.01$。NS 辨证分型与甲功变化有一定相关性。在正常情况下，结合球蛋白后的 T_3、T_4 不易从肾脏滤过，而 NS 由于肾小球基底膜通透性的变化，致大量蛋白从肾脏排出，其中部分甲状腺素结合球蛋白与它所结合的甲状腺激素一起从尿中丢失，这是造成血清 T_3、T_4 下降的主要原因。甲状腺激素的下降是继发于大量蛋白尿从尿中丢失，而不是甲状腺本身缺陷造成的。而 TSH 不同程度

的升高，考虑与下丘脑－垂体－甲状腺轴系统正反馈调节机制失衡有关。

左甲状腺素片的疗效显示，组内比较，A 组治疗后与治疗前除 D－d 外，余指标均有明显改善。B 组除 CHO、TG、D－d 治疗前后无差异（$P > 0.05$），其他指标在治疗前后存在显著性差异。组间比较，治疗前两组指标除 APTT（$P < 0.05$）外，其他指标在治疗前组间无显著差异（$P > 0.05$），具有可比性。治疗后，除 D－d 治疗 1 周存在显著性差异（$P < 0.01$）外，其他指标在治疗后组间疗效比较无显著性差异，但 CHO、TG 两项指标 A1 组较 B 组改善明显。原发性肾病综合征（primary nephrotic syndrome，PNS）活动期存在甲功低下，检测 T_3、T_4、TSH 水平，可以作为评估病情发展趋势和判断预后的指标之一，也为 PNS 尤其是激素不敏感者给予小剂量左甲状腺素片治疗提供重要的理论依据。国外有学者报道伴甲功异常的 NS 可随病情的好转而自行恢复，多无须治疗。如果对 T_3、T_4 明显降低和 TSH 明显升高的患者可予以适当的补充和调整，有可能对促进疾病的恢复起一定作用。王晓燕等认为对蛋白尿明显，特别是持续时间较长的肾病患儿，证实有甲功水平下降时，建议给予适量甲状腺素以改善患儿的营养和代谢状态。Iglesias 等认为，甲状腺素治疗能改变肾脏病及甲状腺各自的变化，在一定程度上可以改善原发病。根据甲状腺激素的生物学特性，甲功水平下降时，引起皮质醇的受体减少和生物作用下降，可表现为激素耐药。另外由于甲状腺激素本身能促进脂肪的分解，对胆固醇的分解超过合成的速度，适当补充甲状腺激素不但增加其对皮质醇的结合力，同时也可加强皮质醇的作用，还可降低 NS 病人的血脂。

药物安全性分析显示，加用左甲状腺素片对症治疗是安全的，这与患儿及时停药有关。与张煜华等的报道是一致的，考虑与甲状腺激素生理效应有关，在正常水平下可促进糖原异生与合成，促进胆固醇的降解与排泄，诱导蛋白质合成，促进水钠从肾脏排泄，也可提高糖皮质激素受体的治疗敏感性。

（刘莎莎、丁樱）

参考文献

[1] 中华医学会儿科学分会肾脏病学组. 小儿肾小球疾病的临床分类、诊断及治疗 [J]. 中华儿科杂志，2001，39（12）：746.

[2] 汪受传，俞景茂. 中医儿科临床研究 [M]. 北京：人民卫生出版社，2009：322.

[3] 赵文喜，徐虹. 肾病综合征血清甲状腺激素变化及其临床意义 [J]. 中国误诊学杂志，2006，6（7）：1294.

[4] Ito S, Kano K, Ando T, et al. Thyroid function in children with nephritic syndrome [J]. Pediatr Nephrol, 1994, 8（4）：412.

[5] 王晓燕，高远赋，夏正坤，等. 原发性肾病综合征患儿血清甲状腺激素水平及相关因素分析

［J］. 江苏临床医药杂志，1997，1（5）：313.

［6］ Iglesias P，Diez JJ. Thyroid dysfunction and kidney disease ［J］. Eur J Endocrinpl，2009，160（4）：503.

［7］ 张煜华，侯继文，马远平. 甲状腺激素辅助治疗儿童肾病 40 例分析 ［J］. 中国热带医学，2007，7（3）：357.

二十二、小儿肾活检 246 例病理结果分析

肾活检是诊断肾脏疾病的重要方法，其对临床诊断、鉴别诊断、治疗及预后评估均有重要价值。儿童和成人各种肾脏疾病的发生率不尽相同，不同年龄段的儿童肾小球疾病的组织学类型也有差异。现将本科室收治的 246 例小儿肾活检病理资料进行回顾性分析，探讨小儿肾脏疾病的病理分布特点。

（一）资料与方法

1. 一般资料

选择 1999 年 10 月～2008 年 6 月在本科室住院行肾活检病理检查、临床资料完整的肾脏病患儿 246 例。男 153 例，女 93 例；平均年龄 12.4（5～18）岁。

2. 肾活检方法

在超声引导下行经皮肾活检术，并将所取肾组织标本分为 3 部分，分别行光镜、免疫荧光检查，必要时行电镜检查。

3. 病理检查

（1）光镜：标本均含 10 个以上肾小球，进行石蜡包埋，切片厚 2μm，分别行苏木精－伊红（hematoxylin－eosin，HE）、过碘酸 Schif 染色（PAS）、PASM－Mason、Mason 染色。

（2）免疫荧光：采用 3μm 厚冷冻切片，用异硫氰荧光素标记的羊抗人 IgG、IgA、IgM、C3、C4、C1q 及纤维蛋白原，采用直接免疫荧光法染色。部分患儿加行乙肝表面抗原（HBsAg）、乙肝核心抗原（HBcAg）。试剂购自北京中杉公司。

（3）电镜：根据临床诊断需要，49 例肾活检电镜标本送北京大学第一医院电镜室检查。

4. 临床分类和病理分型

临床分类参照《关于小儿肾小球疾病临床分类和治疗建议》的修订意见；病理分型参照 1995 年改良肾小球疾病组织学分型修订方案，结合临床资料、实验室检查、免疫病理及超微结构改变特点做出诊断。将 IgA 肾病列入原发性肾小球疾病。

（1）原发性肾小球疾病：包括微小病变型肾病、系膜增生性肾小球肾炎、IgA

肾病、膜性肾病、膜性增生性肾小球肾炎、局灶性节段性肾小球硬化、毛细血管内增生性肾小球肾炎、新月体性肾小球肾炎、硬化性肾小球肾炎、轻微病变肾病。

（2）继发性肾小球疾病包括：①血管性疾病肾损伤：包括紫癜性肾炎、血栓性微血管病。②结缔组织疾病肾损伤：包括狼疮性肾炎。③感染性疾病：包括乙型肝炎病毒相关性肾炎、流行性出血热相关肾损伤等。

（3）遗传性肾病：包括 Alport 综合征和薄基底膜肾病等。

（4）未确定诊断的肾脏疾病：本组 3 例病理形态学改变与 WHO 分型不符合，诊断不明确，因此列入未确定诊断类。

（二）结果

1. 肾脏疾病 246 例临床类型分布

原发性肾小球疾病中肾病综合征（nephrotic syndrome，NS）66 例，迁延性肾小球肾炎 23 例，急性肾小球肾炎 8 例，慢性肾炎 3 例，孤立性蛋白尿 2 例，孤立性血尿、急进性肾炎各 1 例。继发性肾小球疾病中紫癜性肾炎 119 例，乙型肝炎病毒相关性肾炎 11 例，狼疮性肾炎 6 例，遗传性肾小球疾病中孤立性血尿 2 例，迁延性肾炎 1 例。

2. 246 例患儿肾活检病理类型分布

（1）原发性肾小球疾病 104 例，占 42.28%。其中 IgA 肾病 39 例（15.85%），系膜增生性肾小球肾炎 23 例（9.35%），微小病变型肾病 17 例（6.91%），IgM 肾病 7 例（2.85%），膜内增生性肾小球肾炎、局灶性节段性肾小球硬化各 6 例（各2.44%），膜性肾病 5 例（2.03%），轻微病变肾病 1 例（0.41%）。

（2）继发性肾小球疾病 136 例，占 55.28%。其中紫癜性肾炎 119 例（48.37%），乙型肝炎病毒相关性肾炎 11 例（4.47%），狼疮性肾炎 6 例（2.44%）。

（3）遗传性和先天性肾疾病 3 例，占 1.22%。其中薄基底膜肾病 2 例（0.81%），Alport 综合征 1 例（0.41%）。

（4）不能分类者 3 例，占 1.22%。

3. 246 例患儿肾脏疾病病理类型性别分布

（1）246 例中，男 153 例（占 62.39%），女 93 例（占 37.60%）。原发性肾脏疾病中，男 64 例，女 40 例；继发性肾脏疾病中，男 86 例，女 50 例；遗传性肾疾病中，男 2 例，女 1 例。

（2）病例数超过 10 例的病理类型性别分布：紫癜性肾炎：男 71 例，女 48 例。IgA 肾病：男 27 例，女 12 例。系膜增生性肾小球肾炎：男 21 例，女 2 例。微小病变型肾病：男 10 例，女 7 例。乙型肝炎病毒相关性肾炎：男 7 例，女 4 例。

4. 临床诊断与病理诊断的关系

（1）NS 66 例，占 26.83%。其中单纯型者 43 例（17.48%），肾炎型者 23 例（9.35%）。单纯型者中微小病变 17 例，轻度系膜增生 18 例，IgM 肾病 5 例，局灶性节段性肾小球硬化 2 例，轻微病变 1 例。肾炎型中 IgA 肾病 13 例，膜性肾病、局灶性节段性肾小球硬化各 4 例，IgM 肾病、毛细血管内增生性肾小球肾炎、轻度系膜增生各 1 例。

（2）急性肾小球肾炎 8 例，占 3.25%。病理改变以毛细血管内增生（5 例）为主。2 例为系膜增生（考虑为急性肾小球肾炎恢复期改变），1 例为 IgA 肾病。

（3）急进性肾小球肾炎 1 例，镜下表现为毛细血管内增生性肾小球肾炎。

（4）迁延性肾小球肾炎 24 例，占 9.76%。其中免疫病理诊断为 IgA 肾病 23 例，Alport 综合征 1 例。

（5）慢性肾炎共 3 例。其中 2 例为 IgA 肾病，1 例为膜性肾病。

（6）孤立性蛋白尿或血尿：孤立性蛋白尿 2 例，病理改变为轻度系膜增生。孤立性镜下血尿 3 例，病理表现为薄基底膜肾病 2 例，IgM 肾病 1 例。

（7）继发性肾小球疾病：过敏性紫癜肾炎 119 例，占 48.37%，临床表现为肾炎型 NS12 例，急性肾小球肾炎、急进性肾小球肾炎各 1 例，病理分型以 Ⅱ 型（41 例，占 35.28%）和 Ⅲ 型（66 例，56.30%）为主，Ⅳ 型 5 例，Ⅵ 型 4 例，Ⅰ 型 1 例，Ⅳ 型 2 例。乙型肝炎病毒相关肾炎 11 例，占 4.47%，临床表现除 1 例为单纯型 NS 外，余均为肾炎型 NS，病理改变均为膜性病变。狼疮性肾炎 6 例，占 2.44%，临床均表现为肾炎型 NS，病理分型为 Ⅲ 型、Ⅳ 型、Ⅴ 加 Ⅲ 型各 2 例。

（三）讨论

肾活检已在我国普遍开展，并形成了较完整的病理诊断标准。随着临床医师认识和诊断水平的提高，肾脏疾病的分类分型方案在不断完善更新，疾病谱也有所转变。本研究肾活检病例初步诊断以紫癜性肾炎（48.37%）和 NS（27.24%）为主。病理类型以继发性肾小球疾病为主（55.28%），其中又以紫癜性肾炎为主（占继发性肾小球疾病的 87.50%），其次为 IgA 肾病、系膜增生性肾小球肾炎和微小病变型肾病，再次为乙型肝炎病毒相关性肾炎、毛细血管内增生性肾小球肾炎、IgM 肾病、膜性肾病等。从本研究资料性别和病理类型观察发现，无论继发性还是原发性肾脏疾病均以男性患儿为主，与国内多数文献报道一致。一般认为儿童肾小球疾病以原发性多见。本研究以继发性肾病尤其是紫癜性肾炎为主，可能与本单位对紫癜性肾炎的治疗优势和肾活检病例选择有关。有学者对我国 2315 例肾活检资料进行综合分析，发现系膜增生为最常见的病理改变（36.4%），其次为微小病变和轻微病变（二者合计 12.5%），再次为膜性肾病、IgA 肾病、局灶性节段性肾小球硬化、IgM

肾病和膜增生性肾炎等。党西强等对 1316 例小儿肾活检资料总结分析，发现分布前 3 位的分别为最常见的系膜增生性肾炎（57.5）、其次为 IgA 肾病（8.6%）、再次为毛细血管内增生性肾炎（8.5%），同时该研究小组还对 313 例 6 岁以下患儿肾活检资料总结分析发现，病理改变分布前 3 位的主要为系膜增生性肾炎 162 例（51.75%）、IgM 肾病 26 例（8.31%）、微小病变和轻微病变 25 例（7.99%）。由于系膜增生性病变是个"大杂烩"，可为继发性也可为原发性，通常是各种不同病因所致肾小球疾病的早期、缓解期或吸收期，并不是独立类型的一种肾小球疾病，因此其检出率较高。微小病变型肾病是儿童 NS 最常见的病因，占 10 岁以下患儿的 70%～90%，发病高峰年龄为 2～4 岁，其中 80% 患儿发病年龄小于 6 岁。本研究原发性肾小球疾病以 IgA 肾病（占原发性肾小球疾病的 37.5%）为主，而系膜增生型肾炎（9.35%）和微小病变型肾病（6.91%）较少。微小病变型肾病仅占临床表现为 NS 患儿的 25.86%。与其他研究不一致的原因可能与本研究病例构成和肾活检病例选择有关，还可能与本研究多属治疗不满意的难治性肾病有关，故呈激素敏感的微小病变型肾病较国内外其他报告少，此外，与本研究肾活检患儿年龄偏大也有关，多数为学龄儿童，导致 IgA 肾病偏多，而微小病变型肾病偏少。种族和地域差别也可能是造成这种差异的原因之一。

儿童原发性膜性肾病不多见。本研究 18 例膜性肾病中，11 例继发于乙型肝炎，2 例继发于狼疮性肾炎，5 例原发性膜性肾病中 3 例肾组织伴乙肝病毒抗原沉积，但血清病毒标志物阴性（其中 1 例后续随访及重复肾活检证实为狼疮肾炎，2 例尚在观察随访中）。对于血清乙型肝炎标志物阴性而肾组织有乙型肝炎标志物沉积的情形，众说纷纭，有学者提出只要肾组织有乙型肝炎病毒抗原，乙型肝炎病毒相关性肾炎诊断即成立，尤其肾脏病理表现为不典型膜性肾病或膜增生性肾炎时，肾组织乙型肝炎病毒抗原有可能是乙型肝炎病毒直接感染肾组织后表达的产物，因此与血清乙型肝炎病毒标志物不一致，而且血清乙型肝炎病毒抗原滴度呈波动性，一次检测阴性不能完全排除乙型肝炎病毒感染；但也有学者认为应除外肾组织乙型肝炎病毒抗原假阳性结果，由于血乙型肝炎病毒的循环免疫复合物随循环至肾小球，在肾活检时被获取，并在制片过程中被固定在病理切片上染出所致，应用分子生物学技术检测证实肾组织原位乙型肝炎病毒 DNA 更可靠。

遗传性肾病主要见于儿童。分子生物学和分子遗传学研究技术的不断推陈出新和在医学领域的应用，极大推动了遗传性和家族性肾脏病的研究，其疾病谱不断扩大，日益受到儿肾科医师的重视。本研究遗传性肾病占的比例偏低，与认识水平、肾穿病例选择和诊断手段有限有关，需进一步提高认识和加强诊断手段。

（丁樱、杨晓青）

参考文献

［1］中华医学会儿科学分会肾脏病学组. 小儿肾小球疾病的临床分类、诊断及治疗［J］. 中华儿科杂志, 2001, 39（12）: 746 – 749.

［2］Churg J, Bernstein J, Glasock RJ. Renal disease clasification and atlas of glome rular disease［M］. 2nded. New York: IgakuShoin Medical Publishers Inc, 1995: 42.

［3］党西强, 易著文, 何小解, 等. 1316 例小儿肾脏病临床与病理分布特点［J］. 中国当代儿科杂志, 2007, 9（2）: 117 – 121.

［4］张伟, 李秋, 赵晓东, 等. 377 例儿童肾活检病理及临床分析［J］. 重庆医科大学学报, 2008, 33（7）: 847 – 850.

［5］中华医学会儿科学分会肾脏病学组,《中华儿科杂志》编辑委员会. 我国小儿肾小球疾病肾组织病理改变（2315 例肾活检材料的综合分析）［J］. 中华儿科杂志, 1996, 34（5）: 319 – 323.

［6］党西强, 曹艳, 易著文, 等. 313 例 6 岁以下小儿肾脏疾病病理特点及其与临床表现的关系［J］. 中南大学学报（医学版）, 2008, 33（3）: 277 – 232.

［7］陈惠萍, 黎磊石. 肾活检病理诊断中应重视的几个问题［J］. 中华肾脏病杂志, 2007, 23（11）: 689 – 691.

［8］黎磊石, 刘志红. 中国肾脏病学［M］. 北京: 人民军医出版社, 2008: 364 – 386, 720 – 729.

［9］Jenete JC, Olson JI, Schwartz MM, etal. Heptinspathology of the kidney［M］. 6thed. USA: Lipincot Wiliams & Wilkins, 2007: 125 – 154.

［10］徐虹. 儿童乙型肝炎病毒相关性肾炎的流行病学［J］. 实用儿科临床杂志, 2008, 23（5）: 323 – 325.

［11］卢宏柱, 周建华. 乙型肝炎病毒相关性肾炎的发病机制［J］. 实用儿科临床杂志, 2008, 23（5）: 325 – 327.

［12］姚勇. 儿童乙型肝炎病毒相关性肾炎的临床与病理变化［J］. 实用儿科临床杂志, 2008, 23（5）: 327 – 329.

二十三、儿童超声引导下肾活检 116 例临床分析

肾活检术有助于明确肾脏病的组织类型、免疫病理及超微结构, 对于明确诊断、指导治疗和判断预后有不可替代的作用, 小儿肾穿刺活检术在国内的应用也越来越多。我院儿科从 2004 年 10 月至 2008 年 3 月采用超声引导下自动活检针对 116 例患儿进行肾组织活检, 效果满意, 现报道如下:

（一）临床资料

116 例患儿均为在我院儿科住院的肾病患儿, 男 68 例, 女 48 例; 5 ~ 14.5 岁, 平均 9. 16 ± 2. 60 岁; 病程 3 个月 ~ 3 年。入院诊断紫癜性肾炎 57 例, 肾病综合征 30 例, 单纯血尿 2 例, 血尿加蛋白尿 14 例, 狼疮性肾炎 6 例, 急进性肾炎 5 例, 慢

性肾炎 2 例。采用意大利产一次性 Tru - cut 自动活检枪，选取右肾下极为穿刺点，超声引导避开肾门及叶间大血管。2% 利多卡因行局部逐层麻醉至肾被膜下，将活检针沿着引导线刺入皮下、肌肉、肾包膜外后，嘱患儿屏气，当针尖到达肾实质约 1cm 处时，按下开关并迅速退针。每例活检取材 2 次。

术前进行凝血五项、双肾超声等检查，符合肾活检适应证者做好屏气训练。术前 30 分钟予血凝酶 1kU 肌注。术毕于穿刺部位局部压迫 5 分钟后，超声检测有无肾被膜下血肿，血凝酶 1kU 肌注，腹带加压包扎，维生素 K_1 110mg 及止血敏 0.25g 静滴 3 天。平卧 12 小时，24 小时后下床活动。术后严密监测血压、脉搏、呼吸。术后连续 4 次送检尿常规，观察尿的性状、尿量。活检取材成功标准：光镜下肾小球数 ≥6 个。数据采用均值 ± 标准差（$\bar{x} \pm s$）表示。

（二）结果

116 例患儿均取出完整条索状肾组织，成功率 100%。光镜下所有送检组织含有肾小球数目 4~37 个，其中 2 例 <6 个，平均 18.4±3.50 个。并发症：①血尿 112 例（96.6%），其中镜下血尿 100 例，肉眼血尿 12 例（10.3%）。2 例为迟发性（分别于 3~4 天后出现），6 例为一过性。无严重出血致血红蛋白下降、心率加快者。②腰痛 14 例（12.5%），均不严重，1~5 天自行缓解。对穿刺后腰腹疼痛者复查 B 超，发现肾周血肿 8 例（6.9%），其中小血肿（截面 <4cm²）6 例，中血肿（4~12cm²）2 例。③肾穿后超声检查肾周血肿 13 例（11.2%），其中小血肿 9 例，中血肿 4 例。

（三）讨论

本研究结果表明，采用彩超引导下自动活检针开展儿童肾组织活检方法简单、操作方便、定位精确，取得满意效果，并发症少，安全可靠。本研究结果显示：①本方法成功率高，只要术者细心，病人配合，B 超定位准确，成功率很高，本研究 116 例超声引导肾穿活检成功率 98.3%。②无严重并发症，常见的并发症是血尿、腰痛和肾周血肿。血尿以镜下血尿为主（112 例），肉眼血尿 12 例（10.3%），临床均无须特殊处理，1~3 天后自行消失。腰痛 14 例（12.5%），均不严重，可自行好转。肾周血肿 13 例，考虑术中患儿屏气配合差，肾包膜划伤所致，卧床休息减少运动后 1~2 周血肿消失。③要做好充分的术前准备。由于孩子容易哭闹、不易配合，所以注意术前应该与患儿很好的沟通，做好屏气训练等术前准备。④术后超声检查有无肾被膜下血肿，若血肿较大，应严格卧床，3 天内禁止活动，注意观测血压、腰痛、有无贫血等情况。⑤术后要平卧至少 12 小时，12 小时后可床上活动，24 小时下床活动，密切检测血压、脉搏、尿改变。⑥术后常规腹带加压包扎平卧，不必沙袋局部压迫，不必俯卧。不增加并发症的发生率，且能提高患儿手术耐受性。

（郭庆寅、丁樱）

二十四、雷公藤多苷对小儿生殖安全性评价研究的思考

雷公藤为卫矛科植物，是我国传统中草药中的一个瑰宝，其药用部位为根的木质部，具有清热解毒、祛风通络、舒筋活血、除湿消肿止痛的作用。早期主要用作杀虫剂及治疗类风湿性关节炎和某些皮肤病，后逐渐在临床上广泛应用，范围涉及多种免疫系统异常而致的疾病，并获得了良好的疗效。大量药理及临床已证明其提取物和某些成分具有免疫调节、抗炎、抗肿瘤和男性抗生育作用。雷公藤多苷（tripterygium wilfordii，TW）是从植物雷公藤根提取精制而成的一种极性较大的脂溶性成分混合物，其生理活性是由多种成分（生物碱、二萜类、三萜类）协同产生，既保留了雷公藤生药的免疫抑制等作用，又除去了许多毒性成分，是目前临床使用较多的非甾体类免疫抑制剂。由于雷公藤多苷临床疗效立竿见影，其临床应用范围也越来越广泛，从治疗风湿性疾病到系统性红斑狼疮、银屑病、肾小球疾病、肿瘤，还应用于甲状腺疾病、哮喘、妇科疾病如子宫内膜异位症等，新近临床上应用于器官移植如肾移植取得了重大进展。其范围几乎涉及内科、外科、内分泌科、皮肤科、眼科、妇产科、儿科等广泛生命科学领域。

（一）雷公藤多苷的不良反应

雷公藤多苷作为一种新型的免疫抑制剂受到内科和儿科肾脏病临床医生的青睐。随着临床应用范围的逐渐广泛，诸多医家和患者对其不良反应也越来越重视，而且个别医家甚至顾虑使用雷公藤多苷。在临床应用雷公藤多苷时可出现胃肠道反应、肝酶升高、白细胞下降，皮肤黏膜过敏反应以及性腺损伤（如月经紊乱、精子减少）等多种不良反应，但到目前为止有关雷公藤多苷还没有一份合乎安全性评价要求的研究报告。许多临床工作者在应用 TW 的同时加用保肝药物、升高白细胞药物可以使其肝损、白细胞下降方面的不良反应得到有效的预防和控制，因此个别医家特别是儿科医家最担心的不良反应是其性腺方面的不良反应。由于对 TW 性腺损伤副作用的担忧，限制了雷公藤多苷的进一步推广应用，因此科学评价雷公藤多苷在儿科应用对性腺损伤的不良反应，如何尽可能减少或减轻其性腺损伤毒副作用已经成为目前急需研究的一个课题。

（二）应加强雷公藤多苷在动物生殖毒理方面的实验研究

随着生殖毒理学的发展，西药中有很多药物具有致畸致毒性作用，自 20 世纪

60年代有妊娠期妇女服"反应停"致海豹肢畸形事件发生后，药物致畸作用开始受到医学界广泛的关注，这些都或多或少被动物实验证明有生殖毒性作用。目前对雷公藤多苷生殖毒性作用的动物实验研究也有一些研究报道，但多采用大剂量雷公藤多苷作用于成年后大鼠和小鼠，观察实验动物的精子、睾丸以及卵巢等的变化，或是了解其相关调节因子的变化，发现雷公藤多苷对其有一定的影响。但这类实验不足之处是：雷公藤多苷使用剂量往往较大（许多实验大鼠按30mg/kg给药），与临床剂量（实验大鼠应为9mg/kg给药）相差较远。大剂量研究仅仅是对其已经公认作用的验证或干预，很难反应临床药理剂量下对生殖功能及器官的影响，加之雷公藤多苷的性腺损伤与给药期限及总剂量有关，因此这样的研究临床意义较小。模拟儿科临床用药，从体内及体外观察雷公藤多苷对幼鼠及成鼠性腺的影响，了解其对这一时期性腺的损伤情况，观察停药后是否具有可逆性恢复等；观察停药后实验动物生育能力，了解其用药后大鼠的生育能力，同时观察生育后的幼仔情况，为雷公藤多苷临床应用提供科学的参考依据。做到早期预警和筛查，因为它不仅关系到儿童的健康，更关系子代甚至隔代生命安全问题，因此使得探讨雷公藤多苷的生殖毒理研究，特别是对其生殖毒理深层次研究显得日益重要。

（三）大样本的临床观察及后期的长期随访势在必行

目前临床方面对雷公藤多苷性腺副作用有一些研究报道，但均不够系统和详细。临床方面多停留在对不良反应的小样本报道水平，既无大样本的观察统计，也没有进行长期的随访研究，更缺乏对儿科患者性腺损伤的研究及远期随访，究其原因是由于小儿性腺损伤的检测指标在小儿时期较难获得，性腺功能是否正常需等到性成熟或结婚后方能知晓，因此给雷公藤多苷对儿童性腺损伤的研究带来了很大困难，同时也突出了研究小儿性腺损伤的重要性。应该进行大样本多中心随机临床试验，比如我国科技部资助"十一五"项目中有关雷公藤治疗小儿过敏性紫癜临床研究课题，由专家独立设计和实施研究方案，由研究者独立总结和发表论文。这样，就能保持其科学性和公正性。在进行临床疗效评价的同时，根据小儿的特殊群体，制订出长期的后期随访工作计划，在青春发育期、育孕期、子代期、隔代期进行随访，得出客观的科学的评价，既能使患儿得到及时的治疗，也不至于留下深远的后患。随着近年来中药毒理研究的不断深入，人们日益重视优生优育，雷公藤在性腺方面的毒理作用逐渐得到重视。所以，做好大样本的临床观察及后期的长期随访势在必行。

（景晓平、丁樱）

参考文献

[1] 贾春伶. 雷公藤不良反应的文献调查与分析 [J]. 北京中医, 2006, 25 (1): 45 - 48.

[2] 陈玉, 杨光忠, 李援朝. 雷公藤化学成分的研究 [J]. 天然产物研究与开发, 2005, 17 (3): 301.

[3] 黄真, 毛庆秋. 雷公藤多苷的临床应用、不良反应及预防 [J]. 药品评价, 2005, 2 (2): 125.

[4] 刘娜, 孙峰, 胡茂德. 妊娠期禁用药物与致畸评价 [J]. 医师进修杂志, 1999, 2 (8): 60 - 61.

[5] 赵新广, 尤昭玲, 刘丹卓. 对中药生殖安全性评价研究的思考 [J]. 中医药导报, 2006, 12 (10): 16.

二十五、雷公藤多苷片联合中药对儿童成年后生育能力影响的远期随访

雷公藤多苷片（tripterygium wilfordii, TW）是我国研制的具有抗炎及免疫抑制作用的中成药，儿科临床用于治疗过敏性紫癜（HSP）、紫癜性肾炎（HSPN）、肾病综合征、系统性红斑狼疮、狼疮性肾炎及银屑病、神经性皮炎等多种疾病。文献报道儿童单独应用雷公藤多苷片不良反应总发生率约为18.12%，涉及血液系统、生殖系统、泌尿系统和消化系统等，其中生殖系统毒副作用引起普遍关注。儿童时期应用TW对儿童生殖系统的损伤情况以及是否影响其成年后生育能力是临床医生及家长最为关注的问题。本研究对1998年1月~2010年12月河南中医药大学第一附属医院儿科收治的规范应用TW现已结婚患者及所有未婚女性患者相关信息进行随访，分析儿童时期服用TW对成年后生育能力的影响情况。

（一）资料与方法

选择1998年1月~2010年12月，在河南中医药大学第一附属医院儿科肾脏病区住院，规范应用TW，用药时年龄小于18岁，现年龄超过18岁的HSP及HSPN患者，其中结婚1年以上的患者及所有未婚女性患者为研究对象。随访内容包括现是否生育、生育情况及孩子健康情况，未婚女性患者询问月经情况。随访数据用SPSS17.0进行Logistic回归分析。

（二）结果

通过查阅病例，共有610例目标患者。本研究共随访到符合标准患者195例，其中结婚满1年的患者26例，未婚患者169例。

1. 已婚患者一般情况及生育情况

结婚满1年的26例患者中，男性12例，女性14例；服药时11~14岁5例，

15~17 岁 21 例，平均服药年龄为 15.4 岁。其中 9 例诊断为 HSP，17 例诊断为 HSPN；11 例患者口服 TW 剂量为 1mg/（kg·d），11 例患者口服 TW 剂量为 1.5mg/（kg·d），4 例患者口服 TW 剂量为 2mg/（kg·d）。HSP 患者服用 TW 疗程为 2~3 个月（平均 71.6 天），HSPN 患者服用 TW 疗程 3~5 个月（平均 126.8 天）。HSPN 患者均联合激素或血管紧张素转化酶抑制剂（ACEI）；所有患者均按照中医证型应用中药。结婚满 1 年的 26 例患者中 25 例有生育计划（有 1 例 HSP 患者因现患有类风湿性关节炎正服用甲氨蝶呤，暂无生育计划），其中 5 例患者生育 2 名子女，18 例患者生育 1 名子女，2 例患者或家属尚在孕期。已生育患者子代均健康，尚在孕期的患者或家属产检未见异常。

2. 未婚女性月经情况

本研究共随访到符合随访条件未婚患者 169 例，其中未婚女性患者 89 例，4 例在随访中拒绝配合回答月经情况，有效例数为 85 例，服药平均年龄为 12.7 岁。女性患者随访时第二性征及月经均正常，13 例患者服药期间出现月经异常（占 15.3%），其中 5 例患者用药前即出现月经周期紊乱，6 例患者月经周期延长，2 例患者月经周期延长超过 1 周，未见闭经患者。13 例患者中，5 例患者 TW 服用剂量为 1mg/（kg·d）（占该剂量组 15.1%），7 例患者 TW 服用剂量为 1.5mg/（kg·d）（占该剂量组 15.9%），1 例患者 TW 服用剂量为 2mg/（kg·d）（占该剂量组 12.5%）。13 例患者停药 2~3 个月后月经均恢复正常。

为考察月经异常的影响因素，以 85 例服药女性作为研究对象，考察的影响因素作为自变量，分别为服药年龄（6~9 岁为 0，10~13 岁为 1，14~17 岁为 2）、西医分型（HSP 为 0，HSPN 为 1）、中医证型（风热夹瘀为 0，血热夹瘀为 1，阴虚夹瘀为 2，气阴两虚夹瘀为 3）、TW 服用剂量 [1mg/（kg·d）为 0，1.5mg/（kg·d）为 1，2mg/（kg·d）为 2]；是否月经异常为因变量（月经正常为 0，月经异常为 1），进行 Logistic 回归分析，结果见表 4-79。结果：服药年龄、西医分型、中医证型及 TW 初始用量对应的 P（Sig）均大于 0.05，无统计学意义。表明影响月经异常的因素与服药年龄、西医分型、中医证型及 TW 初始用量无关。

表 4-79　影响月经因素 Logistic 回归分析

进入变量	B	SE	wals	P	Exp（B）
服药年龄	0.934	0.556	2.826	0.093	2.545
西医分型	-0.109	0.196	0.311	0.577	0.897
中医证型	0.142	0.220	0.415	0.519	1.152
TW 初始用量	-0.336	1.032	0.106	0.744	0.714
常量	-3.356	1.782	3.548	0.060	0.035

注：B 为回归系数，SE 为标准误，wals 为统计量，Exp 为回归系数的指数次方，自由度（df）均为 1。

（三）讨论

20 世纪 70 年代林光美等将雷公藤用于治疗肾小球疾病，获得良好效果。80 年代雷公藤中成药制剂 TW 研制成功，在儿科尤其是肾小球疾病治疗中疗效显著。丁樱等通过多中心随机单盲对照临床研究比较了 TW 配合中药辨证治疗组（雷公藤多苷片联合清热止血方、香丹注射液）与激素对照组（肾上腺皮质激素联合肝素钠注射液、潘生丁片）对 HSPN 的疗效，研究结果显示 TW 配合中药辨证治疗组 4 周、8 周尿蛋白疗效均优于激素对照组，而且治疗组血尿的治疗起效时间也早于对照组。目前，TW 临床应用范围较广，有关不良反应及毒副作用的报道日渐增多，涉及血液系统、生殖系统、泌尿系统和消化系统等，对其进行深入研究尤为重要。

TW 在生殖系统方面的毒副作用较为受到关注，相关的实验研究也更为深入。任献青等研究发现 TW 可使雄鼠睾丸组织中曲细精管腔内上皮变薄，细胞层次紊乱，对各级生殖细胞均有影响，其中对精子细胞影响最显著。姜娇娇等研究发现 TW 可提高雌鼠血清黄体生成素、促卵泡激素水平，降低雌二醇的分泌水平，导致卵泡闭锁、各级卵泡数目均降低；但停用 TW 不影响大鼠的生育能力。景晓平等对雄鼠应用 TW 9mg/（kg·d），停药 4 周大鼠的睾丸曲细精管恢复良好，间距正常，细胞层次排列分明，无变性、水肿，间质细胞、精原细胞、精母细胞恢复，精子细胞及精子清晰可见；睾丸组织雄激素受体的表达、合笼后雌鼠受孕率、产仔数及离乳存活率与空白组差异无统计学意义。丁樱等在实验研究中对雄性及雌性 SD 幼鼠应用 TW 9mg/（kg·d），用药 12 周后，雄鼠按 1：1 与健康成年雌性大鼠合笼，雌鼠按 2：1 与健康成年雄鼠合笼，雌、雄鼠每次合笼后，雷公藤多苷组受孕率、离乳存活率与空白组比较差异均无统计学意义，提示对幼年大鼠应用临床剂量雷公藤多苷未对其成年后生育能力及子代生长发育产生明显影响。本研究中 26 例结婚满 1 年患者，除去 1 例暂无生育计划，余 25 例患者均已生育或怀孕，子代均健康，表明患者儿童时期服用 TW 对成年后生育能力及子代健康未造成影响，与上述动物实验结论吻合。

考虑 TW 临床不良反应发生率较高，有学者将 TW 联合单味中药或者中药配方加以应用以降低其毒副作用。研究发现淫羊藿、肉苁蓉均可减轻 TW 引起的小鼠睾丸病理损伤、菟丝子黄酮能够提高幼年大鼠睾丸 EGF mRNA 及 EGF 蛋白表达量，修复 TW 所致的幼鼠生殖系统损伤。另外，有研究表明五子四物瓜石汤、益肾调经方、补肾毓麟汤均可拮抗服用 TW 所引发的性腺损伤，六味地黄丸可拮抗雷公藤致雌鼠生殖系统的毒副作用，益肾饮可能通过改善一氧化氮酶活性发挥减轻生殖系统损伤的作用。本院儿科在应用 TW 同时多根据中医辨证联合应用益肾中药，对 HSP 及 HSPN 患儿，将本病分为血热夹瘀、风热夹瘀、气阴两虚夹瘀、阴虚夹瘀 4 型。血热夹瘀型用犀角地黄汤加减；风热夹瘀型用银翘散合犀角地黄汤加减；阴虚夹瘀型用知柏地黄汤加减；气阴两虚夹瘀型应用六味地黄丸合四君子汤加减。临床效果较好，不良反应发生率低。本研究中随访患者在应用 TW 时均根据中医辨证联合应用中药，已婚患者生育能力及未婚女性患者停药后月经未见异常，说明对症服用中药能够在一定程度上减轻 TW 的不良反应。

目前共有 3 篇文献报道儿童时期应用 TW 对成年后性腺的影响情况，3 篇文献共随访到 157 例患者，其中男性 67 例，女性 90 例，服药年龄 3～16 岁，停药 6 个月～17 年，随访时均无第二性征异常。67 例男性患者中，已生育或女方有受孕史有 12 例，精液常规检查异常者 13 例，主要表现为精液不液化、精子畸形率高或活力降低；90 例女性患者随访时月经均正常，已生育患者 6 例，已婚未孕 1 例（已婚 18 个月）。上述文献采用精液常规检查作为 TW 对男性性腺损伤的依据，而精液常规检查受感染、劳累等多种因素影响且精液常规仅分析精子活力、数量及形态，一次精液常规检查不能反映精子功能，因此本研究中未再采用。

本研究中 85 例未婚女性有 13 例服药期间出现月经异常（15.3%），未见闭经；其中 5 例患者自月经初潮后应用 TW，用药前已出现月经周期延长，而月经由下丘脑、垂体和卵巢三者相互作用来调节，其异常与内分泌失调、子宫疾病、妇科炎症、精神因素、情绪波动、环境改变、劳累、压力过大及营养状况等多种因素相关，故不能归咎其 TW 用药史。1 例自诉月经异常与用药有关，占 1.1%［该患者 2006 年患病，体质量 75kg，予 TW 1.5mg/（kg·d），后逐渐减量，共予 18 个月，用药期间月经周期延长，2～3 个月一行，停药半年后月经恢复正常；2012 年 HSPN 复发，继予 TW 同上述剂量，用药 3 个月内月经周期延长，逐渐减量停药后恢复正常］，提示临床应用 TW 需控制其疗程，避免过量应用。

本科室应用 TW 治疗小儿肾脏疾病已 30 余年，在用药适应证、剂量、疗程及禁忌证方面积累了一定临床经验。有动物实验认为不同产源的 TW 对雄性幼鼠的生育力影响有差异，与临床观察相符。在随访过程中，患者及患者家属对于应用 TW 后是否影响生育及相关不良反应较为关注。认为临床判断 TW 对生育能力的影响应以生育情况为标准，而非单纯精液常规参数的改变或月经异常。

综上所述，儿童时期服用 TW 联合中药对患者成年后生育能力未见影响。服用 TW 期间可能造成部分女性患者月经紊乱，停药 2～3 个月后可自行恢复正常。本研究中患者流动性大，失访率较高，且未随访应用 TW 治疗其他疾病的患者；后续研究应延长随访年限，建立多中心、大样本随访研究，为医务人员合理应用 TW 提供更多参考。

（姜淼、丁樱）

参考文献

[1] 崔雅璠，丁樱．雷公藤多苷片在儿童应用中安全性评价的文献分析［J］．检验医学与临床，2017，14（6）：874.

[2] 景晓平，崔瑞琴，程伟伟，等．菟丝子黄酮干预雷公藤多苷所致雄性幼鼠生殖损伤［J］．中国实验方剂学杂志，2016，22（10）：113.

[3] 冯雪，方赛男，高雨鑫，等．根据 CONSORT HARMs 声明评价雷公藤制剂相关肾毒性 RCT 的报告质量［J］．中国中药杂志，2018，43（3）：440.

[4] 丁樱，杨晓青，李向峰，等．中成药雷公藤多苷对儿童性腺发育的影响［J］．中医儿科杂志，2013，9（1）：20.

[5] 汪靓雯，邹新蓉，王长江，等．雷公藤多苷治疗过敏性紫癜性肾炎随机对照试验的系统评价［J］．中国中药杂志，2018，43（13）：2806.

[6] 陶玲，肖芳，朱卫丰，等．雷公藤减毒研究进展［J］．中国实验方剂学杂志，2017，23（5）：229.

[7] 林光美，张敏，侯长红．雷公藤研究进展［J］．中国农学通报，2009，25（23）：90.

[8] 李瑞林，舒达夫．雷公藤的研究与临床应用［M］．北京：中国科学技术出版社，1989：426.

[9] 赵艳美，盛梅笑．雷公藤多苷治疗肾脏病的临床研究现状［J］．中国中西医结合肾病杂志，2009，10（5）：457.

[10] 丁樱，翟文生，任献青，等．雷公藤多苷联合清热止血方、香丹注射液治疗小儿紫癜性肾炎疗效观察［J］．中国中西医结合杂志，2012（9）：1290.

[11] 任献青，丁樱，崔瑞琴．菟丝子黄酮干预雷公藤多苷所致雄性幼鼠睾丸组织损伤的实验研究［J］．中国中西医结合儿科，2010，2（4）：302.

[12] 姜姣姣，郝丽，王瑞峰，等．雷公藤多苷及雌孕激素治疗对大鼠卵巢 Bcl－2 和 Bax 表达的实验研究［J］．成都医学院学报，2009（3）：177.

[13] 景晓平，程伟伟，邹亚，等．雷公藤多苷对雄性幼鼠生殖损伤作用的可逆性研究［J］．上海中医药大学学报，2016，30（4）：65.

[14] 丁樱，马腾，杨晓青，等．临床高剂量雷公藤多苷对幼年大鼠生育能力的影响［J］．中国中西医结合杂志，2012，32（1）：61.

[15] 覃光辉，王骁，姚重华，等．淫羊藿苷对雷公藤多苷模型小鼠睾丸病理损伤的影响［J］．中医药导报，2005，15（7）：8.

[16] 董飞侠，李颉，黄迪，等．雷公藤多苷对小鼠生殖功能的影响及肉苁蓉的干预作用［J］．上海中医药杂志，2009，43（8）：64.

[17] 景晓平，何丽．菟丝子黄酮对雷公藤多苷所致生殖损伤的雄性幼鼠睾丸组织中表皮生长因子表达的影响［J］．中华中医药杂志，2013，28（6）：1884.

[18] 杨静娴，徐红，韩国柱，等．"五子四物瓜石汤"对雷公藤多苷所致雄性大鼠生殖系统毒性的对抗作用及其机制研究［J］．中草药，2002，33（7）：632.

[19] 毛黎明，程晓霞，王华杭，等．益肾调经方防治雷公藤多苷致雌性肾病大鼠性腺抑制的实验研究［J］．中医药学刊，2006，24（12）：2261.

[20] 李德忠，李晓明，周晓煦，等.补肾毓麟汤对雷公藤多苷致伤大鼠睾丸生殖细胞的修复作用 [J].中国中医基础医学杂志，2006，12（7）：522.

[21] 张宏博，刘维，房丹，等.六味地黄丸拮抗雷公藤对雌鼠生殖系统影响的实验研究 [J].辽宁中医杂志，2007，34（9）：1325.

[22] 于俊生，王瑶瑶，杜雅静.益肾饮合雷公藤多苷对肾炎大鼠卵巢病理及一氧化氮合酶的影响 [J].长春中医药大学学报，2009，25（1）：16.

[23] 任献青，郭庆寅，管志伟，等.丁樱教授治疗小儿过敏性紫癜性肾炎经验介绍 [J].新中医，2010，42（12）：141.

[24] 耿海云，曹力，陈朝英，等.环磷酰胺和雷公藤多苷对儿童性腺的远期影响 [J].中国循证儿科杂志，2011，6（5）：391.

[25] 张维真，王淑华，王蒙，等.雷公藤对小儿性腺的远期影响 [J].实用儿科临床杂志，1994（5）：263.

[26] 马国燕，卢静，景丽.精子功能检测在男性不育诊治中的应用 [J].中国计划生育学杂志，2015，23（1）：61.

[27] 黄荷，陆秀娥.重视青春期女性生殖健康 [J].中国实用妇科与产科杂志，2010，26（7）：489.

[28] 吴夏颖，崔瑞琴，史晓琴.不同产源雷公藤多苷对 SD 雄鼠生育力的影响 [J].湖北中医药大学学报，2015，17（1）：50.

二十六、雷公藤多苷肝损伤副作用的临床观察及对策

雷公藤多苷是雷公藤去皮根部经提取、纯化得到的有效成分，具有抗炎及免疫抑制活性，广泛应用于治疗类风湿性关节炎、肾病综合征、紫癜性肾炎及皮肤病。新近报道，其又可用于治疗过敏性哮喘、原发性血小板减少性紫癜，防治角膜移植免疫排斥反应等。其临床疗效显著，但对其不良反应也频见报道，常见的有胃肠道反应、肝肾损伤、急性粒细胞减少、对生殖器官的影响等，另外由 TW 所致的伪膜性肠炎、色素沉着、尿崩症、复视也有报道。而且许多医药工作者已经发现 TW 的毒副作用主要是由于其含有的雷公藤甲素所致。我们在临床应用 TW 的过程中也发现了许多不良反应，如胃肠道反应、月经的紊乱等，但以肝酶的升高较多见，因此我们就如何选择雷公藤多苷的剂量或采取相应的对策来提高疗效减少其肝损伤的出现进行了对比观察。

（一）对象与方法

1. 病例选择
1998 年以来我院住院或门诊定期随访的病人 59 例，其中确诊为类风湿性关节

炎（RA）8 例；难治性肾病综合征（RNS）24 例；紫癜性肾炎（HSPN）27 例。其中男性 38 例，女性 21 例，其中年龄最小 3 岁，最大 16 岁，平均年龄 9.3 岁，应用雷公藤多苷前肝功能均正常。

2. 分组及用药方法

59 例病人依据临床应用雷公藤多苷剂量分为 3 组。甲组 17 例 TW 1mg/（kg·d），口服，观察 1 个月；乙组 16 例，给 TW 2mg/（kg·d），口服，观察 1 个月；丙组 26 例，TW 用法及用量同乙组，并加用肝泰乐片，用量：7 岁以下每次 0.1g，7 岁以上每次 0.2g，均为每天 3 次。患者所用雷公藤多苷片均为每片 10mg（江苏美通制药公司生产），每片含生药 1.5g。

3. 肝损的评定方法

病人每两周复查 ALT，若 ALT > 40U 并排除由传染性肝炎和胆道疾病所引起，即判定为肝损伤阳性。肝酶超过 80U 方另加其他保肝药治疗。

（二）结果

3 组病人在 1 个月内 ALT 升高的例数（表 4 - 80），数据显示乙组出现肝酶升高的比率较其他两组均高，经卡方检验乙组与甲组相比有显著性差异（$\chi^2 = 4.2514$，$P < 0.05$），乙组与丙组相比无统计学差异，甲组与丙组相比也无统计学差异。但临床结果来看，肝酶升高的比率是乙组 > 丙组 > 甲组。另外在观察过程丙组 1 例出现轻度腹泻，乙组有 2 例患者因 ALT 升高明显，加用静脉保肝药物（甘利欣）治疗，未出现 BUN、Scr 的升高，因观察年龄偏小未做性腺方面的检测。

表 4 - 80 3 组病人出现 ALT 升高的例数比较

组别	总例数	第 2 周		第 4 周		合计	
		例	率（%）	例	率（%）	例	率（%）
甲	17	1	5.9	1	5.9	2	11.8
乙	16	4	25.0	3	18.8	7	43.8
丙	26	2	7.7	3	11.5	5	19.2

（三）讨论

雷公藤是一种具有清热解毒、祛风通络、舒筋活血、除湿消肿止痛的中草药。雷公藤多苷是从中药雷公藤中提取的有效组分，其主要活性成分二萜内酯类化合物具有抗炎及免疫抑制活性，因其临床疗效显著，广泛应用于类风湿性关节炎、肾病综合征、过敏性紫癜、哮喘等病的治疗。有资料显示在雷公藤制剂中，雷诺酯片（叶提取物）的不良反应率为 15.7%，雷公藤多苷（根部去皮提取物）的不良反率为 26% ，雷公藤片（全根提取物）的不良反应率为 31.7% ，而其临床疗效相当，但由于雷诺酯片对代偿期肾功能不全的肾脏影响较大，所以对过去有肾脏疾病和老年人应慎用。因本组观察病例中肾脏疾病比例较大，故选用了雷公藤多苷作为观察药物，并且因目前对肾病、紫癜性肾炎的治疗雷公藤多苷双倍剂量多推荐为 1 个月，故未进行长时间大剂量不良反应的观察。本组观察病例 TW 肝损发生率为 23.7% ，高于其他临床报道，但总不良反应发生率（28.8%）较资料报道低。

本组病例中，小剂量组与大剂量组相比，不良反应发生率有显著性差异（$P <$ 0.05），说明雷公藤多苷的不良反应与剂量呈正相关，剂量大不良反应明显增加，剂量小则不良反应发生率明显降低，与资料报道一致。但若在应用雷公藤多苷的同时加用保肝药物则其不良反应的发生率有所下降，与小剂量组差别不大，故临床上应用 TW 时可同时加用保肝护肝药物，特别在双倍剂量应用时，更应该同时加护肝药物，以减少其肝损伤的发生，本组观察也说明短期大剂量应用 TW 是可行的、安全的。但因个体差异较大，对药物的反应不一，作为临床工作者必须严密观察，及时发现和处理不良反应，防止严重不良反应的发生。

（任献青、丁樱）

参考文献

［1］李志杰，李辰．雷公藤多苷防治角膜移植免疫排斥反应的实验研究［J］．眼科研究，1996，14（2）：76.

［2］周嘉陵，朱琦，杨晓凌，等．雷公藤制剂副作用的临床观察［J］．中国中西医结合杂志，1999，19（02）：14 – 16.

二十七、中医阶梯治疗方案治疗血尿和蛋白尿型儿童紫癜性肾炎的疗效观察

过敏性紫癜又称 IgA 相关性血管炎，以皮肤紫癜、关节痛、腹痛、消化道出血及尿检异常为主要临床表现，其中累及肾脏者称为紫癜性肾炎（HSPN）。HSPN 是最常见的继发性肾小球疾病，其预后与肾脏受累的严重程度直接相关，多数患儿预后较好，但仍有部分患儿可发展为慢性肾炎或终末期肾病，且本病发病率有逐年升高的趋势，严重危害儿童的身心健康。对于本病，西医学多采用激素、ACEI 类药物、免疫抑制剂等治疗。中医药的辨证论治对本病的治疗有独特优势。为临床探求更佳的治疗方案提供依据，笔者随访观察了 100 例血尿和蛋白尿型 HSPN 患儿，采用雷公藤多苷联合清热止血方加减的中医阶梯治疗方案，取得了较为满意的临床疗效。现报道如下：

（一）资料

1. 一般资料

选取 2014 年 11 月～2017 年 2 月在河南中医药大学第一附属医院儿科肾脏病区住院治疗且符合纳入标准的 HSPN 患儿 100 例，均签署知情同意书。采用中国中医科学院中央临床随机系统，将患儿按 2∶1 的比例随机分为中医重型组 28 例，中医轻型组 39 例，西医重型组 13 例，西医轻型组 20 例。经分析，各组在年龄、性别、体重、病程、肾脏病理分级、尿红细胞、24 小时尿蛋白定量等方面的差异无统计学意义，具有可比性。

2. 西医诊断标准

参照中华医学会儿科学分会肾脏学组制定的紫癜性肾炎诊治循证指南（2016）。

（1）过敏性紫癜发病过程中或紫癜消退后 6 个月内出现血尿和（或）蛋白尿。

（2）肾活检病理符合 HSPN。

（3）临床可除外系统性红斑狼疮、血管炎、乙肝等疾病所致的肾脏损伤。具备（1）、（3）项即可诊断为 HSPN。

3. 中医辨证分型标准

中医证候诊断标准依据新世纪教材《中医儿科学》及《中医诊断学》制定。

（1）阴虚夹瘀。

（2）风热夹瘀。

（3）血热夹瘀。

（4）气阴两虚夹瘀。

（5）湿热夹瘀。

4. 病例纳入标准

（1）符合 HSPN 西医诊断标准，分型属血尿和蛋白尿型者，24 小时尿蛋白定量 ≥500mg 或 ≥25mg/kg，并 <50mg/kg 和 3500mg。

（2）中医辨证分型属以上 5 个中医证型者。

（3）肾脏病理分级为 Ⅲ 级及以下，新月体、球囊粘连及襻坏死比例不超过 20%。

（4）年龄在 2～18 岁。

（5）尿检异常时间超过 1 周，但不超过 2 个月。

（6）针对尿检异常未使用过激素及雷公藤多苷片、环磷酰胺等免疫抑制剂。

（7）患儿本人或其法定监护人同意并已签署知情同意书。

5. 病情轻重分级标准

轻型：25mg/kg≤24 小时尿蛋白定量 <35mg/kg；肾活检病理结果符合 Ⅲa 级及

以下，坏死、新月体、粘连比例不超过 10%。重型：35mg/kg≤24 小时尿蛋白定量 <50mg/kg；肾活检病理结果符合Ⅲb 或Ⅲa 中新月体、坏死、粘连比例大于 10%，但不超过 20% 者。

6. 病例排除标准

（1）不符合纳入标准者。

（2）血管炎、系统性红斑狼疮、高尿酸血钙、病毒性肝炎等所致的肾损伤。

（3）持续高血压或肾功能不全者。

（4）对本方案药物过敏者。

（5）依从性差，未按规定用药，或自行加药或换药者。

（二）方法

1. 中医阶梯治疗方案

采用雷公藤多苷片 + 清热止血方加减。疗程为 12 周。

（1）雷公藤多苷片：江苏美通药业制造，符合 GMP 标准，国药准字 Z33020422，每片 10mg。中医重型组：1～2 周，2mg/（kg·d）（每日量不超过 90mg），分次口服；3～4 周，减至 1.5mg/（kg·d），5～8 周，减为 1mg/（kg·d）；中医轻型组：1～4 周，1.5mg/（kg·d）（每日量不超过 90mg），分次口服；5～8 周，减为 1mg/（kg·d）。

（2）中药治疗：在清热止血方基础上进行辨证加减，药物采用天江牌配方颗粒剂，由天江江阴药业生产，质量控制严格，厂家符合 GMP 标准。清热止血方基本药物组成如下：生地黄、知母、水牛角粉、当归、墨旱莲、丹参、牡丹皮、三七、小蓟、赤芍、茜草、甘草。

2. 西医治疗方案

泼尼松片 + 贝那普利 + 双嘧达莫 + 中药安慰剂治疗。疗程 12 周。

（1）泼尼松片：浙江仙琚制药有限公司生产，规格每片 5mg，符合 GMP 标准，国药准字 H33021207。西医重型组：1～4 周每日 1mg/kg，每日量不超过 30mg，分次服或顿服；5～8 周，将初始剂量按隔日 5mg 的速度渐减至隔日顿服，9～12 周按照每周 1～2 片的速度渐减至停药。西医轻型组：不服用激素。

（2）贝那普利片：北京诺华制药生产，国药准字 H20000292。规格每片 10mg，每日 5～10mg（体重超过 30kg 者给予 10mg，体重小于 30kg 者给予 5mg），顿服。

（3）双嘧达莫片：临汾奇林药业有限公司生产，国药准字 H14020538。规格 25mg。3mg/（kg·d），分次服。

3. 观察指标

24 小时尿蛋白定量、尿红细胞计数、安全性指标。

4. 疗效评价标准

（1）尿蛋白疗效判定标准（参照《中药新药临床指导原则》）：①临床控制：尿常规 PRO 阴性，24 小时尿蛋白定量正常。②显效：24 小时尿蛋白定量减少超过50%。③有效：24 小时尿蛋白定量减少小于 50%。④无效：24 小时尿蛋白定量无减少或增多。

（2）尿红细胞疗效判定标准（参照《中药新药临床指导原则》）：①临床控制：尿常规 RBC 数正常，或尿沉渣 RBC 计数正常。②显效：RBC 减少 ≥ ++/HP，或尿沉渣 RBC 计数减少 ≥50%。③有效：RBC 减少 < +/HP，或尿沉渣 RBC 计数减少小于 50%。④无效：尿 RBC 数无变化或增多。

5. 统计学处理

采用 SPSS21.0 软件对数据进行统计学分析。

计量资料以 $\bar{x}±s$ 进行统计描述，计数资料比较采用卡方检验，计量资料比较采用秩和检验，其中 $P < 0.05$ 为差异有统计学意义。

（三）结果

1. 临床疗效评价

（1）尿蛋白疗效评价：按照尿蛋白疗效判定标准，轻型两组治疗第 2 周、4 周、12 周时疗效差异无统计学意义，8 周时中医组治疗蛋白尿的疗效优于西医组。重型两组治疗第 2 周、4 周、8 周时治疗尿蛋白的疗效有统计学差异，12 周时疗效无差异。结果见表 4-81、表 4-82。

表 4-81　轻型两组尿蛋白疗效比较

时间	组别	例数	疗效（例）				总有效率（%）
			临床控制	显效	有效	无效	
2 周	中医轻型	38	16	12	6	4	89.47
	西医轻型	20	9	3	0	8	60.00
4 周	中医轻型	37	18	12	4	3	91.89
	西医轻型	17	7	5	2	3	82.35
8 周	中医轻型	38	26	8	2	2	94.74
	西医轻型	16	7	3	3	3	81.25
12 周	中医轻型	38	33	3	0	2	94.74
	西医轻型	15	12	2	0	1	93.33

注：经 Mann - Whitney 秩和检验，中医轻型组与西医轻型组比较，治疗 2 周 $Z = -0.76$，$P = 0.426$；治疗 4 周 $Z = -0.780$，$P = 0.435$；治疗 8 周 $Z = -2.018$，$P = 0.044$；治疗 12 周 $Z = -0.603$，$P = 0.546$。

表 4 – 82　重型两组尿蛋白疗效比较

时间	组别	例数	疗效（例）				总有效率（%）
			临床控制	显效	有效	无效	
2 周	中医重型	27	9	10	4	4	85.19
	西医重型	13	1	5	2	5	61.54
4 周	中医重型	26	12	13	0	1	96.15
	西医重型	11	2	5	1	3	72.73
8 周	中医重型	26	16	8	1	1	96.15
	西医重型	10	3	2	2	3	70.00
12 周	中医重型	26	18	7	0	1	96.16
	西医重型	10	9	1	0	0	100.00

注：经 Mann – Whitney 秩和检验，中医重型组与西医重型组比较，治疗 2 周 $Z = -1.990$，$P = 0.047$；治疗 4 周 $Z = -2.298$，$P = 0.022$；治疗 8 周 $Z = -2.306$，$P = 0.021$；治疗 12 周 $Z = -1.289$，$P = 0.197$。

（2）尿红细胞疗效评价：按照尿红细胞疗效判定标准，轻型两组第 2 周、8 周、12 周时疗效差异有统计学意义，4 周时无差异。重型两组治疗第 8 周时疗效有差异，第 2 周、4 周、12 周时疗效无差异。结果见表 4 – 83、4 – 84。

表 4 – 83　轻型两组尿红细胞比较

时间	组别	例数	疗效（例）				总有效率（%）
			临床控制	显效	有效	无效	
2 周	中医轻型	38	5	13	6	14	63.16
	西医轻型	20	1	4	1	14	30.00
4 周	中医轻型	37	6	6	5	20	45.95
	西医轻型	17	0	3	3	11	35.30
8 周	中医轻型	38	8	13	4	13	65.79
	西医轻型	16	1	4	3	8	50.00
12 周	中医轻型	38	12	15	4	7	81.58
	西医轻型	15	2	3	2	8	46.66

注：经 Mann – Whitney 秩和检验，中医轻型组与西医轻型组比较，治疗 2 周 $Z = -2.179$，$P = 0.029$；治疗 4 周 $Z = -1.102$，$P = 0.270$；治疗 8 周 $Z = -4.741$，$P < 0.01$；治疗 12 周 $Z = -2.462$，$P = 0.014$。

表 4 – 84　重型两组尿蛋白疗效比较

时间	组别	例数	疗效（例）				总有效率（%）
			临床控制	显效	有效	无效	
2 周	中医重型	27	2	4	3	18	33.33
	西医重型	13	0	3	3	7	46.16
4 周	中医重型	26	3	4	3	16	38.46
	西医重型	11	0	3	0	8	27.27

（续表）

时间	组别	例数	疗效（例）				总有效率（%）
			临床控制	显效	有效	无效	
8周	中医重型	26	5	5	6	10	61.54
	西医重型	10	0	2	3	5	50.00
12周	中医重型	26	3	8	2	13	50.00
	西医重型	10	3	3	0	4	60.00

注：经 Mann - Whitney 秩和检验，中医重型组与西医重型组比较，治疗 2 周 Z = -0.501，P = 0.616；治疗 4 周 Z = -0.627，P = 0.531；治疗 8 周 Z = -3.906，P < 0.01；治疗 12 周 Z = -1.008，P = 0.313。

2. 安全性评价

治疗期间，各组患儿均未发生腹痛、恶心、呕吐等不良事件，每隔 1 周查血常规及肝功能。共有 7 例患儿出现白细胞下降的情况，均为（3 ~ 3.5）×10^9/L，仅 2 例给予鲨肝醇口服治疗，余未予特殊处理，其中中医轻型组 4 例、西医轻型组有 1 例、中医重型组有 2 例，各组情况比较无统计学差异。肝酶异常的有 25 例，均为 100U/L 以下，未予特殊处理，中医轻型组 10 例、西医轻型组 2 例、中医重型组 10 例、西医重型组 3 例，各组比较无统计学差异。西医重型组有 10 例患儿出现柯兴氏征的情况，中医组未出现，各组差异有统计学意义。

（四）讨论

紫癜性肾炎是过敏性紫癜并存肾损伤，其肾脏受累的严重程度直接影响过敏性紫癜的预后，根据本病的临床表现，可分为 7 型，其中以血尿和蛋白尿型最常见。中医学将本病归于"葡萄疫""血证""水肿""尿浊"等范畴。丁樱教授将本病的病机概括为"热、瘀、虚"。"热"主要是指风热和血热，"虚"主要指气虚和阴虚，"瘀"即瘀血阻滞，贯穿疾病的始终。强调分期而论，重视饮食控制，重视预防外感，倡导主症、次症相结合的辨治法。结合本病特点及多年临床经验，以"清热凉血、活血散瘀、益气滋阴"为治则，自拟清热止血方，全方由生地黄、知母、水牛角粉、当归、墨旱莲、丹参、牡丹皮、三七、小蓟、赤芍、茜草、甘草组成，在清热凉血止血的同时配以活血化瘀之法，既可防出血留瘀之变，又可达养血祛风之效，临床应用多年取得了满意的疗效。现代药理研究指出，雷公藤多苷片具有抗炎和免疫抑制的作用，可对肾小球系膜细胞和基质的增生有抑制作用，并可对足细胞起到保护和损伤修复作用，减轻蛋白尿。汪靓雯等通过 Meta 分析发现雷公藤多苷能有效缓解 HSPN 患者的蛋白尿、血尿，并可缩短尿蛋白、尿隐血转阴时间。同时临床研究发现除急进性肾炎，雷公藤多苷对于各种类型的 HSPN 患儿均疗效明确，疗效最显著的为轻中度蛋白尿伴或不伴血尿者以及组织病理改变在Ⅲ级以下者。通过本试验观察，尿蛋白疗效：中医重型组在 2 周末、4 周末、8 周末的疗效优于西医组，12 周末两组疗效无差异，随着患儿病情的稳定，至 12 周末时两组疗效无差异，说明两组均有效，但西医组起效较中医组晚。中医轻型组 8 周末疗效优于西医组，2 周、4 周、12 周末两组疗效无差异，说明两组均有效，中医组起效快。尿红细胞疗效：中医重型组 8 周末疗效优于西医组，2 周、4 周、12 周末两组疗效均无差异，说明中医方案对血尿的起效时间早，持续时间长。轻型两组比较，8 周、12 周末两组疗效有差异，2 周、4 周两组疗效无差异，中医组疗效优于西医组，说明中医方案起效快。本临床研究发现，中医阶梯治疗方案对血尿和蛋白尿型 HSPN 患儿有效，起效时间较西医组快，且对蛋白尿的疗效显著，雷公藤多苷在方案治疗剂量下安全，对白细胞、肝功能的影响可控。

（王龙、丁樱）

参考文献

[1] 康志娟，刘波，李志辉，等. 半乳糖缺陷 IgA1 在儿童紫癜性肾炎早期诊断中的意义 [J]. 中国当代儿科杂志，2019，21（2）：172.

[2] Fu H，Mao J，Xu Y，et al. Clinical features and outcomes of diffuse endocapillary proliferation Henoch – Schönlein purpura nephritis in children [J]. Clinics，2016，71（9）：550.

[3] 中华医学会儿科学分会肾脏学组. 紫癜性肾炎诊治循证指南（2016）[J]. 中华儿科杂志，2017，55（9）：647.

[4] 张建，杨濛，翟文生，等. 自拟中药方治疗小儿紫癜性肾炎的临床疗效及免疫调节机制相关性研究 [J]. 中国实验方剂学杂志，2013，19（22）：309.

[5] 闫永彬，丁樱，任献青，等. 丁樱学术思想及临证精华述要 [J]. 中华中医药杂志，2016，31（1）：132.

[6] 姜淼，郭婷，丁樱. 丁樱教授用血尿 I 方治疗小儿紫癜性肾炎血尿经验 [J]. 时珍国医国药，2015，26（2）：477.

[7] 张文曦. 邹燕勤论治过敏性紫癜性肾炎经验 [J]. 中医杂志，2018，59（18）：1546.

[8] 黎磊石，刘志红. 应用雷公藤治疗肾炎二十五载的体会 [J]. 肾脏病与透析肾移植杂志，2003，12（3）：246.

[9] 汪靓雯，邹新蓉，王长江，等. 雷公藤多苷治疗过敏性紫癜性肾炎随机对照试验的系统评价 [J]. 中国中药杂志，2018，43（13）：2806.

[10] 丁樱. 雷公藤多苷治疗小儿肾脏疾病浅识 [J]. 肾脏病与透析肾移植杂志，2003，12（3）：253.

二十八、雷公藤多苷加辨证应用中药对小儿过敏性紫癜性肾炎凝血机制的影响

过敏性紫癜是以广泛小血管炎为基础的系统性血管炎性病变，累及肾脏则成为

紫癜性肾炎，多发于学龄儿童，是儿童慢性肾功能不全的主要病因之一。HSPN 的病因尚未明了，目前认为可能的机制是尚未明确的感染源或过敏原，作用于有遗传背景的个体，引起机体异常免疫应答，激发 B 细胞克隆增殖，导致 IgA 介导的系统性免疫性血管炎。本研究从患儿凝血和纤溶指标入手，观察雷公藤多苷加辨证中药对小儿 HSPN 凝血机制的影响。

（一）临床资料

1. 诊断及辨证标准

西医诊断标准参照 2000 年 11 月中华医学会儿科学分会珠海会议制定的 HSPN 的诊断与治疗草案；中医证候诊断标准依据《中医儿科学》制定。

2. 纳入标准

（1）符合以上标准，分型属血尿伴蛋白尿型者，24 小时尿蛋白定量≥500mg 但 <3.5g，或≥25mg/kg 但 <50mg/kg。

（2）年龄 2~18 岁。

（3）肾脏病理检查病理分级为Ⅰ~Ⅲ级，新月体比例≤25% 者。

（4）本人或法定监护人同意并签署知情同意书。

（5）尿检异常超过 1 周（尿常规检查 2 次以上）。

（6）针对尿检异常近 10 天未使用过激素、环磷酰胺、雷公藤多苷片、霉酚酸酯等免疫抑制剂。

（7）病程 <2 个月。

3. 排除标准

（1）对本试验药物过敏者。

（2）系统性红斑狼疮、血管炎、病毒性肝炎、高尿酸血症等所致的肾损伤及高尿钙、左肾静脉压迫综合征、肾病综合征、IgA 肾病等引起的血尿。

（3）持续高血压或肾功能不全（持续氮质血症）者。

（4）凝血五项中纤维蛋白原（FIB）或 D－二聚体（D－d）小于正常值者。

4. 一般资料

2008 年 3 月~2009 年 10 月共纳入患儿 62 例，分别来源于北京儿童医院（14 例）、中国人民解放军南京军区南京总医院（21 例）、河南中医药大学第一附属医院（27 例），其中男 36 例，女 26 例，年龄 2~18 岁。按随机数字表法分为两组，中药组 32 例，其中男 17 例，女 15 例；3~6 岁 10 例，7~12 岁 16 例，12 岁以上 6 例。西药组 30 例，其中男 19 例，女 11 例；3~6 岁 3 例，7~12 岁 22 例，12 岁以上 5 例。两组一般资料比较差异无统计学意义（$P > 0.05$），具有可比性。

（二）方法

1. 中药组治疗方案

（1）雷公藤多苷片：江苏美通药业生产，国药准字 Z33020422，每片 10mg，每日 1.5mg/kg（最大量不超过 90mg/d），分 2 或 3 次口服，1 个疗程 4 周，连续治疗 3 个疗程。

（2）香丹注射液：神威药业有限公司，每支 10mL，国药准字 Z13020792。每日 0.5mL/kg，加入 5% 葡萄糖注射液 100～250mL 中静脉滴注，共治疗 2 周。

（3）中药辨证治疗：基础方进行辨证加减，药物采用江阴天江药业有限公司中药配方颗粒剂。基础方：生地黄 6～10g，牡丹皮 6～10g，赤芍 6～10g，墨旱莲 10～15g，三七（粉）1.5～3g，小蓟 10～15g，茜草 10～15g，丹参 10～15g。加减：血热夹瘀型加水牛角 15～20g，紫草 10g；阴虚夹瘀型加知母 10g，黄柏 10g，黄精 10g；气阴两虚夹瘀型加黄芪 15～30g，太子参 10～15g，女贞子 10g，墨旱莲 10g，黄精 10g；皮肤紫癜反复出现加徐长卿 6～10g，地肤子 6～10g，水牛角 15～20g；伴外感风寒者加荆防败毒散，伴外感风热者加银翘散。

2. 西药组治疗方案

（1）肾上腺皮质激素：强的松片，浙江仙琚制药有限公司，每片 5mg，国药准字 H33021207。前 4 周内每日 1mg/kg，最大量不超过 30mg，4～8 周内，将初始剂量按隔日 5mg 的速度渐减至隔日顿服，8～12 周按照每周 5～10mg 速度逐渐减量停药。共治疗 12 周。

（2）肝素钠注射液：常州生化千红制药有限公司，每支 12500U，国药准字 H32022088。每日 100U/kg，静脉滴注，共治疗 2 周。

（3）潘生丁片：山西临汾奇林药业有限公司生产，每片 25mg，国药准字 H14020538。每日 3mg/kg，分 3 次口服，4 周为 1 个疗程，连续治疗 3 个疗程。

3. 观察指标

检测两组患儿治疗前及治疗 4 周、12 周后 FIB、D－d、凝血酶原时间（PT）、活化部分凝血活酶时间（APTT）、血小板（PLT）的变化。

4. 统计学方法

采用 SPSS13.0 软件进行统计学处理，计量资料以 $\bar{x} \pm s$ 表示，符合正态分布的采用 t 检验；非正态分布的采用非参数检验。计数资料进行卡方检验，检验水准 $a = 0.05$。

（三）结果

1. 两组患儿治疗前后 D-d 水平比较

表 4-75 示，中药组 D-d 水平在治疗 4 周、12 周与治疗前比较差异有统计学意义（$P < 0.05$）。两组患儿 D-d 水平在治疗 4 周、12 周比较差异均有统计学意义（$P < 0.05$）。

2. 两组患儿治疗前后 PT 水平比较

表 4-75 示，中药组 PT 水平在治疗 4 周、12 周与治疗前比较差异有统计学意义（$P < 0.05$）。两组 PT 水平治疗 4 周比较差异无统计学意义（$P > 0.05$），两组患儿治疗 12 周比较差异有统计学意义（$P < 0.05$）。

3. 两组患儿治疗前后 APTT 水平比较

表 4-75 示，中药组 APTT 水平在治疗后 4 周、12 周与治疗前比较差异无统计学意义（$P > 0.05$）。两组 APTT 水平治疗 4 周、12 周差异无统计学意义（$P > 0.05$）。

4. 两组患儿治疗前后 FIB 水平比较

表 4-75 示，中药组 FIB 水平在治疗 4 周、12 周与治疗前比较差异有统计学意义（$P < 0.05$）。两组 FIB 水平治疗 4 周比较差异有统计学意义（$P < 0.05$）。两组治疗 12 周 FIB 水平比较差异无统计学意义（$P > 0.05$）。

5. 两组患儿治疗前后 PLT 水平比较

表 4-75 示，中药组 PLT 水平在治疗 4 周、12 周与治疗前比较差异有统计学意义（$P < 0.05$）。两组 PLT 水平治疗 4 周、12 周比较差异无统计学意义（$P > 0.05$）。

表 4-75　两组患儿治疗前后血凝相关指标比较（$\bar{x} \pm s$）

组别	时间	例数	D-d（mg/L）	PT（s）	APTT（s）	FIB（g/L）	PLT（$\times 10^9$/L）
中药组	治疗前	32	0.42 ± 0.25	11.82 ± 1.39	30.56 ± 8.22	3.41 ± 0.95	290.81 ± 83.72
	治疗 4 周	32	$0.27 \pm 0.20^{\triangle}$	12.36 ± 0.82	30.10 ± 7.84	$2.76 \pm 0.11^{\triangle}$	259.69 ± 70.16
	治疗 12 周	32	$0.17 \pm 0.18^{* \triangle}$	$12.68 \pm 1.19^{* \triangle}$	30.96 ± 7.74	$2.86 \pm 0.79^{*}$	$248.41 \pm 43.29^{*}$
西药组	治疗前	30	0.32 ± 0.44	12.31 ± 1.50	32.46 ± 8.29	2.83 ± 0.82	280.93 ± 91.71
	治疗 4 周	30	0.25 ± 0.21	12.01 ± 1.43	32.29 ± 7.86	2.82 ± 0.11	252.07 ± 88.99
	治疗 12 周	30	0.22 ± 0.12	12.19 ± 1.17	35.45 ± 13.02	2.76 ± 0.55	252.33 ± 17.02

注：与本组治疗前相比较，$^{*}P < 0.05$；与西药组同时同点比较，$^{\triangle}P < 0.05$。

（四）讨论

HSPN 是以 IgA 水平升高为主的免疫相关的全身性小血管炎，IgA 可与食物或感染性抗原形成免疫复合物然后沉积于全身小血管壁，激活补体引起一系列炎症反应造成血管壁损伤。当免疫复合物沉积于肾小球毛细血管丛和基底膜而引起内皮细胞损伤，激活血小板和凝血系统，受损的内皮细胞可释放Ⅷ因子相关抗原（ⅧR－Ag）促进血小板黏附于血管内膜，导致肾小球微循环内凝血，使肾小球内纤维蛋白沉积，甚至微血栓形成，肾血流减少，加重肾损伤。血小板通过自身脱颗粒及诱导中性粒细胞等方式，释放多种活性物质，导致肾小球滤过率降低、通透性增高，促进免疫复合物沉积，加剧肾脏免疫损伤。上述病理损伤为 HSPN 的抗凝治疗提供了理论依据。

D－d 血浆中水平升高表明体内有凝血酶生成及继发性纤溶，是反映体内存在高凝状态及继发性纤溶亢进的分子标志物之一。本研究表明，中药组 D－d 水平下降的程度高于西药组（$P < 0.05$）。说明中药组在抗凝血方面的作用优于西药组。PT 测定主要是检测外源性凝血系统有无障碍，当外源性凝血系统的因子 Ⅴ、Ⅶ、Ⅱ、Ⅹ 和 FIB 减低或缺乏，或血液循环中抗凝物质增多时，患者就会出现不同程度的止血功能障碍，此时，PT 会明显延长。本研究结果显示，两组在治疗 4 周，PT 水平无明显变化；治疗 12 周后西药组 PT 高于中药组（$P < 0.05$）。说明经中药活血化瘀治疗、西药抗凝治疗后，机体的抗凝物质增多，PT 水平有上升趋势；治疗 4 周时，两组对 PT 的影响无统计学意义，说明中药的活血化瘀作用与西药的抗凝作用相当。在治疗 12 周时，西药组对 PT 的影响优于中药组，有待进一步研究。APTT 是检查二期止血的内源性凝血系统功能的一项可靠的筛选试验，本研究结果显示，在两组治疗 4 周、12 周 APTT 水平差异无统计学意义。说明两组对于内源性凝血系统的影响不大。FIB 即凝血因子Ⅰ，其升高可导致血液黏度明显升高，与 D－d 同步升高是反映血液高凝状态和血栓性疾病有价值的指标。本研究结果显示，FIB 水平中药组治疗 4 周、12 周有下降趋势（$P < 0.05$），说明中药有缓解高凝状态的作用。两组在治疗 4 周后 FIB 水平有明显变化，中药组下降程度大于西药组（$P < 0.05$），说明中药活血化瘀的作用优于西药抗凝作用；两组治疗 12 周后 FIB 水平无差异，说明在治疗 12 周时中药活血化瘀与西药抗凝作用相当，均可缓解 HSPN 的高凝状态。

综上所述，中药组的活血化瘀作用在 HSPN 凝血机制方面充分发挥了作用，其改善 D－d、PT、FIB 水平分别在用药 4 周或 12 周优于西药组，肯定了雷公藤多苷和辨证中药的活血通络作用。

（王俊宏、丁樱）

参考文献

［1］薛辛东. 儿科学［M］. 2版. 北京：人民卫生出版社，2010：190.

［2］中华医学会儿科学分会肾脏病学组. 小儿肾小球疾病的临床分类、诊断及治疗［J］. 中华儿科杂志，2001，39（12）：746－749.

［3］汪受传. 中医儿科学［M］. 2版. 北京：中国中医药出版社，2007：238－239.

［4］刘伟. 血液高凝状态的研究进展［J］. 医学研究杂志，2007，36（4）：103－106.

［5］吴玉斌，韩梅. 肾病综合征高凝状态的诊治进展［J］. 中国实用儿科杂志，2007，22（6）：408－410.

［6］裴群，胡波. 儿童肾病综合征纤维蛋白原含量、血小板参数、免疫球蛋白变化分析［J］. 安徽医药，2009，13（12）：1509－1510.

［7］张敏，蔡洁，胡波. 儿童过敏性紫癜血小板参数及纤维蛋白原含量变化［J］. 安徽医科大学学报，2008，43（5）：563－565.

二十九、清肝利胆口服液治疗新生儿黄疸的有效性和安全性评价

黄疸是新生儿时期常见症状，可见于50%以上足月儿和80%以上早产儿，占住院新生儿的20%～40%。近年来，随着母乳喂养的普及和二胎政策的开放，新生儿黄疸的发病出现增长趋势。由于新生儿早期胆红素的代谢特点、疾病因素，黄疸既可是生理现象，又可是多种疾病的重要表现，严重者可发生高胆红素脑病而致残，甚至危及生命。

中医药在治疗新生儿黄疸方面历史悠久，并有一定优势，在西医疗法的基础上联合中药治疗能达事半功倍的效果，而其中中成药具有简、便、廉、验的特点，更易被患儿及家长接受。

清肝利胆口服液主要由金银花、茵陈蒿、栀子等中药组成，可保肝降酶、利胆退黄。现代研究认为茵陈蒿具有促进胆汁分解、排泄和促进肝细胞再生的作用；金银花能抗菌解毒、增强免疫功能；栀子可以增加正常动物肝细胞蛋白量，并具有促进肠道蠕动和泻下的作用，且三者均有明显的抗菌作用，特别是对金黄色葡萄球菌、溶血性链球菌作用明显。虽此前有多项随机对照试验（randomized controlled trials，RCT）表明清肝利胆口服液与光照疗法、益生菌、酶诱导剂等常规方案联合运用效果更好，但缺乏循证证据支持。笔者对已发表的清肝利胆口服液联合常规方案治疗新生儿黄疸的 RCT 进行系统评价，以期为临床治疗方案选择提供参考。

（一）资料与方法

1. 研究对象

明确诊断为黄疸/高胆红素血症的新生儿，性别、种族、国籍等不限。

2. 干预措施

试验组为清肝利胆口服液联合西医常规治疗，西医常规治疗包括光照疗法、益生菌、酶诱导剂及其他对症处理等；对照组为西医常规治疗。若对照组为光照疗法、酶诱导剂及其他对症处理，试验组在对照组治疗的基础上联合清肝利胆口服液及益生菌的文献也纳入本研究。

3. 结局指标

结局判定至少包括以下结局指标中的一项：

①有效率；②血清胆红素水平；③日均胆红素下降值；④治疗时间、住院时间或胆红素下降至正常天数；⑤黄疸消退时间；⑥不良反应。

4. 文献纳入标准

类型为 RCT；语种不限。

5. 文献排除标准

①非随机对照试验；②综述；③以成人为受试对象；④设计较差，数据有明显错误；⑤结局指标单一或研究方案描述不清、数据不全；⑥生理性黄疸的研究；⑦同一个作者、单位发表的雷同文献，或者尽管作者、单位不相同，但文献研究设计、报告数据基本一致的文献。

6. 文献检索

中英文网络检索清肝利胆口服液治疗新生儿黄疸的文献，英文数据库包括 PubMed、Embase、The Cochrane Library；中文数据库包括中国知网（CNKI）、中国生物医学文献数据库（CBM）、维普数据库（VIP）、万方数据库（Wan Fang）、临床试验注册中心。检索时间为建库至 2017 年 5 月 1 日。中文检索词包括"新生儿黄疸""新生儿高胆红素血症""胎黄""清肝利胆"；英文检索词包括"neonatal jaundice""hyperbilirubinemia""Clear liver and gall – bladder oral liquid""qingganlidan oral liquid"等。

7. 数据的收集与提取

对纳入研究的基本信息如：第一作者、发表年份、试验涉及的人数、性别、病程、干预措施、结局指标等进行资料提取；由两名经过培训的研究者按照文献纳入、排除标准独立完成。

8. 纳入文献的质量评价

由 2 名研究者独立运用 Cochrane 系统评价手册中 RCT 偏倚风险评估工具（ROB）对纳入研究进行方法学质量评价，若遇分歧，交由第三方裁定。ROB 主要从选择性、实施、测量、随访、报告和其他偏倚 6 个领域进行"低风险""不清楚""高风险"评估。

9. 统计分析

运用 RevMan5.3 软件进行统计分析。若为二分类变量，采用比值比（odd ratio, OR）；若为连续型变量，则运用均数差（mean difference, MD）为效应量，并计算各自 95% 可信区间（confidence interval, CI）及 P 值。若 OR 值不包含 1（视为无效线）、MD 不包含 0（视为无效线），且 $P < 0.05$ 则视为有统计学意义。运用 Q 统计量检验结合 I^2 值来判断异质性，若 $I^2 < 50\%$ 且 $P > 0.1$，可选用固定效应模型，否则在排除临床异质性的情况下运用随机效应模型，并做敏感性分析，观察异质性及合并效应量的变化情况。本文因研究文献数目过少，未绘制倒置漏斗图识别发表偏倚。

（二）结 果

1. 文献筛选结果

初检获取 79 篇文献，阅读全文排除不满足标准的文献 64 篇，最终纳入 15 篇中文文献。文献筛选流程图见图 4 - 5。

2. 纳入文献基本特征

15 个 RCT 均以除外生理性黄疸的高胆红素血症新生儿为纳入对象，共 1766 例，其中清肝利胆口服液（+ 益生菌）联合西医常规治疗患儿 893 例，西医常规治疗患儿 873 例。3 项研究提及清肝利胆口服液的疗程为 5 ~ 7 天，其余研究则是以黄疸消退或胆红素恢复正常水平时间为治疗时间的判定标准。15 项研究均显示两组的年龄、性别、病程及病情严重程度等基线资料具有可比性，或描述为无统计学意义。文献提取数据见表 4 - 86。

3. 纳入文献的偏倚风险评估

15 篇文献均提及"随机"，仅 2 项描述了随机方案为数字表法和掷币法，其余 13 项均未描述随机序列的具体产生过程；15 个研究均未描述分配隐藏、盲法，均未提及有无失访病例。6 项研究因没有说明清晰的文献纳入或排除标准被判定为高风险。纳入研究偏倚风险评估见图 4 - 6、图 4 - 7。

4. Meta 分析结果

（1）有效率：4 项研究提及了两组治疗的"有效率"。其中 1 项研究两组有效率均为 100%，无统计学意义。$P = 0.16$，$I^2 = 42\%$，存在一定的异质性，用随机效应模型计算，总 OR 值 = 3.26，95% CI [1.28，8.29]，存在异质性的原因可能因判断终点的标准不同而产生，对其进行敏感性分析，合并效应量未发生较大变化，提示 Meta 分析结果稳健，表明清肝利胆口服液联合西医常规治疗能显著提高有效率，结果如图 4 - 8 所示，因研究数量过少，故未做发表偏倚的检测。

（2）日均胆红素下降值：12 个研究评价了两组的日均胆红素下降情况。异质性检验：$P < 0.1$，$I^2 \geq 75\%$，采用随机效应模型计算，MD = 13.44，95% CI，$P <$

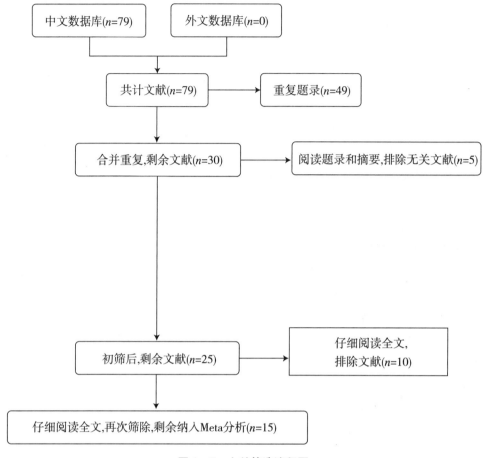

图4-5 文献筛选流程图

0.01,结果如图4-9所示。对12项研究进行敏感性分析后发现合并效应量变化不大,提示结果稳健。说明清肝利胆口服液联合西医常规治疗能明显降低患儿的日均胆红素水平。对12项研究进行发表偏倚检测,漏斗图如图4-10所示,可见图形大致对称,提示发表偏倚可能性较小。

(3)治疗时间:住院时间/胆红素恢复正常水平时间/黄疸消退时间。13个研究评价了两组治疗对平均治疗时间的影响。异质性检验 $P < 0.1$, $I^2 = 92\%$, 提示异质性较大,采用随机效应模型,MD = -1.55, 95% CI $[-2.05, -1.05]$, $P < 0.01$)。结果如图4-11所示。考虑存在较大异质性原因可能如下:统计终点的标准不一,个别研究以胆血清胆红素降至 $17.1\mu mol/L$ 为治疗时间;多数研究以降至 $102.6\mu mol/L$ 为治疗时间,从而造成统计上的差异。对13项研究进行敏感性分析,合并效应量并未发生较大变化,提示 Meta 分析结果较为稳健。说明清肝利胆口服液联合西医常规治疗较常规治疗能缩短患儿治疗时间。对13项研究进行发表偏倚检测,漏斗图大致对称,表明发表性偏倚的可能性较小,结果如图4-12所示。

（4）治疗末胆红素水平：3 个研究评价了两组治疗对治疗末胆红素水平（第 7 天）的影响，异质性检验 $P < 0.1$，$I^2 = 74\%$，提示存在一定的异质性，采用随机效应模型，MD = 26.42，95% CI [37.45，15.38]，$P < 0.01$，结果如图 4 - 13 所示。存在一定的异质性，可能与治疗前胆红素水平不同有关，对 3 项研究进行敏感性分析，合并效应量并未发生较大变化，提示 Meta 分析结果稳健，说明清肝利胆口服液联合西医常规治疗能明显降低治疗末的血清胆红素水平。由于研究数量较少，故未做发表偏倚的检测。

（5）不良反应：共 7 项研究，简单描述了清肝利胆口服液的不良反应，425 例中有 19 例提及治疗后有轻度不良反应，对照组 379 例中提及 14 例，报道的不良反应为轻度腹泻、少量皮疹，停药后均自行消退。

表 4 - 86 文献数据提取表

研究者及出版年份	样本量 T/C	疾病	诊断标准	试验组干预方法	对照组干预方法	结局指标
白梅 2006 年	68/34	母乳性黄疸	王慕逖《儿科学》	清肝利胆口服液，余同对照组	光照疗法 + 酶诱导剂 + 地塞米松 + 对症治疗	③⑤⑥
侯小花 2015 年	88/88	新生儿黄疸	未提及	清肝利胆口服液 + 枯草杆菌二联活菌颗粒，余同对照组	光照疗法	①②④⑤
刘春贤 2015 年	19/19	新生儿黄疸	未提交	清肝利胆口服液，余同对照组	光照疗法 + 病理因素治疗	①③
李建业 2008 年	64/64	母乳性黄疸	美国儿科学会最新新生儿黄疸诊疗指南	清肝利胆口服液，余同对照组	光照疗法 + 对症治疗 + 继续母乳喂养	②⑤⑥
张贺 2002 年	57/31	新生儿黄疸	金汉珍《实用新生儿学》	清肝利胆口服液 + 双歧杆菌活菌胶囊，余同对照组	光照疗法 + 肝酶诱导剂 + 对症治疗	②⑤
李丽 2000 年	68/60	母乳性黄疸	未提及	清肝利胆口服液 + 双歧杆菌活菌胶囊，余同对照组	肝酶诱导剂 + 白蛋白；治疗 72 小时效果不明显用光照疗法；若效果再不明显停母乳	②④
孙玉华 2005 年	107/103	新生儿黄疸	金汉珍《实用新生儿学》	清肝利胆口服液 + 枯草杆菌二联活菌颗粒，余同对照组	光照疗法 + 肝酶诱导剂 + 对症治疗	②⑤⑥
李慧英 2009 年	42/42	母乳性黄疸	未明确	清肝利胆口服液 + 枯草杆菌二联活菌颗粒，余同对照组	血清 < 221 μmol/L，继续母乳；221 ~ 257 μmol/L，停母乳 2 ~ 3 天，配方奶 + 光照疗法；> 342 μmol/L，上述 + 白蛋白	②⑤

（续表）

研究者及出版年份	样本量 T/C	疾病	诊断标准	试验组干预方法	对照组干预方法	结局指标
李建光 2015 年	53/51	新生儿黄疸	金汉珍《实用新生儿学》	清肝利胆口服液，余同对照组	光照疗法 + 苯巴比妥 + 对症疗法	②④⑤
张超雁 2010 年	40/40	新生儿黄疸	第 7 版《儿科学》	清肝利胆口服液，余同对照组	光照疗法 + 肝酶诱导剂	②⑤⑥
吴晓静 2014 年	78/70	新生儿病理性黄疸	金汉珍《实用新生儿学》；汪受传《中医儿科学》胎黄阳黄证	清肝利胆口服液，余同对照组	枯草杆菌二联活菌颗粒 + 对症处理	①②③④⑥
姚平 2006 年	33/33	新生儿黄疸	第 6 版《儿科学》	清肝利胆口服液，余同对照组	光照疗法 + 酶诱导剂 + 对症处理	②⑤
李杰 2015 年	40/40	新生儿黄疸	第 7 版《诸福棠实用儿科学》	清肝利胆口服液 + 双歧杆菌活菌胶囊，余同对照组	光照疗法	③⑥
陶钧 2013 年	68/68	新生儿黄疸	中华医学会儿科学分会新生儿学组新生儿黄疸干预推荐方案	清肝利胆口服液，余同对照组	双歧杆菌四联活菌片 + 对症处理	②④⑥
邓敏 2010a 年	68/65	母乳性黄疸	未提及	清肝利胆口服液，余同对照组	蒙脱石散 + 停母乳	①⑤
邓敏 2010b 年	68/65	母乳性黄疸	未提及	清肝利胆口服液 + 蒙脱石散，余同对照组	停母乳	①⑤

注：结局指标：①为有效率；②为血清胆红素水平；③为日均胆红素下降值；④为治疗时间、住院时间或胆红素下降至正常天数；⑤为黄疸消退时间；⑥为不良反应。

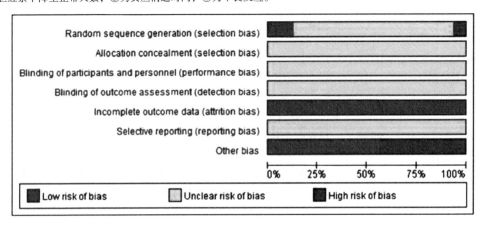

图 4-6　偏倚分析评估总图

图 4 –7　各项研究偏倚分析评估图

Study or Subgroup	Experimental Events	Experimental Total	Control Events	Control Total	Weight	Odds Ratio M-H, Random, 95% CI
dengmin2010a	66	68	58	65	21.5%	3.98 [0.80, 19.94]
dengmin2010b	66	68	53	65	22.7%	7.47 [1.60, 34.85]
houxiaohua2015	40	88	30	88	47.5%	1.61 [0.88, 2.96]
liuchuanxian2015	19	19	15	19	8.3%	11.32 [0.57, 226.72]
wuxiaojing2014	78	78	70	70		Not estimable
Total (95% CI)		321		307	100.0%	3.26 [1.28, 8.29]
Total events	269		226			

Heterogeneity: $Tau^2 = 0.38$; $Chi^2 = 5.21$, df = 3 (P = 0.16); $I^2 = 42\%$

Test for overall effect: Z = 2.48 (P = 0.01)

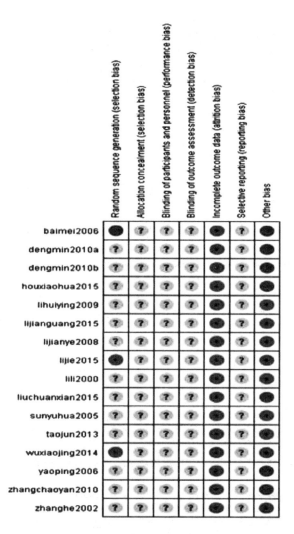

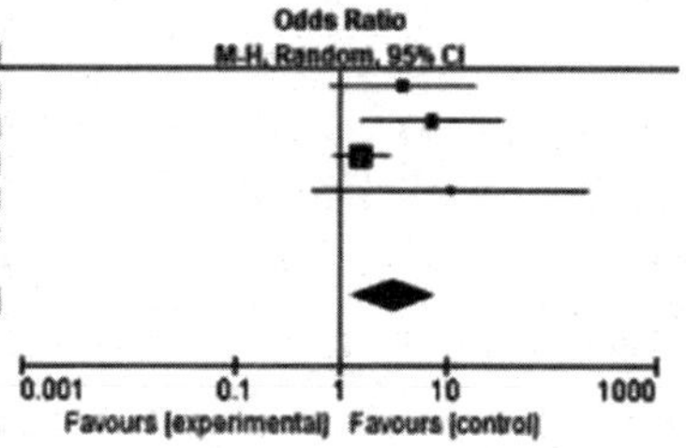

图 4 –8　清肝利胆口服液治疗新生儿黄疸的有效率森林图

Experimental Control Mean Difference Mean Difference
Study or Subgroup Mean SD Total Mean SD Total Weight IV, Random, 95% CI IV, Random, 95% CI
baimei2006 23.43 3.01 68 18.14 2.7 34 9.9% 5.29 [4.13, 6.45]
houxiaohua2015 49.36 17.15 88 27.73 10.2 88 9.1% 21.63 [17.46, 25.80]
lihuiying2009 48.42 27.28 42 35.89 24.3 42 5.8% 12.53 [1.48, 23.58]
lijianguang2015 57.47 8.41 53 40.82 7.95 51 9.4% 16.65 [13.51, 19.79]
lijianye2008 69.2 9.8 64 60.5 10.2 64 9.3% 8.70 [5.23, 12.17]
lili2000 55.42 30.27 68 40.35 28.3 60 6.2% 15.07 [4.92, 25.22]
sunyuhua2005 49.38 21.28 107 37.85 21 103 8.4% 11.53 [5.81, 17.25]
taojun2013 39.78 11.26 68 32.27 16.2 68 8.8% 7.51 [2.82, 12.20]
wuxiaojing2014 32.41 10.35 78 22.56 12.7 70 9.2% 9.85 [6.09, 13.61]
yaoping2006 67.1 11.8 33 45.3 5.6 33 8.9% 21.80 [17.34, 26.26]
zhangchaoyan2010 54.14 17.62 40 36.32 12.9 40 7.9% 17.82 [11.05, 24.59]
zhanghe2002 54.38 18.28 57 39.85 20 31 7.0% 14.53 [6.04, 23.02]
Total (95% CI) 766 684 100.0% 13.44 [9.32, 17.55]
Heterogeneity: Tau² = 44.07; Chi² = 140.40, df = 11 (P < 0.00001); I² = 92%
Test for overall effect: Z = 6.40 (P < 0.00001)
-20 -10 0 10 20
Favours [experimental] Favours [control]

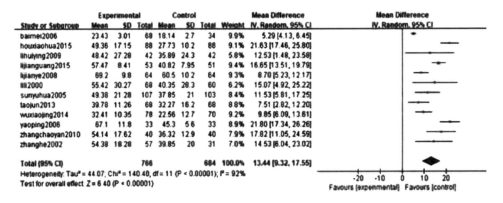

图 4－9 清肝利胆口服液治疗新生儿黄疸的日均胆红素下降值森林图

SE(MD)
0
2
4
6
8
10
-20 -10 0 10 20
MD

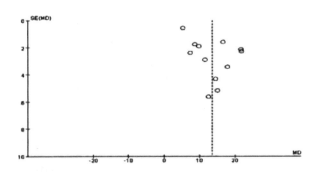

图 4－10 清肝利胆口服液治疗新生儿黄疸的日均胆红素下降值漏斗图

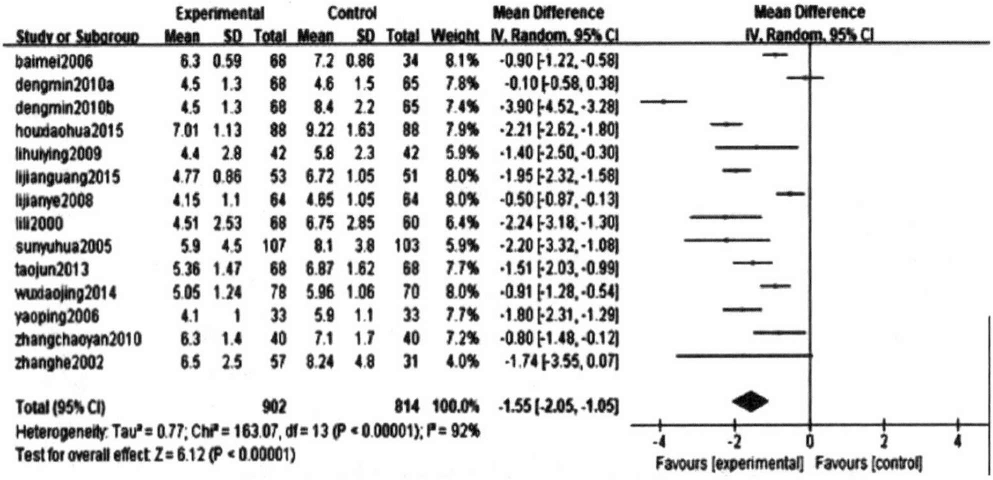

Experimental Control Mean Difference Mean Difference
Study or Subgroup Mean SD Total Mean SD Total Weight IV, Random, 95% CI IV, Random, 95% CI
baimei2006 6.3 0.59 68 7.2 0.86 34 8.1% -0.90 [-1.22, -0.58]
dengmin2010a 4.5 1.3 68 4.6 1.5 65 7.8% -0.10 [-0.58, 0.38]
dengmin2010b 4.5 1.3 68 8.4 2.2 65 7.4% -3.90 [-4.52, -3.28]
houxiaohua2015 7.01 1.13 88 9.22 1.63 88 7.9% -2.21 [-2.62, -1.80]
lihuiying2009 4.4 2.8 42 5.8 2.3 42 5.9% -1.40 [-2.50, -0.30]
lijianguang2015 4.77 0.86 53 6.72 1.05 51 8.0% -1.95 [-2.32, -1.58]
lijianye2008 4.15 1.1 64 4.65 1.05 64 8.0% -0.50 [-0.87, -0.13]
lili2000 4.51 2.53 68 6.75 2.85 60 6.4% -2.24 [-3.18, -1.30]
sunyuhua2005 5.9 4.5 107 8.1 3.8 103 5.9% -2.20 [-3.32, -1.08]
taojun2013 5.36 1.47 68 6.87 1.62 68 7.7% -1.51 [-2.03, -0.99]
wuxiaojing2014 5.05 1.24 78 5.96 1.06 70 8.0% -0.91 [-1.28, -0.54]
yaoping2006 4.1 1 33 5.9 1.1 33 7.7% -1.80 [-2.31, -1.29]
zhangchaoyan2010 6.3 1.4 40 7.1 1.7 40 7.2% -0.80 [-1.48, -0.12]
zhanghe2002 6.5 2.5 57 8.24 4.8 31 4.0% -1.74 [-3.55, 0.07]
Total (95% CI) 902 814 100.0% -1.55 [-2.05, -1.05]
Heterogeneity: Tau² = 0.77; Chi² = 163.07, df = 13 (P < 0.00001); I² = 92%
Test for overall effect: Z = 6.12 (P < 0.00001)
-4 -2 0 2 4
Favours [experimental] Favours [control]

图 4－11 清肝利胆口服液治疗新生儿黄疸的治疗时间森林图

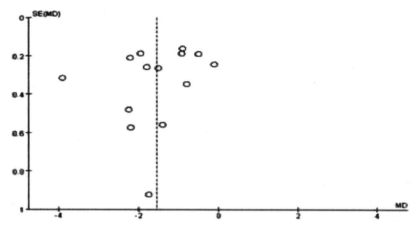

图 4 – 12　清肝利胆口服液治疗新生儿黄疸的治疗时间漏斗图

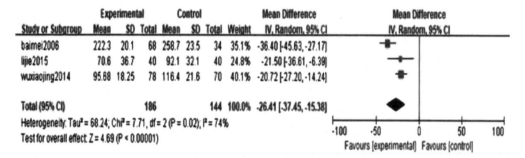

图 4 – 13　清肝利胆口服液治疗新生儿黄疸的治疗末血清胆红素水平森林图

（三）讨论

黄疸是新生儿最常见的症状之一，是由于胆红素生成过多、肝脏功能不成熟、肝肠循环增加所致，多数预后良好，但当间接胆红素增加过高、过快时，可造成胆红素脑病，甚至导致死亡或神经系统后遗症。目前新生儿黄疸的治疗主要包括光照疗法、药物以及换血治疗。光照疗法是西医干预新生儿黄疸的首选方法，胆红素分子在一定波长的照射下发生氧化异构分解为水溶性产物排出体外，是目前治疗高胆红素血症较为安全有效的方法，因易于操作，起效较快，在临床中应用广泛，但仍有皮疹、腹泻、水电解质紊乱等不良反应。药物治疗仍是新生儿黄疸治疗的一个重要方面，主要治疗药物有以下 3 种：锡卟啉和锌卟啉等抑制胆红素生成的药物；白蛋白、苯巴比妥、安妥明等能增强胆红素结合的药物；能阻断肝肠循环的益生菌及治疗新生儿同族免疫性溶血病引起的高胆红素血症的丙种球蛋白。然而因不良反应不明确，缺乏长期安全性评估而受到限制。益生菌类针对轻胆红素血症有效，但对治疗新生儿重度高胆红素血症的疗效仍需评估。换血疗法可消除血液循环中的游离胆红素并能增强胆红素与白蛋白的结合，降低新生儿溶血病的死亡率和致残率，然具有易感染、血流动力学改变明显等不良反应。

中医学中"胎黄"的描述与西医学新生儿黄疸相对应，其基本病机包括湿热郁蒸、寒湿阻滞、气滞血瘀、胎黄动风、胎黄虚脱等，运用清热利湿退黄、温中化湿退黄、行气化瘀消积退黄、平肝息风退黄、温阳益气固脱等方法，在新生儿黄疸及其并发症的防治中发挥了重要作用。中成药因其存储方便、服药简单易被医疗人员和患儿接受。清肝利胆口服液的成分主要为茵陈蒿、金银花、栀子等，可清热利湿、退黄解毒。本研究对清肝利胆口服液治疗新生儿黄疸的 15 个 RCT 共 1766 例患儿做 Meta 分析结果显示：在有效率、日均胆红素下降值、治疗天数及黄疸消退时间等结局指标上，清肝利胆口服液联合西药组均优于单纯西药组；7 项研究共 425 例服用清肝利胆口服液的患儿中有 19 例简单描述了不良反应，主要表现为轻度腹泻、少量皮疹，停药后可自行消退。

然而本项研究仍存在许多不足：样本量少，尽管进行了全面检索，但符合标准的研究较少，且几乎全部为中文文献，部分结局指标报道更少。①原始研究文献质量普遍不高，纳入的研究风险偏倚评估结果不理想，很大程度上影响了结论的可靠性。②纳入研究的结局指标可能受到服药剂量、疗程不一致的影响。

因此，亟待高质量多中心的 RCT 以进一步证明清肝利胆口服液治疗新生儿黄疸的疗效及安全性。此外，皮肤黄染、血清胆红素增高只是新生儿黄疸的临床表现，可由多种病因引起，如母乳性黄疸、溶血性黄疸、感染因素、G‑6‑DP 酶缺陷或先天性胆道闭阻等，望以后的研究能细化病因，针对每一种因素引起的黄疸进行详细严谨的随机对照试验。

（张霞、丁樱）

参考文献

[1] 袁壮，薛辛东. 儿科急重症与疑难病例诊疗评述 [M]. 北京：人民卫生出版社，2002：14 - 17.

[2] 胡浩夫. 现代儿科治疗学 [M]. 北京：人民卫生出版社，1999：151.

[3] 魏克伦，陈克正. 新生儿临床手册 [M]. 广州：广东科学技术出版社，1998：103.

[4] 郭兰忠. 现代实用中药学 [M]. 北京：人民卫生出版社，2000：132 - 177.

[5] 曾宪涛，包翠萍，曹世义，等. Meta 分析系列之三：随机对照试验的质量评价工具 [J]. 中国循证心血管医学杂志，2012，4（3）：183 - 185.

[6] 文进，李幼平. Meta 分析中效应尺度指标的选择 [J]. 中国循证医学杂志，2007，7（8）：606 - 613.

[7] HIGGINS J P, THOMPSON S G, DEEKS J J, et al. Measuring Inconsistency inconsistency in meta - analyses [J]. BMJ, 2003, 327 (14): 557 - 560.

[8] DEEKS J J, HIGGINS J, ALTMAN D G. Analysing data and undertaking meta - analyses, Co-

chrane Handbook for Systematic Reviews of Interventions [M]. Washington：Cochrane Book Series, 2008：243 – 296.

[9] 白梅. 清肝利胆口服液联合西医治疗母乳性黄疸 68 例 [J]. 四川中医, 2006, 24 (1)：96 – 97.

[10] 侯小花. 妈咪爱与清肝利胆口服液联合蓝光照射治疗新生儿黄疸的临床疗效观察 [J]. 中国保健营养, 2015, 25 (14)：150 – 151.

[11] 刘春贤. 新生儿黄疸 38 例临床治疗与病因分析 [J]. 转化医学电子杂志, 2015, 2 (7)：59 – 61.

[12] 李建业, 张彦伦, 王春鸽, 等. 光疗联合清肝利胆口服液治疗母乳性黄疸疗效观察 [J]. 新乡医学院学报, 2008, 25 (1)：81 – 82.

[13] 张贺, 韩子明, 盛凯, 等. 丽珠肠乐和清肝利胆口服液辅助治疗新生儿黄疸 [J]. 中国综合临床, 2002, 18 (7)：662 – 663.

[14] 李丽, 王秋月, 张卫星. 丽珠肠乐和清肝利胆口服液治疗母乳性黄疸疗效观察 [J]. 中国中西医结合杂志, 2000, 20 (8)：628 – 629.

[15] 孙玉华, 孙晓辉. 妈咪爱、清肝利胆口服液联合治疗新生儿黄疸疗效探讨 [J]. 中国现代医学杂志, 2005, 15 (17)：2642 – 2643, 2646.

[16] 李慧英. 清肝利胆口服液、妈咪爱联合治疗母乳性黄疸疗效观察 [J]. 光明中医, 2009, 24 (9)：1756 – 1757.

[17] 李建光. 清肝利胆口服液辅助治疗新生儿黄疸的疗效观察 [J]. 中医临床研究, 2015, 7 (34)：94 – 96.

[18] 张超雁. 清肝利胆口服液联合蓝光治疗新生儿黄疸的疗效观察 [J]. 中国民康医学, 2010, 22 (2)：141 – 142.

[19] 吴晓静. 清肝利胆口服液联合妈咪爱治疗新生儿病理性黄疸 78 例疗效观察 [J]. 中国中西医结合儿科学, 2014, 6 (3)：233 – 234.

[20] 姚平, 陈永梅. 清肝利胆液治疗新生儿黄疸的观察与护理 [J]. 解放军护理杂志, 2006, 23 (7)：23 – 24.

[21] 李杰. 双歧四联活菌片联合清肝利胆口服液治疗新生儿黄疸疗效观察 [J]. 中国中西医结合儿科学, 2015, 7 (4)：378 – 379.

[22] 陶钧. 中西医结合治疗新生儿黄疸 68 例疗效分析 [J]. 中国伤残医学, 2013, 21 (5)：256 – 257.

[23] 邓敏, 吴挺, 周永红. 思密达、清肝利胆口服液联合治疗母乳性黄疸 68 例 [J]. 泰州职业技术学院学报, 2010, 10 (1)：42 – 43.

[24] 邵肖梅, 叶鸿瑁, 丘小汕. 实用新生儿学 [M]. 北京：人民卫生出版社, 2011：270 – 274.

[25] 《中华儿科杂志》编辑委员会, 中华医学会儿科分会新生儿学组. 新生儿黄疸诊疗原则的专家共识 [J]. 中华儿科杂志, 2010, 48 (9)：685 – 686.

[26] 中华医学会儿科学分会新生儿学组. 2014 新生儿黄疸诊断和治疗专家共识 [J]. 中华儿科杂志, 2014, 52 (10)：745 – 748.

［27］刘俐. 我国新生儿黄疸诊治现状和面临的挑战［J］. 中国新生儿科杂志，2009，24（4）：198 - 202.

［28］赵冬莹. 新生儿黄疸的治疗进展［J］. 临床儿科杂志，2012，30（9）：887.

［29］MURKI S, KUMAR P. Blood exchange transfusion for infants with severe neonatal hyperbilirubinemia［J］. Semin Perinatol, 2011, 35（3）：175 - 184.

［30］汪受传，虞坚尔. 中医儿科学［M］. 北京：中国中医药出版社，2012：65 - 70.

三十、基于 GRADE 系统的茵栀黄口服液联合常规疗法治疗新生儿黄疸的循证分析

由于新生儿胆红素代谢特殊，故黄疸既是一种生理现象，又是许多疾病的早期重要表现。虽然大部分黄疸可以自行消退，但若胆红素持续增高，可诱发高胆红素脑病而致残，甚至危及生命。近年来即使在美国及其他医疗体系比较健全的国家，新生儿胆红素脑病也并不罕见。胆红素脑病是引起脑性瘫痪的重要原因之一，但它在新生儿脑损伤中也是最容易预防的，故早期干预，及时治疗，降低重型高胆红素血症的发生率依然十分有必要。国内曾沿用欧美标准，将血清胆红素水平固定值（足月儿 220.6μmol/L、早产儿 255μmol/L）作为黄疸的干预界限。但 2001 年我国发布的新生儿黄疸推荐方案认为，新生儿个体差异较大，胆红素水平的危害性可能受自身机体状态、环境等多种因素的影响，而且小儿血脑脊液屏障是动态发育的过程，随着胆红素水平波动，生理性黄疸也有发展为胆红素脑病的可能，而病理性黄疸也不一定会造成严重损伤。胎龄、日龄越小，出生质量越低，胆红素超过一定限度时对新生儿的脑损伤危险程度越大，故对黄疸患儿仍有必要密切监测胆红素水平，积极进行有效干预。目前胆红素的干预标准可参考 2004 年美国儿科学会、2010 年韩树萍团队制作的小时胆红素百分位曲线。

目前，西医对新生儿黄疸的治疗方法较多，相关药物包括肝酶诱导剂、微生态制剂、白蛋白、金属嘌呤类等，并可依据病因辅以抗炎、丙种球蛋白、补液等对症支持处理，对胆红素水平达到光疗、换血标准者可参照美国儿科学会提供的光疗、换血曲线分别予以干预。虽然中医药治疗新生儿黄疸也有一定疗效，但一来中医涉及汤剂、中成药、针灸、熏洗等内外治法较多，二来文献报道证据参差不齐，仍给临床决策带来很大困扰，其中中成药因简便验廉、痛苦较小受到广大医生及家长的欢迎。因此，在中国中药协会"中成药治疗优势病种临床应用指南"项目牵头下，河南中医药大学第一附属医院丁樱教授联合新生儿领域内各位中西医专家成立了"中成药治疗新生儿黄疸临床应用指南"研究小组，运用 GRADE 研究方法收集、评价中成药治疗新生儿黄疸的证据质量，并结合专家共识、患者意愿价值观及经济学

成本等制订出具体的推荐建议，为临床提供最佳决策。本研究对临床使用较广、报道相对较多的中成药茵栀黄口服液联合常规疗法治疗新生儿黄疸的研究进行全面的证据收集，并基于 GRADE 系统评估两者联合应用治疗的循证依据。

（一）方法

1. 问题提出

根据前期文献检索、临床应用情况和相关指南或共识，提出如下问题：

（1）有较多文献报道茵栀黄口服液可以降低新生儿黄疸的发生率，对其进行预防性治疗有无必要？

（2）茵栀黄口服液在治疗新生儿黄疸的过程中是单独发挥作用，还是与目前西医治疗方案联合发挥作用？

（3）茵栀黄口服液的干预时机是什么？引起新生儿黄疸的病因很多，如母乳因素、溶血因素、感染因素、胆管阻塞等，茵栀黄口服液是对特定病因有效，还是对所有因素引起的黄疸都有效？

（4）茵栀黄口服液是源于中医理论而制成的中药制剂，既然中医必定离不开辨证分型，那么其适用的中医证型与西医疾病之间如何对应？

（5）新生儿包不包括早产儿，对于那些已超过新生儿定义标准，但仍有黄疸持续，是否不适合进行干预？

2. 基于 GRADE 系统的循证依据评估

（1）临床问题明确：2017 年 1 月，"中成药治疗新生儿黄疸临床应用指南"小组召开启动会议，并对主要临床问题进行激烈的讨论，最后初步达成以下共识：①对新生儿没必要进行干预，以免造成过度的医疗资源浪费；②茵栀黄口服液的作用主要为辅助治疗，与西医常规治疗方案联合使用效果较好；③对血生化检查提示为高间接胆红素血症，且胆红素水平达到或超过美国儿科学会指南的时龄 – 胆红素水平曲线的低危区和中低危区分界水平（即第 40 百分位线），或达到或超过我国小时胆红素百分位曲线的 P_{40} 水平，无论由何种病因引起的新生儿黄疸（外科疾病除外）均可及时予以茵栀黄口服液干预，对胆红素水平达到美国儿科学会提到的光疗和换血水平者同时予以光疗和换血治疗，但无论是美国儿科学会提出的时龄 – 胆红素曲线图，还是我国制定的小时胆红素百分位曲线，均在我国基层的普及程度较低，目前大多数文献仍以足月儿≥220.6μmol/L（12.9mg/dL）、早产儿≥255μmol/L（15mg/dL）作为病理性黄疸的干预标准，也可据此标准纳入研究；④中医将黄疸分为阳黄、阴黄、胎黄动风等证型，依据相关描述可发现中医的阳黄证（湿热蕴蒸证）与未结合胆红素升高的新生儿黄疸相对应，因此联合治疗适宜于新生儿高未结合胆红素血症；⑤由于初次制定中成药治疗新生儿黄疸应用指南，为保险起见，可暂将对象范围定义为足月儿，待研究成熟后再将范围扩大至早产儿，对超过新生儿定义标准，但黄疸仍持续难消的新生儿高胆红素血症（除外科疾病引起外）仍可适用。

然后，应用 PICOS 原则梳理临床问题。其中，P（患者）为足月新生儿；I（干预组措施）为茵栀黄口服液 + 常规疗法（肝酶诱导剂、微生态制剂、蓝光照射、补液治疗等）；C（对照组措施）为常规疗法（肝酶诱导剂、微生态制剂、蓝光照射、白蛋白、补液对症处理等）；O（结局指标）为将较客观的监测指标作为关键结局（7-9），一定程度上可能受主观因素影响的指标作为重要结局（4-6），前期报道茵栀黄口服液的不良反应大多为大便次数增多，考虑到其可能与退黄机制有关，故将其作为不重要结局，此外每项研究间的有效率判定标准可能不同，并存在一定主观性，故将有效率也作为不重要结局（1-3），具体结局指标分级依据"中成药治疗新生儿黄疸临床应用指南"启动会议专家投票结果，个别选项较集中的可在同一等级内调整，得到关键结局（胆红素下降率 <9>、治疗末期胆红素水平 <9>、日均胆红素下降值 <8>、胆红素下降至一定值所需时间 <7>、黄疸消退时间 <7>）、重要结局（光疗时间 <6>、未光疗发生率 <5>、住院时间 <4>）、不重要结局（有效率 <3>、严重不良事件 <2>、轻微不良反应 <1>）；S（研究）为系统评价/Meta 分析类文献、最新的随机对照试验等。

（2）证据收集：检索主要中英文数据库，中文数据库包括中国知网、万方、维普、生物医学文献数据库，英文数据库包括 Medline、The Cochrane Library、Central、Embase 数据库。检索词包括"茵栀黄""新生儿黄疸""新生儿高胆红素血症""yinzhihuang""Chinese herb""Chinese medicine""neonatal jaundice""neonatal hyperbilirubinemia"。

（3）检索结果处理：通过 NoteExpress 文献管理软件合并重复题录，阅读文献题目和摘要去除明显不相关，获得满足条件的 Meta 分析和最新的随机对照试验，仔细研读纳入的原始文献和试验，根据 PICOS 标准进一步筛选整合，得到最终目标文献。然后，通过 Revma 5.3 软件对目标文献按照结局指标进行数据提取分析，将整理后的数据导入 GRADEpro 系统进行质量评估。

（4）证据质量评价：GRADE 分级方法始于研究设计：一般默认，随机对照试验的证据级别为高质量，而观察性研究为低质量，但高质量随机对照试验可因偏倚风险、不一致性、间接性、发表偏倚、精确性中的任意一项而降级，低质量的观察性研究也可因效应值大、存在可能降低疗效的混杂因素而酌情升级质量证据。

（5）证据总结：通过 GRADEpro 软件对每个结局指标进行质量评价，形成证据概要表和证据总结表。

（二）结果

1. 文献检索

得到 Meta 分析 2 篇（共有 29 篇随机对照试验）、多中心随机对照研究 1 篇，再进一步查找、仔细阅读 Meta 分析中纳入的原始研究，去除未明确"随机" 1 篇，早产儿或包含早产儿研究 8 篇，诊断、纳入标准不明 7 篇，没有基线描述或基线不详 4 篇，数据不完整、错误 2 篇，最终有 8 篇随机对照试验纳入 GRADE 评价。具体结果见表 4-87。

表 4-87 纳入研究信息

纳入研究	纳入标准	联合方案	对照方案	结局指标
梁兰玲 2014	新生儿黄疸干预方案	茵栀黄口服液 + 对照方案	蓝光	①③
赵澍 2014	《儿科学》	茵栀黄口服液 + 对照方案	蓝光 + 对症处理	①④
穆静 2015	《儿科学》	茵栀黄口服液 + 对照方案	蓝光	①③④
陈海芳 2013	《实用新生儿学》	茵栀黄口服液 + 对照方案	蓝光 + 肝酶诱导剂 + 对症处理	①②
郭小丽 2013	新生儿黄疸干预方案	茵栀黄口服液 + 对照方案	蓝光 + 益生菌	②③④
柴彦艳 2015	《实用新生儿学》	茵栀黄口服液 + 对照方案	蓝光 + 肝酶诱导剂 + 微态制剂 + 对症处理	①②③④
沈建虹 2015	《实用新生儿学》	茵栀黄口服液 + 对照方案	蓝光 + 微生态制剂 + 对症处理	①②③④
协作组 2011	小时胆红素百分位曲线	茵栀黄口服液 + 对照方案	光疗	④⑤⑥

注：①为治疗末期胆红素水平；②为黄疸消退时间；③为有效率；④为不良反应；⑤为胆红素水平下降率；⑥为未光疗发生率。

2. 质量评价

对纳入研究进行质量评价，随机对照试验默认为高质量证据，依据偏倚风险、不一致性、间接性、精确性、发表性偏倚进行酌情降级。具体结果见表 4-88。

表 4-88 结局指标降级过程

结局指标	重要性	研究数/项	例数（男/女）/例 茵栀黄口服液+常规疗法组	例数（男/女）/例 常规疗法组	偏倚风险	不一致性	间接性	精确性	发表性偏倚
胆红素水平下降率-第 3 天	关键	1	395	409	无	无	无	无	未知
胆红素水平下降率-第 5 天	关键	1	395	409	无	无	无	无	未知
胆红素水平-治疗末期	关键	6	312	288	严重（-1）[a]	严重（-1）[b]	无	无	未知
胆红素水平-第 3 天	关键	2	97	88	非常严重（-2）[c]	严重（-1）[d]	无	严重（-1）[e]	未知

（续表）

结局指标	重要性	研究数/项	例数（男/女）/例		偏倚风险	不一致性	间接性	精确性	发表性偏倚
			茵栀黄口服液＋常规疗法组	常规疗法组					
胆红素水平－第5天	关键	2	97	82	严重（－1）f	严重（－1）d	无	严重（－1）e	未知
胆红素水平－第7天	关键	1	58	58	非常严重（－2）c·g	无	无	严重（－1）e	未知
胆红素水平－第14天	关键	1	60	60	非常严重（－2）h	无	无	严重（－1）e	未知
黄疸消退时间	关键	3	195	186	非常严重（－2）c	严重（－1）d	无	无	未知
未光疗发生率	重要	1	55/395	5/409	无	无	无	无	未知
不良反应发生率	不重要	5	180/635	159/642	严重（－1）i	严重（－1）j	无	无	未知
有效率	不重要	6	343/358	291/351	严重（－1）i	无	无	无	未知

注：a 表示 2 篇研究简单描述随机方案，其余 2 篇仅提及随机，未提及分配隐藏；b 表示 $I^2 = 94\%$，异质性很大；c 表示未描述随机方案、分配隐藏；d 表示 $I^2 > 75\%$，异质性很大；e 表示研究数量少，样本量小；f 表示 1 篇研究简单描述随机，但不具体，另 1 篇未提及随机，并均未描述分配隐藏；g 表示未描述随机方案、分配隐藏；h 表示简单描述随机，但不具体，无分配隐藏；i 表示 2 个随机对照试验阶段描述随机方案，其余仅提及随机，无分配隐藏；j 表示 $I^2 = 72\%$，异质性很大。

（1）偏倚风险：由于盲法对新生儿影响较小，故其实施与否对结果几乎无影响。然而，纳入研究中只有 1 篇详细描述了随机方案及具体实施过程，2 篇简单描述了随机化方法为随机数字表和抽签法，剩余 5 篇仅提及"随机"二字，所有研究均未报告隐藏分组。因此，各项结局指标的偏倚风险主要由于随机化的不具体、未描述分配隐藏而酌情降级 1~2 分。

（2）不一致性：主要依据各项研究间异质性的大小，如果结局指标的纳入研究只有 1 项，则不存在异质性，不降级；当研究数量≥2 项，则可依据 I^2 评价，若 $50\% \leqslant I^2 < 75\%$，表明存在异质性，而若 $I^2 \geqslant 75\%$，提示异质性很大。

（3）间接性：各项结局指标均可反映茵栀黄口服液治疗新生儿黄疸的疗效及安全性，而且 PICOS 一致，故此项均不降级。

（4）精确性：除 1 篇为多中心研究外，其他研究中各结局指标的研究数量均较少，而且样本量较小，故可酌情降级 1~2 分。

（5）发表性偏倚：由于研究数量较少，不能借助漏斗图帮助分析判断，并且包含大样本多中心研究和小样本研究，故暂不予以降级。

3. 证据总结

与单用常规疗法比较，联合茵栀黄口服液后疗效更佳，总体证据质量取决于关键结局中较保守的一方。本研究中胆红素水平下降率及治疗末期胆红素水平均为关键结局，虽然前者为高质量，但后者为低质量，故总体质量仍为低质量。具体结果见表 4 - 89。

表 4 - 89　结局指标证据总结

结局指标	效应量	95% CI	病例数/个（研究数/项）	质量评级
胆红素水平下降率 - 第3天	MD = 4. 50	(0. 59, 8. 41)	804 (1)	⊕⊕⊕⊕高质量
胆红素水平下降率 - 第5天	MD = 5. 50	(1. 96, 9. 04)	804 (1)	⊕⊕⊕⊕高质量
胆红素水平 - 治疗末期	MD = - 56. 78	(- 60. 48, - 53. 27)	600 (6)	⊕⊕○○低质量[a,b]
胆红素水平 - 第3天	MD = - 46. 51	(- 52. 58, - 40. 44)	185 (2)	⊕○○○极低质量[c,d,e]
胆红素水平 - 第5天	MD = - 45	(- 52. 4, - 37. 6)	179 (2)	⊕○○○极低质量[d,e,f]
胆红素水平 - 第7天	MD = - 68	(- 74. 15, - 61. 85)	116 (1)	⊕○○○极低质量[c,e,g]
胆红素水平 - 第14天	MD = - 96. 89	(- 110. 9, - 82. 88)	120 (1)	⊕○○○极低质量[e,h]
黄疸消退时间	MD = - 1. 17	(- 1. 45, - 0. 88)	381 (3)	⊕○○○极低质量[c,d]
未光疗发生率	OR = 13. 07	(5. 17, 33. 02)	804 (1)	⊕⊕⊕⊕高质量
不良反应发生率	OR = 1. 23	(0. 96, 1. 69)	1277 (5)	⊕⊕○○低质量[i,j]
有效率	OR = 4. 75	(2. 64, 8. 56)	709 (6)	⊕⊕⊕○中等质量[i]

注：a 表示 2 篇研究简单描述随机方案，其余 2 篇仅提及随机，未提及分配隐藏；b 表示 I^2 = 94%，异质性很大；c 表示未描述随机方案、分配隐藏；d 表示 I^2 > 75%，异质性很大；e 表示研究数量少，样本量小；f 表示 1 篇研究简单描述随机，但不具体，另 1 篇未提及随机，并均未描述分配隐藏；g 表示未描述随机方案、分配隐藏；h 表示简单描述随机，但不具体，无分配隐藏；i 表示 2 个随机对照试验阶段描述随机方案，其余仅提及随机，无分配隐藏；j 表示 I^2 = 72%，异质性很大。

(1) 胆红素水平下降率（高质量）：对于大样本多中心试验而言，各协作单位在自行随机分组过程中很有可能出现日龄和治疗前胆红素水平方面的差异，故采用治疗前后胆红素水平的下降率可更准确地反映疗效。由于胆红素水平下降速率可能不同，故第 3、5 天分别测定其下降率以减小结果误差，结果发现茵栀黄口服液 + 光疗组的第 3 天胆红素水平下降率 [MD = 4. 50，95% CI (0. 59，8. 41)] 较单纯光疗组高，第 5 天 [MD = 5. 50，95% CI (1. 96，9. 04)] 则更为显著。

(2) 胆红素水平（低质量）：6 项研究对治疗过程中或治疗末期的胆红素水平进行报道，提示总体质量为低质量，其中茵栀黄口服液 + 常规疗法组的胆红素水平在第 3 天 [2 项研究，MD = - 46. 51，95% CI (- 52. 58，- 40. 44)]、第 5 天 [2 项研究，MD = - 45，95% CI (- 52. 4，- 37. 6)]、第 7 天 [1 项研究，MD = - 68，95% CI (- 74. 15，- 61. 85)]、第 14 天 [1 项研究，MD = - 96. 89，95% CI (-

110.9, -82.88)] 均显著低于单纯常规疗法组。然而，由于严重的局限性和不一致性，以上研究的证据质量均极低。

（3）黄疸消退时间（极低质量）：3 项研究表明，茵栀黄口服液 + 常规疗法组较单用常规疗法组可显著缩短黄疸消退时间 ［MD = -1.17，95% CI （-1.45，-0.88）］。然而，由于严重的局限性和不一致性，以上研究的证据质量均极低。

（4）未光疗发生率（高质量）：1 项研究对达到小时胆红素百分位曲线低危和低中危区分界水平，但尚未达到光疗干预标准的患者分别采用茵栀黄口服液、动态严密监测、苯巴比妥口服治疗，同时一旦达到美国儿科学会指南高危儿的光疗标准即加用光疗。结果表明，茵栀黄口服液 + 光疗组的未光疗发生率明显高于单纯光疗组 ［OR = 13.07，95% CI （5.17，33.02）］，表明茵栀黄口服液治疗足月儿高间接胆红素血症的确有一定疗效。

（5）有效率（中等质量）：6 项研究表明，茵栀黄口服液 + 常规疗法组较常规疗法组可显著提高有效率 ［OR = 4.75，95% CI （2.64，8.56）］。但未将有效率作为关键/重要结局，而将其判定为不重要结局，这是因为每项研究之间的疗效判定标准可能存在差异。

（6）不良反应（低质量）：5 项研究表明，茵栀黄口服液 + 常规疗法组的不良反应发生率较常规疗法组高 ［RR = 1.23，95% CI （0.96，1.69）］，而且主要集中在大便次数增多、轻微恶心、呕吐等方面，大多可自愈或口服益生菌缓解，未发现严重不良反应。

（三）讨论

1979 年，加拿大定期体检特别工作组单纯考虑试验设计，认为随机对照试验为最高质量证据；2001 年，美国纽约州立大学医学中心推出的"证据金字塔"和同年英国牛津大学医学中心推出的证据分级标准均将系统评价/Meta 分析作为最高证据质量；2004 年，推荐分级的评估、制定与评价（GRADE）工作组正式推出的 GRADE 系统则提出了证据体的概念，不再对单个研究进行质量评价，而且因其质量分级清晰、透明，广受临床研究者的推崇。本研究应用 GRADEprofiler 软件对茵栀黄口服液联合常规疗法治疗新生儿黄疸的 Meta 分析中所涉及的随机对照试验进行补充和再评价，为临床决策提供最佳循证依据。

茵栀黄口服液由茵陈蒿、栀子、黄芩、金银花组成，具有清热解毒、疏肝利胆、活血化瘀的作用。药理研究表明，茵栀黄口服液可通过上调 Bcl-2 蛋白表达、下调 Bax 表达起到抑制肝功能衰竭大鼠肝细胞凋亡的作用；通过减少肝损伤小鼠肝内炎症介质 TNF-α、TNF-β、IL-4 分泌，促进细胞因子 IL-10 分泌来减轻炎症反应；明显减轻肝细胞的变性坏死，抑制肝小胆管的增生；降低谷丙氨酸转移酶（ALT）、谷草氨酸转移酶（AST）、总胆红素（TBIL）、碱性磷酸酶（ALP）等水平，使得过氧化物歧化酶水平明显增高，并加强氧化自由基的清除，该制剂治疗新生儿黄疸的机制可能与抗炎、抗氧化、保护肝细胞转运蛋白、减少细胞凋亡等因素有关。本研究发现，茵栀黄口服液联合常规疗法可显著降低胆红素水平，缩短黄疸持续时间，减少光疗发生率，提高疗效，虽然不良反应发生率较单用常规疗法高，但主要表现为大便次数增多，均较轻微，停药或加益生菌后即可减轻，未发现严重不良反应。

综上所述，茵栀黄口服液联合常规疗法治疗新生儿黄疸有一定疗效，而且不良反应轻微。虽然研究总体质量为低质量，然作为指南的强推荐、弱推荐或不推荐证据还需权衡利弊和药物经济学、医疗资源、患者价值观与意愿等方面，仍可为相关治疗提供循证依据，具有临床参考价值。

（韩姗姗、丁樱）

参考文献

［1］ Kaplan M, Hammerman C. Understanding and preventing severe neonatal hyperbilirubinemia: is bilirubin neurotoxity really a concern in the developed world? ［J］. Clin Perinatol, 2004, 31（3）: 555－575.

［2］ Bhutani V K, Johnson L. Kernicterus: a preventable neonatal brain injury ［J］. J Arab Neonatal Forum, 2005, 2: 12－24.

［3］ Bhutani V K, Johnson L. Kernicterus in the 21st century: frequently asked questions ［J］. J Perinatol, 2009, 29（Suppl 1）: S20－S24.

［4］ 左启华. 儿科学 ［M］. 3版. 北京: 人民卫生出版社, 1995: 102－105.

［5］ 中华医学会中华儿科杂志编辑委员会, 中华医学会儿科学分会新生儿学组. 全国新生儿黄疸与感染学术研讨会纪要（附新生儿黄疸干预推荐方案） ［J］. 中华儿科杂志, 2001, 39（3）: 184－187.

［6］ American Academy of Pediatrics Clinical Practice Guideline Subcommittee on Hyperbilirubinemia. Management of hyperbilirubinemia in the newborninfant 35 or more weeks of gestation ［J］. Pediatrics, 2004, 114（1）: 297－316.

［7］ 董小玥, 韩树萍, 余章斌, 等. 新生儿小时胆红素百分位曲线图的制备及早期预测高胆红素血症的初步探讨 ［J］. 中国循证儿科杂志, 2010, 5（3）: 180－186.

［8］ 苏成杰. 试论新生儿黄疸治疗方法的研究进展 ［J］. 当代医药论丛, 2017, 15（3）: 144－145.

［9］ Grades of Recommendation, Assessment, Development, and Evaluation（GRADE）WorkingGroup. Grading quality of evidence and strength of recommendations ［J］. Brit Med J, 2004, 328（7454）: 1490－1494.

［10］ 汪受传, 虞坚尔. 中医儿科学 ［M］. 北京: 中国中医药出版社, 2012: 65－70.

［11］ 陈耀龙, 姚亮, Norris S, 等. GRADE 在系统评价中应用的必要性及注意事项 ［J］. 中国循证医学杂志, 2013, 13（12）: 1401－1404.

[12] Zeng J, Wang S J, Li Y M, et al. Yinzhihuang oral liquid in the treatment of neonatal jaundice: a meta – analysis [J]. Pharm Biol, 2017, 55 (1): 554 – 559.

[13] 唐文, 谭建玲, 贾亮亮, 等. 茵栀黄口服液辅助治疗新生儿黄疸的有效性和安全性的系统评价 [J]. 中国药房, 2016, 27 (12): 1638 – 1641.

[14] 茵栀黄口服液临床研究协作组. 茵栀黄口服液治疗足月新生儿高间接胆红素血症的多中心随机对照研究 [J]. 中华儿科杂志, 2011, 49 (9): 663 – 668.

[15] 梁兰玲. 新生儿黄疸的早期治疗预后分析 [J]. 医学信息, 2014, 27 (8): 142 – 143.

[16] 赵澍, 王富英, 张爱萍. 茵栀黄口服液治疗新生儿病理性黄疸疗效观察 [J]. 医药论坛杂志, 2014, 35 (9): 26 – 27.

[17] 穆静, 李新, 孙建荣. 茵栀黄口服液治疗足月新生儿黄疸疗效观察 [J]. 辽宁中医药大学学报, 2015, 17 (4): 175 – 177.

[18] 陈海芳, 杨金慧. 茵栀黄口服液佐治新生儿高胆红素血症69例疗效观察 [J]. 临床医药实践, 2013, 22 (4): 254 – 255.

[19] 郭小丽. 中西医结合治疗足月新生儿黄疸98例疗效观察 [J]. 中医临床研究, 2013, 5 (7): 12 – 13.

[20] 柴彦艳. 茵栀黄口服液联合蓝光照射治疗新生儿高胆红素血症临床观察 [J]. 儿科药学杂志, 2015, 21 (1): 20 – 22.

[21] 沈剑虹. 茵栀黄口服液联合西药治疗新生儿高胆红素血症疗效观察 [J]. 新中医, 2015, 47 (2): 161 – 163.

[22] 沈晓明, 王卫平. 儿科学 [M]. 7版. 北京: 人民卫生出版社, 2011: 116.

[23] 金汉珍, 黄德珉, 官希吉. 实用新生儿学 [M]. 3版. 北京: 人民卫生出版社, 2003: 269.

[24] Anon. The periodic health examination. Canadian task force on the periodic health examination [J]. Can Med Assoc J, 1979, 121 (9): 1193 – 1254.

[25] 刘筠. 茵栀黄口服液临床应用与研究进展 [J]. 中国实用医药, 2015, 10 (23): 274 – 275.

三十一、小儿 Alport 综合征 6 例临床病理分析

Alport 综合征（alport syndrome，AS）是由Ⅳ型胶原基因突变引起的进行性遗传性肾病，常伴有眼、耳等异常。在持续性血尿患者，尤其是儿童患者中，AS 较常见，占 11% ~27%。AS 占儿童慢性肾衰竭的 1.8% ~ 3.0%。作者收集 6 例 AS 患者，对其临床表现、组织病理形态、常规免疫荧光标记、超微结构观察及Ⅳ型胶原表达情况进行分析，旨在提高临床和病理医生对 AS 的认识。

（一）临床资料

1. 一般资料

6 例 AS 病例均为 2008 年 4 月 ~2009 年 12 月河南中医药大学第一附属医院儿科

肾活检病例。年龄 1.5～17.0（8.9±5.8）岁。常规行实验室生化检查、肾穿刺活
检、皮肤活检、高频电测听及裂隙灯视力检查。

2. 肾脏病理检查

肾穿刺标本用中性甲醛固定、石蜡包埋，2μm 厚切片，行常规染色（HE、
PAS、Mas‑son 及 PASM‑Masson）观察。肾组织冰冻切片厚 3μm，采用直接免疫
荧光法检测常规免疫标记（IgA、IgG、IgM、C3、C4、C1q 及纤维蛋白原），FITC 标
记鼠抗人荧光抗体（工作浓度 1:40）购自北京中杉金桥生物技术服务有限公司。5
例送北京大学第一医院电镜室作电镜检查，1 例患儿家属拒作电镜检查。

3. 肾组织中 COL4α3 及 COL4α5 检测

采用间接免疫荧光法检测肾活检组织中 COL4α3、COL4α5 的表达及皮肤活检组
织中 COL4α5 的表达。鼠抗人 COL4α3、COL4α5 单克隆抗体（工作浓度 1:100）购
自瑞典 Wieslab 公司；FITC 标记山羊抗鼠二抗（工作浓度 1:100）购自北京中杉金
桥生物技术服务有限公司。

（二）结果

1. 临床资料分析

6 例患儿肾功能均正常，临床资料见表 4–90。

表 4–90　6 例 AS 患儿临床资料

病例	性别	年龄/岁	病程	血尿	血脂	蛋白尿	水肿	血压	听力	视觉	家族史
1	男	1	0.5a	（++～+++）	正常	（+～+++）	无	正常	正常	正常	尿检红细胞（+）
2	女	3	1个月	（++～+++）	正常	（+～+++）	无	正常	正常	正常	无
3	女	9	7a	（++）	升高	（++）	有	正常	正常	正常	无
4	男	10	6a	（+++）	升高	（++）	有	正常	右耳传导性耳聋	正常	舅死于肾衰竭；母慢性肾炎十余年，肾功能下降；妹尿检红细胞（+++），蛋白间断（+）
5	男	12	1.5a	（+++）	升高	（++）	有	正常	正常	眼底视网膜病变	无
6	男	17	1a	（+++）	升高	（++）	有	升高	正常	眼底视网膜病变	母尿检红细胞（+），蛋白（+）

2. 肾脏病理资料

结果见表 4-91。6 例肾活检标本均可见废弃小球。例 1 和例 2 病理改变较轻，常规免疫荧光标记均阴性。例 3~6 病理改变较重，局灶节段性肾小球硬化（FSGS）样病变，常规免疫荧光标记 IgM 不同程度阳性；其中例 4~6 电镜下显示典型 AS 病变：基膜厚薄不均、弥漫或节段分层呈网状，均见上皮细胞足突大部分融合。

表 4-91　6 例 AS 患儿肾脏病理资料

病例	废弃小球	不成熟小球	节段硬化	球囊粘连	肾小球毛细血管基膜（光镜）	小管萎缩	间质泡沫细胞	基膜（电镜）	足突（电镜）
1	有	无	无	有	节段嗜银性减弱	轻度	无	正常	正常
2	有	有	无	无	节段嗜银性减弱	无	无	未做	未做
3	有	无	有	有	节段不规则增厚	轻度	有	异常	广泛融合
4	有	无	有	有	节段不规则增厚	轻度	有	异常	广泛融合
5	有	无	有	有	节段不规则增厚	轻度	有	异常	广泛融合
6	有	无	有	有	节段不规则增厚	中度	有	异常	广泛融合

3. 肾组织中 COL4α3 及 COL4α5 的表达

6 例患儿肾组织 COL4α3 及 COL4α5 表达均缺失或节段弱阳性。例 4~6 皮肤 COL4α5 表达缺失。例 3 皮肤 COL4α5 表达节段缺失。例 1 母亲、例 4 母亲和妹妹 COL4α5 表达节段缺失。余亲属未做皮肤活检。

（三）讨论

随着对 AS 致病基因以及相关蛋白分子表达的认识，目前认为 AS 有 3 种遗传型：X 连锁显性遗传型、常染色体隐性遗传型及常染色体显性遗传型，其中 X 连锁显性遗传型最常见，约占 85%，致病基因为编码 Ⅳ 型胶原 α 链的 COL4A 基因。根据病程一般分为早、中和晚三期，病程早期多表现为轻微病变。根据家系中男性发生终末期肾功能衰竭的年龄分为青少年型和成年型。AS 病理改变不具特征性，曾被认为属于慢性间质性肾炎，把肾间质泡沫细胞误认为 AS 的诊断依据。

该 6 例为早中期，例 1 和例 2 分别只有 1 和 3 岁，起病早，临床表现为镜下血尿伴间断轻度蛋白尿，血脂正常，高频电测听和裂隙灯视觉检查均正常；其余 4 例年龄相对较大（9~17 岁），临床均表现为肾炎型肾病综合征，血脂均升高，1 例出现高血压，2 例有视网膜病变，但晶状体病变不明显，1 例有右耳轻度传导性耳聋。据报道约 70% 的 X 连锁显性遗传型男性和 10% 的 X 连锁显性遗传型女性患者出现视网膜病变且常伴耳聋，视网膜病变早于前圆锥形晶状体，耳聋为进行性，两侧不完全对称。

例 1 和例 2 病理改变主要是小球毛细血管基膜节段嗜银性减弱，肾间质未见泡沫细胞，但 2 例均可见废弃小球，提示了 AS 的慢性进展和迁延性。例 1 见球囊粘连，例 2 见不成熟肾小球；例 1 电镜显示轻度系膜增生，基膜未见病变。随年龄增长和病程延长病理改变加重，该组年长患儿均见 FSGS 样病变，毛细血管基膜和球囊基膜不规则增厚、分层，间质大量泡沫细胞浸润，小管间质轻中度慢性病变。肾间质泡沫细胞除见于 AS，还见于 FSGS、膜性肾病及 IgA 肾病等，但 AS 肾间质出现泡沫细胞频率高且范围广。从形态上看有些泡沫细胞周围可见到基底膜，但免疫组化分析结果显示泡沫细胞来源于单核细胞，单核细胞标记 CD68 阳性表达而上皮细胞标记 CK 阴性，目前人们对 AS 病例肾间质泡沫细胞的来源和意义尚有争议，有待进一步研究。迄今仍然认为肾小球基底膜出现特征性增厚、分层是诊断 AS 的"金标准"，但存在局限性，某些高度怀疑为 AS 的幼年患者和女性患者，肾小球基膜没有典型的病理改变，仅表现为基膜变薄，该组例 1 电镜检查即未见基膜异常。

该 6 例肾组织 COL4α5、COL4α3 和皮肤 COL4α5 的表达符合 X 连锁显性遗传，但是只有 3 例有明确的家族史，其他 2 例可能为新发突变或其母为无症状携带者。据报道，10% ～15% 的 AS 患者为新发突变或从头突变，10% ～15% 杂合子女性终生不会出现血尿。皮肤活检组织表皮基底膜 COL4α5 检测可用于诊断 X 连锁显性遗传型男性患者及女性致病基因携带者，但文献报道约 20% 的 X 连锁显性遗传患者肾小球毛细血管基底膜 COL4α5 表达正常或弱阳性，约 25% 皮肤基底膜 COL4α5 表达正常或弱阳性，这可能与基因突变位点和突变类型多样化有关。

筛查、分析 AS 家系的 COL4A3 ～5 基因是目前唯一确定无症状携带者的方法，但需要专业科研人员和设备。肾活检组织电镜检查和肾、皮肤活检组织 COL4α3 及 COL4α5 检测均可为 AS 的诊断提供重要依据，后者较简便易行。在临床实践中，对临床表现以血尿为主的患儿，应及早检测皮肤活检组织 COL4α5，必要时做基因检查，以免漏诊。

（杨晓青、丁樱）

参考文献

［1］Piqueras AI, White RH, Raafat F, et al. Renal biopsy diagnosis in chidren presenting with haematuria ［J］. Pediatr Nephrol, 1998, 12 (5)：386.

［2］中华医学会儿科学会肾脏病学组. 91 所医院 1990 ～2002 年小儿慢性肾衰竭 1268 例调查报告 ［J］. 中华儿科杂志, 2004, 42 (10)：724.

［3］黎磊石, 刘志红. 中国肾脏病学 ［M］. 北京：人民军医出版社, 2008：1030.

［4］Wu Y, Chen Y, Chen D, et al. Presence of foam cells in kidney interstitium is associated with progression of renal injury in patients with glomerular diseases ［J］. Nephron Clin Pract, 2009, 113 (3)：c155.

[5] Franco M, Schmitt F, Rejailz WA, et al. Renal interstitial foam cells are macrophages [J]. Histopathology, 1992, 20 (2): 173.

[6] 何旭, 刘光陵, 夏正坤, 等. 47 例 Alport 综合征临床与病理分析 [J]. 中华儿科杂志, 2008, 46 (12): 914.

[7] Jais JP, Knebelmann B, Giatras I, et al. X – linked Alport Syndrome: natural history in 195 families and genotype – phenotype correlations in males [J]. J Am Soc Nephrol, 2000, 11 (4): 649.

[8] Tishle PV. Healthy female carriers of a gene for the Alport syndrome: Importance for genetic counseling [J]. Clin Genet, 1979, 16 (4): 291.

[9] 王芳, 丁洁, 俞礼霞, 等. 基底膜 α (Ⅳ) 链染色正常的 Alport 综合征基因突变特点 [J]. 中国实用儿科杂志, 2003, 18 (6): 346.

[10] Su J, Liu ZH, Zeng CH, et al. Quantitative analysis of type IV collagen subchains in the glomerular basement membrane of patients with Alport syndrome with confocal microscopy [J]. Nephrol Dial Transplant, 2006, 21 (7): 1838.

第五章 基础实验

一、肾必宁治疗慢性血清病及 IgA 肾病分子机理实验研究

为了探讨肾必宁治疗多种肾病的有效机制及中医"异病同治"理论的分子基础，我们同时制造了慢性血清病系膜增生性肾炎（mesangial proliferative glomerulone-phritis，MsPGN）大鼠及 IgA 肾病（IgA nephropathy，IgAN）小鼠两种不同的肾病模型，从对系膜细胞凋亡及其调控基因影响的角度寻找中药肾必宁作用的有效环节，并以此阐释中医"异病同治"理论的科学内涵。

（一）资料与方法

1. 动物

健康雄性 SD 大鼠，8～10 周龄，体重 160～180g；雌性 BLBAC 小鼠，体重18～20g，7～8 周龄。均由中国医学科学院实验动物中心提供。

2. 药物及试剂

肾必宁颗粒（河南中医药大学制药厂提供，由黄芪 30g，菟丝子 12g，五味子6g，生地黄 10g，白花蛇舌草 12g，水蛭 3g，甘草 6g 等组成），每包 10g，相当于生药23.8g。戊巴比妥钠（上海化学试剂分装厂）；牛血清白蛋白（华美生物工程公司）；完全弗氏佐剂（邦定泰克生物有限公司）；甲醛（北京科达化工厂）；原位细胞凋亡试剂盒（华美生物工程公司）；Fas 免疫组化试剂盒、SABC 链霉亲和素 - 生物素复合物试剂盒、DAB 显色液（兔抗 IgG，武汉博士德生物工程公司）；PCNA 抗增殖细胞细胞核抗原试剂盒（北京中山生物技术有限公司）。

3. 主要仪器

电子秤（ACS - C 型，上海衡器厂生产）；离心机（北京医用离心机厂制造，自动平衡微型离心，LDZ4 - 0.8）；光学显微镜（Olympus）；摄像机（Olympus）；荧光显微镜（Likon LFA - SL 型，沈阳产）；切片机（Leitz Wetzlar l512 型，德国产）；隔水式电热恒温培养箱（WMK - 02 型，上海医疗器械五厂生产）。

4. 具体方法

（1）慢性血清病大鼠系膜增生性肾炎：①动物造模及分组：取大鼠 36 只，将动物随机分为 3 组：即正常对照组、模型组、治疗组。模型复制：将动物适应性喂养 1 周，尿蛋白检测为阴性，将模型组及治疗组动物腹腔注射戊巴比妥钠（20 ~ 30mg/kg）麻醉，常规消毒后经背部切除左侧肾脏，体养 1 周；预免疫：实验鼠足垫皮下注射完全弗氏佐剂 0.1mL 加 3mg 牛血清白蛋白（bovine serum albumin，BSA），于 1、2 周末加强 2 次。3 周末，腹腔连续注射 4 次 BSA，间隔时间 1 小时，注射剂量分别为 0.5mg、1.0mg、1.5mg、3.0mg；次日晨加强 1 次（每只 2mg）。之后每日腹腔注射 BSA，剂量从每只 0.5mg 开始，每日增加 0.5mg，至 5.0mg，继续每周加量 1mg，至 10mg 为止。②给药方法及剂量：a. 治疗组：于造模 5 周后［尿蛋白检测多为（++ ~ +++）］，开始每日早 8 时灌服肾必宁颗粒 4.3g/kg，按 1mL/l00g 体重的量配成一定浓度的溶液，直至 12 周末造模结束。每 1g 成药相当于生药 2.38g；b. 模型组：每日给予等量的生理盐水；c. 正常组：不予任何处理。③检测指标及方法：a. 肾组织病理：于 12 周末处死大鼠后，取少量肾组织，常规制片，作 HE 染色，光镜下放大 400 倍观察。肾脏形态分 0 ~ Ⅲ级。0 级：正常肾小球；Ⅰ级：系膜区宽度大于毛细血管直径，呈节段性分布；Ⅱ级：系膜增生宽度大于毛细血管直径，呈弥漫性分布；Ⅲ级：系膜增生宽度呈团块状聚集，弥漫指状分布。每例标本随机取 10 个肾小球（皮质肾小球 5 个，近髓质肾小球 5 个）。b. 肾组织系膜区细胞凋亡的检测：采用原位末端标记法（TUNEL）检测细胞凋亡。操作按试剂盒说明进行。判定结果（凋亡细胞核固缩、碎裂、呈棕色颗粒）。光镜下每份标本计数 200 个系膜细胞及凋亡细胞，按凋亡细胞/细胞总数×100% 计算凋亡率。c. 肾小球系膜区免疫组化 Fas 的检测：免疫组化操作按试剂盒说明进行判断结果。低倍镜下观察背景颜色，高倍镜下观察肾小球系膜区染色强度并按常规标准记分：阴性 0 分，弱阳性 2 分，阳性 4 分，强阳性 6 分。④PCNA 增殖细胞核抗原检测：操作按试剂盒说明进行。结果判断：棕黄色颗粒，位于细胞核，背景无颜色。计算肾小球系膜区表达 PCNA 的细胞占细胞总数的百分比，1% ~ 25% 为（+），26% ~ 50% 为（++），50% 以上为（+++）。

（2）IgA 肾病系膜增生肾炎：①动物模型复制：取 BLBAC 小鼠 36 只，随机分为 3 组，即正常对照组、模型组、治疗组。适应性喂养 1 周，隔日口服 BSA 200mg/kg（用 0.1% 盐酸酸化水稀释）。在口服 BSA 的同时，于第 6 周开始腹腔注射 BSA 200mg/kg，隔日 1 次，连续 3 次。以后仍隔日口服 BSA 200mg/kg，用 0.1% 盐酸酸化水稀释，共 12 周。②给药方法：于造模 3 周后开始灌胃，每日早 8 时灌服肾必宁冲剂 6.4g/kg（相当于临床用药量的 10 倍），按 0.3mL/20g 的量配成一定浓度的溶液，直至 12 周末造模结束。正常组不予任何处理，病理组灌服等量的生理盐水。③

检测指标及方法同上。

（3）统计学处理：计量资料用 $\bar{x} \pm s$ 表示，采用单因素方差分析；等级资料采用秩和检验。所有结果均以 PEMS 医用统计软件处理。

（二）结果

1. 肾必宁对大、小鼠肾脏病理的影响

正常组：IgG、IgA 荧光抗体均阴性；模型组：大鼠 IgG 荧光抗体阳性，小鼠 IgA 荧光抗体阳性；治疗组：大鼠 IgG 荧光抗体阴性，小鼠 IgA 荧光抗体弱阳性，表 5－1 示，无论大鼠或小鼠，模型组与正常组及治疗组相比均具非常显著差异（$P <0.01$），说明模型复制成功，肾必宁可明显改善 MsPGN 的病理损伤。

表 5－1 肾必宁颗粒对大、小鼠肾脏病例形态的影响（只）

组别	鼠数	大鼠				小鼠			
		0	Ⅰ	Ⅱ	Ⅲ	0	Ⅰ	Ⅱ	Ⅲ
正常组	12	12	0	0	0*	12	0	0	0*
模型组	12	0	0	2	10	0	0	2	10
治疗组	12	0	5	5	2*	1	4	5	2*

注：* 与模型组比较，$P <0.01$。

2. 肾必宁颗粒对大、小鼠肾脏系膜细胞凋亡的影响

表 5－2 示，正常组有少量的凋亡细胞，模型组则几乎未发现，两组相比差异有显著性（$P <0.05$，提示病理组具有明显的凋亡不足；治疗组与模型组相比差异具有显著性（$P <0.01$），说明肾必宁具有明显诱导细胞凋亡的作用。

表 5－2 肾必宁颗粒对大、小鼠肾组织系膜细胞凋亡的影响（$\bar{x} \pm s$）

组别	鼠数	凋亡率	
		大鼠	小鼠
正常组	12	5.08 ± 0.18*	5.17 ± 0.23*
模型组	12	1.58 ± 0.06	1.67 ± 0.08
治疗组	12	18.42 ± 0.93*	19.58 ± 0.62*

注：* 与模型组比较，$P <0.01$。

3. 肾必宁颗粒对大、小鼠肾脏系膜区 Fas 的影响

表 5－3 示，正常组有少量的 Fas 表达，而模型组则无。两组相比无统计学意义（$P >0.05$），但模型组与治疗组相比差异有显著性（$P <0.01$），说明肾必宁颗粒可诱导肾小球系膜区 Fas 的表达。

表5-3　肾必宁对大、小鼠肾脏系膜区 Fas 的影响（只）

组别	鼠数	大鼠				小鼠			
		0分	2分	4分	6分	0	I	II	III
正常组	12	9	2	1	0	10	2	0	0
模型组	12	12	0	0	0*	12	0	0	0*
治疗组	12	0	3	8	1	0	1	10	1

注：* 与模型组比较，$P < 0.01$。

4. 肾必宁颗粒对大、小鼠肾小球系膜区 PCNA 的影响

表5-4 示，正常组与模型组比较差异有显著性（$P < 0.01$），与治疗组比较也有统计学差异（$P > 0.05$），说明模型复制成功，药物治疗不能彻底改变系膜增殖。治疗组与模型组相比差异有显著性（$P < 0.01$），说明药物治疗可以影响 PCNA 的表达，抑制系膜增殖。

表5-4　肾必宁对大、小鼠肾脏系膜区 PCNA 的影响（只）

组别	鼠数	大鼠			小鼠		
		（+）	（++）	（+++）	（+）	（++）	（+++）
正常组	12	12	0	0*△	12	0	0*△
模型组	12	1	1	10	1	2	9
治疗组	12	12	3	2*	6	3	3*

注：与模型组比较，* $P < 0.01$；与治疗组比较，△$P < 0.05$。

（三）讨论

异病同治是指不同的疾病，若促使发病的病机相同，可用同一种方法治疗。据此中医学将错综复杂的不同疾病的临床症状，归纳为病机相同或相似的同一证候，针对病机而制定出行之有效的治则、方药。我们在长期的临床实践的基础上，结合现代药理研究拟定了肾必宁颗粒。该方功能益气养阴，清热化瘀。

MsPGN 多属中医"水肿""虚劳"等病，其病机为本虚标实，本虚指肺脾肾三脏的不足，尤以脾肾气阴亏虚多见。标实则有外邪、湿热、瘀血、浊邪诸因素，而以湿热、瘀血最为重要。肾必宁颗粒即是针对 MsPGN 病机而拟定，临床应用未发现明显的毒副作用。现代研究认为，导致系膜增生的原因是由于系膜细胞（mesangial cells，MC）的增殖过度和（或）凋亡不足。细胞凋亡的调控不是单个基因作用的结果，需要多个相关促进和抑制基因共同作用。Fas 是目前研究最多，且与凋亡关系极为密切的基因之一。

本实验同时制造慢血清病大鼠和 IgAN 小鼠两种模型，实验动物均可见活动减少、毛发无泽、食欲减退、消瘦等气阴两虚证候；光镜下证实均属 MsPGN，其病理

损伤相似，但免疫荧光分别以 IgG 和 IgA 沉积为主，故属两种不同的肾病模型。本研究结果显示，正常组系膜区即有少量的凋亡细胞，与模型组比较差异显著（$P < 0.05$），而治疗组则凋亡率明显增加，与模型组相比差异有非常显著性（$P < 0.01$），并且凋亡率与肾小球系膜区 Fas 的表达成正相关，而与 PCNA 的表达及病理损伤呈负相关，此说明模型组存在明显的凋亡不足。肾必宁具有明显的促进系膜凋亡、抑制系膜增殖的作用，随着凋亡率的增加，病理损伤明显减轻。以上结果与我们以往研究基本一致。肾必宁无论对慢性血清病大鼠或 IgAN 小鼠均可明显改善动物的一般状态、减轻病理损伤、减少肾小球系膜区 PCNA 的表达，且与促进 Fas 的表达、凋亡率的增加明显相关。这一现象提示，中医"异病同治"理论不仅在细胞水平上具有明显的病理体现，而且在分子水平上也有一定的物质基础。通过本研究认为，"异病同治"理论的分子生物学基础可能是同一种药物治疗"病机"或组织病理变化相同的不同疾病，与药物调控了相同基因的表达有关。

综上，"异病同治"理论之所以在临床上能够得以广泛应用，我们认为有以下几点的原因：①长期大量临床实践概括出的具有规律性的"病机"特点；②细胞水平上的病变基础；③分子水平上的基因调控等。并认为后者可能是充分认识"异病同治"物质基础的主要途径。

（丁樱）

参考文献

[1] 贾慧，邹万忠. 改良慢血清病性大鼠系膜增生性肾炎模型的建立 [J]. 肾脏病与透析肾移植杂志，1996，5（3）：21 - 23.

[2] 孙林，叶任高，叶幼姬，等. 系膜增生性肾炎肾生存率的研究 [J]. 中华肾脏病杂志，1996，12（6）：365 - 367.

[3] 刘红燕，贾汝汉，丁国华，等. 高脂血症大鼠肾脏一氧化氮变化及其意义 [J]. 同济医科大学学报，1999，19（4）：120 - 121.

[4] 聂莉芳，余仁欢，林秀彬，等. 益气滋肾冲剂对 IgA 肾病小鼠肾小球超微结构的影响 [J]. 中国中西医结合杂志，1999（12）：737 - 739.

[5] 《中医辞典》编辑委员会编. 简明中医辞典. 北京：人民卫生出版社，1982：399.

[6] 刘志红，吴燕，周虹，等. 不同增殖性肾炎细胞增殖与凋亡的关系 [J]. 中华肾脏病杂志，1997，13（6）：334 - 337.

[7] 丁樱，任献青. 肾必宁冲剂对系膜增殖性肾炎模型系膜影响的实验 [J]. 河南中医，2000，20（6）：21 - 22.

[8] 肖丽，丁樱，张红敏，等. 肾必宁冲剂对肾小球系膜细胞凋亡 Bcl - 2、ICE 表达的影响 [J]. 中医儿科，2000，1（3）：111 - 113.

[9] 丁樱，尚冰. 肾必宁对系膜区细胞凋亡反调控基因 Bax、Bcl - 2 的影响 [J]. 中医儿科，

2001, 2（3）：116–118.

二、血尿停颗粒对肾小球系膜细胞及细胞因子的影响

血尿停颗粒由生地黄、墨旱莲、马鞭草、当归、炒蒲黄等药组成，具有滋阴清热、活血止血之功效。经临床观察证实对过敏性紫癜性肾炎、IgA 肾病、急性肾炎恢复期、慢性肾炎等临床以血尿、病理以系膜增生为主要表现者，均有良好疗效。

药物对系膜细胞（mesangial cell，MC）增殖影响的研究，国内外多借助于体外培养的 MC 模型。加药方式多为将药物直接加入 MC 培养体系中，而忽视了肝、肾的修饰作用。对于那些经体内吸收代谢后失活或本身无作用但经体内代谢后产生作用或通过第二信使间接起作用的药物，尤其是成分复杂的中药制剂，直接加药法可能导致错误结论。近年来，血清药理学方法不断地被用于中药及西药的药理研究中，取得了进展。虽然用含药血清进行体外实验可以排除以上各种干扰因素，比较接近药物在体内环境中产生的药理效应，然而也存在不少问题，如血清成分复杂，难以排除血清中其他成分的干扰。到目前为止，几乎所有细胞的增殖生长均有赖于血清的存在，血清本身便是最有效的促增殖成分，将含药血清加入 MC 培养体系中，考察其抑制增殖作用，可能有失真实。

本实验利用小鼠肾小球系膜细胞（glomerular mesangial cell，GMC）体外培养技术，除采用血清药理学方法外，还应用多氯联苯诱导的大鼠肝 S_9 代替体内的代谢活化系统，加入 MC 培养体系中。该法既可以避免直接加药产生的一些干扰，又可以避免血清成分本身的干扰，且操作比较简单，已被运用到抗癌药物测试、药物毒理等领域中，但在本领域的应用尚未见报道。我们利用该方法，并与含药血清法进行对比，以期较真实地考察血尿停颗粒对 MC 的影响，从而探讨该药的部分作用机理。

（一）方法

1. 材料

（1）实验动物：SD 大鼠，200～250g，雌雄各半，由河南省实验动物中心提供，用于制备血清。

（2）实验用细胞：系从 4 周龄 C57B1/6J × SJL/J 小鼠肾小球分离克隆的 MC，由南京军区南京总医院解放军肾脏病研究所惠赠。

（3）药品与试剂：血尿停颗粒：每包 10g，批号 021112，由河南中医药大学制药厂提供。RPMI1640 培养基：美国 GIBCO 公司生产。牛胰岛素、Hepes、L–谷氨酰胺、脂多糖（lipopolysaccharide，LPS）、MTT、台盼蓝均为 sigma 产品。胰蛋白酶：Difco 产品。新生牛血清：杭州四季青生物工程材料研究所生产。白细胞介素

(interleukin，IL) -6 和内皮素（endothelins，ET）放免试剂盒：解放军总医院科技开发中心放免所提供。乳酸脱氢酶（lactate dehydrogenase，LDH）试剂盒：北京中生生物工程高技术公司生产。肝 S_9（多氯联苯诱导的大鼠肝匀浆以 9000g 低温离心10 分钟析出的上清液）：2mL/安瓿，中国预防医学科学院提供，其蛋白及活性经鉴定均合格。

（4）实验仪器：低温离心机：CR5B2，日本日立公司生产。CO_2 培养箱：LNA-11DH 型，日本生产。全自动酶标分析仪：V1.2 型，芬兰生产。全自动生化分析仪：SPACE 型，美国生产。智能放免 r 测量仪：SN-695B 型，上海原子核研究所日环仪器一厂生产。

2. 具体方法

（1）样品溶液的配制：血尿停颗粒与肝 S_9 混合液的制备：取血尿停颗粒，用 I 号液（RPMI1640 培养液加 L-谷氨酰胺 0.3g/L，丙酮酸钠 2mmol/L，Hepes15mmol/L，青霉素 100U/mL 及链霉素 100U/mL，用碳酸氢钠调 pH 至 7.1～7.4）配制成 3.5g/L、7g/L、14g/L 浓度的溶液，微孔滤膜过滤除菌，无菌条件下取各剂量样品 2.4mL，分别加肝 S_9 混合液 0.8mL，37℃水浴孵育 30 分钟后即得。

（2）含药鼠血清的制备：采用血清药理学方法制备含药血清。SD 大鼠，体重250～300g，雌雄各半。每组 8 只，即血尿停颗粒血清组和空白血清组。各组分别灌服血尿停颗粒 6.25g/kg 及生理盐水 2mL。连续灌胃 8 天。在最后一次灌胃后 3 天采血（采血前禁食不禁水 12 小时），分离血清，经 56℃ 30 分钟处理后，-20℃ 冰箱保存备用。

（3）实验分组：将第五代生长良好的小鼠 GMC 经胰蛋白酶 EDTA 消化液消化后，收集于离心管中，加 II 号液（I 号液中加 20% 灭活小牛血清、0.66U/mL 胰岛素，调 pH 至 7.1～7.4）配制成 $3.3×10^7/L$ 细胞悬液，按每孔 150μL 转移至 96 孔培养板（Nunc 产品）中。37℃、5% CO_2 培养箱中孵育 32 小时后，吸弃上清，更换无血清的 I 号液，继续培养 24 小时，使细胞生长同步于生长间期。实验分组如下：空白对照组（未加 LPS）、诱导组（只加 LPS）、血尿停颗粒加肝 S_9 组（LPS 和含肝 S_9 的血尿停颗粒溶液）、空白血清组（灌服生理盐水的大鼠血清）及血尿停颗粒血清组（灌服血尿停颗粒药物的大鼠血清）。血尿停颗粒加肝 S_9 组包含血尿停颗粒低、中、高剂量组。每组设 6 个复孔，诱导组、血尿停颗粒加肝 S_9 组均加入 LPS（50mg/L）50μL，血尿停颗粒加肝 S_9 组加入药物与肝 S_9 混合液 200μL，空白血清组及血尿停颗粒血清组加入血清 50μL，余加 I 号液，使每孔终体积为 250μL。

（4）系膜细胞上清液的收集：将加好样品的 96 孔培养板放入 37℃、5% CO_2 培养箱中，12 小时后收集 2 块板上的无细胞上清液各 100μL。-20℃ 冰箱保存，备检IL-6 及 ET。其余于加样后的 48 小时，收集无细胞上清液，测 LDH。

（5）测定方法：培养 48 小时的 96 孔培养板抽净上清液后，加Ⅰ号液 150μL 洗涤 1 次，以除去药物颜色对测定法的干扰。采用 MTT 法测定。培养上清液中 IL-6、ET 的测定采用放射免疫法测定，培养上清液中 LDH 的测定采用速率法，由全自动生化分析仪测定。

（6）统计学处理：所有结果均以均数±标准差表示。多个样本均数的比较用方差分析，多样本均数间的两两比较用 q 检验。

（二）结果

1. 血尿停颗粒对 GMC 增殖的影响

诱导组和空白血清组 MC 增殖明显，与空白对照组比较有显著差异（$P < 0.01$）。血尿停颗粒加肝 S_9 组吸收度与诱导组比较明显减低，比较有显著差异（$P < 0.01$），血尿停颗粒血清组较空白血清组吸收度明显减低，比较有显著差异（$P < 0.01$），表明血尿停颗粒能明显抑制 MC 增殖。结果见表 5-5。

表 5-5　血尿停颗粒对 GMC 增殖的影响（$\bar{x} \pm s$，n=6）

组别	剂量	A 值
空白对照组	—	0.107 ± 0.009
诱导组	10.0mg/L	0.205 ± 0.009 **
血尿停颗粒加肝 S9 组	低 2.1g/L 中 4.2g/L 高 8.4g/L	$0.168 \pm 0.008^{\triangle\triangle}$ $0.156 \pm 0.007^{\triangle\triangle}$ $0.143 \pm 0.007^{\triangle\triangle}$
空白血清组	50.0μL	0.328 ± 0.021 **
血尿停颗粒血清组	50.0μL	$0.264 \pm 0.012^{\#\#}$

注：与空白对照比较 ** $P < 0.01$，与诱导组比较 $^{\triangle\triangle}P < 0.01$，与空白血清组比较 $^{\#\#}P < 0.01$。

2. 血尿停颗粒对 GMC 产生 IL-6 的影响

诱导组、空白血清组与空白对照组比较，IL-6 含量明显增高（$P < 0.01$）。血尿停颗粒加肝 S_9 组 IL-6 含量与诱导组比较明显减低（$P < 0.01$），血尿停颗粒血清组较空白血清组 IL-6 含量明显减低，比较有显著差异（$P < 0.01$），表明血尿停颗粒能明显抑制 MC 产生 IL-6。结果见表 5-6。

表 5-6　血尿停颗粒对 GMC 产生 IL-6 的影响（$\bar{x} \pm s$，n=6）

组别	剂量	A 值
空白对照组	—	75.74 ± 19.82
诱导组	10.0mg/L	140.53 ± 16.15 **
血尿停颗粒加肝 S_9 组	低 2.1g/L 中 4.2g/L 高 8.4g/L	$49.62 \pm 3.98^{\triangle\triangle}$ $35.03 \pm 4.57^{\triangle\triangle}$ $24.13 \pm 2.21^{\triangle\triangle}$

（续表）

组别	剂量	A 值
空白血清组	50.0μL	90.18 ± 17.80 **
血尿停颗粒血清组	50.0μL	69.40 ± 13.45 ##

注：与空白对照比较 ** $P<0.01$，与诱导组比较 △△ $P<0.01$，与空白血清组比较 ## $P<0.01$。

3. 血尿停颗粒对 GMC 产生 ET 的影响

诱导组、空白血清组与空白对照组比较，ET 含量明显增高（$P<0.01$）。血尿停颗粒加肝 S_9 组各剂量 ET 含量与诱导组比较明显减低（$P<0.01$），血尿停颗粒血清组较空白血清组 ET 含量明显减低，比较有显著差异（$P<0.01$），表明血尿停颗粒能明显抑制 MC 产生 ET。结果见表 5 - 7。

表 5 - 7　血尿停颗粒对 GMC 产生 ET 的影响（$\bar{x} \pm s$, n =6）

组别	剂量	ET（ng/mL）
空白对照组	—	8.33 ± 1.32
诱导组	10.0mg/L	31.91 ± 3.30 **
血尿停颗粒加肝 S_9 组	低 2.1g/L 中 4.2g/L 高 8.4g/L	8.59 ± 1.12 △△ 5.79 ± 0.73 △△ 2.61 ± 0.58 △△
空白血清组	50.0μL	437.36 ± 15.33 **
血尿停颗粒血清组	50.0μL	378.84 ± 20.78 ##

注：与空白对照比较 ** $P<0.01$，与诱导组比较 △△ $P<0.01$，与空白血清组比较 ## $P<0.01$。

4. 血尿停颗粒对 GMC 产生 LDH 的影响

诱导组、空白血清组较空白对照组 LDH 含量明显提高（$P<0.01$）。血尿停颗粒加肝 S_9 低剂量组较诱导组含量明显降低（$P<0.01$），血尿停颗粒血清组与空白血清组比较无统计学差异。结果见表 5 - 8。

表 5 - 8　血尿停颗粒对 GMC 产生 LDH 的影响（$\bar{x} \pm s$, n =6）

组别	剂量	LDH（U/L）
空白对照组	—	1.83 ± 1.47
诱导组	10.0mg/L	17.67 ± 4.47 **
血尿停颗粒加肝 S_9 组	低 2.1g/L 中 4.2g/L 高 8.4g/L	1.69 ± 1.66 △△ 4.53 ± 1.33 7.77 ± 1.33
空白血清组	50.0μL	278.33 ± 8.82 **
血尿停颗粒血清组	50.0μL	288.50 ± 27.38

注：与空白对照比较 ** $P<0.01$，与诱导组比较 △△ $P<0.01$。

（三）讨论

GMC 的增殖是多种肾小球疾病的共同病理表现。增殖的 MC 分泌出一系列细胞因子及炎症介质，使损伤进一步扩大。随着 MC 的增殖及系膜基质的增多，最终导致肾小球硬化、肾单位毁损。

在众多的促增殖因素中，IL－6 和 ET 比较引人瞩目。业已表明，正常大鼠、小鼠、人的 MC 均有 IL－6 的表达。体外培养的 MC 显示，经 LPS 诱导后，MC 的 IL－6 蛋白分泌及信使核糖核酸（messenger ribonucleic acid，mRNA）表达明显增加。此外，血清、刀豆素、IL－1、肿瘤坏死因子（tumor necrosis factor，TNF）和血小板源性生长因子（platelet derived growth factor，PDGF）均可刺激 MC 分泌 IL－6。体内实验也证明 IL－6 的异常表达在系膜增生性肾小球肾炎（MsPGN）中起着非常重要的作用。IL－6 转基因鼠循环 IL－6 水平明显升高，IL－6mRNA 表达增强，肾脏呈典型的 MsPGN 的表现，MC 和系膜基质增多，尿中 IL－6 水平亦明显升高。MsPGN 患者系膜区有 IL－6 存在，且尿中 IL－6 活性升高的程度与肾小球内系膜增生的程度有相关性。ET 是目前已知的体内作用强度最强和作用时间最持久的缩血管物质。近年研究发现，ET 与肾脏病关系密切。首先，ET 可收缩 GMC。已知 MC 通过收缩、舒张来调节肾小球血流量及滤过率。当 MC 收缩时，肾小球血流量及滤过率将会下降，并影响到毛细血管通透性及肾功能。ET 还以不依赖于 IL－1 的方式促进 MC 的 DNA 合成及有丝分裂，促进原癌基因 c－myc、c－fos 的表达及合成系膜基质蛋白－Ⅰ、Ⅲ、Ⅳ型胶原及层连蛋白，ET 还可促进血管平滑肌细胞和肾髓质间质细胞增殖。

本实验表明，各加药方式，血尿停颗粒均可抑制 MC 的增殖及 MC 产生 IL－6 和 ET，这可能正是血尿停颗粒治疗多种以系膜增生为主要病理改变的肾小球疾病的作用机制所在。

LDH 是细胞破坏后产生的，是药物细胞毒作用的一种测试方法，血尿停颗粒加肝 S_9 组各剂量产生 LDH 的量均较诱导组降低，低剂量显出统计学差异，血尿停颗粒血清组 LDH 含量与空白血清组比较无统计学差异，表明血尿停颗粒的细胞毒作用不明显。

（丁樱）

参考文献

[1] 苏颖，李学旺，高扬，等. 环孢素 A 联合雷公藤单体 T4 对人系膜细胞增殖及其表达、合成白介素－6 的影响 [J]. 中华肾脏病杂志，1998（4）：13－17.

[2] 于力，杨霁云，丁洁，等. 地塞米松对肾小球系膜细胞中细胞因子产生与基因表达的影响 [J]. 中华肾脏病杂志，1997，13（1）：14－17.

［3］高远赋，王晓艳，姜新猷，等．钙拮抗剂对系膜细胞增殖的抑制作用［J］．肾脏病与透析肾移植杂志，1997，6（2）：134－137.

［4］郭立中，刘玉宁，毛炜，等．肾康注射液与苯那普利对肾小球系膜基质作用的对比研究［J］．中国中西医结合杂志，2000，20（1）：50－52.

［5］张群豪，陈可冀．血清药理学在中药及复方研究中应用的评价［J］．中国中西医结合杂志，1996，16（3）：131－132.

［6］鄂征．组织培养和分子细胞学技术．北京：北京出版社，1996：120.

［7］张群豪，钟蓓，陈可冀．用血清药理学方法观察血府逐瘀浓缩丸对实验性动脉粥样硬化家兔主动脉平滑肌细胞增殖的影响［J］．中国中西医结合杂志，1996，16（3）：156－159.

［8］庄永泽．原发性系膜增生性肾小球肾炎的研究进展［J］．中华肾脏病杂志，1996，12（3）：183－185.

［9］刘志红，黎磊石．多肽生长因子与肾脏疾病［J］．肾脏病与透析肾移植杂志，1996，5（5）：104－106.

［10］郭幕依．当前肾脏病理学研究的几个问题［J］．中华病理学杂志，1997，26（4）：196－199.

［11］Coleman DL，Ruef C. Interleukin－6：an autocrine rugulator of mesangial cell growth［J］．Kidney Int，1992，41：604－605.

［12］Suematsu S，Maatsuda T，Aoxasu K，et al. IgG1 plasmacytosis in interleukin－6 transgenic mice［J］．Proc Natl Acad Sci USA，1989，86：7547－7551.

［13］Fukatsssu A，Matsuo S，Tamai H，et al. Distribution of interleukin－6 innormal and diseased human kidney［J］．Kidney Int，1991，65（1）：61－63.

［14］Badr KF. Mesangial glomerular and renal vascular response to endothelin in the rat kidney［J］．J－clin Invest，1989，83：336.

［15］马利军，谌贻璞，高进，等．内皮素对肾小球系膜细胞炎症效应的作用［J］．肾脏病与透析肾移植杂志，1993，2（1）：17－20.

［16］王海燕．肾脏病学．第2版．北京：人民卫生出版社，1996：97－106，473－477.

三、肾必宁冲剂对系膜增殖性肾炎模型系膜影响的实验研究

系膜增殖性肾炎是肾小球疾病中常见的病理类型，其原发性非 IgA 系膜增殖性肾炎的发病率占我国肾活检患者的 24.7%～41.5%。系膜细胞和基质增殖是本病最基本的病理变化，而促进系膜增殖的因素包括：肾小球高滤状态、免疫炎症损伤、细胞因子表达水平的改变以及凝血纤溶系统的异常活跃等。我们根据多年临床经验及系统观察，采用肾必宁冲剂治疗本病取得较好疗效，现通过实验研究进一步证实其疗效，并探讨其作用机理。

（一）方法

1. 材料

（1）动物：SD 大鼠，雄性，体重 200±20g，由河南医科大学实验动物中心提供。

（2）试剂：牛血清白蛋白，华美生物工程公司生产；卡介苗，卫生部北京生物制品研究所生产；无水羊毛脂，上海嘉定华亭羊毛脂厂生产；TNF-α 放免试剂盒，北京东亚免疫技术研究所生产。

（3）实验药物：肾必宁冲剂，组成：黄芪、五味子、生地黄、菟丝子、冬虫夏草、水蛭、白花蛇舌草、甘草等，由河南中医药大学制药厂提供，每克成药相当于生药 2.38g。强的松片（以下用 P 表示）：每片 5mg，由上海天平制药厂生产，批号 980201。环磷酰胺片（以下用 CTX 表示）：每片 50mg，由上海天平制药厂生产，批号 980101。

2. 具体方法

（1）模型的制备与分组：实验动物购回适应性喂养 1 周，腹腔注射戊巴比妥钠（30mg/kg）麻醉，常规消毒后经腹腔切除左侧肾脏，休养 1 周后参照文献方法进行造模（正常组用等量生理盐水代替造模用药）。于首次给药 4 周未出现蛋白尿者，按体重随机分为病理对照组（病理组）、肾必宁冲剂组（中药组）、肾必宁冲剂加强的松组（中药+P 组）、肾必宁冲剂加强的松加环磷酰胺组（中药+P+CTX 组）、强的松组、强的松加环磷酰胺组（P+CTX 组）。

（2）给药方法：肾必宁冲剂按每日 4.29g/kg 给药，相当于临床用量的 10 倍；强的松按每日 12mg/kg 给药，相当于临床用量的 6 倍。环磷酰胺片按每日 18mg/kg 给药，相当于临床用量的 6 倍；将以上各组药物均配成一定浓度的溶液，按 1mL/150g 体重于第 5 周开始灌胃，每日 1 次，连续 6 周；正常组与病理组分别灌服等量的自来水。造模期间均予丰富蛋白饮食。

3. 观察指标

于造模第 11 周动物处死前 1 天，测定 24 小时尿蛋白定量；处死当天测定血浆总蛋白、白蛋白、总胆固醇、血肌酐、尿素氮；放免法测定 TNF-α；ELISA 双抗夹心法测定 D-二聚体（D-dimer，D-d）。实验结束时做肾活检，包括光镜、电镜。

（二）结果

1. 尿蛋白测定

造模第 11 周测定 24 小时尿蛋白定量由高到低依次为病理组、强的松组、中药组、P+CTX 组、中药+P 组、中药+P+CTX 组、正常组。治疗组尿蛋白均较病理组有所减少，以中药+P+CTX 组、中药+P 组减少最为明显，且分别优于 P+CTX 组、强的松组，说明中药与强的松、环磷酰胺合用优于单独应用（表 5-9）。

表5-9 7组动物第11周尿蛋白、血浆总蛋白、白蛋白、总胆固醇结果 ($\bar{x} \pm s$)

组别	动物数 （n）	24 小时尿蛋白定量 （mg）	总蛋白 （g/L）	白蛋白 （g/L）	总胆固醇 （mmol/L）
正常组	8	10.89 ± 5.16 **	74.13 ± 8.10 **	30.75 ± 4.27 **	1.568 ± 0.425 **
病理组	8	97.38 ± 13.89	49.13 ± 7.66	16.13 ± 5.08	2.175 ± 0.337
中药组	8	46.43 ± 12.00 **	60.88 ± 8.39 *	26.13 ± 4.76 ** △	1.615 ± 0.343 **
中药 + P 组	8	26.01 ± 9.79 * * ▲▲	67.75 ± 7.96 **	26.75 ± 4.46 **	1.699 ± 0.333 *
中药 + P 组 + CTX 组	8	18.09 ± 5.44 * * ▲▲	72.13 ± 7.53 **	27.38 ± 4.26 **	1.750 ± 0.266 *
强的松组	8	57.27 ± 11.69 ** ☆△△	59.00 ± 8.25 * ☆△	21.75 ± 3.65 * △△△	1.791 ± 0.320 *
P + CTX 组	8	31.67 ± 5.63 * * ▲△△	63.88 ± 7.10 ** △	27.50 ± 4.60 * △	1.737 ± 0.352 *

注：与病理组相比：* $P < 0.05$，** $P < 0.01$；与中药 + P 组相比：☆ $P < 0.05$；与中药组相比：▲ $P < 0.05$，▲▲ $P < 0.01$；与中药 + P 组 + CTX 组相比：△ $P < 0.05$，△△ $P < 0.01$。

2. 血生化指标

病理组呈低蛋白血症和高脂血症。治疗组低蛋白血症和高脂血症均有不同程度的改善，其中中药组有明显的降脂作用，又能明显改善低蛋白血症，而中药 + P 组、中药 + P + CTX 组降脂方面的作用不如在改善低蛋白血症方面的作用（与病理组相比分别为 $P < 0.05$ 和 $P < 0.01$），强的松组在降脂及改善低蛋白血症方面均不及中药组（表5-10）。治疗组中除了强的松组、P + CTX 组的血肌酐（serum creatinine，Scr）、血尿素氮（blood urea nitrogen，BUN）与病理组无差别外，余治疗组均略有降低，但组间无显著性差异（表5-10）

表5-10 7组动物第11周 TNF - α、Scr、BUN 及 D - d 结果 ($\bar{x} \pm s$)

组别	动物数 （n）	TNF - α （ng/mL）	血尿素氮 （mmol/L）	血肌酐 （μmol/L）	D - d （mg/L）
正常组	8	1.149 ± 0.490 **	10.09 ± 1.26 **	85 ± 11.50 **	0.266 ± 0.131 **
病理组	8	3.733 ± 1.078	14.00 ± 2.62	106 ± 16.27	1.171 ± 0.667
中药组	8	2.683 ± 0.629 * △☆	10.88 ± 2.56 *	89.13 ± 2.17 *	0.397 ± 0.235 *
中药 + P 组	8	1.927 ± 0.601 **	11.31 ± 2.01 *	88.25 ± 10.50 *	0.562 ± 0.317 *
中药 + P 组 + CTX 组	8	1.833 ± 0.515 **	11.30 ± 2.25 *	89.13 ± 9.47 *	0.530 ± 0.273 *
强的松组	8	2.597 ± 0.631 * △☆	12.70 ± 2.60	94.5 ± 13.19	1.008 ± 0.357 ☆△▲▲
P + CTX 组	8	2.650 ± 0.900 *	11.53 ± 2.75	93.88 ± 20.50	1.737 ± 0.352 △▲▲

注：与病理组相比：* $P < 0.05$，** $P < 0.01$；与中药 + P 组相比：☆ $P < 0.05$；与中药组相比：▲▲ $P < 0.01$；与中药 + P 组 + CTX 组相比：△ $P < 0.05$。

3. TNF - α 的测定

正常组处于较低水平，而病理组则处于较高水平。治疗后各组 TNF - α 均有所下降，然以中药 + P、中药 + P + CTX 组下降最为明显，与中药组、强的松组相比均有显著性差异，且中药组与强的松组相比无显著性差异（表5-10）。

4. D - dimer 的测定

用药各组除强的松组和强的松加环磷酰胺组治疗后 D - dimer 下降不明显外，余各组与对照组相比均有显著性差异，以中药组下降最为明显。且强的松组和强的松加环磷酰胺组与中药组相比有极显著差异（$P < 0.01$）（表5-10）。

5. 病理检查

（1）光镜检查：病理组组织切片结果显示肾小球轻度增大，系膜细胞和基质轻至中度增生，部分毛细血管管腔受压变窄。肾间质水肿，灶性淋巴细胞、单核细胞浸润，肾小管细胞轻度肿胀，部分肾小管上皮细胞可见空泡变性，马松（Masson）染色可见系膜区有小团块状嗜复红物沉积。治疗组肾小球轻度增大，系膜细胞和系膜基质增生的程度较病理组均轻，系膜细胞数较病理组明显减少，毛细血管管腔受压不明显，肾小管稍肿胀，肾间质水肿较轻，可见少量淋巴细胞、单核细胞浸润；马松染色可见少量嗜复红物沉积。其中以中药 + P + CTX 组的改变最为明显。

（2）电镜检查：病理组见系膜细胞和基质增生明显，系膜区可见大量的电子致密物沉积，少数毛细血管基底膜略增厚。治疗组系膜细胞和基质增生的程度均较病理组为轻，系膜区仅有少量的电子致密物沉积，毛细血管基底膜基本正常。

（三）讨论

系膜增殖性肾炎是肾小球疾病中治疗较为困难的类型，尤其是对于激素依赖型和不敏感型缺乏有效的控制手段。经我们临床深入观察，系膜增殖性肾炎以气阴两虚为本，湿热、血瘀为标，因此我们用益气养阴、活血化瘀兼有清热之功的肾必宁冲剂治疗，方中黄芪、五味子、生地黄、菟丝子、冬虫夏草益气养阴，健脾补肾；水蛭破血、逐瘀；白花蛇舌草清热且能利湿；甘草一则补中益气，二则调和诸药。纵观全方，滋阴与温阳同用，益气养血与活血并举，扶正与祛邪兼顾，补中有清，攻补兼施。

本实验结果显示：肾必宁冲剂能减少尿蛋白，降低胆固醇、TNF-α、D-d 水平，并能抑制系膜细胞的增殖和免疫复合物的沉积，并且发现与强的松、环磷酰胺合用疗效较好，这与临床结果是相符的。现代研究证实 TNF-α 在肾组织损伤中发挥着重要作用，它可以刺激系膜细胞和内皮细胞合成其他炎症介质，产生血小板活化因子，改变肾脏血流动力学；刺激 IL-1 的产生，诱发和加重系膜细胞增生；并且证实在疾病的发生发展过程中，免疫因素可激活凝血及纤溶过程，导致高凝，而 D-d 是反映机体高凝及继发纤溶的特异指标。另外，现代药理研究发现水蛭具有清除循环免疫复合物的作用。因此我们推测肾必宁冲剂能减少尿蛋白、抑制系膜增殖及减少免疫复合物沉积等作用可能是通过其降低胆固醇、TNF-α，D-d 水平来发挥的，但其确切机理有待于今后进一步研究探讨。

（丁樱）

参考文献

[1] 陈香美. 实用肾脏病学 [M]. 北京：北京医科大学、中国协和医科大学联合出版社，1995：188.

[2] 于力. 地塞米松对肾小球系膜细胞肿瘤坏死因子 α 的产生和基因表达的影响 [J]. 中华儿科杂志，1997，35（6）：301.

[3] 贾慧. 改良慢性血清病性大鼠系膜增生性肾炎模型的建立 [J]. 肾脏病与透析肾移植杂志，1996，5（3）：21.

[4] 杨艳敏. 肾病综合征患者血浆 D-二聚体测定的临床意义 [J]. 中华肾脏病杂志，1997，13（4）：235.

[5] 戚清权. 水蛭清除慢性肾炎循环免疫复合物作用的研究 [J]. 上海中医药杂志，1997（4）：15.

四、菟丝子黄酮对雷公藤多苷所致生殖损伤雌鼠卵巢组织 Smad4 mRNA 表达的影响

雷公藤多苷是从植物雷公藤根芯部提取得到的一种有效组分，在儿科主要用于治疗各种原发性和继发性肾炎，因其可靠的疗效日益成为儿科肾脏疾病治疗中不可或缺的治疗药品之一。TW 的疗效毋庸置疑，但其不良反应也不容忽视，尤其是未成年人用药是否会导致成年后的生殖损伤是儿科医生和患儿家长关注的热点。

如何最大程度地发挥 TW 的治疗效应，同时最大限度地降低其不良反应是当前儿科迫切需要面对的课题。为探讨解决这一问题的方法，本课题对 TW 是否会影响卵巢组织 Smad4 mRNA 的表达和菟丝子黄酮是否会干预 TW 的作用进行了研究。

（一）方法

1. 实验药物

雷公藤多苷生药粉，江苏美通制药有限公司提供。菟丝子黄酮粉，西安昂盛生物技术有限公司提取。批号 20070914，规格：10%。

2. 实验动物

清洁级雌性 SD 大鼠，4 周龄，体重 70±10g，每组 12 只。购自河南省实验动物中心。饲养一周后无异常开始实验。

3. 主要试剂

原位杂交探针合成，天津灏洋科技生物技术有限公司产品；探针序列 smad4 mRNA 5-TGCTG AAGAT GGCCG TTTTG GTGGT GAG-3。原位杂交试剂盒，Sigma 公司产品；二氨基联苯胺（DAB）显色试剂，Sigma 公司产品。

4. 主要仪器

VL-4S 型超净台，珠海市再鑫仪器有限公司产品；RM2245 石蜡切片机，德国莱卡产品；EG1150 自动包埋机，德国莱卡产品；低温离心机 Thermo BioFUGE Stratos Sorvall，美国热电产品；OLYMPUS-BX51，CH30 显微镜，日本奥林巴斯公司产品；IMAGER-Pro Plus6.0 彩色病理图像分析系统。

5. 给药方法

动物根据体重随机分 3 组，分别为空白对照组、阳性对照组、治疗组。给药容积为 1mL/l00g，每天 1 次，连续灌胃 12 周。空白组予 1% 羧甲基纤维素钠（sodium carboxymethyl cellulose，CMC-Na）溶液；阳性对照组予 9mg/（kg·d）的用 1% CMC-Na 液配制的 TW 混悬液。治疗组予 TW 加菟丝子黄酮溶液（菟丝子黄酮相当于生药 0.1g/0.5mL）。于 12 周末，根据阴道分泌物涂片结果，统一选择动情前期的动物处死，检测指标。

6. 指标检测

动物处死前夜禁食，当日乙醚麻醉后，剖取卵巢，固定于新鲜配制的 10% 甲醛液中。常规制作组织石蜡切片。用原位杂交法检测卵巢组织中 Smad4 mRNA 的表达。

7. 结果判定

组织石蜡切片经原位杂交、DAB 显色后，可在光镜下观察到 mRNA 阳性产物呈黄色或棕褐色颗粒。采用 IMAGER-Pro Plus6.0 图像分析系统分析阳性细胞表达强弱。每组检测 9 张切片。

8. 统计分析

实验数据用 SPSS14.0 软件包分析。统计学处理结果以均数 ± 标准差表示（$\bar{x} \pm s$），样本数据比较用单因素方差分析（one-way ANOVA）。

（二）结果

结果见表 5-11。

表 5-11　菟丝子黄酮与雷公藤多苷用药后卵巢组织 Smad4 mRNA 表达统计表（$\bar{x} \pm s$）

组别	例数	灰度
空白对照组（CMC-Na）	9	46.892 ± 13.764★
阳性对照组（TW）	9	28.461 ± 7.976▲
TW 加菟丝子黄酮组	9	41.144 ± 11.000#

注：与空白组比较#$P < 0.05$，▲$P < 0.01$；与 TW 组比较#$P < 0.05$，★$P < 0.01$。

空白组与阳性对照组比较差异有统计学意义（$P < 0.01$），与治疗组间差异没有统计学意义（$P > 0.05$）；TW 组与各组比较差异均有统计学意义，与空白组间（P

<0.01），与治疗组间差异（$P<0.05$）。

（三）讨论

研究显示雷公藤多苷可以致生殖功能下降，补肾中药可以有效防治 TW 的生殖损伤作用。菟丝子黄酮是补肾中药菟丝子的提取物。菟丝子味辛、甘，性平，归肝肾经，有补阳益阴、固精缩尿、明目止泻的功效。《神农本草经》记载："主续绝伤，补不足，益气力，肥健。"现代中医临床多用其治疗卵巢早衰、多囊卵巢综合征、月经不调、闭经、不孕等妇科疾病。

哺乳类动物卵巢中卵泡的发生受到多种基因的调控。随着人们对卵泡发育调节机制认识的不断深入，传统的下丘脑－垂体－卵巢轴已不再是卵巢功能唯一的调节因素，在卵巢局部还存在一个多因子调节系统或网络调节系统。它们通过自分泌或旁分泌的方式调控卵泡的发育，影响优势卵泡的选择以及闭锁卵泡的形成。目前国内、外研究的共识是卵泡发育过程是由许多生长因子组成的分子网络共同调控发生的，其中 TGF－β 家族发挥着关键的调控作用；Smad4 因为是 Smads 基因家族中的共同中介分子，作为反应底物在 TGF－β 信号转导中的作用尤为重要；并且 Smad4 在各级卵泡颗粒细胞中都有较强的表达，在卵巢的生长发育及功能分化的多个阶段都发挥着重要作用。

本实验结果显示，TW 组卵巢组织中 Smad4 mRNA 表达明显低于空白组和治疗组，提示 TW 抑制了 Smad4 mRNA 的表达。Smad4 mRNA 表达下降可以导致卵巢细胞的分化、成熟过程受到阻碍。中药组的 Smad4 mRNA 表达较 TW 组高，说明菟丝子黄酮可以促进被 TW 所抑制的 Smad4 mRNA 表达。据此推测促进被 TW 所抑制的 Smad4 mRNA 表达可能是菟丝子黄酮修复 TW 对雌性生殖功能损伤的作用途径之一。

（丁樱）

参考文献

[1] 杨静娴，徐红，韩国柱，等."五子四物瓜石汤"对雷公藤多苷所致雄性大鼠生殖系统毒性的对抗作用及其机制研究 [J]．中草药，2002，33（7）：632－634．

[2] 李德忠，李晓明，周小煦，等．补肾毓麟汤对雷公藤多苷致伤大鼠睾丸生殖细胞的修复作用 [J]．中国中医基础医学杂志，2006，12（7）：522－524．

[3] 罗雪芹，刘家玉，陈东辉，等．对雷公藤的减毒增效作用研究 [J]．中药药理与临床，2002，18（1）：16－18．

[4] 方全，蒋学洲，夏卫平，等．康宁口服液治疗雷公藤多苷所致肾虚不育症大鼠的睾丸形态学研究 [J]．上海中医药大学学报，2000，13（4）：50－53．

[5] 胡廉，徐惠敏，熊锦文，等．野山楂根拮抗雷公藤多苷对雄性大鼠生殖损伤作用的研究 [J]．中国中药杂志，2006，31（18）：1521－1525．

[6] 禹志领, 严永清, 吕建峰, 等. 六味地黄汤对雷公藤多苷损伤小鼠精子的影响 [J]. 时珍国医国药, 1999, 10 (2): 81 – 82.

[7] 申巧云. 补肾化瘀调经方治疗多囊卵巢综合征 30 例 [J]. 中国中医药信息杂志, 2007, 14 (2): 57 – 58.

[8] 陈秀琴. 从肾论治青春期功血 30 例 [J]. 陕西中医, 2007, 28 (3): 282 – 283.

[9] 蔡连香, 刘熙政. 功能失调性继发闭经、稀发月经肾虚证型的临床与实验研究 [J]. 医学研究通讯, 1999, 28 (11): 11 – 12.

[10] Heldin CH, Miyazono K, Ten Dijke P. TGF – β signaling from cell membrane to nucleus through Smad proteins [J]. Nature, 1997, 390: 465 – 471.

[11] 张文岚, 邢德利. Smad 蛋白家族与 TGF – β 信号传导 [J]. 深圳中西医结合杂志, 2003, 13 (3): 178 – 181.

[12] Zimmeman CM, Padett RW. Transforming growth factor signaling mediators and modulators [J]. Gene, 2000, 249 (1 – 2): 17 – 30.

[13] 张文岚, 孙文伟, 卜丽莎, 等. Smad 蛋白家族与骨形态发生蛋白信号传导 [J]. 中国地方病学杂志, 2002, 21 (4): 325 – 327.

五、雷公藤多苷对雌性幼鼠生育力的影响

雷公藤多苷 (tripterygium wilfordii, TW) 是从植物雷公藤根芯部提取得到的一种有效组分, 在儿科主要用于治疗各种原发性和继发性肾炎, 因其可靠的疗效日益成为儿科肾脏疾病治疗中不可或缺的治疗药品之一。TW 的疗效毋庸置疑, 但其不良反应也不容忽视。未成年人使用雷公藤多苷是否会导致成年后的生殖功能减退甚至不育或不孕, 这是困扰儿科医生和患儿家长的一个难题。为了探讨解决这个问题的方法, 本课题用幼鼠作为实验对象, 对性成熟期前用药在停药后是否会影响实验雌鼠的生育力进行了研究。

(一) 方法

1. 实验药物

雷公藤多苷生药粉 (TW), 江苏美通制药有限公司提供。

2. 实验动物

清洁级雌性 SD 大鼠 14 只, 4 周龄, 体重 70 ± 10g, 购自河南省实验动物中心。饲养一周后无异常开始实验。

3. 实验方法

动物根据体重随机分 2 组, 分别为空白对照组、雷公藤多苷组。给药容积为 1mL/100g, 连续 12 周。空白对照组予 1% 羧甲基纤维素钠 (sodium carboxymethyl cellulose，CMC – Na）溶液，实验组予用 CMC – Na 溶液配成的 TW 混悬液，剂量为 9mg/（kg·d）。12 周后停药，用健康雄性成年 SD 大鼠按雌：雄 = 1∶1 合笼，每对单笼饲养，2 周后取出雄鼠，继续观察实验雌鼠至分娩后 1 周。

4. 观察指标

（1）笼旁观察：观察动物的活动、毛色、饮水、大小便、体重增加等情况。

（2）受孕率与产仔数：受孕率 = 妊娠雌鼠数/交配雌鼠数 × 100%；产仔数为人工计数。

（3）活产率：活产率 = 活产雌鼠数/妊娠雌鼠数 × 100%。

（4）存活率：存活率 = 出生后 1 周存活仔数/分娩时活仔数 × 100%。

5. 统计分析

实验数据用 SPSS14.0 软件分析。统计学处理结果计量资料以均数 ± 标准差表示，样本数据比较用单因素方差分析（one – way ANOVA）；率的比较用卡方检验。

（二）结果

1. 笼旁观察

实验鼠活动正常，毛色光泽，饮水无异常，大小便正常。一般情况良好，体重变化如下（表 5 – 12）。

表 5 – 12　两组实验雌鼠的体重变化统计表

组别	例数	开始体重（g）	用药结束体重（g）
空白对照组	7	135.900 ± 16.997	326.459 ± 25.366
雷公藤多苷组	7	134.622 ± 14.509	326.213 ± 37.085

注：两组间差异没有统计学意义（$P > 0.05$）。

2. 受孕率与产仔数

受孕率反映雌鼠交配能力和受孕概率（表 5 – 13）。

表 5 – 13　两组实验雌鼠的产仔数统计表

组别	例数	产仔数（只）	受孕率（%）
空白对照组	7	12.86 ± 1.86	100
雷公藤多苷组	7	12.86 ± 1.95	100

注：各组产仔数比较组荷差异没有统计学意义（$P > 0.05$）。

3. 活产率

活产率反映雌鼠妊娠过程情况有无异常。本实验中活产率为 100%，提示雷公藤多苷连续 12 周用药在停药后对妊娠过程无影响。

4. 存活率

存活率反映雌鼠分娩过程是否正常（表 5 – 14）。

表 5-14　两组实验雌鼠的新产仔存活率统计表

	死亡仔数（只）	存活仔数（只）	合计
空白对照组	37（38.5%）	59（61.5%）	96
雷公藤多苷组	57（62.0%）	35（38.0%）	92
合计	94（50.0%）	94（50.0%）	188

两组比较组间差异有统计学意义，提示雷公藤多苷对实验雌鼠的分娩过程有影响。

各组理论频数均大于 5，最小理论频数为 46，$\chi^2 = 10.303$，$v = 1$，$P = 0.001$（双侧）。

（三）讨论

研究显示雷公藤多苷具有抗炎、免疫抑制、抗肿瘤、抗生育功效。临床主要作为免疫抑制剂用于治疗各种免疫相关性疾病。其抗生育的最低有效剂量是 10mg/（kg·d）。本实验连续以 9mg/（kg·d）剂量用药 12 周，对大鼠来讲是一个较长的时间，但用药组实验鼠没有出现异常的进食、活动、毛色的变化，体重增长与空白组没有明显差异（差异没有统计学意义），说明 TW 对实验幼鼠的生长发育、消化功能没有影响。各组实验鼠的受孕率、活产率均为 100%，提示实验用药对实验鼠的妊娠、受孕过程没有影响。空白组的存活率较雷公藤多苷组高，提示实验用药对实验雌鼠的分娩过程有影响，但是无法排除样本例数较少的干扰。综合各项指标的结果分析，我们认为 TW 9mg/（kg·d）连续 12 周用药在停药后对雌鼠的生育力无明显影响。

（丁樱）

参考文献

[1] 郭艳红，谭垦．雷公藤的毒性及其研究概况［J］．中药材，2007，30（1）：112-114.

[2] 黎磊石．雷公藤治疗免疫性肾脏疾病的机理及应用研究［C］．第四次全国雷公藤学术会议论文汇编，2004：22-34.

[3] 范兴忠，陈勇，李新东．雷公藤在免疫性疾病治疗中副作用的观察［J］．中国中西医结合肾病杂志，2001（2）：83-85.

六、雷公藤多苷对肾小球系膜细胞细胞因子生成的影响

雷公藤多苷对大鼠肾小球系膜细胞（glomerular mesangial cells，GMC）具有抑制增殖的作用，但 TW 对 GMC 细胞因子生成的影响尚未见报道。我们利用小鼠 GMC 体外培养技术，除采用直接加药方法外，还采用多氯联苯诱导的大鼠肝匀浆

（S₉）-多种功能氧化酶代替体内的代谢活化系统与药物共同孵育后，加入细胞培养体系中。在模拟体内药理效应的前提下，观察 TW 对 GMC 细胞因子生成的影响。

（一）方法

1. 实验用细胞

从 4 周龄 $C_{57}B1/6J \times SJL/J$ 小鼠肾小球分离克隆的系膜细胞。由南京军区南京总医院解放军肾脏病研究所惠赠。

2. 药品与试剂

TW 片（江苏泰州制药厂），RPMI1640 培养基（Gibco 公司），牛胰岛素、Hepes、脂多糖（Lipopolysaccharide，LPS）、台盼蓝、L-谷氨酰胺（Sigma 公司），胰蛋白酶（Difco），新生牛血清（杭州四季青生物工程材料研究所），S₉（中国预防医学科学院），白介素-6（I-nterleukin-6，IL-6）、内皮素（Endothelin，ET）放免试剂盒（解放军总医院科技开发中心放免所）。

3. 样品溶液的配制

（1）雷公藤多苷：取相当于主药 10mg 的雷公藤多苷，加 0.5mL 吐温-80，研磨成糊状，然后逐滴加入 I 号液（RPMI1640 培养液，加 L-谷氨酰胺 30mg/dL，丙酮酸钠 2mmol/L，Hepes15mmol/L，青霉素 100U/mL 及链霉素 100U/mL，碳酸氢钠调 pH 值至 7.1~7.4），边加边研，制成含雷公藤多苷 1.33μg/mL、6.66μg/mL、33.3μg/mL 的溶液，调 pH 值至 7.1~7.4，微孔滤膜过滤除菌。

（2）雷公藤多苷各剂量与 S₉ 混合液的制备：无菌条件下分别取各剂量样品 2.4mL，分别加 50% S₉ 混合液 0.8mL，37℃ 水浴孵育 30 分钟。

4. 实验分组

将第 5 代生长良好的小鼠 GMC 经胰蛋白酶 EDTA 消化液消化后，收集于离心管中，加 II 号液（I 号液中加 20% 灭活小牛血清、0.66U/mL 胰岛素，调 pH 值至 7.1~7.4）配制成 3.3×10^4 个/mL 细胞悬液，按每孔 150μL 转种至 96 孔培养板中。37℃、5% CO₂ 培养箱中孵育 32 小时后，吸弃上清，更换无血清的 I 号液，继续培养 24 小时，使细胞生长同步于生长间期。试验共分 4 大组：空白对照组（未加 LPS）、诱导组（加 LPS）、直接加 TW 组（LPS 和 TW）、TW 与 S₉ 混合液孵育组（LPS 和含 S₉ 的 TW 溶液）。直接加 TW 组、TW 与 S₉ 组分别包含雷公藤多苷低、中、高剂量组。每组设 6 个复孔，除空白对照组外，各组均加入 LPS（50μg/mL）50μL，TW 组直接加入药品溶液 150μL，TW 与 S₉ 组加入药品与 S₉ 混合液 200μL，其余加 I 号液，使每孔终体积为 250μL。

5. 系膜细胞上清液的收集

将加好样品的 96 孔培养板放入 37℃、5% CO₂ 培养箱，12 小时后收集二块板的无细胞上清各 100μL。 −20℃ 冰箱保存，备检 IL−6 及 ET。

6. 培养上清细胞因子含量的测定

IL−6 及 ET 分别按试剂盒方法进行。

7. 统计学处理

所有结果均以 $\bar{x} \pm s$ 表示。采用 SPSS 软件进行方差分析。

（二）结果

1. 与空白对照组比，诱导组 IL−6 与 ET 含量成倍增加，差异有非常显著性意义（$P < 0.01$）。

2. 直接加 TW 组、TW 与 S$_9$ 组各剂量组 IL−6 与 ET 含量均较 LPS 诱导组显著减少（$P < 0.01$）。表明直接加 TW 及 TW 与 S$_9$ 共育后再加两种方式，均能抑制 LPS 诱导 GMC 分泌 IL−6 与 ET。

3. 两加药方式中、高剂量组的 IL−6 及 ET 都显著低于低剂量组水平（$P < 0.01$），提示 TW 抑制 IL−6 及 ET 的分泌具有剂量依赖性。结果见表 5−15。

表 5−15　不同剂量的 TW 对 GMC 分泌 IL−6（ng/mL）及 ET（ng/mL）的影响（n=6）

计量（μg/mL）	空白对照组		诱导组		TW		TW + S9	
	IL−6	ET	IL−6	ET	IL−6	ET	IL−6	ET
0	75.7±19.98	8.3±1.3	140.5±16.2*	31.9±3.3*	—	—	—	—
0.8	—	—	—	—	22.7±2.6△	12.4±1.9△	19.2±1.6△	7.4±1.0△
4	—	—	—	—	14.1±5.5△#	6.9±1.4△#	15.6±3.0△#	6.0±0.5△#
20	—	—	—	—	9.5±1.8△#	4.5±0.8△#	12.3±2.7△#	3.09±0.7△#

注：与空白对照比较，*$P < 0.01$；与诱导组比较，△$P < 0.01$；与低剂量比较，#$P < 0.01$。

（三）讨论

GMC 增殖是多种肾小球疾病的共同病理表现，而增殖的 GMC 分泌出一系列细胞因子及炎症介质，使损伤进一步扩大。

本实验结果表明，GMC 培养液中加入 TW、TW 与 S$_9$ 混合液后，均能抑制 GMC 分泌 IL−6 及 ET，且有明显的剂量依赖性。提示 TW 口服给药，经肝代谢后，同样具有抑制 GMC 分泌 IL−6 及 ET 的作用。推测 TW 治疗以系膜增殖为主要病理改变的肾小球疾病的作用机制可能与抑制 IL−6 及 ET 的分泌有关。此外，TW 经或不经肝脏代谢均能抑制 GMC 分泌 IL−6 和 ET，为 TW 体外实验结果的可靠性提供了依据。

（丁樱）

参考文献

[1] 于力方，陈香美，黎磊石．正常人肾小球系膜细胞培养的研究．中华肾脏病杂志，1990，6：70-74.

[2] 庄水泽．原发性系膜增生性肾小球肾炎的研究进展．中华肾脏病杂志，1996，12：183-185.

七、血尿停对实验性紫癜肾大鼠细胞凋亡及凋亡信号转导影响的实验研究

紫癜性肾炎是儿童时期最常见的继发性肾小球疾病，也是决定过敏性紫癜患儿病程和预后的关键因素。HSPN 常以血尿为主要表现，国内统计 HSPN 镜下血尿的发生率为94.2%，肉眼血尿为43.3%。目前 HSPN 血尿无特效治疗方案，多数学者认为对于表现为单纯性血尿和/或轻度蛋白尿的 HSPN 不主张使用激素及免疫抑制剂，盲目使用其副作用明显。大量报道称雷公藤多苷片治疗 HSPN 获得较满意的临床疗效，尤其是倍量应用。但长期、大量应用雷公藤多苷片有肝功能损伤、粒细胞减少、性腺损伤等不良反应，对儿童尤为明显。多年来我们以养阴清热、化瘀止血组方的血尿停颗粒治疗儿童 HSPN 取得满意疗效。为探明血尿停颗粒治疗儿童 HSPN 的作用机制，本研究从系膜区细胞凋亡为切入口，观察血尿停颗粒对实验性大鼠系膜区细胞凋亡及凋亡调控蛋白的影响，旨在阐明血尿停颗粒治疗 HSPN 的可能途径，为临床应用提供实验依据。

（一）材料与方法

目前国内外尚无紫癜性肾炎动物模型，我们根据 IgA 肾病（IgA nephropathy，IgAN）与紫癜性肾炎从发病机理、病理改变及预后等方面完全相似的特点，选择实验性 IgAN 模型进行替代研究。参考文献报道的方法进行模型复制。72 只 Wistar 大鼠，5 周龄，体重 110~140g，适应性喂养 1 周后，按数字表法随机分成 6 组：空白组、血尿停高剂量组、血尿停低剂量组、雷公藤组、保肾康组、模型组，每组 12 只。除空白组外，其余 60 只均隔日口饲牛血清白蛋白（Bovine serum albumin，BSA）（美国 Sigma 公司产品）酸化水，BSA 剂量为 100mg/kg，用 0.1% 稀盐酸溶解。造模第 6 周末开始尾静脉注射 BSA（购自北京军事医学科学院微生物流行病研究所），剂量为 10mg/kg，每日 1 次，连续 3 天。第 8 周起复加尾静脉注射葡萄球菌肠毒素 B（Staphylococcal enterotoxin b，SEB）（0.4mg/kg），每周 1 次，连续 3 周。观察至 12 周末取材，检测各项指标。

造模第 7 周开始进行灌胃治疗，血尿停颗粒（河南中医药大学第一附属医院制剂室提供，每袋 10g，每袋约含生药 27.7g）高、低剂量组分别为 9g/（kg·d）、3g/

（kg·d）；雷公藤多苷片组（泰州美通药业有限公司生产，每片 10mg）剂量为 5mg/（kg·d）；保肾康组（成都亨达药业有限公司生产，每片 50mg）剂量为 45mg/（kg·d）；模型组、空白组均给予等容积生理盐水。连续灌胃 6 周。

（二）检测项目与方法

1. 一般检测项目

（1）尿红细胞计数。

（2）24 小时尿蛋白定量。

2. 肾脏病理普通光镜及电镜检查

实验第 12 周末，所有实验鼠禁食不禁水 12 小时后，乙醚麻醉，摘除一侧眼球取血后，迅速剖腹取出肾组织。在冰板上分离肾皮质，切成 3 份，用生理盐水洗净其中血液。第 1 份用生理盐水纱布包裹，立即检测免疫荧光 IgA；第 2 份投入盛有多聚甲醛和戊二醛的混合液中固定，用于透射电镜检查；第 3 份投入 4% 甲醛溶液中固定，用于制成石蜡切片。肾组织常规石蜡切片，经 HE 染色后普通光学显微镜下观察。用多聚甲醛和戊二醛混合液固定的肾组织，经脱水、包埋、切片后，透射电子显微镜观察肾小球系膜区电子致密物沉积情况。

3. 免疫荧光镜检查

生理盐水纱布包裹的新鲜肾组织，制成 5～6μm 冰冻切片，丙酮液固定，一抗为鼠抗山羊 IgA（美国 Sigma 公司产品），二抗为生物素化山羊抗兔 IgG（武汉博士德生物工程有限公司生产），滴加异硫氰酸荧光素标记的链霉亲合素—过氧化物酶复合物，荧光显微镜下观察。根据曝光时间并结合荧光强度计算抗原 IgA 量。曝光时间 < 25 秒为（++++）；25～45 秒为（+++）；46～80 秒为（++）；≥81 秒有荧光显色者为（+），无荧光显色为（−）。

4. 肾组织细胞凋亡检测

采用原位末端标记法（TUNEL）检测，具体操作步骤按试剂盒（德国罗氏公司进口分装）说明进行。结果评估：凋亡细胞呈棕黄色颗粒状。显微镜 100 倍视野内每例连续不重叠计数 10 个肾小球，计算每 100 个细胞中的阳性细胞数，即为凋亡率。

5. 凋亡调控蛋白的检测

肾小球系膜区 Bcl-2、Caspase-3、Fas（均购自武汉博士德生物工程有限公司）的检测采用免疫组化 SABC 三步法。显微镜 400 倍视野下，随机观察 10 个肾小球，系膜区阳性细胞胞浆着色呈棕黄色，按系膜区染色面积及强度计算，采用半定量积分法判断结果：≤5% 为 0 分，6%～25% 为 1 分，26%～50% 为 2 分，51%～75% 为 3 分，>75% 为 4 分；阳性强度淡黄色为 1 分，黄色为 2 分，棕黄色为 3 分，两者积分相乘，0 分为阴性（ - ），1 分 ~ 4 分为弱阳性（ + ），5 分 ~ 8 分为阳性（ ++ ），9 分 ~ 12 分为强阳性（ +++ ）。

6. 统计学分析

计量资料用均数 ± 标准差（$\bar{x} \pm s$）表示，数据用 SPSS11.5 统计软件处理，组间比较用单因素方差分析（One - Way ANOVA），两两比较方差齐者用 LSD 法，方差不齐者用 Tamhane's T2 法。等级资料用 Kruskal - Wallis H 检验。

（三）结果

1. 血尿停颗粒对实验性大鼠肾脏病理的影响

模型组 12 只大鼠均有明显的镜下血尿及蛋白尿，光镜下示肾小球轻度增大，系膜细胞及基质中 ~ 重度增生，部分肾小球囊腔闭塞，肾小球毛细血管管腔受压变狭窄，肾间质可见灶性炎性细胞浸润及血管周围炎，病变以Ⅲ级为主；免疫荧光镜下可见系膜区有强度较高的团块状 IgA 沉积；透射电镜示肾小球系膜细胞及基质弥漫性中度增生，系膜基质及基底膜内有较多电子致密物沉积。上述改变说明紫癜性肾炎大鼠造模成功。各治疗组光镜下病理改变均较模型组为轻，血尿停高剂量组与血尿停加雷公藤组、雷公藤组相比，差异无统计学意义（$P > 0.05$），但与保肾康组相比，差异有统计学意义（$P < 0.05$）。

2. 血尿停颗粒诱导模型鼠系膜区细胞凋亡

空白组系膜区有少量凋亡细胞，模型组偶见凋亡细胞，而各药物治疗组可见较为明显的细胞凋亡现象（表 5 - 16）。

表 5 - 16　血尿停颗粒对大鼠系膜区细胞凋亡影响（$\bar{x} \pm s$）

组别	动物数	凋亡率
血尿停高剂量组	12	18.58 ± 4.43▲
血尿停低剂量组	12	15.19 ± 3.57▲
血尿停加雷公藤组	12	18.22 ± 5.57▲
雷公藤组	12	14.48 ± 4.07▲
保肾康组	12	12.89 ± 3.31▲*
模型组	12	1.81 ± 0.6
空白组	12	2.34 ± 0.88

注：与模型组比较▲$P < 0.05$，各治疗组与血尿停高剂量组比较 *$P < 0.05$。

3. 血尿停颗粒对大鼠 Fas 蛋白表达的影响

表 5 – 17　血尿停颗粒对大鼠系膜区 Fas 表达的影响

组别	动物数（只）	–	（+）	（++）	（+++）	平均秩
血尿停高剂量组	12	0	2	7	3	63.63
血尿停低剂量组	12	0	7	5	0	47*
血尿停加雷公藤组	12	0	4	5	3	58.63
雷公藤组	12	0	5	6	1	53.38
保肾康组	12	0	9	3	0	42*
模型组	12	10	2	0	0	13.25*
空白组	12	7	5	0	0	19.63*

注：与血尿停高剂量组比较 $^*P<0.05$。

4. 血尿停颗粒对大鼠 Bcl – 2 蛋白表达的影响

表 5 – 18　血尿停颗粒对大鼠系膜区 Bcl – 2 表达的影响

组别	动物数	–	（+）	（++）	（+++）	平均秩
血尿停高剂量组	12	0	3	7	0	32.67
血尿停低剂量组	12	0	0	5	1	53.42*
血尿停加雷公藤组	12	0	1	8	0	39.58
雷公藤组	12	0	2	7	0	37.42
保肾康组	12	0	0	5	2	54.75*
模型组	12	10	0	2	4	65.17*
空白组	12	7	9	3	0	14.50*

注：与血尿停高剂量组比较 $^*P<0.05$。

5. 血尿停颗粒对大鼠 Caspase – 3 蛋白表达的影响

表 5 – 19　血尿停颗粒对大鼠系膜区 Caspase – 3 蛋白表达的影响

组别	动物数（只）	–	（+）	（++）	（+++）	平均秩
血尿停高剂量组	12	0	5	5	2	57.96
血尿停低剂量组	12	1	6	5	0	48.79
血尿停加雷公藤组	12	0	4	5	3	61.42
雷公藤组	12	0	5	6	1	56.71
保肾康组	12	2	7	3	0	42.13*
模型组	12	12	0	0	0	13.00
空白组	12	10	2	0	0	17.50

注：各治疗组与血尿停高剂量组比较 $^*P<0.05$。

（四）讨论

HSPN 病理改变主要为系膜细胞和基质增生。研究表明，一些增生性肾小球肾炎在细胞增生的同时，通过凋亡机制上调来清除肾脏增生的固有细胞和浸润的粒细胞，使大量增生的肾小球细胞数逐渐恢复正常，疾病得到改善。增生的肾小球系膜细胞（glomerular mesangial cells，GMC）亦可通过凋亡来清除，凋亡是使增生的GMC 数量恢复正常的有效途径。细胞凋亡是指在生理或病理状态下，细胞发生由基因调控的、有特征性形态变化的主动有序消亡过程。细胞凋亡是细胞外界环境因素与细胞自身综合作用的结果，同时凋亡基因精确调控着凋亡过程。细胞从凋亡程序的启动到凋亡的发生通过多种细胞凋亡信号传导通路实现。细胞凋亡的信号传导途径较多，包括死亡受体途径、线粒体途径、内质网途径、蛋白激酶途径、信号转导子和转录激活子途径、c - myc 蛋白途径、端粒 P53 途径等，其中以死亡受体途径和线粒体途径为细胞凋亡传导的经典途径，且这些信号传导途径网络存在相互对话。

在死亡受体超家族 12 个成员中，Fas 是目前研究最多且较为清楚的一个成员。研究发现 Fas 抗原在 HSPN 和狼疮性肾炎中检出率增高，电镜揭示增生的系膜区和肾小球毛细血管内可见到凋亡细胞和凋亡小体。在线粒体通路中，Bcl - 2 起着重要的作用，它通过阻止线粒体释放前凋亡因子细胞色素 C 来阻断凋亡。Caspase 家族在细胞凋亡过程中起着重要的作用，尽管细胞凋亡还存在有其他通路的可能，Caspase家族蛋白酶被认为是决定凋亡发生的最后共同通路。Caspase 家族中 Caspase - 3 是最重要的凋亡执行者之一，在细胞凋亡的执行阶段，负责对全部或部分关键性蛋白酶的酶切，降解 DNA，导致细胞凋亡。因此，本实验我们选择 Fas、Bcl - 2、Caspase - 3 这 3 个有代表性的凋亡调控基因作为观察指标。

实验结果显示，各治疗组细胞凋亡率以血尿停高剂量组、血尿停加雷公藤组、雷公藤组 3 组表达为最高，3 组相比差异无统计学意义（$P > 0.05$），但血尿停高剂量组促细胞凋亡作用优于保肾康组（$P < 0.05$）。Fas 检测显示，模型组大鼠基本无Fas 的表达，空白组有少量的 Fas 表达，各治疗组均有明显 Fas 表达，其中血尿停高剂量组与血尿停低剂量组、保肾康组相比差异有统计学意义（$P < 0.05$）。研究还发现各治疗组中血尿停高剂量组 Bcl - 2 表达最低，但与雷公藤组、血尿停加雷公藤组相比差异无统计学意义（$P > 0.05$）。结合肾脏病理改变及细胞凋亡率分析，血尿停治疗紫癜性肾炎的机理可能通过促进肾小球系膜区 Fas 基因的表达，通过死亡受体通路诱导系膜区细胞凋亡。同时抑制 Bcl - 2 表达，通过线粒体通路促进细胞凋亡，达到抑制系膜细胞和基质增生的目的。此结果揭示了血尿停颗粒治疗紫癜性肾炎的部分作用机理，为临床应用提供了实验依据。

（吴力群、丁樱）

参考文献

[1] 樊忠民，刘志红，陈惠萍，等 . 104 例紫癜性肾炎临床病理及免疫病理的研究 [J]. 肾脏病

与透析肾移植杂志, 1997 (02): 27 – 33 + 102 – 103.

[2] 孙新, 张素敏, 田春华, 等. 雷公藤及其安全性 [J]. 中国新药杂志, 2001, (07): 539 – 543.

[3] 刘志红, 等. 葡萄球菌肠毒素诱发的 IgA 肾病模型. 中华肾脏病杂志, 1989, 5 (1): 6.

[4] 时振声, 胡海翔, 贾海骅. 滋肾止血片对实验性 IgA 肾病大鼠治疗作用的实验研究 [J]. 中国中医基础医学志, 1999, (1): 40 – 45.

[5] Li Ls, Liu ZH, Wu Y, et al. Apoptosis in human postinfectious glomerulonephritis [J]. Am J Soc Nephrol, 1996, 7: 1776.

[6] Shimizu A, Kitamura H, Masuda Y, et al. Apoptosis in repair process of experimental mesangial proliferative glomerulonephritis [J]. Am J Soc Nephrol, 1993, 4: 633.

[7] Baker AJ, Mooney A, Hughes J, et al. Mesangial cell apoptosis: the major mechanism f – or resolution of glomerular hypercellularity in experimental mesangial proliferative nephritis [J]. J Clin Invest, 1994, 94 (5): 2105 – 2116.

[8] Scaffidi C, Kirchhoff S, Krammer PH, et al. Apoptosis signaling in lymphocytes [J]. Curr Opin Immuno, 1999, 11 (3): 277 – 285.

[9] Takemura T, Marakami K, Migazato H, et al. Expression of Faxantigen and Bcl – 2 in human glomerulonephritis [J]. kidney int, 1995, 48 (6): 1886 – 1892.

[10] Kluck RM, Bossy – Wetzel E, Green DR, et al. The release of cytochromec from mitochondria: a primary site for Bcl – 2 regulation of apoptosis [J]. science, 1997, 275: 1132 – 1136.

八、清热止血颗粒对 IgA 肾病模型大鼠 TGF – β1/Smad 信号转导通路的影响

IgA 肾病 (IgA nephropathy, IgAN) 的病理改变主要是免疫复合物 IgA 在系膜区沉积和系膜增生, TGF – β1 是目前发现最重要的致细胞增生和致纤维化细胞因子。TGF – β 效应的发挥与 Smad 蛋白的信号转导密切相关, 大量研究表明, TGF – β 通过 Smads 信号转导通路增加细胞外基质 (extracellular matrix, ECM) 成分、胶原蛋白、纤维粘连蛋白 (fibronectin, FN) 等的表达, 从而发挥促进 ECM 的增生作用。清热止血颗粒由生地黄、知母、石韦、当归、墨旱莲、甘草等药物组成, 临床应用多年, 对 IgAN、紫癜性肾炎血尿有明确疗效。本研究以雷公藤多苷为对比, 观察IgAN 模型大鼠肾组织内 TGF – β1 及 Smad 蛋白的变化, 探讨中药在信号转导通路中发挥疗效的可能机制。

(一) 方法

1. 动物

5 周龄雄性 Wistar 大鼠 90 只, 体重 110 ~ 140g, 尿检均为阴性 (购自河南省实

验动物中心）。适应性喂养 1 周后，随机选取 12 只大鼠作为空白组，余下采用葡萄球菌肠毒素诱发的 IgAN 模型进行造模。6 周后，将造模成功的大鼠随机分组：①模型组，给予生理盐水灌胃；②中药治疗组给予清热止血颗粒 9g/（kg·d）灌胃；③雷公藤多苷片治疗组给予雷公藤多苷片 5mg/（kg·d）灌胃至 12 周末，摘取右侧肾脏待检。

2. 主要试剂

清热止血颗粒由河南中医药大学第一附属医院制剂室提供，雷公藤多苷片为泰州美通药业有限公司，TGF-β1、Smad2/3、Smad4、Smad7 免疫组化试剂盒购自武汉博士德生物工程有限公司。

3. 肾脏病理形态学观察

常规 HE 染色光镜下、冰冻切片免疫荧光镜下观察肾组织病理学改变，电镜观察肾脏超微结构变化。

4. 免疫组化染色

采用 SP 法，羊抗大鼠 TGF-β1、Smad2/3、Smad4、Smad7 抗体工作浓度均为 1:200。磷酸缓冲液（phosphate buffer solution，PBS）代替一抗做阴性对照，用泰盟 BI2000 医用图像分析系统进行检测分析。

6. 统计

计量数据用 $\bar{x} \pm s$ 表示，组间比较采用方差分析，用 SPSS13.0 统计软件进行分析。

（二）结果

1. 肾脏病理改变

按照 WHO 组织学分类法，依系膜改变程度将 IgAN 病理改变分为 5 级：I 级大多数肾小球正常，少数部位有轻度系膜增生伴（不伴）细胞增生；II 级少于 50% 的肾小球有系膜增生，罕有硬化、粘连和小新月体；III 级局灶节段乃至弥漫肾小球系膜增宽伴细胞增生，偶有粘连和小新月体；IV 级全部肾小球示明显的弥漫性系膜增生和硬化，伴不规则分布的、不同程度的细胞增生，经常可见到荒废的肾小球，少于 50% 的肾小球有粘连和新月体；V 级与 IV 级相似但更严重，节段和（或）球性硬化、玻璃样变、球囊粘连，50% 以上的肾小球有新月体。

镜下观察显示，肾脏病理改变以模型组最重，多为 III 级病变，系膜区 IgA 呈强阳性团块状沉积，透射电镜示有较多电子致密物沉积在系膜区。空白组肾小球结构基本正常，系膜细胞及基质无增生，毛细血管祥结构清晰，免疫荧光镜下未见系膜区 IgA 沉积，透射电镜示大致正常肾组织，系膜区无电子致密物沉积。治疗组病变均较模型组轻，以 I、II 级为主，系膜区 IgA 呈弱阳性至阳性节段或球性沉积，透射电镜示系膜区有少量或无电子致密物沉积。

2. 各组间肾组织 TGF－β1、Smad2/3、Smad4、Smad7 的表达

表 5－20 显示，免疫组化示各组肾小球系膜均有 TGF－β1 的表达，其中模型组阳性表达最强。治疗组 TGF－β1 表达与模型组相比均有明显下降（$P < 0.01$）。Smad2/3、Smad4 在各组的表达强弱与 TGF－β1 相一致。

3. 清热止血颗粒对大鼠肾组织 Smad7 的影响

表 5－26 显示，空白组肾小球系膜 Smad7 表达最弱，中药组、雷公藤组与空白组、模型组比较均有显著升高（$P < 0.01$ 和 $P < 0.05$），但两组间无显著性差异。

表 5－20　各组 TGF－β1、Smad2/3、Smad4 的平均光密度结果（$\bar{x} \pm s$）

组别	n	TGF－β1	Smad2/3	Smad4
模型组	12	$0.3416 \pm 0.0012^{\triangle\triangle}$	$0.3409 \pm 0.0019^{\triangle\triangle}$	$0.3417 \pm 0.0014^{\triangle\triangle}$
空白组	12	$0.3373 \pm 0.0065^{**}$	$0.3359 \pm 0.0057^{**}$	$0.3365 \pm 0.0070^{**}$
雷公藤组	12	$0.3374 \pm 0.0056^{**}$	$0.3366 \pm 0.0066^{**}$	$0.3380 \pm 0.0051^{**}$
中药组	12	$0.3372 \pm 0.0066^{**}$	$0.3368 \pm 0.0054^{**}$	$0.3377 \pm 0.0060^{**}$

注：与模型组比较：$^{**}P < 0.01$；与空白组比较：$^{\triangle\triangle}P < 0.01$。

表 5－21　对大鼠 Smad7 的影响（$\bar{x} \pm s$）

组别	动物数（只）	Smad7 平均光密度
模型组	12	$0.3382 \pm 0.0037^{\triangle}$
空白组	12	$0.3345 \pm 0.0043^{\times}$
雷公藤组	12	$0.3418 \pm 0.0035^{*\triangle\triangle}$
中药组	12	$0.3416 \pm 0.0023^{*\triangle}$

注：与模型组比较：$^{*}P < 0.05$；与空白组比较：$^{\triangle}P < 0.05$；与空白组比较：$^{\triangle\triangle}P < 0.01$。

（三）讨论

肾小球系膜主要由 MC 和 ECM 构成，MC 的增殖、肥大，过量聚集的 ECM 可以导致毛细血管被挤压、闭塞、滤过面积减少，最终导致肾小球硬化的发生及肾功能减退。这不仅是 IgAN 病情进展的基础，也是所有系膜增生性疾病发展的重要原因，抑制 MC 和 ECM 的增生对疾病的治疗有着重要的意义。研究证实，TGF－β 的表达与 IgAN 病变严重程度成正相关，随着 MC 增生及 ECM 聚集和扩张的进展，TGF－β 的表达增强。

而 Smads 家族蛋白被认为是 TGF－β 激活几种常见的 TGF－β 诱导的基因转录的主要信号转导通路蛋白。其中 Smad2 与 Smad3 均属受体调节型 Smads（R－Smads），它们被 TGF－β 的 I 型受体磷酸化后，可与共同中介型 Smads（C－oSmads）Smad4 形成异源性多聚体，并转入核内与 DNA 结合，激活 DNA 转录，上调一些与 ECM 合成相关基因的表达，从而引起 ECM 在肾小球内的沉积。Smad2、Smad3 在 TGF－β 超家族细胞因子信号转导途径中起促进作用，Smad4 是 TGF－β 超家族各细胞因子信号转导途径的共同通路，Smad7 属于抑制型 Smads（Ismads）。活化的 TGF－β Ⅰ 型受体磷酸化 R－Smads，启动了 TGF－β 信号转导通路，同时也激活了抑制因子 Smad7。Smad7 又可抑制 TGF－β Ⅰ 型受体对 Smad2 和 Smad3 的磷酸化，从而阻抗 TGF－β 的信号转导。

本实验中，各组实验大鼠肾小球均有 TGF－β1、Smad2/3、Smad4 不同程度的表达，模型组显著高于空白组，治疗组表达有不同程度下降。Smad2/3、Smad4 的表达程度与同期 TGF－β1 的表达、系膜增生的程度有一定正相关性，提示下调 Smad2/3、Smad4 的表达可以抑制 TGF－β1 的部分效应。而模型组 Smad7 的表达显著高于空白组，这可能与 Smad7 的负反馈调节机制相关。此外，治疗组 Smad7 表达较模型组和空白组均有升高，但清热止血颗粒组、雷公藤组间无显著性差异，提示两组药物在对 TGF－β1/Smad 信号转导通路的影响方面有着相似的治疗作用。

中医药治疗肾脏疾病有着良好的临床疗效，并应用几十年，全方由生地黄、知母、水牛角粉、石韦、当归、墨旱莲、生蒲黄、虎杖、三七、甘草组成。生地黄、知母滋阴清热、凉血止血，为君；水牛角、墨旱莲、虎杖清热凉血解毒，为臣；当归、生蒲黄、三七、石韦活血化瘀利湿，共为佐药；甘草调和诸药为使，全方共奏滋阴清热、化瘀止血之功效。在减轻 IgAN 血尿或伴蛋白尿等的临床疗效方面已被肯定。本实验初步提示，清热止血颗粒可以通过对 TGF－β1 及其 Smad 信号转导通路的调节，抑制系膜的增生，改善病理变化，是延缓病情进展的有效机制之一。但是，具体是通过抑制 Rsmads 的活化，还是诱导 Ismads 的过度表达，或者是二者同时存在，尚有待于进一步的研究和探讨。然而可以肯定的是，即在以 TGF－β 信号转导通路为靶点的研究中，维持 Rsmads 与 Ismads 之间的生理平衡是非常重要的，研究调节 Rsmads 与 Ismads 之间的平衡是治疗 IgAN 等多种以系膜增生为主要病变的肾小球疾病的关键环节，并对于最终筛选开发出安全可靠、经济实用、临床认可的中药，具有重要的现实意义。

（张霞、丁樱）

参考文献

［1］Exancipator SN, Zolian Ovary, Michael EL. The role of mesangial complement in the hematuria of experimental IgA nephropathy［J］. Lab Invest, 1987, 57（3）：269.

［2］刘志红，黎磊石，李莉. 葡萄球菌肠毒素诱发的 IgA 肾病模型［J］. 中华肾脏病杂志，1989, 5（1）：6.

［3］王文新，张青霞，李宏伟，等. TGFβ₁ IgA 肾病患者肾组织中的表达［J］. 基础医学与临床，

2002, 22 (1): 43 - 44.

[4] 刘锂，张佩青. TGF - β/Smad 信号转导通路在肾纤维化中的作用机制及中药的干预作用 [J]. 中医药信息，2007, 2 (24): 45 - 47.

[5] Fidler IJ. Blockade of the TGF - beta superfamily by Smad7: breakinga link in the metastatic chain [J]. Natl Cancer Inst, 2005, 97 (23): 1714 - 1715.

[6] Kavsak P, Rasmussen RK, Causing CG, et al. Smad7 binds to Smurf2 to form an E3 ubiquit inligase that targets the TGF beta receptor for degradation [J]. Mol Cell, 2000, 6 (6): 1365 - 1375.

[7] 邢静萍，陈楠. Smad 与肾纤维化 [J]. 中国中西医结合肾病杂志，2005, 5 (6): 302 - 304.

[8] 黄赛花，郑宝林，余文俊，等. IgA 肾病中医辨型与 T 细胞亚群、TNF - α 水平相关性研究 [J]. 首都医药，2007 (18): 44 - 45.

九、肾必宁颗粒剂对系膜增生性肾炎系膜细胞凋亡及调控基因 Bcl - 2、Fas 的影响

系膜增生性肾炎是以肾小球系膜细胞和系膜基质增生为主要病理改变的一类肾小球疾病的总称，为我国肾活检中最常见的病理类型，成人占 57.1% ~ 69.9%，小儿约占 36.4%。MsPGN 作为病理形态学诊断，其临床类型不仅涉及原发性肾小球疾病，如 IgA 肾病和非 IgA 系膜增生，还见于某些继发性肾小球疾病，如过敏性紫癜性肾炎、狼疮性肾炎等。近年来探讨肾小球系膜细胞凋亡，抑制过度增生的系膜细胞及系膜基质已成为国内外肾脏病学者研究的热点。我们已在体外细胞培养实验中证实肾必宁颗粒剂能够诱导大鼠系膜细胞凋亡，上调促凋亡基因 ICE 及下调抑凋亡基因 Bcl - 2 的表达，明显抑制体外培养的系膜细胞增生。为进一步阐明中药肾必宁颗粒剂治疗 MsPGN 的作用机制，本研究采用模型大鼠体内实验，观察系膜细胞凋亡及调控基因表达情况，以从分子生物学角度进一步探讨肾必宁颗粒剂治疗 MsPGN 的疗效机制，为中药治疗 MsPGN 提供实验依据。

（一）方法

1. 材料

动物模型的制备及分组：Wistar 雄性大鼠 65 只，6 ~ 8 周龄，体重 180 ± 20g，由河南医科大学实验动物中心提供。适应性喂养 1 周，经检测尿蛋白及红细胞均为阴性。按体重随机取 12 只作为空白对照组，余 53 只腹腔注射戊巴比妥钠（30mg/kg）麻醉，常规消毒后，通过背侧切除左侧肾脏，休养 1 周。预免疫：实验鼠足垫皮下注射完全福氏佐剂 0.1mg 加 3mg 牛血清白蛋白（bovine serum albumin, BSA），于 1 周末、2 周末各加强 1 次（参照文献资料复制 MsPGN 模型）；3 周末腹腔连续注射 BSA4 次，每次间隔 1 小时，注射剂量分别为每只 0.5mg、1.0mg、1.5mg、

3.0mg；次日晨加强 1 次（每只 2.0mg）；免疫：之后每日腹腔注射 BSA，剂量从每只 1mg 开始，每日增加 1mg，至 5mg 为止，继续每周加量 1mg，至 10mg 为止。造模第 5 周，进行尿蛋白及尿红细胞检测，剔除尿蛋白阴性及弱阳性 5 只，余均出现明显蛋白尿和少量红细胞，按体重随机分为四组：模型组 12 只，肾必宁高剂量组（肾高组）12 只，肾必宁低剂量组（肾低组）12 只，肾炎康复片组（肾炎康组）12 只。造模第 5 周开始给药，按 1mL/100g 灌服中药肾必宁颗粒剂（主要成分为生黄芪、五味子、菟丝子、生地黄、水蛭、白花蛇舌草等，由河南中医药大学制药厂提供，10g 每包，相当生药 2.38g，批号 990101）及肾炎康复片（每片 0.3g，天津同仁堂制药厂生产，批号 20000617），每日 1 次，连续 6 周。肾高组按每日 13.3g/kg 给药（相当于临床用药的 10 倍），肾低组按每日 6.7g/kg 给药（相当于临床用药的 5 倍），肾炎康组按每日 0.75g/kg 给药。病理组灌服等量的生理盐水。正常组不予处理。

2. 检测指标及方法

（1）肾脏组织病理检测：光镜 HE 染色检测肾脏组织。光镜下系膜增生改变分 0～Ⅲ级。0 级：正常肾小球；Ⅰ级：增生的系膜宽度不超过毛细血管直径，毛细血管腔呈开放状，无挤压现象，增宽的系膜呈弥漫节段性分布；Ⅱ级：增生的系膜宽度超过毛细血管直径，毛细血管呈现轻重不等的挤压现象，增宽的系膜呈弥漫性分布；Ⅲ级：增生的系膜在弥漫性指状分布的基础上呈团块聚集，毛细血管结构破坏，血管消失。

（2）细胞凋亡的检测：采用 TUNEL 法检测肾小球系膜细胞凋亡，具体步骤按试剂盒说明操作（由华美生物工程公司提供）。光镜下每份标本计数 200 个系膜细胞及阳性细胞（细胞核皱缩，呈棕色颗粒）。按阳性细胞/细胞总数 ×100% 计算凋亡率。

（3）Bcl-2、Fas 基因的检测：采用免疫组化 SABC 法检测 Bcl-2、Fas 基因蛋白表达，具体步骤按试剂盒说明操作（Bcl-2 和 Fas 免疫组化试剂盒均由武汉博士德生物工程公司提供）。阳性细胞浆着色呈棕黄色，采用半定量积分法判断结果：先从低倍镜下观察，找到阳性反应最多处，再转换成高倍镜，记数 100 个肾小球系膜区细胞，计算阳性细胞比率，≤5% 为 0 分，6%～25% 为 1 分，26%～50% 为 2 分，51%～75% 为 3 分，>75% 为 4 分；阳性强度淡黄色为 1 分，黄色为 2 分，棕黄色为 3 分，两者积分相乘，0 分为阴性（-），1～4 分为弱阳性（+），5～8 分为阳性（++），9～12 分为强阳性（+++）。

（4）统计学方法：用 PEMS 医用统计分析软件进行统计学分析，计量资料以均数 ± 标准差（$\bar{x} \pm s$）表示，采用方差分析，组间均数比较用 q 检验。

（二）结果

1. 肾脏组织形态学改变

正常组肾小球结构基本正常，系膜细胞及基质无增生，毛细血管袢结构清晰。模型组：肾小球弥漫性增大，系膜细胞及基质弥漫性中重度增生。部分肾小球囊腔粘连，肾小球毛细血管管腔受压变狭，病变以Ⅲ级为主。治疗组：肾小球轻度增大，系膜区细胞及基质局灶性节段性轻中度增生，肾小球毛细血管管腔轻度受压，病变以Ⅰ、Ⅱ级为主（表5-22）。

表5-22 肾必宁对模型鼠肾脏组织形态学的影响

组别	动物数（n）	0	Ⅰ	Ⅱ	Ⅲ	秩和
正常组	12	12	0	0	0	78.00$^\triangle$
模型组	12	0	0	4	8	562.00
肾炎康组	12	0	3	6	3	420.00$^\triangle$
肾低组	12	0	1	7	4	471.50$^\triangle$
肾高组	12	0	7	5	0	298.50$^{\triangle\#}$

注：与模型组相比，$^\triangle P < 0.01$；治疗组与肾炎康组相比，$^\# P < 0.01$。

2. 细胞凋亡检测结果

各治疗组肾小球系膜区系膜细胞核均可见深棕色颗粒形成，细胞核皱缩，其细胞凋亡率与模型组相比均有显著性差异（$P < 0.01$），其中以肾必宁高剂量组细胞凋亡最为明显，与肾炎康组相比差距有显著性（$P < 0.01$）（表5-23）。

表5-23 各实验组细胞凋亡率比较（$\bar{x} \pm s$）

组别	动物数（n）	细胞凋亡率（%）
正常组	12	5.24 ± 0.78
模型组	12	2.31 ± 1.04*
肾炎康组	12	14.69 ± 2.5$^{*\triangle\#}$
肾低组	12	16.35 ± 2.12$^{*\triangle\#}$
肾高组	12	20.52 ± 3.16$^{*\triangle}$

注：与正常组相比，$* P < 0.01$；治疗组与模型组相比，$^\triangle P < 0.01$；与肾高组相比，$^\# P < 0.05$。

3. 肾必宁颗粒剂对模型鼠系膜细胞凋亡调控基因 Bcl-2、Fas 表达的影响

表5-24示：模型组 Bcl-2 呈高表达，而肾必宁治疗组能显著下调 Bcl-2 表达，与模型组相比有显著性差异（$P < 0.01$）；肾高组与肾炎康组相比差异有显著性（$P < 0.01$）。模型组在增强 Bcl-2 表达的同时，Fas 则仅有少量的表达，与正常组相比无显著性差异（$P > 0.05$）；肾必宁组 Fas 表达明显增强，与模型组相比差异有显著性（$P < 0.01$）。

表 5 - 24　模型鼠系膜细胞凋亡调控基因 Bcl - 2、Fas 表达的比较

组别	动物数(n)	Bcl - 2				秩和	Fas				秩和
		(-)	(+)	(++)	(+++)		(-)	(+)	(++)	(+++)	
正常组	12	8	4	0	0	128	9	2	1	0	203.5
模型组	12	0	0	3	9	615*	11	1	0	0	145
肾炎康组	12	0	5	5	2	426.5*△#	0	8	6	0	536*△#
肾低组	12	0	7	4	1	374.5*△#	0	5	7	0	497.5*△
肾高组	12	1	9	2	0	286*△	0	2	9	1	571*△

注:与正常组相比,$*P < 0.01$;与模型组相比,$△P < 0.01$;治疗组与肾高组相比,$\#P < 0.05$。

(三) 讨论

MsPGN 发病机制目前尚未完全阐明,多数学者认为与免疫复合物沉积和补体活化有关。1988 年 Harrison 首次在光镜和电镜下观察到人类重度增生性肾小球肾炎中肾小球细胞发生凋亡,并且发现肾脏固有细胞和浸润粒细胞均可通过细胞凋亡被清除,从而提出细胞凋亡可使大量增生的肾小球细胞数恢复正常这一观点。

本实验通过 HE 染色肾组织形态学检测观察到肾必宁治疗组肾小球病变较模型组明显减轻,随后进行的原位末端标记法检测显示,肾必宁组系膜细胞凋亡率较模型组显著增高,并且具有量效关系,肾必宁高剂量组作用优于肾炎康组。以上结果提示肾必宁颗粒剂有促进肾小球系膜细胞凋亡的作用,进而改善 MsPGN 的病变。我们进一步对凋亡调控基因 Bcl - 2、Fas 进行免疫组化法检测结果显示,肾必宁组Bcl - 2基因的蛋白表达显著减少,与此同时 Fas 基因的蛋白表达显著增高。结合其与凋亡的关系,我们可得出如下结论,即通过下调抑凋亡基因 Bcl - 2 的表达,同时上调促凋亡基因 Fas 的表达,诱导系膜细胞发生凋亡,从而缓解 MsPGN 系膜细胞及系膜基质的增生,可能为肾必宁颗粒剂治疗 MsPGN 的疗效机制所在。但 MsPGN 的病理机制复杂,尚有许多未探明之处,细胞凋亡异常只是其病理环节之一,而且影响细胞凋亡的因素繁多,除调控基因外,还包括细胞周期调控蛋白、信号传递系统等,所以通过影响凋亡调控基因的表达,促使过度增生的系膜细胞发生凋亡,可能是肾必宁颗粒剂治疗 MsPGN 的分子作用机制之一,是否还有其他作用环节影响细胞凋亡,尚待进一步研究。

(吴力群、丁樱)

参考文献

[1] 杨霁云,白克敏. 小儿肾脏病基础与临床 [M]. 北京:人民卫生出版社,2000:177.

[2] 丁樱,张红敏,肖黎,等. 肾必宁冲剂加 S_9 对肾小球系膜细胞凋亡及相关因素的影响 [J] 中国中西医结合肾病杂志,2003:4 (1):16.

［3］贾慧，邹万忠. 改良慢性血清病大鼠系膜增生性肾炎模型的建立［J］. 肾脏病与透析移植杂志，1996，5（13）：21.

［4］Savill J，Smith J，Sarraf C，et al. Glomerular mesangial cells and inflammatory macrophages ingest neutrophils undergoing apoptosis［J］. Kidney Int，1992，42（4）：924.

［5］Tao K，Nicholls K，Rockman S，et al. Expression of complement 3 receptors（CR$_1$ andCR$_3$）on neutrophils and erythrocytes in patients with IgA nephropahty［J］. Clin Nepthrol，1989，32：203.

［6］Harriso DJ. Cell death in the disease glomevulus［J］. Hispatholgy，1988，12：670.

十、临床高剂量雷公藤多苷对幼年大鼠生育能力的影响

雷公藤多苷具有抗炎和免疫抑制作用，疗效可靠、价格低廉，适合中国人的经济状况，解决了其他免疫抑制剂价格昂贵或影响小儿生长发育的一系列问题，是目前儿科肾脏病、紫癜等免疫性疾病治疗中应用较多的雷公藤制剂，但因其不良反应，尤其是长期用药可能造成的生殖损伤甚或影响生育已成为制约其在儿科应用的重要因素。目前，相关动物实验研究多为对成年大鼠服用 TW 后的横断面形态分析和指标检测，相关临床研究也多为成人，但对于幼年大鼠服用 TW 对发育及成年后生殖能力影响的研究尚未见报道。儿科患者离生育年龄还有数年的间隔期，有停药后修复时间，生殖器官的病理变化能否影响最终的生育能力？本研究旨在观察 TW 对性腺损伤的终端结果即生育能力的影响。

（一）材料与方法

1. 实验材料

（1）实验动物：3 周龄 SD 幼年大鼠 100 只，清洁级，体重 50 ± 10g，购于河南省实验动物中心。合格证号 0001993，基础饲料为实验鼠全价颗粒饲料。

（2）实验药物及试剂：TW 多苷药粉由江苏美通制药有限公司提供，生产批号 080525，每克药粉相当于生粉制剂 1g。苦味酸、羧甲基纤维素钠等耗材，市购。

2. 实验方法

（1）实验动物的分组：雌鼠、雄鼠各 50 只，22～26℃ 的清洁级动物室中，自由进食饮水，适应 1 周后，将雌鼠、雄鼠随机各分为 2 组：空白组与 TW 组，每组 25 只。

（2）给药剂量及给药方法：空白组灌服 0.5% 羧甲基纤维素钠（sodium carboxy-methyl cellulose，CMC－Na）液，0.5mL/100g，每日 1 次。TW 组灌服雷公藤多苷药粉，使用时用 0.5% CMC－Na 液配制成每 0.5mL 含生药 0.9mg 的混悬溶液，每次 0.5mL/100g 灌胃，每日 1 次。幼年大鼠用药剂量根据大鼠与人的换算公式计算。本

研究 TW 按照每日 1.5mg/kg 作为儿童的常用高剂量（临床常用剂量为每日 1mg/kg，更高的剂量无临床实用意义，作者前期的实验研究发现更低的剂量不会有明显损伤），计算出大鼠灌服 TW 剂量约为每日 9mg/kg。连续给药 12 周。

（3）实验动物的处理：末次给药 1 小时后，将所有大鼠分笼喂养。雄鼠每笼 1 只，按照 1∶1 比例放入另选健康成年雌性大鼠 1 只，每天早晨观察实验雌鼠有无阴栓，发现阴栓后分笼喂养；剩余继续合笼至 2 周（大鼠的性动周期为 3~5 天，故可经历 3~5 个周期），分笼喂养，观察雌鼠反应，注意有无受孕、产仔等情况，观察时间至雌雄分开后 2 周（SD 大鼠从受孕到产仔需要 10 天左右）。仔鼠观察至满 3 周龄。

雌鼠每笼 2 只，按照 2∶1 比例放入另选健康成年雄性大鼠 1 只，2 周后取出雄性大鼠，观察雌鼠反应，注意有无受孕、产仔等情况。

雌、雄鼠均经 3 次合笼（第 1 次为停药后，第 2 次为停药 4 周后，第 3 次为停药 8 周后），每次合笼时间均为 2 周，合笼生仔后观察雌性大鼠受孕率、仔鼠情况（观察 2 周，因仔鼠 3 周后可以离乳存活），产仔总数并计算离乳存活率，离乳存活率（%）= 存活仔鼠总数/生育仔鼠总数×100%。

3. 统计学方法

采用 SPSS13.0 软件进行分析，率的比较采用四格表 χ^2 检验。$P < 0.05$ 为差异有统计学意义。

（二）结果

1. 实验过程中样本量的变化

实验过程中，因灌胃不当导致雄鼠空白组死亡 4 只，TW 组死亡 3 只，雌鼠空白组死亡 1 只，TW 组死亡 5 只。喂养过程中，服药 TW 雌、雄鼠体重指数变化与空白组比较差异无统计学意义，提示大鼠对 TW 耐受良好。

2. 雄鼠合笼实验后两组生育情况比较

3 次合笼后受孕率及离乳存活率组间比较差异无统计学意义（表 5-25~表 5-27）。

3. 雌鼠合笼实验后两组生育情况比较

2 次合笼后受孕率及离乳存活率组间比较差异无统计学意义（表 5-28~表 5-29）。第 2 次合笼后空白组剩余 1 只未孕大鼠，经第 3 次合笼后仍然没有怀孕；第 3 次合笼期间无新幼鼠死亡。TW 组在第 2 次合笼后已全部受孕。

表 5 – 25　雄鼠第 1 次合笼实验后两组受孕率及离乳存活率比较

组别	n	受孕数（只）	受孕率（%）	产仔数（只）	离乳存活仔鼠（只）	离乳存活率（%）
空白	21	17	81.0	191	180	94.2
TW	22	15	68.2	145	138	95.2

注：受孕率 $\chi^2 = 9.20$，$P = 0.337$；离乳存活率 $\chi^2 = 0.141$，$P = 0.707$。

表 5 – 26　雄鼠第 2 次合笼实验后两组受孕率及离乳存活率比较

组别	n	受孕数（只）	受孕率（%）	产仔数（只）	离乳存活仔鼠（只）	离乳存活率（%）
空白	21	18	85.7	191	180	94.2
TW	22	20	90.9	208	188	90.4

注：受孕率校正 $\chi^2 = 90.03$，$P = 0.956$；离乳存活率 $\chi^2 = 2.066$，$P = 0.151$。

表 5 – 27　雄鼠第 3 次合笼实验后两组受孕率及离乳存活率比较

组别	n	受孕数（只）	受孕率（%）	产仔数（只）	离乳存活仔鼠（只）	离乳存活率（%）
空白	21	21	100.0	245	234	95.5
TW	22	21	95.6	233	218	93.6

注：受孕率 Fisher 精确检验 $P = 1$；离乳存活率 $\chi^2 = 0.881$，$P = 0.348$。

表 5 – 28　雌鼠第 1 次合笼实验后两组受孕率及离乳存活率比较

组别	n	受孕数（只）	受孕率（%）	产仔数（只）	离乳存活仔鼠（只）	离乳存活率（%）
空白	21	23	95.8	242	234	96.7
TW	22	18	90.0	207	203	97.0

注：受孕率校正 $\chi^2 = 0.027$，$P = 0.870$；离乳存活率 $\chi^2 = 0.809$，$P = 0.368$。

表 5 – 29　雌鼠第 2 次合笼实验后两组受孕率及离乳存活率比较

组别	n	受孕数（只）	受孕率（%）	产仔数（只）	离乳存活仔鼠（只）	离乳存活率（%）
空白	24	23	95.8	249	241	96.8
TW	20	20	100.0	235	228	97.0

注：受孕率 Fisher 精确检验 $P = 1$；离乳存活率 $\chi^2 = 0.22$，$P = 0.882$。

（三）讨论

随着 TW 在临床的广泛应用，其抗生育作用受到国际社会的广泛关注。临床及患儿家属最关注的是生育能力是否受影响，我们在临床上对服用 TW（时间 > 3 个月，停药时间 > 6 个月，服用剂量每天 ≤ 2mg/kg）的患儿 97 例（男 36 例，女 61 例）进行了 3~19 年的随访，结果显示患儿成年后生育能力未受明显影响。为进一步证实临床随访结果，结合临床最关注生育能力这一焦点，我们在前期完成 TW 对生殖病理影响实验研究的基础上进行了 TW 对幼年大鼠发育为成年大鼠后生殖能力影响的研究。

本研究模拟儿科临床用药，采用 3~4 周龄幼年大鼠为研究对象（大鼠的性成熟期在 9 周左右，4 周龄大鼠正处于生殖发育时期），观察此期服用 TW 对生殖的影响情况。一些相关的临床和实验研究从临床和组织形态等方面发现 TW 所致性腺损伤具有可逆性。因此本课题把研究重点放在停药 12 周后大鼠的生育能力情况上，在雌雄合笼 2 周后即将雌雄分开，以免生育能力恢复影响结果分析，分笼 2 周后再次合笼 2 周，观察雌鼠的受孕情况，共 3 次合笼。观察生育和幼仔情况。

本实验对 SD 幼年雄鼠研究发现，每日灌服 TW 9mg/kg，连续 12 周，第 1 次合笼后，TW 组受孕率较空白组低，但组间比较差异无统计学意义；第 2 次合笼后，TW 组受孕率较空白组高。经第 3 次合笼后，空白组全部生育；TW 组有 1 只未孕，但继续延长合笼时间 4 天后也生育。停药 12 周内 3 次合笼，TW 组与空白组受孕率和所生仔鼠离乳存活率组间比较差异无统计学意义。

本实验对 SD 幼年雌鼠进行研究发现，每日灌服 TW 9mg/kg，连续 12 周，第 1 次合笼后，TW 组受孕率较空白组略低，但组间比较无显著性差异；第 2 次合笼后，TW 组全部受孕；空白组在第 3 次合笼后仍有 1 只大鼠可能因过度肥胖而未孕，停药 12 周内 3 次合笼，TW 组与空白组受孕率和离乳存活率组间比较差异无统计学意义。

本实验研究未发现临床高剂量 TW 对幼年大鼠后期的生育能力及所生仔鼠的生长发育有影响。相关雷公藤性腺损伤文章未做最终生育能力实验研究，根据横断面性腺损伤研究得出的结果来推论最终生育能力的观点需要进一步验证，而且许多横断面实验大鼠用药量大（10~105mg/kg），与临床高剂量（折算实验大鼠应为 9mg/kg 给药）相差较远，很难反映临床药理剂量下对生殖功能及器官的影响。由于国内雷公藤产地、制药厂家较多，生产工艺不全相同，早年用药不够规范造成临床疗效和不良反应评价不一，据我院儿科应用 TW 20 年的临床经验，体会到不同生产厂家生产的 TW 不良反应发生率有明显差别，由于我们没有对不同厂家产品进行严格的科研对照观察，故不好妄下结论，鉴于我们长期临床使用的是原研厂家（江苏美通制药有限公司）提供的产品，所以我们此次大鼠实验也采用了该产品。本组研究显示的临床高剂量 TW 对幼年大鼠最终生育能力无明显影响，是否与不同产地、厂家生产的 TW 药效有关，还有待进一步研究探讨。

（丁樱、杨晓青）

参考文献

［1］苗明三，刘方洲，金树兴，等. 实用动物和动物实验技术［M］. 北京：中国中医药出版社，

1997：143.

［2］崔瑞琴，丁樱.雷公藤多苷致雌性幼鼠卵巢损伤及可逆性研究［J］.毒理学杂志，2008，22（4）：303－304.

［3］崔瑞琴，丁樱.雷公藤多苷致雌性幼鼠雌激素及其受体表达的影响［J］.宁夏医学杂志，2009，31（5）：391－392.

［4］崔瑞琴，丁樱.菟丝子黄精颗粒剂对雷公藤多苷所致生殖损伤雌鼠卵巢损伤及smad4 mR－NA表达的影响［J］.时珍国医国药，2009，20（12）：3149－3150.

［5］任献青.菟丝子黄酮、六味地黄丸干预TW所致雄性幼鼠睾丸组织及生育能力损伤的实验研究［C］.第五届全国雷公藤学术会议，2008：268－273.

［6］王淑云，张建伟，胡延忠，等.雷公藤对男性肝肾功能和精液酸性磷酸酶水平的影响［J］.中国药科大学学报，1994，25（6）：378－379.

［7］卜凡靖，于新果.雷公藤多苷致育龄妇女闭经11例分析［J］.实用医技杂志，2004，11（2）：188.

［8］张维真，王淑华，王蒙，等.雷公藤多苷对小儿性腺的远期影响［J］.临床儿科杂志，1994，12（5）：263－264.

［9］Huynh PN，HiKim AP，Wang C，et al. Long－term effects of triptolide on spermatogenesis，epididymal spermfunction，and fertility in male rats［J］. J Androl，2000，21（5）：689－699.

［10］杨建一，高宝珍，李莉，等.雷公藤多苷对雄性小鼠生殖细胞毒性的研究［J］.癌变·畸变·突变，2008，20（5）：393－397.

［11］吴建元，肖玉玲，丁虹，等.雷公藤片对小鼠睾丸组织的毒性作用及其分子机制研究［J］.中药材，2005，28（3）：207－210.

［12］吴克明，谌婕，熊巍，等.雷公藤多苷对雌性小鼠生殖功能影响的实验研究［J］.中医研究，2007，20（4）：28－33.

十一、雷公藤多苷对 IgA 肾病系膜细胞凋亡及其调控基因 Fas 影响的实验研究

为了探讨雷公藤多苷治疗 IgA 肾病（IgA nephropathy，IgAN）的作用机制，我们进行了以下实验，现报告如下：

（一）方法

1. 主要药物及试剂

TW 片 10mg/片，泰州制药厂生产（批号 000303）；牛血清白蛋白（bovine serum albumin，BSA）（批号 000311）；原位凋亡试剂盒（批号 020107）购于华美生物工程公司；Fas 免疫组化试剂盒（批号 010316）；PCNA 免疫组化试剂盒（批号 020115）、SABC 试剂盒（兔抗 IgG）（批号 SA1022－2000920）；DAB 显色液（批号

2001013）；羊抗小鼠 IgA 荧光抗体（批号 990326）；羊抗小鼠 IgG 荧光抗体（批号 990326）均购于武汉博士德生物工程公司。

2. 动物

雌性 BLBAC 小鼠，7~8 周龄，体重 18~20g。由中国医学科学院动物实验中心提供，合格证号 99010。

3. IgAN 模型制备

取 BLBAC 小鼠 36 只，随机分为空白对照组（正常组）、模型组及治疗组各 12 只。正常组正常饲养至造模结束，余两组适应性喂养 1 周，隔日口服 BSA 200mg/kg 体重（用 0.1% 盐酸酸化水稀释）。在口服 BSA 的同时，于第 6 周开始腹腔注射 BSA 200mg/kg，隔日 1 次，连续 3 次。以后仍隔日口服 BSA 200mg/kg 体重，共 12 周。

4. 给药方法及剂量

TW 治疗组每日按 6.3mg/kg 给药，相当于临床用量的 6 倍。按 0.3mL/20g 体重的量，用生理盐水稀释成一定浓度的溶液，于造模 3 周后开始灌胃，每日 1 次，至实验结束共 12 周。正常组不予任何处理，模型组灌服等量的生理盐水。

5. 检测指标及方法

（1）肾脏病理的检测：于 12 周末处死各组小鼠后，取少量肾组织，常规制片，作 HE 染色，光镜下放大 400 倍观察。肾脏形态分 0~Ⅲ级。0 级：正常肾小球；Ⅰ级：系膜区宽度大于毛细血管直径，呈节段性分布；Ⅱ级：系膜增生宽度大于毛细血管直径，呈弥漫性分布；Ⅲ级：系膜增生宽度呈团块状聚集，弥漫指状分布。每例标本随机取 10 个肾小球（皮质肾小球 5 个，近髓质肾小球 5 个）。

（2）肾组织系膜区细胞凋亡的检测：采用原位末端标记法（TUNEL）检测细胞凋亡。操作按试剂盒说明进行。判定结果（凋亡细胞核固缩、碎裂、呈棕色颗粒）。光镜下每份标本计数 200 个系膜细胞及凋亡细胞，按凋亡细胞/细胞总数 ×100% 计算凋亡率。

（3）肾小球系膜区免疫组化 Fas 的检测：免疫组化操作按试剂盒说明进行判断结果（低倍镜下观察背景颜色，高倍镜下观察肾小球系膜区染色强度并按常规标准记分：阴性 0 分，弱阳性 2 分，阳性 4 分，强阳性 6 分）。

（4）增殖细胞核抗原（PCNA）检测：操作按试剂盒说明进行。结果判断：棕黄色颗粒，位于细胞核，背景无颜色。计算肾小球系膜区表达 PCNA 的细胞占细胞总数的百分比：1%~25% 为（+），25%~50% 为（++），50% 以上为（+++）。

6. 统计学处理

计量资料用均数 ± 标准差（$\bar{x} \pm s$）表示，采用 t 检验；计数资料采用秩和检验。所有结果均以 PEMS 医用统计软件处理。

（二）结果

免疫荧光：正常组 IgG、IgA 均为阴性，模型组及治疗组 IgA 强阳性，IgG 阴性。

1. TW 对 IgAN 模型小鼠肾脏病理改变及系膜区 PCNA 表达的影响

正常组肾小球结构基本正常，系膜细胞及基质无增生；IgA 阴性。PCNA 表达较弱。

模型组肾小球轻度增大，系膜细胞和基质中重度增殖，多数系膜区细胞≥4 个。部分肾小球囊腔粘连，肾小球毛细血管管腔挤压变狭窄，有少量红细胞及炎性细胞浸润，毛细血管基底膜无明显病变，病变以Ⅲ级为主；IgA 阳性，PCNA 表达显著。

治疗组肾小球轻度增大，系膜细胞和基质增生程度均较模型组为轻，系膜区细胞数较模型组明显减少。肾小球毛细血管管腔受压不明显，偶有红细胞及炎性细胞浸润，毛细血管基底膜无明显病变，病变以Ⅰ、Ⅱ级为主。PCNA 表达减弱。

表 5 – 30　TW 对小鼠肾脏病理及 PCNA 表达的影响

组别	n	病理				PCNA		
		0	Ⅰ	Ⅱ	Ⅲ	（+）	（++）	（+++）
正常组	12	12	0	0	0	12	0	0
模型组	12	0	1	2	10$^\triangle$	1	2	9$^\#$
治疗组	12	0	3	7	3	7	3	2

注：$^\triangle$与正常组相比 $P < 0.01$；与治疗组相比 $P < 0.01$。$^\#$与正常组相比 $P < 0.01$；与模型组相比 $P < 0.01$。

表 5 – 30 显示：无论是肾脏病理或者是肾小球系膜区 PCNA 的表达，模型组与正常组相比均具有显著统计学差异（$P < 0.01$），说明模型复制成功；模型组与治疗组相比有显著统计学差异（$P < 0.01$），提示 TW 可明显改善 IgAN 的病理损伤，减少系膜区 PCNA 的表达。

2. TW 对小鼠肾脏系膜细胞凋亡的影响

表 5 – 31　TW 对系膜细胞凋亡的影响（$\bar{x} \pm s$）

组别	n	凋亡率（%）
正常组	12	5. 17 ± 0. 23
模型组	12	1. 67 ± 0. 08$^\triangle$
对照组	12	20. 25 ± 2. 30

注：$^\triangle$与正常组相比 $P < 0.05$，与治疗组相比 $P < 0.01$。

表 5 – 31 显示：正常组有少量的凋亡细胞，模型组则几乎未发现，二组相比有显著差异（$P < 0.05$），提示模型组具有明显的凋亡不足；治疗组与模型组相比具有非常显著差异（$P < 0.01$），说明 TW 有明显诱导细胞凋亡的作用。

3. TW 对小鼠肾脏系膜区 Fas 的影响

表 5 - 32　TW 对小鼠 Fas 的影响

组别	n	0	2	4	6
正常组	12	10	2	0	0
模型组	12	12	0	0	0$^\triangle$
治疗组	12	0	2	9	1

注：$^\triangle$与正常组相比 $P > 0.05$，与治疗组相比 $P < 0.01$。

表 5 - 32 显示：正常组有少量的 Fas 表达，而模型组则无，两组相比无统计学意义（$P > 0.05$），但正常组及模型组与治疗组相比均有显著性统计学差异（$P < 0.01$），说明 TW 可诱导肾小球系膜区 Fas 的表达。

（三）讨论

细胞凋亡是多细胞有机体为调控机体发育，维护内环境稳定，由基因控制的细胞主动死亡过程。Fas 基因是肿瘤坏死因子受体家族成员，与其配体（FasL）结合可诱导细胞表面表达 Fas 的细胞发生凋亡，是目前最受关注的凋亡基因之一。已证明 Fas 在肾小球系膜区细胞中有表达。

IgAN 是全世界最常见的肾小球疾病。系膜增生是其主要的病理改变，目前认为，导致系膜增生的原因是由于系膜细胞增殖过度或凋亡不足。临床表现为频发的感染后血尿或无症状性镜下血尿和蛋白尿。起初被认为是良性病变，现在已认识到它也是引起终末期肾衰竭的一个常见原因。

自从黎磊石首次将中药雷公藤用于治疗肾小球肾炎以来，雷公藤多苷已作为最基本的药物广泛应用于各种原发性和继发性肾小球肾炎的治疗，包括 IgAN。TW 治疗以系膜增生为主的多种肾小球疾病已被大量的临床及实验研究所证实，其机理多认为是通过抑制免疫，尤其是对活化状态下的 T 细胞的抑制作用。已证实 TW 对大鼠肾小球系膜细胞具有抑增殖的作用。

本研究观测到 TW 治疗组肾小球系膜区凋亡率增加、病理损伤减轻、PCNA 表达减少，且与 Fas 在肾小球系膜区的表达成正相关，与模型组相比具有统计学差异（$P < 0.01$）。由此推测：TW 治疗 IgAN 的有效机制可能与影响 Fas 在肾小球系膜区的表达，诱导系膜细胞凋亡，进而发挥抑制增殖作用有关。此结果为临床应用 TW 治疗 IgAN 提供了新的实验依据。

（宋纯东、丁樱）

参考文献

[1] 聂莉芳，余仁欢，林秀彬，等 . 益气滋肾冲剂对 IgA 肾病小鼠肾小球超微结构的影响 [J].

中国中西医结合杂志, 1999, 19 (12): 737.

[2] 孙林, 叶任高, 叶幼姬, 等. 系膜增生性肾炎肾生存率的研究 [J]. 中华肾脏病杂志, 1996, 12 (6): 359.

[3] 刘红燕, 贾汝汉, 丁国华, 等. 高脂血症大鼠肾脏一氧化氮变化及其意义 [J]. 同济医科大学学报, 1999 (02): 36 - 38.

[4] 陈明, 刘晓慧, 黄颂敏, 等. 抗 Fas 抗体诱导人肾小球系膜细胞凋亡 [J]. 中国免疫学杂志, 1999, 15 (3): 127.

[5] 刘志红, 吴燕, 周虹, 等. 不同增殖性肾炎细胞增殖与凋亡的关系 [J]. 中华肾脏病杂志, 1997, 13 (6): 334.

[6] 黎磊石, 张训, 陈惠萍, 等. 雷公藤治疗肾小球肾炎的临床研究 [J]. 中华内科杂志, 1981, 20 (4): 216.

[7] 丁樱, 张红敏. 雷公藤多苷对肾小球系膜细胞细胞因子生成的影响 [J]. 中华肾脏病杂志, 2002, 18 (2): 139.

十二、补肾中药对雷公藤多苷所致雄性幼鼠生殖损伤的保护作用及最终生育能力的影响

雷公藤系卫矛科雷公藤属植物, 又名水莽草、黄藤、断肠草等, 我国共有 3 个品种, 即雷公藤、昆明山海棠和东北雷公藤 (又称黑蔓)。现已从雷公藤中分离出雷公藤红素、雷公藤甲素等 70 多种成分。雷公藤多苷是从植物雷公藤根芯部提取的一种有效组分, 是目前治疗儿科肾脏疾病的重要药物之一。但其不良反应, 特别是生殖系统损伤受到广泛关注。对于儿科临床来说, 小儿处于生殖发育的关键时间, 其生殖细胞生长发育较快, 同时又处于不成熟时期, 此时使用 TW 所造成的生殖损伤是否容易修复, 是否具有可逆性, 目前尚不清楚。因此研究使用雷公藤多苷引起的生殖损伤是否可逆, 对最终的生育能力、对子代是否也有损伤是亟待需要阐明的问题。本课题组在临床实践中发现补肾中药菟丝子及中成药六味地黄丸在保护 TW 所致生殖损伤中有较好疗效, 故在观察使用 TW 所致雄性幼鼠生殖损伤和损伤后最终生育能力的情况时, 选取纯度较高的菟丝子提取物菟丝子黄酮和六味地黄丸灌服幼鼠以观察补肾中药的保护作用。

(一) 方法

1. 材料

(1) 动物: 健康 SD 大鼠 148 只, 雄性, 3～4 周龄, 清洁级, 体重 50 ± 10g, 由河南省实验动物中心提供, 许可证号 SXCK (沪) 0001993。

(2) 药物与试剂: 雷公藤多苷 (TW) 药粉 (江苏美通制药有限公司, 批号

080525，每 1g 药粉相当于生粉制剂 1g），菟丝子黄酮（陕西昂威生物医药科技有限公司提供，含量 90％，批号 20070914），六味地黄丸（河南宛西制药有限公司，批号 070621）。甲醛、无水乙醇分析纯、二甲苯分析纯、Bouin 液（苦味酸 75mL，40％甲醛 25mL，冰乙酸 5mL）。

（3）仪器：DR－HW－1 型电热恒温水浴箱（北京西城区医疗器械厂），BCD－239SK 型 Haier 大王子冰箱（中国青岛），TWL－16G 型台式高速离心机（北京现代高科），EG1150H 型自动包埋机（德国 Leica 公司），RM2245 型石蜡切片机（德国 Leica 公司），CX410 型光学显微镜（日本 Lympus 公司），DFC420C 图像采集系统（德国 Leica 公司）。

2. 实验方法

（1）动物分组及给药：3～4 周龄 SD 雄性幼鼠，22～26℃的清洁级动物室中，自由进食饮水，适应 1 周。①生殖损伤研究：幼鼠 48 只，将其随机分为 4 组：空白组灌服 0.5％羧甲基纤维素钠，5mL/kg，每日 1 次灌胃。多苷组：雷公藤多苷药粉，使用时用 0.5％羧甲基纤维素钠（sodium carboxymethyl cellulose，CMC－Na）液配制成每 0.5mL 含生药 0.9mg 的混悬溶液，每次 5mL/kg，每日 1 次灌胃。六味组：雷公藤多苷加六味地黄丸（雷公藤多苷用量同上，六味地黄丸粉碎后研细面，灌胃前使用 0.5％ CMC－Na 配制成 0.5mL 含生药 0.1g 的混悬液，每次 5mL/kg，每日 1 次）。黄酮组：雷公藤多苷加菟丝子黄酮（雷公藤多苷用量同上，菟丝子黄酮粉使用 0.5％ CMC－Na 配制成每 0.5mL 含黄酮 0.01g 的溶液，每次 5mL/kg，每日 1 次）。实验期间每周称重 1 次，调整给药量。②生育能力研究：100 只，每组 25 只，分组喂养方法同上。

（2）睾丸组织病理变化：将睾丸组织放入 Bouin 固定液中固定 1 周后取出，置70％乙醇中洗脱 Bouin 液，常规梯度乙醇脱水，二甲苯透明，石蜡包埋，制作切片，每个标本制备睾丸组织切片 1 张，苏木素－伊红（HE）染色。

（3）各组大鼠体重、睾丸及附睾质量、指数：在给药 12 周后，于末次给药 1 小时后称重，断头处死取一侧睾丸、附睾立即称质量，计算脏器指数。

（4）观察生殖损伤后大鼠的生育能力：分 3 次合笼，于末次给药 1 小时后，将所有观察大鼠分笼喂养，每笼 1 只，按照 1∶1 比例放入成年雌性大鼠 1 只，15 天后取出雄性大鼠配对单独喂养（大鼠的性动周期为 3～5 天，故可经历 3～5 个周期），每次合笼后观察雌鼠有无受孕、产仔率、幼鼠存活率、幼鼠生长发育等情况。

（5）统计学处理：实验数据用 SPSS13.0 软件包分析统计学处理结果以（$\bar{x} \pm s$）表示，组间比较用单因素方差分析。率的比较采用四格表检验。以 $P < 0.05$ 为具有显著性意义。

（二）结果

1. 用药 12 周后对大鼠睾丸组织病理的影响

多苷组大鼠睾丸曲细精管腔内上皮变薄，细胞层次紊乱，精原细胞、精母细胞明显减少，精子细胞及精子减少更加明显，生精细胞肿胀变性，偶见间质轻度水肿；六味组大鼠睾丸曲细精管上皮略变薄，细胞层次尚分明，精原细胞、精母细胞、精子细胞均有所减少，但减少程度均不如多苷组明显；黄酮组大鼠睾丸曲细精管上皮略变薄，细胞层次尚分明，精原细胞、精母细胞、精子细胞均有所减少，但减少程度均不如多苷组明显（图 5 - 1）。

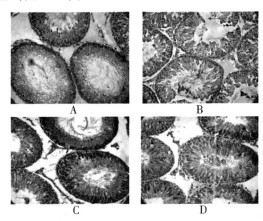

A. 空白组；B. 多苷组；C. 六味组；D. 黄酮组

图 5 - 1　用药 12 周后对大鼠睾丸组织病理的影响（×400）

2. 用药 12 周后各组大鼠体重、睾丸及附睾质量、指数的变化

雷公藤多苷对大鼠体重、睾丸及附睾质量、指数没有影响，组间比较差异无统计学意义（表 5 - 33）。

表 5 - 33　用药 12 周后各组大鼠体重、睾丸及附睾质量、指数（$\bar{x} \pm s$, n = 10）

组别	剂量 （mL/kg）	体重 （g）	睾丸质量 （g）	睾丸指数	附睾质量 （g）	附睾指数
空白	5	501.89 ± 37.84	1.834 ± 0.141	0.360 ± 0.024	0.830 ± 0.142	0.168 ± 0.039
多苷	5	446.19 ± 66.02	1.663 ± 0.112	0.379 ± 0.051	0.609 ± 0.195	0.136 ± 0.033
六味（TW + 六味 地黄粉）	10	463.51 ± 60.46	1.768 ± 0.202	0.385 ± 0.046	0.696 ± 0.181	0.152 ± 0.042
黄酮（TW + 菟丝 子黄酮粉）	10	486.47 ± 58.40	1.860 ± 0.121	0.387 ± 0.046	0.638 ± 0.068	0.134 ± 0.026

3. 用药 12 周后生殖损伤后雄性合笼的雌性大鼠的生育能力

雄鼠 3 次合笼后雌鼠生育情况、受孕率、产仔数、离乳存活率，组间比较差异

无统计学意义（表5-34）

表5-34 用药12周后生殖损伤后与雄性合笼的雌性大鼠的生育能力（$\bar{x} \pm s$，n=25）

合笼次数	组别	剂量（mL/kg）	受孕数（只）	受孕率（%）	产仔数量（只）	离乳存活数量（只）	离乳存活率（%）
1	空白	5	17	81	191	180	94
	多苷	5	15	68	145	138	95
	六味（TW+六味地黄粉）	10	18	85	206	177	86
	黄酮（TW+菟丝子黄酮粉）	10	18	85	209	197	94
2	空白	5	18	81	205	194	95
	多苷	5	20	90	201	194	96
	六味（TW+六味地黄粉）	10	20	95	236	207	87
	黄酮（TW+菟丝子黄酮粉）	10	21	100	256	242	94
3	空白	5	21	100	245	234	96
	多苷	5	21	95	233	218	94
	六味（TW+六味地黄粉）	10	20	95	236	207	87
	黄酮（TW+菟丝子黄酮粉）	10	21	100	256	242	94

（三）讨论

就目前对雷公藤多苷生殖毒性作用的动物实验研究多采用大剂量雷公藤多苷作用于成年后大鼠和小鼠，观察实验动物的精子、睾丸以及卵巢等的变化，或是了解其相关调节因子的变化，发现雷公藤多苷对其有一定的影响。但这类实验不足之处是：很难反映临床药理剂量下对生殖器官的影响。因此本课题模拟儿科临床用药，观察幼鼠使用雷公藤多苷后到成年期对性腺的损伤情况，观察使用雷公藤多苷后实验动物最终生育能力、生育后的幼仔情况。

本研究大鼠在从幼年期开始用药12周后已到成年期，雷公藤多苷对大鼠体重、睾丸质量、睾丸指数、附睾质量、附睾指数等指标有轻微降低，但经统计学分析没有差异性，说明在外在形态上没有明显影响。但多苷组睾丸组织病理有一定程度的破坏，睾丸曲细精管腔内上皮变薄，细胞层次紊乱，精原细胞、精母细胞明显减少，精子细胞及精子减少更加明显，生精细胞肿胀变性，说明了雷公藤多苷可导致睾丸组织在病理结构的损伤。补肾中药黄酮组、六味组睾丸组织病理改变均较多苷组为轻，说明菟丝子黄酮、六味地黄丸可以保护雷公藤多苷所致的生殖损伤。这与国内一些学者研究补肾中药能拮抗雷公藤多苷生殖损伤作用一致。

目前对雷公藤多苷所致的生殖损伤能否恢复，对最终的生育能力是否有影响，已成为专家学者争论的焦点。所以在本次研究中观察病理组织等分子生物学指标的同时，也同步观察雷公藤多苷用药12周后对生育能力的影响，共进行3次合笼，即雌雄合笼15天后就将雌雄分开，未受孕的再分笼15天，然后再次合笼15天。观察配对雌鼠的受孕、生育、幼仔情况（观察21天，因幼仔3周后可以断乳存活）。经3次合笼后，空白组全部生育结束，多苷组有1只未孕，六味组1只未孕。虽然合笼结束，但本课题组后来仍然对剩余2只进行了观察，可喜的是剩余2只也全部生育。每次合笼后受孕数、受孕率、产仔数量雷公藤多苷组在数值上虽有降低，但统计学分析没有差异性。

本次实验观察幼仔出生体重、生长发育、死亡情况经统计学分析没有差异性。本次实验发现有2只畸形幼鼠，1只为无尾巴，1只大鼠右眼睛缺失没有可比性，未发现大量致残和畸形的幼鼠，幼鼠生长发育良好，死亡只数很少，无可比性，提示雷公藤多苷对子代没有显著影响。

本次实验所得结果未进行重复实验，本课题组将继续在这方面进行探索，实验数据仅供参考。

（景晓平、丁樱）

参考文献

[1] 柴智，周文静，高丽，等. 雷公藤肝毒性及其作用机制的研究进展［J］. 中国实验方剂学杂志，2011，17（7）：243.

[2] 景晓平. 菟丝子黄酮、六味地黄丸干预 TW 所致雄性幼鼠生殖损伤的实验研究［D］. 上海：上海中医药大学，2009.

[3] 苗明三，刘方洲，金树兴，等. 实用动物和动物实验技术［M］. 北京：中国中医药出版社，1997：143.

[4] 杨建一，高宝珍，李莉，等. 雷公藤多苷对雄性小鼠生殖细胞毒性的研究［J］. 癌变·畸变·突变，2008，20（5）：393.

[5] 吴建元，肖玉玲，丁虹，等. 雷公藤片对小鼠睾丸组织的毒性作用及其分子机制研究［J］. 中药材，2005，28（3）：207.

[6] 吴克明，谌婕，熊巍，等. 雷公藤多苷对雌性小鼠生殖功能影响的实验研究［J］. 中医研究，2007，20（4）：28.

[7] 景晓平，何丽. 补肾中药对雷公藤多苷所致生殖损伤雄性幼鼠血清睾酮及睾丸组织中 P450scc 的影响［J］. 中国实验方剂学杂志，2013，19（11）：219.

[8] 崔瑞琴，丁樱. 菟丝子黄精颗粒剂对雷公藤多苷所致生殖损伤雌鼠卵巢损伤及 Smad4 mRNA 表达的影响［J］. 时珍国医国药，2009，20（12）：3149.

[9] 冷倩，崔瑞琴，陆彪. 雷公藤多苷对青春期大鼠睾丸组织及 c - kit 表达的影响 [J]. 中国当代儿科杂志，2011，13（10）：832.

[10] 水光兴，万毅刚，蒋春明，等. 雷公藤及其活性成分药效学和药理学研究的若干进展 [J]. 中国中药杂志，2010，35（4）：515.

[11] 丁樱，马腾，杨晓青，等. 临床高剂量雷公藤多苷对幼年大鼠生育能力的影响 [J]. 中国中西医结合杂志，2012，32（1）：61.

[12] 李春庆，孙伟，邵家德，等. 雷公藤减毒研究述评 [J]. 中国实验方剂学杂志，2011，17（10）：263.

[13] 高丽，聂中标，闫润红，等. 归脾汤含药血清对雷公藤醇提物致骨髓细胞凋亡的保护作用 [J]. 中国实验方剂学杂志，2012，18（7）：156.

十三、基于高通量转录组测序的菟丝子黄酮改善雷公藤多苷片致大鼠生殖损伤的机制研究

雷公藤多苷是从卫矛科植物雷公藤的根芯部分提取出来的混合物，也是其主要活性成分。临床上主要使用其多苷提取物的制剂，广泛用于系统性红斑狼疮、特发性膜性肾病、类风湿关节炎、克罗恩病、溃疡性结肠炎等疾病的治疗，展现出强大的抗炎和免疫调节作用。特别是近几年研究学者发现其具有抗人类免疫缺陷病毒（human immounodeficiency virus，HIV）作用。然而，雷公藤多苷片对消化系统、泌尿系统及生殖系统的不良反应，限制了它的临床安全应用。尤其是对雄性生殖系统的影响，无疑是临床医生和患者关注的重点。因此，开发可有效拮抗雷公藤多苷片生殖毒性的药物已是当务之急。中药配伍减毒有悠久的历史，具有种类多、不易产生耐药性、毒副作用小、价廉易得等优点。

菟丝子始载于《神农本草经》，列为上品，具有补益肝肾、固精缩尿、安胎、明目、止泻的功效。现代药理研究发现，作为其主要活性成分的菟丝子黄酮（cuscuta flavonoids，CF），具有改善性功能、调节内分泌和免疫功能、抗氧化等作用。本课题组前期研究发现，菟丝子黄酮可通过降低生精细胞 S 期细胞百分率、生精细胞凋亡率，增加 SCF/c - kit，C - myc 和 CREM 蛋白表达量，从而修复雷公藤多苷所导致的雄性生殖损伤。

转录组测序（RNA sequencing，RNA - seq）是指利用高通量测序技术对 RNA 进行测序，通过生物信息学分析方法，研究特定组织或细胞的全部转录情况，揭示其基因表达水平与变化，进而揭示其具体分子作用机制。与传统测序方法如 Sanger 法测序、基因芯片等相比，具有样品用量少、分辨率和准确度高、价格低和应用范围广等优势。同时，可以实现对无参考基因组物种进行从头测序。随着转录组测序技术的发展和完善，转录组学也逐渐应用于中医药领域。近年来，国内外学者已运

用 RNA – seq 技术对甘草、人参、胡黄连、何首乌等数种传统中药材进行了高通量转录组测序和分析，并取得了突破性进展。但中药对大鼠在转录组水平上的影响国内外鲜有报道。因此，本研究运用 Illumina 高通量测序平台的转录组测序技术，通过对菟丝子黄酮和雷公藤多苷片干预后大鼠生精细胞的转录组测序分析，筛选差异表达基因，进行差异基因的 GO 富集和 KEGG 通路分析，解析菟丝子黄酮改善雷公藤多苷片所致生殖损伤的作用机制。

（一）方法

1. 药物与试剂

羧甲基纤维素钠（市购）；EZgene™Tissue RNA Miniprep Kit 试剂盒（美国 Biomiga 公司）；雷公藤多苷片（江苏美通药业有限公司，10mg/片，批号 130925），研磨成细粉，用 0.5% 羧甲基纤维素钠（sodium carboxymethyl cellulose，CMC – Na）溶液配制成 2.5g/L 的雷公藤多苷片混悬液；菟丝子黄酮购自陕西昂威生物医药科技有限公司（纯度 50%，批号 ZL20130815，芦丁、槲皮素、山奈酚 3 种成分的质量分数分别为 0.182 g/L、0.164 g/L、0.155g/L），用 0.5% CMC – Na 溶液配制成质量浓度为 0.02g（即 0.04g 生药）/mL 的菟丝子黄酮混合物，备用。

2. 动物实验

清洁级 SD 大鼠，雄性，3 周龄，体质量 60 ±5g，购自北京大学医学部，合格证号 SCXK（京）2011 – 0012。大鼠在河南中医药大学第一附属医院中心实验室动物房清洁间饲养，12 小时光照/黑暗，温度 23 ±2℃，湿度 55% ±5%，自由饮水饮食。动物实验遵守河南中医药大学第一附属医院动物实验伦理委员会规程。大鼠适应 3 天后开始实验，随机分为 3 组，每组 6 只，分别为空白组、雷公藤多苷片组（TW 组）、菟丝子黄酮 + 雷公藤多苷片组（CF + TW 组）。空白组大鼠灌胃给予 5mL/kg 的 0.5% CMC – Na 溶液，TW 组大鼠灌胃给予 12mg/kg 的雷公藤多苷片溶液，CF + TW 组灌胃给予 12mg/kg 的雷公藤多苷片溶液和 100mg/kg 的菟丝子黄酮溶液。各组大鼠每天灌胃给药 1 次，连续给药 8 周。于末次给药 1 小时后麻醉，解剖大鼠，取睾丸组织。参照本课题组的实验方法使用 EZgene™ Tissue RNA Miniprep Kit 试剂盒提取生精细胞总 RNA。总 RNA 的浓度用 Qubit 2.0 检测，纯度用 Nanodrop 2000 检测，完整性用 Angilent 2100 检测。

3. 仪器

96 – well thermal cycler（MJ 公司，型号 B01 – 02），Agilent Bioanalyzer 2100（Agilent technologies 公司，型号 J06 – 02），QUBIT 2.0 FLUOROMETER（Invitrogen 公司，型号 Q32871），Peltier Thermal Cycler PTC – 225（MJ 公司，型号 B01 – 01）。

4. 转录组测序

经过 DNase 消化，mRNA 分离、打断，进行反转录一链的合成，随后进行反转录二链的合成和末端修复。在末端修复产物 cDNA 的 3 末端加碱基 A，加测序接头。链接产物经胶回收后进行 PCR 反应及产物回收。文库构建完成后，分别使用 Qubit 2.0 和 Agilent 2100 对文库的浓度和插入片段大小进行检测，使用 Q-PCR 法对文库的有效浓度进行准确定量，以保证文库质量。建好的测序文库用 Illumina HiSeq™ 2500 进行测序。文库的构建与测序由北京博奥晶典生物技术有限公司完成。

利用 FastQC 软件从多方面对数据质量进行评估，根据质控结果可对数据进行有效的过滤控制。使用 NGSQC 软件对原始数据进行过滤和统计，过滤标准：①若 read 中的 N 含量超过 5%，则去除整对 reads；②若 read 中的低质量碱基（质量值不高于 20 的碱基）超过 30%，则去除整对 reads；③若 read 中带有接头序列，则去除整对 reads。使用软件 HISAT 进行序列比对分析。正常情况下实验所产生的 reads 总比对率≥70%，且多重比对率≤10%。

5. 转录组测序数据分析

利用组装好的基因组库，用序列相似性比对的方法求各基因在各样本中的表达丰度，基因的表达量利用 RPKM 值来衡量，统计各组样本的基因表达丰度，从整体水平观察样本间的表达情况和基因表达水平的离散程度。以 $P < 0.05$ 为非常显著，利用错误发现率（False discovery rate，FDR）≤0.001 为阈值，筛选出样本间的差异表达基因，并从差异倍数 $[\log_2 (\text{fold change}) \geq 1]$ 和显著性水平（P）进行评估，对各组间表达基因的上下调关系进行统计。

首先把所有得到的差异表达基因和背景基因向 GO 数据库（http://www.geneontology.Org/）的各个条目映射，计算每个条目的基因数目，利用超几何检验进行假设检验得到 P，找出与整个基因组背景相比，在差异表达基因中显著富集的 GO 条目。以 $P \leq 0.05$ 为阈值，满足此条件的 GO term 定义为在差异表达基因中显著富集的 GO term。通过 GO 功能显著性富集分析确定差异表达基因行使的主要生物学功能。同时将差异表达基因序列在 KEGG 数据库中进行注释，其显著性富集分析的 P 计算和阈值与 GO 富集分析相同。通过 pathway 显著性富集确定差异表达基因参与的最主要生化代谢途径和信号转导途径。

（二）结果

1. 原始数据质量评估与参考序列比对分析

通过空白组、TW 组、CF + TW 组的转录组测序，分别获得 46857748、54814476、48541356 个 reads；测序的中 Q_{30}（即碱基正确识别率）均不低于 94.00%，每组与基因组的比对率在 91% 以上，说明本研究处理的遗传基础是一致的；本研究的 3 个样品的清洁率（clean rate）均高达 97%，比对到基因组上 reads 的比例均高于 91%，比对到唯一位置的 reads 比例均在 88% 以上，提示这是一次成功且质量较高的测序（表 5 - 35）。充分说明转录组数据满足后续信息分析的需求及数据分析的可靠性。

表 5 - 35 测序数据的统计结果

组别	原始总碱基数	clean reads	clean rate（%）	Q_{30}（%）	mapped rate（%）	uniquely mapped rate（%）
空白	46857748	45567604	97.25	94.46	91.68	90.49
TW	54814476	53418816	97.45	94.62	91.61	89.97
CF + TW	48541356	47131238	97.10	94.13	91.43	88.93

2. 差异表达基因筛选

本研究采用 RPKM 来估算样本中的基因表达量。通过 Cuffdiff 软件分析样本间的差异表达基因，筛选各组的差异表达基因（$|\log_2 FC| \geqslant 1$ 且 $P \leqslant 0.05$）。与空白组相比，TW 组上调基因 794 个（62.8%），下调基因 491 个（37.2%）；与 TW 组相比，CF + TW 组上调基因 440 个（35.9%），下调基因 784 个（64.1%）（图 5 - 2）。研究组筛选出在 TW 组下调表达，而在 CF + TW 组上调表达的 6 个基因：Prom1（Tracking_ ID：XLOC_ 013204），DNMT3L（Tracking_ ID：XLOC_ 025704），LOC103690171（Tracking_ ID：XLOC_ 046003），Gld（Tracking_ ID：XLOC_ 004559），Ces5a（Tracking_ ID：XLOC_ 020493），Cdh1（Tracking_ ID：XLOC_ 020755）。其中，与生殖功能密切相关的基因为 DNMT3L。

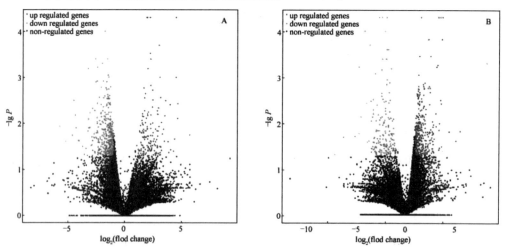

A. TW 组 vs 空白组；B. CF + TW 组 vs TW 组。红色、绿色为显著性差异基因；黑色为非显著性差异基因。横坐标表示基因的表达倍数变化，纵坐标表示统计学上基因表达差异的显著性水平。

图 5 - 2 差异表达基因火山图

3. 差异表达基因的 GO 富集分析

GO 分析过程中，与空白组相比，TW 组差异表达基因分类于 52 个功能项中，包括 24 个生物学过程（biological process，BP），15 个细胞组分（Cellular component，CC）和 13 个分子功能（molecular function，MF）（表 5-36）。其中参与生物过程富集较为丰富的是细胞过程及单有机体过程，细胞和细胞部分为细胞组成成分功能中的广大代表，分子功能比较丰富的归纳为催化活性及结合功能。与 TW 组相比，CF + TW 组差异表达基因分类于 53 个功能项中（表 5-36），其中 24 个生物学过程方面，16 个细胞组分和 13 个分子功能。其在各功能项富集情况与 TW 组相仿。由此可见，菟丝子黄酮和雷公藤多苷片对生精细胞的细胞、细胞过程及催化活性方面具有较大影响。同时，这些在转录本中显著富集的基因，为深入分析和生物验证的首要对象。

4. 差异表达基因的 KEGG 富集分析

结果显示，在 2 个比较组中，获得注释基因分别涉及 41、40 个生物学通路（表 5-37），大部分基因归类于有机系统、新陈代谢和人类疾病途径，其中，均以信号转导通路（signal transduction）所含基因条目最多。KEGG 富集分析结果显示，与空白组相比，TW 组中，差异表达基因主要富集在卵巢类固醇合成（ovarian steroidogenesis）、过氧化物酶体增殖物激活受体信号通路（PPAR signaling pathway）和甲状腺激素信号通路（thyroid hormone signaling pathway）等。与 TW 组相比，CF + TW 组中差异基因主要富集在甲状腺激素信号通路（thyroid hormone signaling pathway）、疟疾（malaria）和 ECM 受体互相作用（ECM - receptor interaction）等。由此可见，甲状腺激素信号通路在 2 个对比组中均有明显的富集，表明甲状腺激素信号通路在雷公藤多苷片和菟丝子黄酮对生精细胞的干预机制中发挥着重要作用。

（三）讨论

高通量转录组测序技术在挖掘差异表达基因，揭示生物基因表达及调控机制中发挥了重要作用。本研究通过构建空白组、TW 组和 CF + TW 组的转录组文库，获得大量的转录组信息。共获得 12.7 GB 清洁数据（clean data）数据量，各样品的有效率高达 97%，Q_{30} 均在 94.13% 以上，比对率均在 90% 以上，说明测序数据质控水平较高，测序质量优良，完整性高，能够满足后续数据分析的要求。

随着科学技术的发展，学者们已使用传统转录组技术构建小鼠的睾丸体细胞基因表达谱，发现一些在睾丸生精细胞、支持细胞和间质细胞特异表达的基因，并在小鼠不同发育阶段检测到许多与精子生成有关的差异表达基因。高通量转录组测序技术比传统转录组分析技术更能敏感地检测样本间的基因差异表达。但目前利用高通量转录组测序技术分析中药作用后的大鼠睾丸组织的基因差异表达未见报道。本

表5-36　差异表达基因的GO功能分类

GO term	DEGs number		background number	function	ontology
	TGT 组 vs 空白组	CF+TGT 组 vs TGT 组			
GO:0071840	93	87	3 799	cellular component organization or biogenesis	BP
GO:0008152	195	163	8 049	metabolic process	BP
GO:0040007	18	19	702	growth	BP
GO:0032502	103	93	4 114	developmental process	BP
GO:0050896	137	116	6 347	response to stimulus	BP
GO:0022414	30	24	962	reproductive process	BP
GO:0001906	1	1	92	cell killing	BP
GO:0048519	79	64	3 211	negative regulation of biological process	BP
GO:0032501	121	109	5 493	multicellular organismal process	BP
GO:0002376	34	36	1 423	immune system process	BP
GO:0048511	9	5	287	rhythmic process	BP
GO:0065007	174	147	8 232	biological regulation	BP
GO:0046879	8	5	247	hormone secretion	BP
GO:0050789	167	141	7 889	regulation of biological process	BP
GO:0051704	33	25	1 337	multi-organism process	BP
GO:0000003	21	16	733	reproduction	BP
GO:0009987	235	203	11 136	cellular process	BP
GO:0051179	108	99	3 939	localization	BP
GO:0007610	18	18	613	behavior	BP
GO:0044699	217	186	10 141	single-organism process	BP
GO:0022610	30	30	862	biological adhesion	BP
GO:0040011	32	29	1 044	locomotion	BP
GO:0048518	97	74	3 696	positive regulation of biological process	BP
GO:0023052	100	82	4 699	signaling	BP
GO:0000988	8	5	326	protein binding transcription factor activity	MF
GO:0005085	8	5	117	guanyl-nucleotide exchange factor activity	MF
GO:0001071	16	16	694	nucleic acid binding transcription factor activity	MF
GO:00054880	212	191	8 485	binding	MF
GO:0005215	27	33	952	transporter activity	MF
GO:0016247	4	3	100	channel regulator activity	MF
GO:0030545	1	1	26	receptor regulator activity	MF
GO:0098772	25	19	734	molecular function regulator	MF
GO:0003824	114	96	4 200	catalytic activity	MF
GO:0030234	16	14	520	enzyme regulator activity	MF
GO:0098772	25	19	734	molecular function regulator	MF
GO:0005198	7	9	448	structural molecule activity	MF
GO:0009055	1	1	57	electron carrier activity	MF
GO:0043226	203	175	8 822	organelle	CC
GO:0005623	238	198	11 421	cell	CC
GO:0031974	52	34	2 570	membrane-enclosed lumen	CC
GO:0044464	238	197	11 401	cell part	CC
GO:0030054	23	26	885	cell junction	CC
GO:0045202	20	27	603	synapse	CC
GO:0044456	12	17	472	synapse part	CC
GO:0031012	8	12	266	extracellular matrix	CC
GO:0044422	118	103	5 232	organelle part	CC
GO:0032991	74	79	3 643	macromolecular complex	CC
GO:0044421	61	64	2 791	extracellular region part	CC
GO:0044420	4	6	84	extracellular matrix component	CC
GO:0044425	111	96	5 015	membrane part	CC
GO:0005576	64	68	3 124	extracellular region	CC
GO:0016020	163	139	6 802	membrane	CC
GO:0005581	–	249	49	collagen trimer	CC

研究对雷公藤多苷片和菟丝子黄酮作用后的大鼠生精细胞文库进行对比分析，通过TW组与空白组的比较，检测到794个上调基因和491个下调基因；TW组和CF+

表5-37 差异表达基因的KEGG功能分类

metabolic pathway	DEGs number		ontology
	TGT 组 vs 空白组	CF+TGT 组 vs TGT 组	
sensory system	7	5	organismal systems
nervous system	12	10	organismal systems
immune system	23	23	organismal systems
excretory system	8	8	organismal systems
environmental adaptatiom	2	1	organismal systems
endocrine system	35	32	organismal systems
digestive system	14	18	organismal systems
development	11	6	organismal systems
circulatory system	9	8	organismal systems
xenobiotics biodegradation and metabolism	4	4	drug development
nucleotide metabolism	5	1	drug development
metabolism of terpenoids and polyketides	2	2	drug development
metabolism of other amino acids	1	1	drug development
metabolism of cofactors and vitamins	5	6	drug development
lipid metabolism	17	12	drug development
glycan biosynthesis and metabolism	12	7	drug development
global and overview maps	40	25	drug development
energy metabolism	1	–	drug development
carbohydrate metabolism	11	7	drug development
amino acid metabolism	10	6	drug development
substance dependence	3	4	human disease
neurodegenerative diseases	7	11	human disease
infectious diseases: viral	19	15	human disease
infectious diseases: parasitic	13	20	human disease
infectious diseases: bacterial	11	10	human disease
immune diseases	7	7	human disease
endocrime and metabolic diseases	3	3	human disease
cardiovascular diseases	5	5	human disease
cancers: specific types	15	12	human disease
cancers: overview	31	25	human disease
translation	7	3	genetic information processing
transcription	1	1	genetic information processing
replication and repair	1	1	genetic information processing
folding, sorting and degradation	12	11	genetic information processing
signaling molecules and interaction	15	16	environmental information processing
signal transduction	55	42	environmental information processing
membrane transport	4	4	environmental information processing
transport and catabolism	24	16	cellular processes
cellular community	25	24	cellular processes
cell motility	7	5	cellular processes
cell growth and death	7	4	cellular processes

TW 组比较，检测到440 个上调基因和784 个下调基因，为揭示菟丝子黄酮、雷公藤多苷片关键调控基因，以及这些关键调控基因的作用途径分析提供了可靠的数据。同时发现，与生殖功能密切相关的基因为 DNMT3L。类 DNA 甲基转移酶蛋白3（DNA methyl - transferase 3 - like protein，DNMT3L）基因对生殖细胞形成过程中的 DNA 甲基化有重要作用。其表达降低可能会减少生精过程的甲基化，而低甲基化会引起精子数量的减少。研究显示，在 DNMT3L 基因敲除的小鼠中，DNMT3L 基因缺陷的雄性小鼠其精母细胞的减数分裂中断，不能形成精子。本研究表明菟丝子黄酮作用后，在 TW 组下调的 DNMT3L 基因出现上调，推测菟丝子黄酮改善雷公藤多苷片所致生殖毒性的作用机制可能是通过上调 DNMT3L 基因表达来实现的。

通过对差异基因进行 GO 功能分类，结果显示，差异表达基因主要涉及细胞相关类别中，生物过程所占比率最高，其中，细胞过程和单有机体过程表达最为丰富。深入对差异基因进行 pathway 分析，进一步对差异表达基因参与的主要代谢途径和信号转导途径进行研究，有利于明确差异表达基因在生物代谢周期中发挥的功能以及与其他基因的相互作用。本研究 KEGG 富集分析发现，2 个对比组差异表达基因共同富集的通路为甲状腺激素信号通路。甲状腺激素是机体内重要激素之一，参与机体能量代谢、生长发育、心血管系统等的调节。近年来，大量实验研究及临床资料显示，甲状腺激素对维持下丘脑 - 垂体 - 性腺轴的稳定起重要作用。甲状腺激素水平的异常会导致性激素水平异常，精子数量、质量及形态异常。本研究结果表明2 个对比组差异表达基因共同富集在甲状腺激素信号通路，推测菟丝子黄酮可能通过干预甲状腺激素信号通路来修复雷公藤多苷片对生精细胞的损伤。

综上所述，本研究首次对菟丝子黄酮和雷公藤多苷片作用后的大鼠生精细胞进行 RNA - seq 分析，发现菟丝子黄酮对雷公藤多苷片所致幼鼠雄性生殖毒性的作用机制可能与上调 DNMT3L 基因，干预甲状腺激素信号通路有密切关系。发现的多种差异基因为菟丝子黄酮和雷公藤多苷片的配伍减毒增效机制研究提供了有价值的信息。

（张博、丁樱）

参考文献

［1］ Wan YG, Sun W, Zhang HL, et al. Multiglycoside of Tripterygium wilfordii Hook f. ameliorates prolonged mesangial lesions in Experimental progressive glomerulonephritis ［J］. Nephron Exp Nephrol, 2010, 114（1）: e7.

［2］ Li J, Lu YH, Xiao C, et al. Comparison of toxic reaction of Tripterygium wilfordii multiglycoside in normal and adjuvant arthritic rats ［J］. J Ethnopharmacol, 2011, 135（2）: 270.

［3］ Tom P, David MB. Natural medicine and nutritional therapy as an alternative treatment in systemic lupus erythematosus ［J］. Altern Med Rev, 2001, 6（5）: 460.

［4］ Liu SS, Li XY, Li H, et al. Comparison of Tripterygium wilfordii multiglycosides and tacrolimus in the treatment of idiopathic membranous nephropathy: a prospective cohort study ［J］. BMC Nephrol, 2015, 16（1）: 200.

［5］ Raphaela G, Mildred W, Roy F, et al. Comparison of Tripterygium wilfordii Hook f versus sulfasalazine in the treatment of rheumatoid arthritis: a randomized trial ［J］. Ann Intern Med, 2009, 151（4）: 229.

［6］ Ren J, Wu X, Liao N, et al. Prevention of postoperative recurrence of Crohn's disease: Tripterygium wilfordii polyglycoside versus mesalazine ［J］. J Int Med Res, 2013, 41（1）: 176.

［7］ Zhang HF, Chen WC. Interleukin 6 inhibition by triptolide prevents inflammation in a mouse model of ulcerative colitis ［J］. Exp Ther Med, 2017, 14（3）: 2271.

［8］Li T, Xie J, Routy JP, et al. Tripterygium wilfordii Hook f extract in cART – treated HIV patients with poor immune respones; a pilot study to assess its immunomodulatory effects and safety ［J］. HIV Clin Trials, 2015, 16（2）: 49.

［9］中华人民共和国药典委员会. 中华人民共和国药典（一部）［S］. 2010: 290.

［10］Ye M, Li Y, Yan Y, et al. Determination of flavonoids in Semen Cuscutae by RPHP – LC ［J］. J Pharm Biomed Anal, 2002, 28（3/4）: 621.

［11］任献青, 郑贵珍, 苏杭, 等. 菟丝子黄酮对雷公藤多苷片致生精细胞周期阻滞、凋亡及相关蛋白表达降低的影响［J］. 药物评价研究, 2018, 41（1）: 55.

［12］苏杭, 张博, 任献青, 等. 菟丝子黄酮、雷公藤多苷对体外培养幼鼠生精细胞周期及凋亡的影响［J］. 时珍国医国药, 2016, 27（10）: 2322.

［13］Hrdlickova R, Toloue M, Tian B. RNA – Seq methods for transcriptome analysis ［J］. Wiley Interdiscip Rev RNA, 2017, 8（1）: e1364.

［14］Kukurba KR, Montgomery SB. RNA sequencing and analysis ［J］. Cold Spring Harb Protoc, 2015（11）: 951.

［15］Han YX, Gao SG, Muegge K, et al. Advanced applications of RNA sequencing and challenges ［J］. Bioinform Biol Insights, 2015, 9（S1）: 29.

［16］Hoeijmakers WA, Bartfai R, Stunnenberg HG. Transcriptome Analysis using RNA – Seq ［J］. Methods Mol Biol, 2013, 923: 221.

［17］Mutz KO, Heilkenbrinker A, Lonne M, et al. Transcriptome analysis using next generation sequencing ［J］. Curr Opin Bio Technol, 2013, 24（1）: 22.

［18］Lee JH. De novo gene expression reconstruction in space ［J］. Trends Mol Med, 2017, 23（7）: 583.

［19］吴昕怡, 严媛, 刘小莉. 基于高通量测序的青叶胆转录组研究［J］. 中国现代应用药学, 2018, 35（3）: 363.

［20］江灵敏, 谭朝阳, 王碧霞, 等. 小叶女贞叶片转录组研究［J］. 中国现代应用药学, 2018, 35（11）: 1670.

［21］朱志明, 陈红萍, 林如龙, 等. 山麻鸭开产期和产蛋高峰期卵巢组织转录组分析［J］. 中国农业科学, 2016, 49（5）: 998.

十四、菟丝子黄精颗粒剂对雷公藤多苷所致生殖损伤雌鼠卵巢损伤及 Smad4 mRNA 表达的影响

雷公藤多苷（tripterygium wilfordii, TW）是从植物雷公藤根芯部提取的一种有效组分，因其可靠的疗效日益成为儿科肾脏疾病治疗中不可或缺的治疗药品之一。

TW 的疗效是毋庸置疑的，但不良反应也不容忽视，尤其是未成年人用该药是否会导致成年后的生殖损伤尚无定论。如何最大程度地发挥 TW 的治疗效应，同时

最大限度地降低其不良反应，是当前儿科迫切需要面对的课题。为探讨解决这一问题的方法，本课题对 TW 是否会影响卵巢组织 Smad4 mRNA 的表达进行了研究，同期还研究了菟丝子黄精颗粒剂对此的干预作用。

（一）方法

1. 药物与试剂

雷公藤多苷生药粉（TW），江苏美通制药有限公司提供。菟丝子黄酮粉，西安昂盛生物技术有限公司提取。批号 20070914；规格：10%。原位杂交探针合成，天津灏洋科技生物技术有限公司；原位杂交试剂盒、二氨基联苯胺（DAB）显色试剂，Sigma 公司产品。

2. 仪器

VL-4S 型超净台（珠海市再鑫仪器有限公司）；RM2245 石蜡切片机（德国莱卡）；EG1150 自动包埋机（德国莱卡）；OLYMPUS-BX51CH30 显微镜（日本奥林巴斯公司）；IMAGER-Pro Plus 6.0 彩色病理图像分析系统。

3. 动物

清洁级雌性 SD 大鼠，4 周龄，体质量 $60 \pm 10g$，每组 12 只。购自河南省实验动物中心。饲养 1 周后无异常开始实验。

4. 分组及给药

动物根据体质量随机分 3 组，分别为空白对照组（羧甲基纤维素钠 CMC-Na）、阳性对照组（TW）、干预组（菟丝子黄精颗粒剂组）。空白组予 1% CMC-Na 溶液，阳性组予 9mg/kgTW 混悬液（用 CMC-Na 溶液配制）；干预组予 TW 混悬液加菟丝子黄精溶液（1g/kg）。各组均连续灌胃 12 周后处死动物，检测指标。

5. 指标检测

（1）卵巢组织病理：乙醚麻醉后，取卵巢放入当日配制的 10% 甲醛固定液中。常规脱水、透明、浸蜡、包埋、切片普通光镜下观察并图像分析。

（2）原位杂交法检测卵巢组织中 Smad4 mRNA 表达：探针序列 Smad4 mRNA 5-TGCTG AAGAT GGCCG TTTTG GTGGT GAG-3。检测步骤：具体参照说明书进行。原位杂交检测结果判定：组织石蜡切片经原位杂交、DAB 显色后可在光镜下观察到 mRNA 阳性产物呈黄色或棕褐色颗粒。采用 IMAGER-Pro Plus6.0 图像分析系统分析阳性细胞表达强弱，测试各级卵泡中卵母细胞、颗粒细胞以及卵泡膜细胞中染色阳性细胞的灰度值。每组检测不少于 6 张切片。

6. 统计学方法

实验数据用 SPS14.0 软件包分析。统计学处理结果以 $\bar{x} \pm s$ 表示，样本数据比较用单因素方差分析（one-way ANOVA）。

（二）结果

1. 卵巢组织 Smad4 mRNA 表达结果

表 5 - 38 菟丝子黄精与雷公藤多苷用药后卵巢组织 Smad4 mRNA 表达统计 （$\bar{x} \pm s$）

组别	灰度
空白对照	46.892 ± 13.746
雷公藤多苷（TW）	28.461 ± 7.976△
TW 加菟丝子黄精	40.968 ± 11.065 *

注：与空白组比较，△$P < 0.01$；与 TW 组比较，*$P < 0.05$；n = 9。

空白组与 TW 组组间差异有统计学意义（$P < 0.01$），与干预组间差异没有统计学意义（$P > 0.05$）。TW 组与空白组间差异（$P < 0.01$），与干预组间差异（$P < 0.05$）。

2. 卵巢组织病理改变

空白组卵巢体积较大，卵泡生长活跃，卵泡形态、数量正常。颗粒细胞层次多，排列整齐，卵泡液含量多，黄体发育好。雷公藤多苷组各级卵泡数量减少，部分成熟卵泡颗粒细胞层次减少，排列紊乱、疏松。菟丝子黄精组各级卵泡数量多，生长活跃，成熟卵泡多，体积大，颗粒细胞排列整齐，闭锁卵泡较少，黄体发育良好。

卵巢次级卵泡数结果：空白组与 TW 组间差异有统计学意义（$P < 0.05$），与干预组间差异没有统计学意义（$P > 0.05$）。TW 组与其他两组间差异（$P < 0.05$）。卵巢黄体数比较各组间差异没有统计学意义（$P > 0.05$）。结果见表 5 - 39。

表 5 - 39 用药后各组卵巢组织次级卵泡数与黄体数统计表 （$\bar{x} \pm s$）

组别	次级卵泡个数	黄体个数
空白对照	14.00 ± 3.39	4.22 ± 1.39
雷公藤多苷（TW）	10.11 ± 4.48△	4.11 ± 1.90
TW 加菟丝子黄精	15.00 ± 4.27 *	5.56 ± 1.74

注：与空白组比较△$P < 0.05$；与 TW 组比较 *$P < 0.05$；n = 8。

（三）讨论

雷公藤味苦、辛，性凉，归肝、肾经，有大毒，具有祛风除湿、活血通络、消肿止痛、杀虫解毒等功效。雷公藤多苷是雷公藤的提取物，在儿科主要用于治疗各种原发性和继发性肾炎，尤其常用于小儿过敏性紫癜性肾炎的治疗。不正确使用雷公藤多苷可造成肾藏精气功能的损伤。安全有效地使用 TW 在儿科肾病临床具有重要意义。中医认为由雷公藤多苷引起的女子月经紊乱甚至不孕，病机是肾虚冲任不固，而动物实验也证实补肾中药可以有效防治 TW 的生殖损伤作用。

哺乳类动物卵巢中卵泡的发生是相当精细、复杂的过程。生殖器官组织结构的病理改变能直接影响生殖功能。本实验结果显示 TW 组卵巢中的次级卵泡数、黄体数测值最小，提示 TW 可导致卵巢的组织病理病变，而菟丝子黄精对该损伤具有保护效应。肾的阴阳失调，往往是肾虚的核心问题，调整肾的阴阳是提高补肾疗效的关键。菟丝子始载于《神农本草经》，味辛、甘，性平，归肝、肾经，现代中医临床多用其治疗卵巢早衰、多囊卵巢综合征、月经不调、闭经、不孕等妇科疾病。黄精，味甘、性平，归脾肺肾经，有宽中益气、益肾填精、滋阴润肺、生津补脾之功效。现代药理研究表明，黄精具有增强免疫，降低血脂、血糖，抗炎、抗病毒、抗真菌和抑制脂质过氧化、延缓衰老等多种药理作用。菟丝子偏补阳，黄精偏补阴。二者一阴一阳，刚柔相济，调整阴阳平衡，可共奏"滋化源，奉生气"功效。

目前国内、外研究的共识是卵泡发育过程是由许多生长因子组成的分子网络共同调控发生的，其中 TGF-β 家族发挥着关键的调控作用，而 Smad 蛋白作为 TGF-β 受体的底物在其中发挥着重要的作用。同时 Smad4 因为是 Smads 基因家族中的共同中介分子，在 TGF-β 信号转导中的作用尤为重要。TGF-β 通过 Smad4 途径以局部内调控方式参与卵泡的发育，促进卵母细胞的成熟、颗粒细胞的增殖与分化、卵泡的募集以及优势卵泡的形成和排卵等过程，同时也是卵巢产生类固醇激素，调节机体发育等的基础。本实验原位杂交结果显示 TW 组卵巢组织中 Smad4 mRNA 表达测值明显低于空白组和干预组，提示 TW 抑制了 Smad4 mRNA 的表达。这可以导致卵巢细胞的分化、成熟过程受到阻碍。推测雌性幼鼠服用雷公藤多苷造成卵巢组织病理改变，其中 Smad4 mRNA 表达的下降可能是损伤途径之一。干预组的 Smad4 mRNA 表达较 TW 组高，说明菟丝子、黄精可以促进被 TW 所抑制的 Smad4 mRNA 表达。

（崔瑞琴、丁樱）

参考文献

[1] 郭艳红，谭垦. 雷公藤的毒性及其研究概况 [J]. 中药材，2007，30 (1)：112.

[2] 杨静娴，徐红，韩国柱，等. "五子四物瓜石汤"对雷公藤多苷所致雄性大鼠生殖系统毒性的对抗作用及其机制研究 [J]. 中草药，2002，33 (7)：632.

[3] 李德忠，李晓明，周小煦，等. 补肾毓麟汤对雷公藤多苷致伤大鼠睾丸生殖细胞的修复作用 [J]. 中国中医基础医学杂志，2006，12 (7)：522.

[4] 罗雪芹，刘家玉，陈东辉，等. 对雷公藤的减毒增效作用研究 [J]. 中药药理与临床，2002，18 (1)：16.

[5] 方全，蒋学洲，夏卫平，等. 康宁口服液治疗雷公藤多苷所致肾虚不育症大鼠的睾丸形态学研究 [J]. 上海中医药大学学报，2000，13 (4)：50.

[6] 胡廉，徐惠敏，熊锦文，等. 野山楂根拮抗雷公藤多苷对雄性大鼠生殖损伤作用的研究

[J]. 中国中药杂志, 2006, 31 (18): 1521.

[7] 张黎鹏, 吴克明, 童妍, 等. 雷公藤多苷致雌性小鼠生殖功能低下模型证候初探 [J]. 福建中医药, 2007, 38 (2): 42.

[8] 曹俊岭, 薛恒燕, 陈刚正. 浅议黄精的抗衰老作用 [J]. 甘肃中医, 2003, 16 (6): 81.

[9] 张艳, 刘西建. 六味地黄丸的药理研究进展 [J]. 国医论坛, 2004, 19 (2): 50.

[10] 申巧云. 补肾化瘀调经方治疗多囊卵巢综合征 30 例 [J]. 中国中医药信息杂志, 2007, 14 (2): 57.

[11] 李时珍. 本草纲目上册 [M]. 北京: 人民卫生出版社, 1978: 718.

[12] 石林, 蒙义文, 李伟. 黄精及黄精多糖的药理作用 [J]. 天然产物研究与开发, 1999, 11 (3): 67.

[13] 张文岚, 邢德利. Smad 蛋白家族与 TGF - β 信号传导 [J]. 深圳中西医结合杂志, 2003, 13 (3): 178.

十五、雷公藤多苷对系膜增生性肾炎系膜细胞凋亡及其调控基因 Fas/FasL 影响的实验研究

为了探讨雷公藤多苷治疗系膜增生性肾炎的有效机制, 我们进行以下实验, 现报告如下:

（一）方法

1. 实验药物

TW 片（由泰州制药厂生产）, 戊巴比妥钠（上海化学试剂分装厂分装）。

2. 实验试剂

牛血清白蛋白（华美生物工程公司）; 完全福氏佐剂（邦定泰克生物有限公司）; 甲醛（北京科达化工厂）; 原位细胞凋亡试剂盒（华美生物工程公司）; Fas 及 FasL 免疫组化试剂盒、SABC 试剂盒、DAB 显色液（免抗 IgG）（武汉博士德生物工程公司）。

3. 实验动物

健康雄性 SD 大鼠, 8~10 周龄, 体重 160~180g, 由中国医学科学院实验动物中心提供。

4. 实验分组

取大鼠 36 只, 将动物随机分为三组: 即正常对照组、模型组、TW 治疗组（治疗组）。

5. 慢性血清病性大鼠系膜增生性肾炎模型的建立

将动物适应性喂养一周, 尿蛋白检测为阴性, 将模型组及治疗组动物腹腔注射

戊巴比妥钠（20～30mg/kg）麻醉，常规消毒后经背部切除左侧肾脏，休养一周。预免疫：实验鼠足垫皮下注射完全弗氏佐剂0.1mL加3mg牛血清白蛋白（Bovine serum albumin，BSA），于1、2周末加强2次。3周末，腹腔连续注射4次BSA，间隔时间1小时，注射剂量分别为0.5mg、1.0mg、1.5mg、3.0mg；次日晨加强1次（2mg/只）。之后每日腹腔注射BSA，剂量从每只0.5mg开始，每日增加0.5mg至5.0mg，继续每周加量1mg至10mg为止。

6. 给药方法及剂量

治疗组：于造模5周后［尿蛋白检测多为（++～+++）］开始每日早8时灌服TW 6.25g/kg，按1mL/100g体重的量配成一定浓度的溶液，直至12周末造模结束；模型组：每日给予等量的生理盐水；正常组：不予任何处理。

7. 检测指标及方法

（1）肾组织病理：于12周末处死大鼠后，取少量肾组织，常规制片，HE染色。具体步骤为：脱水－透明－包埋－切片－脱蜡－染色－脱水－透明－封片。光镜下放大400倍观察。肾脏形态分0～Ⅲ级。0级：正常肾小球；Ⅰ级：系膜区宽度大于毛细血管直径，呈节段性分布；Ⅱ级：系膜增生宽度大于毛细血管直径，呈弥漫性分布；Ⅲ级：系膜增生宽度呈团块状聚集，弥漫指状分布。每例标本随机取10个肾小球（皮质肾小球5个，近髓质肾小球5个）。

（2）肾组织细胞凋亡的检测：标本采集同病理。采用原位末端标记法（TUNEL）检测细胞凋亡。方法按试剂盒说明进行。光镜下每份标本计数200个系膜细胞及阳性细胞（细胞核固缩、碎裂、呈棕色颗粒）。按阳性细胞/细胞总数×100%计算凋亡率。

（3）肾小球系膜区免疫组化Fas、FasL的检测：具体方法为SABC三步法。低倍镜下观察背景颜色，高倍镜下观察肾小球系膜区染色强度并按如下标准计分：阴性0分，弱阳性2分，阳性4分，强阳性6分。

（4）PCNA检测：具体方法按试剂盒说明操作。结果判断：棕黄色颗粒，位于细胞核，背景无颜色。计算肾小球系膜区表达PCNA的细胞占细胞总数的百分比：1%～25%为"+"，25%～50%为"++"，50%以上为"+++"。

8. 统计学处理

计量资料用均数 $\bar{x} \pm s$ 表示，采用单因素方差分析；计数资料采用秩和检验。所有结果均以PEMS医用统计软件处理。

（二）结果

TW对大鼠肾脏病理的影响。正常组：肾小球结构基本正常，系膜细胞和基质无增生，毛细血管管腔通畅，包曼氏囊无狭窄或闭塞；模型组：肾小球轻度增大，系膜细胞和基质中、重度增生，部分肾小球毛细血管管腔受压变窄甚或闭塞，肾小球囊腔粘连，偶有红细胞及炎性细胞浸润。肾小管细胞轻度肿胀，部分肾小管可见空泡变性。治疗组：肾小球轻度增大，系膜细胞和系膜基质增生的程度较模型组减轻，毛细血管腔受压不明显，肾小球囊腔无粘连，肾小管细胞稍肿胀，炎细胞浸润较病理组明显减轻。

表 5-40　TW 对大鼠肾脏病理形态及 PCNA 的影响（秩和检验）

组别	动物数（n）	病理					PCNA			
		0	I	II	III	秩和	(+)	(++)	(+++)	秩和
正常组	12	12	0	0	0	84	12	0	0	216
模型组	12	0	0	2	10	762.00^y	1	1	10	807.5^y
治疗组	12	0	5	4	3	513.00$^{y\#}$	9	2	1	366.50$^{yy\,*}$

病理：注：$\alpha=0.050$，检验统计量 $H=42.7607$，校正 $Hc=47.4143$，^{y} 与正常组相比，$^yP<0.01$，$^\#$ 与模型组相比，$^\#P<0.01$；PCNA：注 $\alpha=0.050$，检验统计量 $H=38.3284$，校正 $Hc=43.7977$，^{y} 与正常组相比，$^yP<0.01$，$^{yy}P<0.05$，* 与模型组相比，$^*P<0.01$。

表 5-40 显示：PCNA 的表达与病理变化明显相关。正常组与模型组及治疗组相比均具非常显著差异（$P<0.01$），说明模型复制成功；模型组与治疗组相比均具非常显著差异（$P<0.01$ 或 $P<0.05$），提示 TW 可明显改善 MsPGN 的病理损伤，减少系膜区 PCNA 的表达。

表 5-41　TW 对系膜细胞凋亡率的影响（$\bar{x}\pm s$）

分组	动物数（n）	凋亡率（%）
正常组	12	5.08±1.68
模型组	12	1.58±1.00^y
治疗组	12	20.00±2.76$^{yy\#}$

注：^{y} 与正常组相比，$^yP<0.05$，$^{yy}P<0.01$，$^\#$ 与模型组相比，$^\#P<0.01$。

表 5-41 显示：正常组有少量的凋亡细胞，模型组则几乎未发现，二组相比有显著差异（$P<0.05$），提示病理组具有明显的凋亡不足；治疗组与模型组相比具有非常显著差异（$P<0.01$），说明 TW 治疗有诱导细胞凋亡的作用。

TW 对大鼠肾脏系膜区 Fas 的影响。表 5-42 显示：正常组有少量的 Fas 表达，而模型组则无，两组相比无统计学意义（$P>0.05$），但正常组及模型组与治疗组相比均有显著性统计学差异（$P<0.01$），说明 TW 可诱导肾小球系膜区 Fas 的表达；FasL 在各组中基本无表达。

表 5-42　TW 对大鼠 Fas、FasL 的影响（秩和检验）

组别	动物数（n）	Fas					FasL			
		0	2	4	6	秩和	0	2	4	6
正常组	12	9	2	1	0	208.00	12	0	0	0
模型组	12	12	0	0	0	156.00[y]	12	0	0	0
治疗组	12	0	2	9	1	769.00[yy#]	11	1	0	0

注：$\alpha = 0.050$，检验统计量 $H = 52.2413$ 校正 $Hc = 58.3769$ [y] 与正常组相比[y]$P > 0.05$，[yy]$P < 0.01$，与模型组相比[#]$P < 0.01$。

（三）讨论

细胞凋亡是多细胞有机体为调控机体发育，维持内环境稳定，由基因控制的细胞主动死亡过程。自从 1988 年 Harrison 首次观察了 68 例人增殖性肾小球肾炎的肾活检组织中，有 35 例可见凋亡小体之后，有较多的研究者开始关注凋亡在增殖性肾脏病发病机制中的作用。肿瘤坏死因子受体（Fas）及其配体（FasL）系统是调控细胞凋亡的重要因素之一，近年来，在肾脏病领域受到了极大的关注。

自从黎磊石首次将中药雷公藤用于治疗肾小球肾炎以来，雷公藤多苷（TW）已作为最基本的药物广泛应用于各种原发性和继发性肾小球肾炎的治疗，包括系膜增生性肾炎（MsPGN）。TW 治疗 MsPGN 已被大量的临床及实验研究所证实，其机理多认为是通过抑制免疫，尤其是对活化状态下的 T 淋巴细胞的抑制作用实现的。目前认为，导致系膜增生的原因是由于系膜细胞增殖过度或凋亡不足，已证实 TW 对小鼠肾小球系膜细胞具有抑制增殖的作用，本研究观测到 TW 治疗组肾小球系膜区凋亡率增加、病理损伤减轻、PCNA 表达减少，且与 Fas 在肾小球系膜区的表达呈正相关，与模型组相比具有统计学差异（$P < 0.01$）。由此推测：TW 治疗 MsPGN 的有效机制可能与影响 Fas 在肾小球系膜区的表达有关。此结果为临床应用 TW 治疗 MsPGN 提供了新的实验依据。

FasL 在各组中基本无表达，该结果与多数文献报道一致。此可能因 FasL 在人体内分布相当有限，主要分布在免疫豁免区及活化后的 T、B、NK 细胞，有人证实也可弱表达于脾脏、胸腺、睾丸和肾脏，且多为瞬间表达。

（宋纯东、丁樱）

参考文献

[1] 贾慧，邹万忠. 改良慢血清病性系膜增生性肾炎模型的建立 [J]. 肾脏病与透析肾移植杂志，1996，5（3）：21.

[2] 孙林，叶任高，叶幼姬，等. 系膜增生性肾炎肾生存率的研究 [J]. 中华肾脏病杂志，

1996，12（6）：365.

[3] 刘红燕，贾汝汉，丁国华，等. 高脂血症大鼠肾脏一氧化氮变化及其意义 [J]. 同济医科大学学报，1999（02）：36－38.

[4] 黎磊石，张训，陈惠萍，等. 雷公藤治疗肾小球肾炎的临床研究 [J]. 中华内科杂志，1981，20（4）：216.

[5] 刘志红，吴燕，周虹，等. 不同增殖性肾炎细胞增殖与凋亡的关系 [J]. 中华肾脏病杂志，1997，13（6）：334.

[6] 丁樱，张红敏. 雷公藤多苷对肾小球系膜细胞细胞因子生成的影响 [J]. 中华肾脏病杂志，2002，18（2）：139.

十六、雷公藤多苷血清对肾小球系膜细胞凋亡及其调控基因的影响

细胞凋亡在肾脏病的发生发展中起着非常重要的作用，是肾小球增殖性病变消散的重要途径之一。在以系膜增生为核心病变的肾小球疾病发展过程中，增生的系膜细胞能否通过凋亡的机制缓解，是决定预后的主要因素之一。

自 1977 年黎磊石首次证实雷公藤对肾小球肾炎有减少蛋白尿、消除水肿的作用以来，全国各地有大量应用雷公藤治疗肾炎的临床验证及实验研究工作见诸文献。雷公藤制剂（主要是多苷片）成为治疗肾炎的一种常规药物。业已证实，雷公藤多苷治疗肾病的途径主要是通过免疫抑制作用。此外，雷公藤多苷血清对肾小球系膜细胞增殖也具有抑制作用，但该药对系膜细胞凋亡的影响如何尚未见报道。我们则进行了该方面的研究，现报告如下：

（一）方法

1. 实验动物

清洁级 SD 大鼠 28 只，雄性，2~3 月龄，体重 $180 \pm 20g$，由河南医科大学实验动物中心提供。

2. 药物

雷公藤多苷片，泰州制药厂，批号 9901208。

3. 主要试剂及仪器

试剂：RPMI1640 培养液：购自 GIB－CO 公司；细胞凋亡检测试剂盒：购自华美生物工程公司；DNA 提取试剂：购自华美生物工程公司；RT－PCR 试剂盒：购自 Promega 公司；引物：北京利科生化生物公司合成；RT－PCR 一步样品处理试剂盒：购自华美生物工程公司。仪器：二氧化碳培养箱（SANYO 牌，日本产）；倒置显微镜（上海光学仪器厂生产），OLYMPUS 光学显微镜（日本产）；TC－96/T（H） （a）型生命快车基因扩增仪（杭州大和热磁电子有限公司）；TGL-168型高速台式离心机（上海安亭科学仪器厂生产）。

4. 具体方法

（1）分组及给药：将实验大鼠随机分为空白血清组、TW血清低剂量组、TW血清中剂量组、TW血清高剂量组，每组7只。TW血清低剂量组：给予TW每日12.5mg/kg；TW血清中剂量组：给予TW每日25mg/kg；TW血清高剂量组：给予TW每日37.5mg/kg；均每天1次，连续8天。空白血清组：每天给予1mL/150g生理盐水。上述各组大鼠用药8天，于末次灌胃2小时后，断头取血，离心取血清，56℃水浴灭活30分钟，0.22μm微孔滤膜过滤，分装于无菌小瓶内，4℃冰箱保存备用。

（2）系膜细胞的培养与凋亡诱导：第二代$C_{57}B_1/6J \times SJl/J$小鼠系膜细胞（MMC）由南京军区南京总医院肾脏病研究中心实验室惠赠。MMC复苏后以含10%小牛血清的RPMI1640培养液培养待用，常规换液、分离和传代，取4~6代细胞用于实验。

将第4代系膜细胞接种于24孔培养板中，用0.1%胎牛血清RPMI1640培养液同步24小时，使细胞生长处于静止状态后分为4组，每组12个复孔；各孔在20%小牛血清RPMI1640培养液中分别加入以下药物：A组：加入服用生理盐水的大鼠血清100μL；B组：加入TW低剂量组大鼠血清100μL；C组：加入TW中剂量组大鼠血清100μL；D组：加入TW高剂量组大鼠血清100μL；继续培养，动态观察细胞生长状态，在37℃5%CO_2的孵箱内孵育16小时后收集6孔系膜细胞，苔盼蓝染色计数各组活细胞率>90%后进行凋亡检测。余下6孔细胞继续培养48小时后进行增殖测定。

（3）MTT法测定增殖：按照文献方法进行。

（4）细胞凋亡的检测：①凋亡试剂盒检测：采用免疫组化法定量观察凋亡细胞，实验步骤简述如下：将各孔细胞涂片，10%中性福尔马林室温固定，标记缓冲液处理，加TdT及Biotin-11-dUTP，37℃标记60分钟，封闭液处理，与亲和素辣根过氧化酶37℃共同孵育60分钟，DAB显色液显色，判定结果。光学显微镜下细胞核中有深棕色颗粒者为阳性细胞。计数每份标本出现凋亡的细胞数［每份标本至少计数200个细胞，计算凋亡数（%）］。②DNA凝胶电泳：取实验后系膜细胞悬液，调整细胞密度为1×10^8/mL，使用DNA提取试剂（华美生物工程公司）抽提DNA，收集系膜细胞的DNA，在1%琼脂糖凝胶中160mV电泳2小时后，观察DNA条带分布情况。

（5）逆转录-聚合酶链反应（RT-PCR）实验：将16小时收集的各组系膜细胞（6孔汇集）制成单细胞悬液，异硫氰酸胍-酚-氯仿一步法抽提总RNA；使用

RT – PCR 试剂盒（Promega 公司）检测 ICE、bcl – 2 基因表达情况；引物由北京利科生化生物公司提供；50μL RT – PCR 反应混合液中包括 AMV/Tfl5X 缓冲液 10μl、dNTP Mix（10mmol/L each dNTP）1μL、上下游引物各 50pmol/L，25mmol/LMgSO$_4$ 2μL、AMV 逆转录酶（5U/μL）1μL、TflDNA 聚合酶（5U/μL）lμL、各组 RNA 模板 2μL、加 ddH$_2$O 至 50μL；以（β – action）作内参照。

bcl – 2 正义序列：5′– CT GTGCTGCTATCCTGC – 3′；反义序列：5′– TGCAGCCA-CAATACTGT – 3′；ICE 正义序列：5′– CAGAGATTTATCCAATAATG – 3′；反义序列：5′– TCAAATGAAAATCGAACCT – 3′。

RT – PCR 反应条件：48℃ 45 分钟逆转录，1 个循环；94℃ 2 分钟预变性，1 个循环；94℃ 30 秒变性，60℃ 1 分钟退火、68℃ 2 分钟延伸，40 个循环；68℃ 7 分钟终延伸。取上述反应物的 20% 进行琼脂糖凝胶电泳分析。本实验进行 3 次。

（6）统计学处理：采用方差分析、q 检验，配对 t 检验。

（二）结果

1. 雷公藤多苷对 MC 促凋亡作用

培养 16 小时后，空白血清组的系膜细胞呈梭形贴壁生长；而 TW 血清各剂量组部分细胞则由梭形变为圆形；凋亡试剂盒染色显示，TW 血清各剂量组细胞核中有深棕色颗粒形成，细胞核固缩、碎裂；空白血清组上述改变不明显；TW 血清高、中剂量组 DNA 凝胶电泳呈现细胞凋亡特征性的梯形条带，空白血清组则表现为大分子的基因组型 DNA 条带。

2. 各组凋亡率比较

结果见表 5 – 43：TW 血清低、中、高剂量组 MTT 值均较空白血清组显著低下（$P < 0.01$），而凋亡率 3 组均显著高于空白血清组（$P < 0.01$）；提示服用 TW 大鼠血清高、中、低剂量组均可抑制增殖、诱导凋亡，并以高剂量组作用最强。

3. 雷公藤多苷诱导系膜细胞的 ICE 和 bcl – 2 基因表达

RT – PCR 产物电泳显示，TW 血清高、中、低剂量组和空白血清组均在 684bp 处出现了特异性的 ICE 基因条带，其中以 TW 血清高剂量组表达最为明显，空白血清组表达最弱；4 组 bcl – 2 基因表达均不明显；4 组内参照 β – action 的表达差异无显著性。

表 5 – 43　不同剂量雷公藤多苷诱导系膜细胞凋亡定量分析比较（$\bar{x} \pm s$）

组别	n	剂量	MTT 值	凋亡率（%）
空白血清	6	100	0.328 ± 0.121	3.91 ± 0.97
TW 血清低剂量	6	100	0.214 ± 0.017[#]	14.25 ± 3.45[#]

（续表）

组别	n	剂量	MTT 值	凋亡率（％）
TW 血清中剂量	6	100	$0.187 \pm 0.010^{\#}$	$18.83 \pm 2.45^{\#}$
TW 血清高剂量	6	100	$0.169 \pm 0.010^{\#}$	$23.33 \pm 3.40^{\#}$

注：与空白血清组比较，$^{\#}P < 0.01$。

（三）讨论

肾小球系膜细胞（glomerular mcsangial cells，GMC）处于肾小球毛细血管小叶的中心部位，是肾小球中最活跃的固有细胞成分。肾脏的很多病理生理作用都与它有关，GMC 增殖是多种肾脏病的核心病理环节，对肾小球损伤的进展具有重要意义，是促进肾小球硬化的主要因素。而细胞凋亡则可使肾小球增殖性病变消散，维持机体内环境的稳定。

系膜细胞凋亡的调控因素中，bcl - 2、ICE 基因备受瞩目，bcl - 2 基因是原癌基因 bcl - 2 家族中目前最受关注的基因之一，其突出作用是抑制细胞凋亡；ICE 广泛参与多种组织细胞的凋亡过程，当 ICE 基因表达过多时，细胞就会发生凋亡；业已证实，肾小球系膜细胞上均有二者的表达，提示其在系膜细胞凋亡中起重要作用。

雷公藤多苷已成为治疗肾炎的常规药物，随着双倍剂量、继以间歇用药维持的雷公藤多苷新治疗方案的推广，对组织学病变表现为系膜增殖的肾小球疾病，雷公藤多苷有望成为首选药物，其临床应用将会更加广泛。对雷公藤多苷作用机理的研究已相当深入，但多集中在其对淋巴细胞的作用等方面。我们的研究已证实，雷公藤多苷血清可明显抑制体外培养的系膜细胞增殖，诱导凋亡，并能影响凋亡相关基因 bcl - 2、ICE 的表达，因此，推想其治疗系膜增生性肾病的有效机理可能与此有关。亦即，雷公藤多苷可能通过上调 ICE 的表达，下调 bcl - 2 的表达，诱导系膜细胞发生凋亡，抑制增殖，从而使病变得以缓解。

（肖黎、丁樱）

参考文献

[1] 于力方，陈香美，黎磊石. 正常人肾小球系膜细胞培养的研究 [J]. 中华肾脏病杂志，1990，6（2）：70 - 74.

[2] 郑永唐，贲昆仑. 测定细胞存活和增殖的 MTT 方法的建立 [J]. 免疫学杂志，1992，8（4）：266 - 269.

[3] 王建中，廖洪军，陈香美，等. 甲基泼尼松龙对狼疮小鼠肾脏细胞凋亡及 ICE 基因表达的影响 [J]. 中华内科杂志，1997，36（2）：79 - 82.

[4] 曾丽霞. bcl - 2 基因与肾脏病 [J]. 国外医学·泌尿系统分册，1996，16（6）：241 - 243.

十七、雷公藤及其活性成分对性成熟期生殖损伤及其防治的研究

雷公藤属卫矛科木质藤本植物，药用部位是根及根茎，味苦、辛，性凉，归肝、肾经，有大毒，具有祛风除湿、活血通络、消肿止痛、杀虫解毒等功效。现代研究显示其具有抗炎、免疫抑制、抗肿瘤和抗生育作用。作为一种新型的免疫抑制剂，雷公藤越来越受到临床医生的重视。随着治疗范围的逐渐扩大，其不良反应尤其是长期用药可能造成的生殖损伤成为制约雷公藤在临床特别是儿科临床应用的重要因素之一。如何更好地发挥雷公藤的治疗作用同时最大限度地减少其不良反应是医患共同关注的热点。文中仅就雷公藤对生殖功能的损伤及防治研究做一综述。

（一）研究内容

1. 对雌性生殖的损伤和防治

（1）临床研究：雷公藤多苷片是目前临床上应用较多的雷公藤制剂之一，用药后出现的女性生殖损伤表现主要有月经紊乱（包括月经失调和闭经）、性功能减退、性激素水平改变，其中月经紊乱是影响治疗的主要因素，其发生率为（22.5 ± 0.3）%，这种改变和用药时间及累积量密切相关。不过月经的改变是可逆的，在减量或停药半年后多可恢复。研究者用雌、孕激素序贯性疗法治疗雷公藤所致的卵巢早衰36例，结果发现在停药3个月后有15例自然恢复（占42%）；剩余21例进行雌、孕激素序贯治疗3个月后，患者的雌激素水平明显升高，卵泡刺激素和促黄体生成素明显下降。结论：因服用雷公藤所致的卵巢早衰及时停药3个月后部分可以自然恢复，不能恢复者经规律使用雌、孕激素序贯治疗有较好疗效；如果同期使用可以有效对抗该损伤。

（2）动物实验：多项研究显示补肾中药可以保护雷公藤所致的雌性生殖损伤。雷公藤对大、小鼠生殖系统均有损伤，表现为服药后性动周期不完整或延长，提示可能影响卵巢功能。病理切片见卵巢有各级卵泡及退化黄体，提示仍有排卵现象，生育功能依然存在；另外有子宫重量减轻，子宫平滑肌纤维变细、变薄，子宫内膜腺体细胞的细胞器明显减少。不过该损伤可被复方中药制剂拮抗，如用雷公藤多苷片40mg/（kg·d）灌胃10周可造成雌性小鼠生殖功能低下模型，经补肾中药治疗后，损伤可以恢复。有人自拟补肾方（熟地黄、淫羊藿、山萸肉、山药、茯苓、泽泻、制巴戟天、菟丝子）治疗雷络酯（雷公藤叶提取物）所致的雌鼠生殖损伤，同样证实复方补肾中药可以对抗雷公藤的生殖损伤作用。

2. 对雄性的生殖损伤和防治

（1）雷公藤单体研究：不同的雷公藤单体其损伤机制不同。抗生育剂量的T4、

T7 无明显的诱发染色体变异作用。L2 不干扰精子细胞由圆形向长形的转变；在小剂量、4 周内用药没有明显的损伤，但大剂量、8 周用药则可引起明显的睾丸损伤。有人用体外培养的睾丸间质细胞和支持细胞筛选了 22 种从雷公藤根、皮中分离、纯化的单体，并选择了其中对这 2 种细胞杀伤作用强、弱不同的 4 种成分进行体外杀精实验。结果发现细胞毒性最弱的 TW - 19 对大鼠有明显的抗生育作用，而最强的和较强的 3 种没有明显的抗生育作用，说明雷公藤单体对大鼠睾丸细胞和支持细胞的毒性与其抗生育作用不相关。雷公藤内酯酮可致实验组大鼠睾丸精子数量明显降低（$P < 0.01$），其抗生育机制可能主要是增加精子细胞 cyclinD1 和 Ddk4 基因的表达，从而抑制附睾精核蛋白的生物合成，阻碍了精子的转型、成熟。雷醇内酯有明显的抗精子发生作用，但并不引起精子头部明显畸变；其抗生育效果是雷公藤多苷的 100 倍。

（2）TW 研究：TW 是雷公藤根芯部分的水氯仿提取物，其生物活性由多种成分（二萜类、三萜类、生物碱）协同作用产生。用 TW10mg/kg 灌胃 8 周，发现大鼠精子畸形，其机制可能是 TW 直接作用于变形期精子细胞内骨架系统的微管或纵型粗纤维以及肌动蛋白，可能还有对一氧化氮合酶（NOS）的抑制作用。任亚萍等报道 TW 对 NOS 的抑制作用是影响大鼠生精过程的重要因素。一项同时观察 TW 对大鼠和人的精子影响的研究发现，经 TW10mg/kg 灌胃 3 周后，大鼠开始出现头尾分离精子，8 周后全部丧失生育力；停药 4 周后开始恢复。合笼后雌鼠的妊娠数与对照组相似。吴建元等报道，人口服 40mg/d TW 后 1 个月精子数量无明显变化，但活力下降 50%；2 个月后无精子可见。而在另一项随访了 146 例雷公藤糖浆服用者的研究中，其中 56 例服药后精子密度减少至零或接近零。对其中的 33 例男性进行了调查（最长服药时间为 13 个月），结果在停药 120 天以上的患者中，13 例患者的妻子有孕育史，分娩 11 个婴儿，说明雷公藤糖浆可以导致男性精子密度降至零；但停药后可以恢复生育。

（3）防治损伤研究：研究表明雷公藤对精子的损伤可通过抑制睾丸组织凋亡相关基因的表达而被阻止。中药可以防治雷公藤对雄性生殖的损伤，如中药复方"五子四物瓜石汤"（瓜蒌、石斛、白芍、川芎、生地黄、当归、五味子、菟丝子、枸杞子、车前子、覆盆子）可显著改善 TW 导致的睾酮下降、精子数下降、活率降低等。补肾毓麟汤（熟地黄、何首乌、枸杞子、女贞子、淫羊藿、巴戟天、菟丝子、肉苁蓉）可以显著促进 TW 所致的大鼠生精上皮损伤的修复和各级生精细胞的生长，效果优于氯米酚。康宁口服液（人参、鹿茸、熟地黄、淫羊藿、仙茅、肉苁蓉、枸杞子、菟丝子等组成）可以明显修复经 TW 20mg/kg 灌胃 30 天的 SD 大鼠（不育症模型）的睾丸损伤；推测其机制是通过促进精母细胞和精子细胞的线粒体与膜结合的修复而改善生育力的。野山楂水煎剂可以拮抗 TW 对大鼠的生殖损伤。罗雪芹等研究显示活血通络、补肾、益气活血中药对不同厂家的 TW 有增效减毒效果，其中补脾和中的中药疗效最弱。不同的配伍效果不同，有的侧重"增效"，有的侧重"减毒"。对六味地黄丸的拆方研究显示全方、三补、三泻中药均能非常显著地对抗 TW 引起的精子损伤，其中三补药比全方或三泻的药物效果稍弱。

（二）研究结果

雷公藤作为治疗自身免疫性疾病药物具有广阔的应用前景，但不合理应用也确实存在导致生殖功能损伤的可能，其作用部位主要在下丘脑－垂体－性腺轴的下游，可致雌性卵巢功能减退、卵巢早衰以及性功能减退；可影响雄性的生精过程和精子的成熟，导致不育。不过研究显示，这种损伤是可逆和可防治的，中药复方治疗能对抗此不良反应。

如何更好地发挥雷公藤的治疗作用同时最大限度地减少其不良反应必然是今后临床和科研关注的重点内容。在现有的报道中大多是关于雷公藤对成熟生殖系统的损伤研究，对性成熟期前生殖的影响研究甚少。在对损伤程度的评价上，临床观察与动物实验的结论存在差异，这可能与剂量、疗程及受试者的种属差异相关。同时现有的研究因缺乏长期、大样本、严格随机化设计，对 TW 的生殖损伤尚难得出科学、系统的评价，因此今后应加大对雷公藤的生殖损伤副作用的研究，特别是对性成熟期前生殖系统的影响，包括临床研究与基础研究及远期用药安全性的系统评价。

（崔瑞琴、丁樱）

参考文献

［1］谢宝官，钟文，蒙姝丽. 雷公藤多苷片副作用的临床观察［J］. 广西医学，2002，24（4）：576－579.

［2］郝丽，卢文，林辉，等. 雌孕激素代替治疗雷公藤所致卵巢早衰的疗效观察［J］. 中华肾脏病杂志，2005，21（3）：143－144.

［3］郝丽，卢文，赵眠，等. 雷公藤多苷伍用雌孕激素对卵巢功能保护作用观察［J］. 安徽医学，2007，28（1）：8－10.

［4］梁文波，董何彦，冷萍. 复方雷公藤多苷对苷雌性大鼠生殖系统的影响［J］. 中国临床药理学与治疗学，1999，4（4）：319－321.

［5］张黎鹏，吴克明，童妍，等. 雷公藤多苷致雌性小鼠生殖功能低下模型证候初探［J］. 福建中医药，2007，38（2）：42－43.

［6］何加开，陈晓固，沈康，等. 补肾方对雷公藤致雌鼠生殖系统影响的保护作用［J］. 浙江中医杂志，2003，7（2）：313.

［7］陈小囡，方志明，俞利萍，等. 补肾中药对雷公藤致雌鼠生殖系统损害的保护作用［J］. 中药新药与临床药理，2006，17（2）：99－102.

[8] 刘启兰，许棟，钱绍桢．雷公藤 T4、T7 单体对大鼠生精细胞染色体和微核的影响 [J]．男性学杂志，1997，11（2）：89－91.

[9] 但凌，叶惟三，郭燕，等．雷公藤单体 L2 对雄性大鼠的抗生育作用 [J]．解剖学报，1997，28（2）：214－216.

[10] 顾芝萍，兰子鉴，曹霖，等．雷公藤单体对大鼠睾丸间质细胞及支持细胞毒性与其抗生育作用不相关 [J]．生殖与避孕，1994，14（5）：373－377.

[11] 王岚，叶惟三，惠玲，等．雷公藤内酯酮的雄性抗生育作用及其作用机制 [J]．中国医学科学院学报，2000，22（3）：223－225.

[12] 叶惟三，范勇毅，邓燕春，等．雷公藤单体雷醇内酯对雄鼠的抗生育作用 [J]．中国药理学通报，1992，8（2）：115－116.

[13] 杨涓，董江川，韩冰．雷公藤多苷对女性生殖内分泌系统的影响 [J]．中国药理学与毒理学杂志，2006，20（5）：437－440.

[14] 张彬．雷公藤多苷抗雄性生育活性的研究 [J]．中国现代医学杂志，2002，12（4）：18－20.

[15] 任亚萍，孙莉，江伟，等．雷公藤多苷甲睾酮和壮骨伸筋胶囊对大鼠睾丸一氧化氮合酶的作用 [J]．中华男科学杂志，2005，11（5）：343－345.

[16] 吴建元，肖玉玲，丁虹，等．雷公藤片对小鼠睾丸组织的毒性作用及其分子机制研究 [J]．中药材，2005，28（3）：207－210.

[17] 王晓旭，孙辉臣，康尔竹，等．停用雷公藤糖浆精子密度可复性调查 [J]．河北医科大学学报，1999，20（6）：350－352.

[18] 杨静娴，徐红，韩国柱，等．"五子四物瓜石汤"对雷公藤多苷所致雄性大鼠生殖系统毒性的对抗作用及其机制研究 [J]．中草药，2002，33（7）：632－634.

[19] 李德忠，李晓明，周小煦，等．补肾毓麟汤对雷公藤多苷致伤大鼠睾丸生殖细胞的修复作用 [J]．中国中医基础医学杂志，2006，12（7）：522－524.

[20] 方全，蒋学洲，夏卫平，等．康宁口服液治疗雷公藤多苷所致肾虚不育症大鼠的睾丸形态学研究 [J]．上海中医药大学学报，2000，13（4）：50－53.

[21] 胡廉，徐惠敏，熊锦文，等．野山楂根拮抗雷公藤多苷对雄性大鼠生殖损伤作用的研究 [J]．中国中药杂志，2006，31（18）：1521－1525.

[22] 罗雪芹，刘家玉，陈东辉，等．对雷公藤的减毒增效作用研究 [J]．中药药理与临床，2002，18（1）：16－18.

[23] 禹志领，严永清，吕建峰，等．六味地黄汤对雷公藤多苷损伤小鼠精子的影响 [J]．时珍国医国药，1999，10（2）：81－82.

[24] 陈蓉芳，朱玉平，马玺里，等．雷公藤提取物对大鼠致畸敏感期毒性试验研究 [J]．中国新药杂志，2004，13（12）：1334－1336.

第六章 综 述

一、中药抗人呼吸道合胞病毒感染的研究进展

据相关文献报道，几乎所有婴幼儿在 2 岁前都曾感染过人呼吸道合胞病毒（human respiratory syncytial virus，hRSV）。hRSV 不仅是导致婴幼儿罹患下呼吸道感染性疾病的主要病原体，也是老年人和免疫缺陷患者患感染性疾病进而导致住院和死亡的重要原因。当前，西医缺少针对 hRSV 的有效的特异性抗病毒药物，且相关疫苗的研发应用尚未成熟。临床采取的治疗措施以支气管扩张药、激素类抗炎药和免疫调节剂等药物为主，虽能取得一定疗效，但上述药物所导致的相关毒副作用（如过敏反应、影响生长发育和骨代谢等）不容忽视。而中药可通过调控机体整体的免疫状态发挥抗 hRSV 的作用，具有毒副作用少、药源丰富、价格低廉以及多成分、多靶点相互协同的特点，应用前景广泛。为了解抗 hRSV 感染中药的研究进展，笔者以"中药""人呼吸道合胞病毒""有效成分""复方""Chinese medicine""Human respiratory syncytial virus""Active ingredient""Compound"等为中英文关键词，在中国知网、万方数据、维普网、PubMed、Medline 等数据库中组合查询 2002 年 8 月 ~ 2020 年 2 月发表的相关文献。

结果，共检索到相关文献 146 篇，其中有效文献 56 篇。现对近年来抗 hRSV 中药（包括中药有效成分、单味中药和中药复方）的研究进展做一综述，以期为抗 hRSV 的新药研发和 hRSV 感染治疗策略的制定提供参考。

（一）中药有效成分

中药成分体系复杂，不同成分往往可通过不同途径发挥抗病毒作用。目前常用的抗病毒中药有效成分包括生物碱类、黄酮类、苷类、挥发油类、有机酸类、氨基酸类、酚酸类、鞣质类、蛋白质类、多糖类等。例如，传统中药黄芩在抗呼吸道感染方面作用显著，其作用已在临床试验中得到证实，其中该药的主要有效成分黄酮类物质——黄芩苷和黄芩素具有抗菌、抗病毒、抗炎和抑制肿瘤的作用。有研究报

道，与 hRSV 模型组小鼠相比，黄芩苷低、中、高剂量治疗组均能不同程度地降低小鼠肺组织中的病毒滴度，其中高剂量治疗组小鼠的病毒滴度减少可达50%，该化合物不仅能有效改善 hRSV 感染造成的肺损伤，还可抑制 hRSV 感染诱发的炎症反应，降低肺组织氧化损伤，减少肺组织中炎症细胞的浸润，缓解病毒感染病症状，提示黄芩苷具有明显的抗 hRSV 活性。张丽通过对木芙蓉叶中抗 hRSV 活性部位进行逐步分离纯化和理化鉴定，结合药理实验，发现其黄酮类成分可抑制由 hRSV 引起的小鼠上呼吸道感染，并且这种作用在一定剂量范围内随剂量的增加而增强；崔真真等进行的体外研究表明，木芙蓉叶提取物能有效抑制 hRSV 引起的细胞病变，具有显著的抗病毒作用，且这种作用发生在病毒进入细胞后。张宏坡通过对金莲花中黄酮类有效成分荭草苷进行分离鉴定并采用体外细胞培养试验证实，该化合物可抑制 hRSV、甲 3 型流感病毒、柯萨奇病毒等呼吸道病毒的生长，其作用机制主要是荭草苷可通过吸附于细胞表面或进入细胞内以防止病毒吸附和进入，从而发挥保护细胞的作用。Liu Z 等研究发现，从大黄中提取分离的有效成分大黄素可有效抑制 hRSV 活性，其半数抑制浓度（IC_{50}）为 13.06 ~ 14.27μmol/L，选择性指数为 5.38 ~ 6.41。张加泽等将地龙粗提物进行分离纯化后，对其不同极性部位的体外抗 hRSV 活性进行了初步评价，发现地龙的醇溶性成分对 hRSV 具有明显的抑制作用。有研究表明，大蒜多糖可显著抑制 hRSV 病毒 L、P 基因表达，并显著下调 hRSV 感染诱导的白细胞介素 6（IL - 6）和 IL - 8 表达。此外，还有研究表明，金银花和甘草也具有抗 hRSV 作用，且其有效成分绿原酸与甘草酸联合应用具有协同作用。

（二）单味中药

中药在病毒性疾病治疗中应用广泛且疗效肯定，近年来受到学者的极大关注，抗病毒中药研究也逐渐成为学术界的研究热点。据不完全统计，通过基础研究证实具有较好抗病毒活性的中药目前约有 300 多种，其中 100 多种为常用中药；同时大量研究结果显示，中药在抗 hRSV 感染中具有明显的作用和优势。例如，刘小雪研究发现，桑白皮可用于防治 hRSV 所致的小鼠肺炎，其减轻炎症反应的作用机制可能是其不同有效成分可通过调控 hRSV 磷脂酰肌醇 3 - 激酶/蛋白激酶 B（PI3K/Akt）信号通路与下调血清 γ 干扰素（IFN - γ）、IL - 4 的表达而发挥抗 hRSV 作用。谢彤等采用高效液相色谱 - 线性离子阱 - 静电场轨道杂交质谱（HPLC - LTQ - Orbitrap - MS）这一脂质代谢组学技术，表征空白组、hRSV 肺炎组、虎杖组 3 组小鼠血浆中脂质代谢轮廓的变化，结果显示受调控的脂质分子主要为磷脂酰胆碱、三酰甘油和磷酸化神经酰胺；代谢通路分析结果显示，虎杖提取物可通过调节磷脂代谢以发挥抗 hRSV 肺炎作用。张李唯等发现，在 hRSV 感染 Hep - 2 细胞的过程中，板蓝根具有预防和早期抑制病毒复制的效应，其机制可能是其提取物可抑制 hRSV 的穿入、脱壳和生物合成，或活化特定细胞产生某些抗病毒活性介质以抑制病毒复制，但该提取物并未显示出直接杀伤 hRSV 的作用。黄筱钧采用细胞病变效应法（CPE）和噻唑蓝比色法（MTT）测定了甘草和夏枯草对 hRSV 的半数中毒浓度（TC_{50}）、IC_{50} 和抗病毒指数（TI），结果显示甘草的 TC_{50} 为 3.21mg/mL、IC_{50} 为 0.273mg/mL、TI 为 11.76，夏枯草的 TC_{50} 为 3.39mg/mL、IC_{50} 为 0.379mg/mL、TI 为 8.94mg/mL。该研究还指出，甘草和夏枯草对 hRSV 均有明显的体外抑制作用，既能通过抑制 hRSV 的吸附和生物合成而抑制 hRSV 的增殖，又能通过直接杀伤 hRSV 而阻断 hRSV 的感染。另有一些体外细胞试验证实，黄芩和金银花均有一定的体外抗 hRSV 活性，且主要是通过直接灭活、阻止病毒吸附和抑制生物合成等方式并发挥抗 hRSV 的作用。

（三）中药复方

经配伍而成的中药复方是中医治疗疾病的精髓所在，中药复方不仅从宏观上充分体现了中医的"辨证论治"，而且也从微观层面体现了中医的"整体观念"。中药复方可根据不同病情及时调整药物组方，"以变应变、以变防变"，以达到个体化治疗并延缓病原菌产生耐药性的目的。中药复方在病毒性疾病的防治方面优势明显，现已成为治疗病毒性疾病的重要手段，并且相关研究热度多年不减。

1. 中药汤剂

由金银花、连翘、桔梗、薄荷、竹叶、甘草、芦根、荆芥穗等组成的银翘散是中医"辛凉解表"的代表方，相关研究表明银翘散中各组分均可抑制 hRSV 感染。相关研究发现，与感染 hRSV 的模型组小鼠相比，低、中、高剂量银翘散均可改善 hRSV 感染小鼠鼻黏膜和肺组织炎症细胞浸润情况，降低相关炎症细胞因子的表达量，从而缓解 hRSV 感染所致的呼吸道炎症反应，其作用机制可能与抑制核苷酸结合寡聚化结构域样受体 3（NALP3）炎性体的激活以及降低炎症因子 IL-1β、IL-6 和肿瘤坏死因子 α（TNF-α）的分泌相关。武先奎开展的一项基于 hRSV 肺炎模型小鼠的研究发现，由西洋参、黄芩、连翘、漏芦、赤芍、瓜蒌、败酱草和生薏苡仁组成的扶正解毒化瘀方可通过下调 Fas、P53、Caspase-12 等基因的表达，调控 PI3K/Akt 通路相关蛋白 Akt、糖原合成酶激酶 3β（GSK-3β）及核因子 κB（NF-κB）的表达，并减少炎症细胞因子 IL-1β、IL-8 的分泌，以达到抗 hRSV 感染的目的。有研究通过观察定喘汤对 hRSV 感染大鼠的影响发现，与模型组比较，定喘汤可有效降低 hRSV 感染大鼠肺组织中的病毒载量，对外周血免疫抑制细胞具有良好的调节作用，且存在一定的时间-效应关系，其抗 hRSV 感染的机制可能与下调胸腺基质淋巴细胞生成素（TSLP）及特异性转录因子 GATA3mRNA 的表达，抑制 2 型辅助性 T 细胞（Th2）下游因子 IL-4、IL-10、IL-13 的分泌有关。周雅萍等通过使用清气解毒方含药血清干预 hRSV 感染人喉癌上皮 Hep-2 细胞发现，与模型组比较，清气解毒方可明显抑制 hRSV，但抑制率较利巴韦林低；利巴韦林和清气解毒方给药组的 G_1 期细胞比例均明显降低，S 期和 G_2 期细胞比例明显升高，凋亡率亦明显降低（$P < 0.05$），提示该方可通过调节细胞周期而发挥抗 hRSV 作用。在中医理论和临床实践基础上拟定的外感清热解毒方主要由黄芩、芦根、桔梗、炙款冬花、苍术等药材组成，可有效治疗外感发热。体外细胞试验发现，A549 细胞感染 hRSV 后出现膨胀、变形且大量坏死，而 0.01mg/mL 以上浓度的外感清热解毒方可显著抑制 hRSV 感染，镜检示 A549 细胞排列密集，与正常形态基本一致。

2. 中成药

因在长期防治病毒性疾病中显示出较好的临床效果，且携带、服用方便，中成药已成为临床上常用的剂型之一。根据国医大师晁恩祥"风咳"理论，由麻黄、紫苏叶、地龙、蜜枇杷叶、蝉蜕、五味子、前胡、炒紫苏子等组方而成的苏黄止咳胶囊不仅能拮抗 hRSV 感染，还有止咳、化痰、平喘等作用。

由经方麻杏石甘汤合葶苈大枣泻肺汤化裁而来的清肺口服液，可用于治疗 hRSV 感染引起的病毒性肺炎，Ⅰ、Ⅱ期临床观察研究结果显示，与服用利巴韦林的对照组相比，清肺口服液试验组患者的疗效更优，且试验组患者在体温恢复正常时间、气喘消失例数和消失时间、肺部啰音消失例数等方面的效果更好（$P < 0.05$）。其作用机制经笔者所在课题组的研究发现，清肺口服液可改善 hRSV 感染小鼠体内调节性 T 细胞（Treg）/Th17 之间的免疫失衡状态，增加信号转导及转录激活蛋白 5（STAT5）的表达水平，上调抗炎细胞因子 IL - 10、IL - 2 含量，下调促炎细胞因子 IL - 17 含量，从而发挥治疗 hRSV 感染的作用。也有研究报道，清肺口服液抑制 hRSV 病毒复制并减轻 hRSV 感染所致气道炎症损伤的作用可能是通过下调胞外信号调节激酶 1/2（ERK1/2）的磷酸化水平，降低气道相关炎症因子 IL - 6、IL - 8 的表达实现的。

连花清瘟颗粒由连翘、金银花、板蓝根、炙麻黄、贯众等药材组成，临床常将其用于预防和治疗呼吸道病毒感染所致的相关疾病，其机制研究结果显示，高剂量连花清瘟颗粒可显著降低 hRSV 感染小鼠肺内的病毒滴度，降低炎症细胞因子 IL - 6、IL - 1βmRNA 的表达量，缓解 hRSV 所致肺组织病理性炎症改变，对小鼠具有一定的改善作用。

汪受传根据多年临床经验拟定的金欣口服液由麻黄、杏仁、桑白皮、石膏、虎杖、拳参、前胡、葶苈子、丹参等药材组成，具有宣肺开闭、清热解毒、化痰止咳的作用，是针对小儿病毒性肺炎痰热闭肺证的良药。动物实验表明，金欣口服液可通过调控 Janus 激酶（JAK）/STAT 信号通路，上调 hRSV 感染大鼠体内I型 IFN 的表达，抑制细胞信号传导抑制因子 1/3（SOCS1/3）的表达来发挥抗病毒的作用。基于气质联用技术的体外 Hep - 2 细胞试验显示，金欣口服液组与 hRSV 模型组间的主要差异代谢产物有谷氨酰胺、γ-氨基丁酸、甘氨酸、柠檬酸、乳酸等，由此认为金欣口服液体外治疗 hRSV 感染的机制可能与调节 hRSV 感染后引起的相关代谢紊乱有关。

还有研究表明，柴葛口服液和金振口服液可分别通过免疫调节、减少气道炎症反应或减少神经源性介质等途径来减轻 hRSV 感染模型动物的症状。

（四）结语

目前，大多数抗病毒中药以清热药、解表药为主，在防治流行性感冒、上呼吸道感染、毛细支气管炎、病毒性肺炎、病毒性心肌炎、疱疹性疾病等方面独具优势。中药抗 hRSV 的作用机制主要包括在体内外直接抑制 hRSV 活性、降低病毒滴度、减轻炎症反应；或通过抑制 hRSV 相关基因的表达、调控相关信号通路及炎症细胞因子或关键蛋白的表达，影响 hRSV 的生物学过程；或通过代谢途径调节 hRSV 感染后导致的代谢紊乱；或通过免疫调节作用，减轻气道炎症，减少神经源性介质等。但值得注意的是，中药及其复方成分的复杂性以及有效成分对潜在作用靶点研究的局限性都极大地制约了中医药的现代化和国际化进程。例如，上文提到的中药有效成分抗 hRSV 作用研究也仅是对某味中药中已经明确的有效成分进行探索研究，而未明确的成分是否有效、其效应机制等均未曾深入探讨。中药及其复方的研究则更为复杂，其有效物质基础及作用机制也是中医药研究的棘手之处。而目前中药及其复方抗 hRSV 感染的研究也仅局限在某些炎症细胞因子、蛋白质及单一信号通路上，其研究思路可能与中医药治病理念相违背，忽视了中医药整体、系统、复杂、多角度的思想内涵。

如何明确中药及其复方作用的药效物质基础，理清其潜在靶标，进而阐明中药及其复方的作用机制是当今学术研究领域的重中之重。可喜的是，随着现代科学技术的发展，基于系统生物中的蛋白质组学和化学物质组学等组学技术为中医药研究提供了全新理念和手段；加之近年来兴起的系统（网络）药理学因其整体系统性思想与中医药治疗理念相契合，为中药及其复方的物质基础研究、效应机制阐释带来了新的契机，这些都将为中医药的进一步研究发挥积极的推动作用。

（郑海涛、丁樱）

参考文献

[1] 张静，王红，王习霞. 雾化吸入沙丁胺醇致过敏反应 [J]. 中国误诊学杂志，2011，11（34）：8458.

[2] 张廷熹. 哮喘儿童吸入糖皮质激素的全身副作用 [J]. 临床儿科杂志，2004，22（10）：703-704.

[3] 吴振起. 中医药防治 RSV 感染的研究进展 [J]. 辽宁中医杂志，2002，29（8）：511-512.

[4] 蒙艳丽，徐佳莹，王晓溪，等. 黄芩苷抗肺炎支原体研究 [J]. 中华中医药学刊，2020，38

（2）：158 - 161.

［5］龙宇，向燕，谭裕君，等．黄芩苷药理作用及新剂型的研究进展［J］．中草药，2019，50（24）：6142 - 6148.

［6］高燕，顾振纶，蒋小岗，等．黄芩素药理学研究新进展［J］．时珍国医国药，2010，21（7）：1765 - 1767.

［7］施恒飞．黄芩苷抗呼吸道合胞病毒感染作用研究［D］．南京：南京大学，2016.

［8］张丽．木芙蓉叶抗呼吸道合胞病毒的药效物质基础的研究［D］．济南：山东中医药大学，2013.

［9］崔真真，牛凤菊，郭玲燕，等．木芙蓉叶提取物体外抗 RSV 作用机制研究［J］．海南医学院学报，2019，25（20）：1 - 9.

［10］张宏坡．金莲花中荭草苷抗病毒活性及作用机理研究［D］．哈尔滨：黑龙江中医药大学，2010.

［11］张加泽，任莹，王清，等．地龙抗呼吸道合胞病毒的有效部位筛选［J］．中国现代中药，2016，18（9）：1125 - 1128.

［12］朱蕤，孙剑刚，邓毛子，等．大蒜多糖体外抑制呼吸道合胞病毒作用及其机制［J］．湖北科技学院学报（医学版），2018，32（5）：376 - 379.

［13］张旋，郑明星，朱志兵，等．金银花体外抗呼吸道合胞病毒作用研究［J］．新中医，2014，46（6）：204 - 206.

［14］廖卫波，申宝德，沈成英，等．绿原酸与甘草酸联合应用体外抗呼吸道合胞病毒作用研究［J］．解放军药学学报，2017，33（1）：12 - 16.

［15］赵薪苑，陈婧，方建国，等．中药和天然药物中黄酮抗病毒活性及其机制研究进展［J］．医药导报，2018，37（4）：410 - 415.

［16］张永兴．略论抗病毒中药在临床中的应用及优势［J］．时珍国医国药，2006，17（11）：2331 - 2332.

［17］刘小雪．桑白皮有效部位对 RSV 肺炎小鼠 PI3K/Akt 信号通路的调控作用实验研究［D］．沈阳：辽宁中医药大学，2016.

［18］谢彤，杜丽娜，徐建亚，等．基于脂质代谢网络的虎杖抗呼吸道合胞病毒肺炎代谢组学研究［J］．世界中医药，2016，11（9）：1670 - 1673.

［19］张李唯，何立巍，张军峰，等．板蓝根提取物体外抗呼吸道合胞病毒机制研究［J］．辽宁中医杂志，2017，44（5）：1007 - 1011.

［20］黄筱钧．甘草体外抗呼吸道合胞病毒的作用及机制［J］．中国老年学杂志，2015，35（9）：2315 - 2317.

［21］黄筱钧．夏枯草体外对呼吸道合胞病毒的抑制作用［J］．中国老年学杂志，2016，36（12）：2840 - 2842.

［22］高燕，王变利，赵渤年．黄芩水提物体外抗呼吸道合胞病毒作用［J］．中国医院药学杂志，2015，35（2）：104 - 107.

［23］邵仲柏，朱月霞，刘书豪，等．临床使用治疗新型冠状病毒肺炎中药复方中高频数中药抗

病毒研究概述 [J]. 中草药, 2020, 51 (5)：1153 – 1158.

[24] 陈玫伶, 郝二伟, 杜正彩, 等. 具有抗病毒作用的海洋中药研究进展 [J]. 中草药, 2019, 50 (23)：5653 – 5660.

[25] 覃黎葵. 银翘散对呼吸道合胞病毒感染小鼠呼吸系统模型的作用研究 [D]. 广州：广州中医药大学, 2016.

[26] 覃黎葵, 张奉学, 黄笑娟, 等. 银翘散对呼吸道合胞病毒感染小鼠呼吸系统的作用研究 [J]. 新中医, 2018, 50 (5)：24 – 30.

[27] 武先奎. 扶正解毒化瘀方及有效部位干预 RSV 肺炎小鼠的作用机制研究 [D]. 北京：北京中医药大学, 2017.

[28] 冷玲, 崔振泽, 黄燕. 定喘汤对呼吸道合胞病毒感染大鼠细胞免疫的影响 [J]. 中医杂志, 2018, 59 (14)：1223 – 1227.

[29] 崔振泽, 黄燕, 刘明涛, 等. 定喘汤对呼吸道合胞病毒感染大鼠肺组织 TSLP、GATA3 表达的影响 [J]. 中华中医药杂志, 2018, 33 (12)：5581 – 5583.

[30] 徐超, 崔振泽, 黄燕. 定喘汤干预 RSV 感染大鼠 Th2 免疫应答上、下游细胞因子表达的研究 [J]. 辽宁中医杂志, 2018, 45 (11)：2423 – 2426.

[31] 周雅萍, 李国春, 叶放, 等. 清气解毒方含药血清干预呼吸道合胞病毒感染人喉癌上皮细胞 Hep – 2 的体外实验研究 [J]. 中医杂志, 2018, 59 (23)：2047 – 2051.

[32] 侯天禄, 詹恬恬, 奚安, 等. 外感清热解毒方抗呼吸道病毒活性的体外试验研究 [J]. 世界中医药, 2016, 11 (10)：2089 – 2093.

[33] 李俊英, 李际强. 苏黄止咳胶囊对呼吸道合胞病毒作用的体外实验研究 [J]. 河北中医, 2017, 39 (4)：575 – 578.

[34] 汪受传, 孙轶秋, 卞国本, 等. 清肺口服液治疗小儿病毒性肺炎痰热闭肺证 507 例临床研究 [J]. 世界中医药, 2016, 11 (9)：1649 – 1653.

[35] 董文阁, 袁斌, 周立华, 等. 清肺口服液对呼吸道合胞病毒感染小鼠内炎性细胞及 Treg/Th17 表达水平的影响 [J]. 医学研究生学报, 2015, 28 (12)：1242 – 1245.

[36] 胡婵婵, 袁斌, 周立华, 等. 清肺口服液对 RSV 感染小鼠 Treg/Th17 及 IL – 2 和 IL – 17 水平的影响 [J]. 中国中医急症, 2016, 25 (6)：941 – 944.

[37] 范奕熳, 袁斌, 周立华, 等. 清肺口服液对呼吸道合胞病毒感染小鼠 IL – 2 和 IL – 10 水平的影响 [J]. 中华中医药杂志, 2017, 32 (8)：3696 – 3699.

[38] 范奕熳, 袁斌, 郑海涛. 清肺口服液含药血清对 RSV 感染人支气管上皮细胞 STAT5 和 IL – 10 的影响 [J]. 中华中医药学刊, 2018, 36 (5)：1151 – 1153.

[39] 邹亚, 郭盛, 景晓平, 等. 清肺口服液通过 ERK1/2 通路调控 RSV 所致呼吸道炎症损伤的机制 [J]. 中国实验方剂学杂志, 2018, 24 (2)：86 – 91.

[40] 丁月文, 曾丽娟, 李润峰, 等. 连花清瘟颗粒抗呼吸道合胞病毒感染 BALB/c 小鼠的药效作用研究 [J]. 广州中医药大学学报, 2016, 33 (4)：540 – 544.

[41] 张沛, 夏正坤, 高春林. 金欣口服液对 RSV 感染大鼠 I 型干扰素及 SOCS1/3 表达的影响 [J]. 中国实验方剂学杂志, 2016, 22 (14)：139 – 144.

[42] 孟欣，单进军，谢彤，等. 基于 GC - MS 代谢组学的金欣口服液治疗 RSV 感染的体外研究 [J]. 辽宁中医杂志，2016，43 (8)：1585 - 1589.

[43] 秦小菀，惠晓霞，高伟霞，等. 柴葛口服液对毛细支气管炎模型小鼠的免疫调节作用 [J]. 东南大学学报（医学版），2018，37 (5)：792 - 796.

[44] 卞文青，富莹雪，许惠琴，等. 金振口服液治疗呼吸道合胞病毒感染引起咳嗽的作用机制 研究 [J]. 南京中医药大学学报，2018，34 (3)：277 - 281.

[45] 蔡甜甜，潘华峰，王奇，等. 中药复方在病证基础上的网络药理学研究 [J]. 中华中医药 杂志，2016，31 (11)：4746 - 4748.

二、中医药在防治小儿肾病综合征中的作用及其机制研究

肾病综合征（nephrotic syndrome，NS）是一种慢性代谢障碍性疾病，是一种由于肾小球滤过膜对血浆蛋白通透性增加而导致的病理生理改变的临床综合征，以大量蛋白尿、低蛋白血症、高脂血症和水肿为主要临床特点。相关研究表明，基因和环境等因素在该病的发生过程中起主要作用。NS 也是儿童最常见的肾小球疾病之一。一项流行病学调查发现，英国北部约克郡地区 1987～1998 年白人儿童 NS 的年均发病率约为 2/10 万；我国 2014 年发表的一项针对 2008 年和 2011 年首次确诊为激素敏感、复发/依赖性 NS、年龄≤18 岁的住院患儿进行的回顾性调查分析研究指出，我国因泌尿系统疾病住院的患儿中，约有 20% 为 NS；一项基于加拿大安大略省的临床回顾性分析发现，原发性 NS 约占 NS 总数的 90%。研究表明，临床上超过85% 的 NS 患儿的肾脏病理改变属于微小病变，对糖皮质激素治疗敏感，故目前西医治疗的首选方案以糖皮质激素和免疫抑制剂为主，具有见效快、疗效肯定的优点；但该病的复发率达 80%～90%，其中 25%～43% 为激素依赖性的频繁复发患儿。此外，西医疗法的副作用也不容忽视，例如长期使用糖皮质激素可诱发糖尿病和高血压，而免疫抑制治疗则可导致真菌感染、器官衰竭及停用反跳。尽管糖皮质激素和免疫抑制剂是中华医学会儿科学分会肾脏病学组制定的《激素敏感、复发/依赖肾病综合征诊治循证指南》中推荐用于治疗 NS 的药物，但是上述药物并非对所有患儿都有效，因此有必要研究补充替代疗法。近年来，中医药在配合化学药治疗 NS 方面取得了较好的疗效，例如长期使用免疫抑制剂会导致相关脏器的间质损伤，间质损伤可进一步发展为间质纤维化，而活血化瘀类的中药具有明显的改善纤维化作用；中药可通过大补元气、脾肾双补的方法，扶助机体的正气，以明显改善 NS 患儿的症状、提高机体免疫力、降低血浆蛋白水平等，为防治 NS 提供了新的思路和方法。为探讨中医药治疗小儿 NS 的优势和研究进展，笔者以"肾病综合征""糖皮质激素""免疫抑制剂""副作用""中医药""Nephrotic syndrome""Glucocorticoids""Immunosuppressant""Side effects""Traditional Chinese medicine"等关键词组合查询中国知网、万方数据等数据库中2010年6月～2020年6月发表的中医药治疗小儿 NS 的相关文献。结果，共检索到相关文献163篇，其中有效文献52篇。现就中医药在防治小儿 NS 中的作用及机制进行综述，为其进一步的研究提供参考。

（一）降低化学药副作用，巩固疗效

1. 化学药治疗 NS 的常见副作用

目前，临床治疗 NS 常需使用较长时间的激素。随着 NS 患儿病程的反复和药物治疗时长的增加，糖皮质激素的副作用也逐渐显现出来，常见副作用包括内分泌和代谢问题（糖皮质激素诱导的高血糖、血脂异常、体质量增加、肾上腺抑制和生长抑制）、心血管问题（高血压、冠心病、缺血性心脏病、心力衰竭甚至猝死）、皮肤问题（皮肤萎缩、瘀斑、糜烂、皮纹、伤口愈合延迟、紫癜、易瘀伤、痤疮、多毛症和脱发）以及神经精神症状（抑郁、情绪不稳定、易怒、焦虑、认知障碍、注意力和记忆力缺陷）等。除此以外，还有一些其他副作用。例如，糖皮质激素性骨质疏松是最常见的继发性骨质疏松症，同时也是首要的医源性骨质疏松症。有研究表明，接受糖皮质激素治疗6个月以上的慢性疾病人群，最终会有30%～50%进展为骨质疏松症；对于儿童患者，糖皮质激素的剂量和疗程还会影响其骨强度、骨生长速度以及成年后的骨骼总量；在长期系统性应用糖皮质激素的患者中，骨折的发生率可高达30%～50%；糖皮质激素长期超量使用还会对机体内成骨细胞、破骨细胞及骨细胞水平产生较强影响，抑制钙吸收和成骨细胞的增殖、分化功能，诱导破骨细胞的形成，加速骨吸收，并通过干预内分泌代谢中甲状旁腺激素、性激素、降钙素、生长激素等的分泌来调节骨代谢。

糖皮质激素对免疫系统的影响与其剂量有关，相关研究表明，短期或隔日使用糖皮质激素不会增加患者的感染风险。但 NS 患儿需长期应用糖皮质激素和免疫抑制剂，治疗过程中会因药物对机体免疫力的影响而使合并感染的概率明显上升。有研究表明，长期大剂量使用糖皮质激素可使患儿更易受到病毒、细菌、真菌和寄生虫等的感染，并会增加潜在感染菌（如结核杆菌）重新被激活的风险，其机制可能与长期使用糖皮质激素会抑制细胞介导的免疫应答有关。另有研究表明，该机制可能是长期大剂量外源性糖皮质激素刺激可通过负反馈抑制下丘脑促肾上腺皮质激素释放激素（CRH）分泌，进而抑制垂体促肾上腺皮质激素（ACTH）分泌，导致机体内肾上腺自身分泌糖皮质激素减少，最终导致下丘脑－垂体－肾上腺轴（HPA）被抑制，进而出现下丘脑 CRH 神经元减少、肾上腺皮质细胞凋亡、肾上腺萎缩；此外，糖皮质激素还可通过抑制淋巴细胞活化和促进淋巴细胞凋亡来调节适应性免疫，诱发免疫抑制。

中医认为，糖皮质激素具有"纯阳"之性，在机体内具有"少火生气"的作用，但是长期超量使用，可致机体阳刚温燥太过，劫阴伤津，造成肾阴亏虚、阴虚火旺，因此长期大剂量使用外源性糖皮质激素的副作用是发越、耗损人体正气的"壮火"。"壮火食气""壮火散气"致"壮火之气衰"，即阳亢火壮生气反衰。阳胜耗阴，阴精不能内敛，失其滋养，患者可出现五心烦热、两颧潮红、口燥咽干、盗汗、少寐、多毛、痤疮、舌红少津、脉细数等一派阴虚火旺之象，病程日久则可致气阴两伤，阴阳俱虚，出现腰膝酸软、头晕耳鸣肢乏、畏寒怕冷、少气懒言、面色苍白、心烦不舒、纳差、舌苔少、舌边有齿痕、脉沉细等。细察本病，古有"水病及血""血水同源"之说，现代病理学则认为 NS 患儿机体凝血系统被激活，体内抗聚集、抗凝和纤溶机制受损，引发严重的高凝状态。可见，无论从中医角度还是西医角度均表明，"瘀血"贯穿了本病的始终。若患儿体内湿邪再与糖皮质激素阳热之性相合，湿热互结，可致湿热内蕴、郁而不化，久可形成痰湿困阻之证，则表现为高脂血症。糖皮质激素又因其发越肾气而伤肾终致肾阳亏虚。肾藏精，主生殖、生长发育，肾气不足则精不固摄。研究表明，长期使用糖皮质激素治疗的患儿中约有 1/10 会出现欣快感、失眠、不安、躁动和易激动等精神症状，还会出现注意力不集中、幻觉、妄想及谵妄、感应性精神病等症状；儿童长期应用糖皮质激素还可诱发癫痫发作，并可导致非癫病患儿偶尔的癫痫发作。

2. 中医药在降低化学药副作用中的作用及其机制

临床治疗 NS 时使用的激素疗法通常分为激素诱导阶段、激素缓解阶段、剂量维持阶段等。在激素诱导阶段，激素的使用时间长、剂量大，必当耗伤阴液，阴不制阳，则阳热之气相对偏旺而生内热，表现为阴虚火旺的临床特征，治宜滋阴降火。这一阶段可用地黄丸类方药，其既具有类激素样治疗作用，又可拮抗外源性激素导致的阴虚阳亢副作用，起到保护 HPA 轴的作用。刘树民等依据益气养阴、清肝散结的辨证原则，将由黄芪、玄参、牡蛎、浙贝母和夏枯草组成的芪玄抑甲宁用于治疗阴虚火旺型甲亢模型大鼠（甲亢与激素诱导缓解阶段的 NS 病机均属于阴虚火旺型，中医疗法具有相通性），发现该方可通过调节大鼠脑垂体轴来控制甲状腺激素的分泌，并调控辅助性 T 细胞 17（Th17 细胞）等相关因子；进一步研究发现，方中臣药玄参具有滋阴降火的作用，其作用机制可能是：

（1）玄参可间接抑制单胺氧化酶的活性，抑制 5 - 羟色胺向 5 - 羟吲哚乙酸的转化，进而调节色氨酸代谢以发挥滋阴降火作用。

（2）可通过调节嘧啶代谢中胸苷的水平来缓解阴虚火旺相关症状。

（3）可通过抑制环磷腺苷的含量来调节嘌呤代谢，进而改善阴虚火旺型甲亢模型大鼠烦躁激怒的状态。此外，滋阴降火补肾类方药对 NS 患者糖皮质激素性骨质疏松症也具有明显改善作用：肾藏精，主骨生髓。肾精旺盛得以滋养骨髓，骨骼强健有力；反之则生化乏源，失去滋养而痿弱无力。中医认为，糖皮质激素为外来的"纯阳"之物，在人体内发挥作用的同时易耗损肾精，以致髓海空虚；如果一次性大剂量应用糖皮质激素或者机体处于应激状态下，机体通常会表现出兴奋状态，即中医学中的肾阴亏虚、阳气亢于外的表现。如果长期应用糖皮质激素，则阳气耗损过度，肾脏"封藏"失司，肾阴不足，就会产生诸多疾病变化。因此，长期应用超过生理量的糖皮质激素会造成肾失封藏、肾阴消耗，肾精不充足则骨骼不能得到养分，易引发骨质疏松症。总之，中医学认为糖皮质激素性骨质疏松症的病机是肾失封藏、阴精亏损、骨空失养，在治疗方面应当治以滋阴降火补肾为主。

在激素缓解阶段，随着激素量的减少，外源性阳刚燥热之品随之减少，此时"壮火食气"的副作用就会表现出来。火易耗气伤阴，可导致气阴两虚，表现为气短乏力、自汗、易感冒、手足心热、纳呆腹胀、大便稀溏、腰膝酸软、舌质淡有齿痕、脉细沉或细数，即激素撤减综合征。治宜益气养阴，补肾健脾，可用参芪类方药。气阴亏虚为疾病发生发展的关键环节：首先，正气虚弱，不能抵御风寒湿等外邪，疾病易反复；其次，正气亏虚，疾病不易恢复，气阴相互影响，病理产物内生，如虚热、水湿、痰饮、血瘀等，虚实夹杂，疾病缠绵难愈；再次，本病患者多用免疫抑制剂、激素等药物，药物亦消耗正气，在正气不充足的情况下不仅会导致药效不佳，且易发生药物不良反应，此时益气养阴则可改善疾病症状，延缓病情，减少化学药的不良反应。在此阶段配合益气补肾药如人参、黄芪、党参等，可补一身之气，且人参、黄芪、党参三者都有一定的调节免疫力的作用，可增强人体免疫应答，提高抵抗力，有助于减少机体对激素的依赖，防止病情反复，抵抗外源性皮质激素对 HPA 轴的反馈抑制，增强 HPA 轴的分泌功能，防止激素撤减综合征的发生，进一步巩固疗效。

在激素减量至小剂量维持阶段，由于前期大量外源性激素对内源性"少火"产生的抑制，因此该阶段"少火生气"作用减弱，肾阳不足，温煦功能减弱，表现出阳虚症状，如面色苍白、倦怠乏力、肢凉怕冷、纳呆、舌淡胖少苔、脉细沉或细数等。治宜温补肾阳，可用补肾阳类方药。一项有关难治性 NS 的随机、双盲、安慰剂对照研究表明，加味补阳还五颗粒可明显减少患者的蛋白尿症状，提高血浆白蛋白水平，纠正脂质代谢紊乱，改善血液高凝状态，保护肾功能。温肾药淫羊藿不仅可明显提高机体内细胞免疫水平，而且还可通过兴奋 HPA 轴而提高肾上腺皮质功能。另有研究发现，淫羊藿中的黄酮类化合物具有抗氧化、清除自由基等雌激素样作用，并可通过参与机体内性激素分泌、破骨细胞分化、骨基质降解和活性氧生成相关靶蛋白的相互作用而发挥防治骨质疏松症的作用。现代药理研究表明，温补肾阳类中药具有类激素样作用，但无激素副作用，能在一定程度上减弱激素对肾上腺的抑制作用，即"补肾药有类激素作用，而无外源性激素副作用，能有效地减少外源性激素对神经内分泌免疫抑制作用"。

相关研究表明，滋阴降火类、益气养阴类和温补肾阳类方药可通过调控与 Th17 细胞密切相关的细胞因子，如白细胞介素 17（IL-17）、IL-6 和肿瘤坏死因子 β（TGF-β）而改善失常的免疫功能。赖满香等的研究表明，有温补肾阳作用的巴戟天可通过降低 D-半乳糖致衰老模型大鼠的胸腺指数、脾脏指数、T/B 淋巴细胞转化能力和 CD28+ 阳性淋巴细胞的数量，并下调 IL-2 水平，从而增强模型大鼠的免疫功能。吴斌的一项研究表明，滋阴降火类中药可通过提高免疫功能低下小鼠的免疫器官指数、巨噬细胞吞噬率及外周血淋巴细胞转化率，从而发挥提高机体免疫力的作用。赵文静等的研究表明，淫羊藿具有拮抗外源性皮质激素对肾上腺皮质功能的反馈抑制作用，可促进受抑制的肾上腺皮质功能恢复，从而免于腺体萎缩；该药还可通过提高骨密度、升高血中钙含量、减少尿钙排泄、防止骨量丢失等途径发挥防治骨质疏松症的作用。秦丽等的研究表明，长期应用环磷酰胺等免疫抑制剂易出现骨髓抑制、粒细胞下降，中医辨证属于气血亏虚，可使用益气养血类方药以补益气血从而减轻骨髓抑制，促进骨髓造血祖细胞集落生成和粒细胞水平升高，拮抗免疫抑制剂的副作用。此外，还有学者指出，中药复方中含钾丰富，激素足量应用时若能每日辅以类似中药一剂，则无须再额外补钾。

（二）减少病情反复，降低复发次数

1. 导致 NS 复发的因素

NS 病程长，患儿易反复发作，即使是激素敏感型 NS 复发率也有 76%～93%，其中频繁复发者（半年中复发 2 次或 1 年中复发 3 次及以上者）占 25%～43%，而频繁复发最终导致病程迁延，是造成本病难治的原因之一。NS 患儿由于长期口服激素或其他免疫抑制药物，免疫功能处于被抑制状态，抗感染能力差，其感染后可诱发免疫功能紊乱而致 NS 复发，由此导致的复发比例高达 81%，因此感染是引起 NS 复发的首要因素，预防和控制感染是防治 NS 复发的重要措施。NS 患儿体内凝血和纤溶系统失调，使体内纤维蛋白原、血小板、凝血因子增加，抗凝血因子减少等而处于高凝状态。高凝既是肾病的结果，同时又是肾小球毛细血管内反复凝血使肾小球纤维性硬化而导致肾单位不可逆损伤的原因。NS 发生时，患儿体内低蛋白血症可导致肝脏代偿性合成增加；有研究表明，复发组患儿严重高胆固醇血症发生率高于初发组，说明高胆固醇血症在一定程度上影响了 NS 的复发。因此，NS 患儿机体内存在的高凝、高脂、高胆固醇状态也是引起复发的重要因素。

2. 中医药在减少病情反复中的作用及其机制

常规治疗使病情缓解后，下一阶段的治疗目的以预防各种感染、提高机体抗病能力、防止肾病反复为主。肺之宣发功能正常则卫气充盛，卫外防御之力强，机体不易感受外邪，这说明卫气的作用与固有免疫应答的功能相近，与免疫系统发挥的效应一致。其中，脾之生理功能正常则"四季脾旺不受邪"，肾中所藏的先后天之精发挥的功能与现代免疫学中先天性和获得性免疫功能非常相近。而这一阶段 NS 患儿肺、脾、肾三脏俱虚，表现为面色苍白、气短乏力、纳呆便溏、自汗、易感冒、腰膝酸软、舌淡胖、脉沉弱等。治宜益气健脾补肾，可用益肺健脾补肾类方药。现代医学认为，患儿反复感染与其机体免疫力低下有关，免疫力属于中医"正气"范畴，而中医药在调整阴阳平衡、调节机体免疫力、扶助人体正气、增强体质、抗凝、降脂等方面均具有明显的整体优势。大量临床研究证实，益气健脾名方玉屏风颗粒可提高原发性 NS 患儿的免疫水平，对缓解阶段有增强疗效、减少激素用量、预防和控制感染等优势，从而可降低复发率，改善患儿预后。补肾健脾类方药可有效缓解脾肾阳虚型原发性 NS 患者的高凝状态，有效改善其浮肿、畏寒、腰痛、便溏等症状，降低尿蛋白，提高白蛋白水平，同时改善患者脂代谢，且可能对促进纤维蛋白原溶解、修复内皮细胞从而减少纤维蛋白原生成有一定作用。补肾益气活血类方药可改善脾肾气虚兼瘀型原发性 NS 患者血液的高凝状态，降低尿蛋白水平，并且可能通过降低血中 IL - 6 的水平来抑制肾小球系膜细胞的增生，从而达到延缓患者病情进展的目的。

（三）结语

中药在配合化学药治疗小儿 NS 的过程中不仅可以缓解化学药的副作用及化学药撤减之后的反跳现象，还能增强机体抵抗力，预防和控制感染，减少复发。中医药从整体观念出发，以辨证论治为法，加减灵活、标本兼顾，对治疗小儿 NS 具有疗效显著、不良反应小的优点，弥补了西医单纯运用激素、免疫抑制剂治疗的不足，显示了其独特的优势。临床在治疗过程中，可将中医的辨证与西医的辨病有机地结合起来，以更好地提高 NS 患儿的疗效和生活质量，降低其易感性，减少病情反复发作，这将对进一步提高中西医结合治疗小儿 NS 的水平大有裨益。

（郑海涛、丁樱）

参考文献

[1] 蒋小云. 我国儿童激素敏感、复发/依赖肾病综合征诊疗现状的多中心研究 [J]. 中华儿科杂志, 2014, 52 (3)：194 - 200.

[2] 孙锟, 沈颖. 小儿内科学 [M]. 第 4 版. 北京：人民卫生出版社, 2009：289 - 294.

[3] 王梦然, 封秋竹, 朱晨, 等. 近 5 年中医治疗肾病综合征现状 [J]. 亚太传统医药, 2017, 13 (15)：46 - 48.

[4] 李树军, 赵德安, 杨达胜, 等. 肾小管间质纤维化大鼠 u - PA/PAI - 1 的表达及桂枝茯苓胶

囊对其影响 [J]. 中国中西医结合肾病杂志, 2013, 14 (10): 890 - 892.

[5] 侯海晶, 杨霓芝. 中医药在原发性肾病综合征防治中的作用 [J]. 中国中西医结合肾病杂志, 2015, 16 (6): 537 - 538.

[6] 陈佩玲. 2017 年美国风湿病协会糖皮质激素性骨质疏松症预防与治疗指南 [J]. 肾脏病与透析肾移植杂志, 2018, 27 (2): 161 - 167.

[7] 姚曼, 林玩福, 程彬彬. 糖皮质激素性骨质疏松症的中西医研究进展 [J]. 中华中医药学刊, 2015, 33 (7): 1606 - 1609.

[8] 李彦. 巴戟天联合利塞膦酸钠预防糖皮质激素诱导大鼠骨质疏松的实验研究 [D]. 北京: 北京中医药大学, 2017.

[9] 马平悦, 徐群红, 魏伟, 等. 应用糖皮质激素治疗肾病综合征发生奴卡菌感染 2 例并文献复习 [J]. 浙江中西医结合杂志, 2017, 27 (9): 797 - 798.

[10] 曾洋, 段晓红, 孙伟, 等. 补肾阳方拮抗外源性糖皮质激素 HPA 轴抑制及分解代谢效应研究 [J]. 亚太传统医药, 2012, 8 (8): 5 - 8.

[11] 赵巍. 中医药治疗肾病综合征激素副作用的优势分析 [J]. 国医论坛, 2013, 28 (2): 18 - 20.

[12] 张金良, 王宪波, 曾辉. 从中医学角度谈糖皮质激素副作用的药理机制 [J]. 北京中医药, 2010, 29 (4): 276 - 279.

[13] 王付民. 肾病综合征中医药治法探析 [J]. 辽宁中医杂志, 2000, 27 (9): 393 - 394.

[14] 乔羽. 滋水涵木法防治糖皮质激素致 PNS 患者 HPAA 紊乱的临床观察 [D]. 哈尔滨: 黑龙江中医药大学, 2008.

[15] 韩淑花, 唐今扬, 周彩云. 房定亚教授应用中药治疗系统性红斑狼疮经验总结 [J]. 中国中西医结合杂志, 2018, 38 (7): 881 - 882.

[16] 刘树民, 甄喆, 李健英, 等. 芪玄抑甲宁对甲亢大鼠的 Th17 细胞相关因子的调控影响 [J]. 中药药理与临床, 2017, 33 (1): 144 - 148.

[17] 刘树民, 甄喆, 王可心, 等. 芪玄抑甲宁对 Graves 病模型药效学研究 [J]. 辽宁中医药大学学报, 2018, 20 (6): 5 - 7.

[18] 刘树民, 甄喆, 王可心, 等. 芪玄抑甲宁治疗甲亢的主要药效学研究 [J]. 中医药学报, 2017, 45 (5): 48 - 51.

[19] 张宁, 李自辉, 赵洪伟, 等. 基于尿液代谢组学研究玄参对阴虚火旺甲亢大鼠的滋阴降火作用机制 [J]. 药学学报, 2018, 53 (11): 1843 - 1851.

[20] 杜嘉怡. 滋阴补肾法对肾病综合征患者糖皮质激素性骨质疏松症的临床研究 [D]. 济南: 山东中医药大学, 2016.

[21] 赵夜雨, 高明利, 王丽敏, 等. 高明利益气养阴法治疗类风湿关节炎的经验总结 [J]. 中华中医药学刊, 2019, 37 (6): 1440 - 1442.

[22] 任玉娇, 张伟. 从补肾益气论防治糖皮质激素的不良反应 [J]. 中医杂志, 2016, 57 (15): 1345 - 1347.

[23] 洪岩, 冯峰, 董秋安, 等. 加味补阳还五颗粒治疗难治性肾病综合征的随机、双盲、安慰剂对照研究 [J]. 上海中医药杂志, 2018, 52 (1): 43 - 47.

[24] 沈自尹，张玲娟，蔡定芳，等．淫羊藿总黄酮和多糖对大鼠垂体 - 肾上腺 - 免疫网络作用的研究［J］．中国中西医结合杂志，1998，18（S1）：196 - 198.

[25] 杨连卿，沈自尹，钟慈声，等．滋肾阴、温肾阳中药对大鼠下丘脑 - 垂体 - 肾上腺皮质轴受抑模型的作用：肾上腺皮质束状带超微结构观察［J］．中西医结合杂志，1983，3（6）：353 - 356.

[26] 柯志鹏，张新庄，曹泽彧，等．基于网络药理学研究淫羊藿治疗骨质疏松症的分子作用机制［J］．中国中药杂志，2019，44（18）：1 - 7.

[27] 查良伦，沈自尹，施凤英，等．补肾中药拮抗皮质激素所致副反应的实验观察［J］．上海中医药杂志，1990，24（2）：1 - 3.

[28] 王兴娟．沈自尹在撤减激素中应用补肾药的经验［J］．中医杂志，1999，40（10）：588 - 590.

[29] 王水华，陈帮明，刘永芳，等．养阴益肾颗粒对糖皮质激素致肾阴虚证大鼠 HPA 轴的影响［J］．中国实验方剂学杂志，2016，22（11）：142 - 147.

[30] 赖满香，阮志燕，许意平．补肾中药巴戟天药理作用研究进展［J］．亚太传统医药，2017，13（1）：63 - 64.

[31] 赵文静，王历，王芝兰，等．淫羊藿的药理作用及临床应用研究进展［J］．中医药信息，2016，33（2）：105 - 108.

[32] 鲍悦，高久堂，孙佳明，等．中药鹿角胶的研究进展［J］．吉林中医药，2016，36（2）：173 - 175.

[33] 吴斌．糖皮质激素副作用的中医药研究进展［J］．时珍国医国药，2010，21（3）：719 - 721.

[34] 秦丽，许成勇，王毓国，等．应用益气养血、健脾补肾法治疗化疗后骨髓抑制［J］．中医杂志，2017，58（12）：1017 - 1020.

[35] 杜倩．可能引起药源性高血钾的中药［C］//中华中医药学会 2014 年医院药学分会学术年会世界中联中药专业委员会 2014 年国际学术会议．北京：中华中医药学会，世界中医药学会联合会中药专业委员会，北京药师协会，2014：178 - 180.

[36] 叶晓华，林洪洲，陈敏广，等．儿童激素敏感型肾病综合征频复发临床相关因素分析［J］．中国中西医结合肾病杂志，2015，16（9）：804 - 806.

[37] 郭净，王菊勇，刘忠达．中医药与免疫的思考［J］．中华中医药学刊，2013，31（9）：1982 - 1984.

[38] 潘瑞英，黄文娟，覃远汉．小儿原发性肾病综合征复发因素分析及防治［J］．现代中西医结合杂志，2009，18（23）：2799 - 2800.

[39] 吴琳，叶峥嵘．谈中医药理论与免疫［J］．陕西中医药大学学报，2016，39（5）：11 - 12.

[40] 李晓妍，王华．玉屏风颗粒对儿童肾病综合征患者免疫功能的影响［J］．河南医学研究，2016，25（11）：1927 - 1929.

[41] 徐丽．激素撤减期加用玉屏风散治疗小儿肾病综合征的疗效观察［J］．实用中西医结合临床，2018，18（3）：59 - 60.

[42] 胡梅．加味玉屏风散治疗小儿原发性肾病综合征（肺脾气虚证）激素撤减期临床观察

[D]. 太原：山西中医学院，2015.

[43] 陈雅文. 补肾健脾法干预原发性肾病综合征合并高凝状态的临床研究 [D]. 福州：福建中医药大学，2017.

[44] 骆俊文. 补肾益气活血法对原发性肾病综合征的临床研究 [D]. 昆明：云南中医学院，2018.

三、乙型肝炎病毒相关性肾炎的中西医研究进展

乙型肝炎病毒（HBV）是一种亲肝而有一定泛嗜性的病毒，可引起多种肝外表现，乙型肝炎病毒相关性肾炎（HBV - GN）是 HBV 感染后的一种主要肝外表现。1971 年 Combes 首次报道并论证了 HBV 抗原对某些肾炎的致病作用。近 30 年来，HBV 感染在肾小球肾炎发病机制中的地位受到人们的普遍关注。随着对 HBV - GN 认识的逐渐深入，中西医对本病的研究和治疗均有了较大发展，现综述如下：

（一）流行病学及病理类型

据报道，全世界约有 2 亿人口感染 HBV，大部分为慢性携带者，我国及东南亚各国达 10% ~20%。我国 HBV - GN 占肾小球肾炎的 16.6% ~32%。儿童的发病率更高，有人报道在 HBV - GN135 例中，发现有 127 例为儿童。目前国内外学者认为，HBV 感染可与多种病理类型的肾小球肾炎相关，其中最常见的病理类型是膜性肾炎（MN），其次为膜增生性肾炎（MPGN）及系膜增生性肾炎（MsPGN）；IgA 肾病（IgAN）、狼疮肾炎（LN）也被认为可能与 HBV 感染有关。

（二）发病机理

1. HBV 抗原—抗体复合物致病

许多学者在做免疫病理检查时都观察到肾切片上 HBV 抗原的分布与免疫球蛋白及补体分布相同，更有学者用免疫荧光双重染色和免疫电镜双标记证实它们确实在肾小球中同一位点上。还有学者用豚鼠血清与患者肾切片孵育，发现豚鼠补体能结合到 HBV 抗原与 IgG 沉积部位上，而患者肾组织脱洗液试验，也从脱洗液中找到抗HBe 及抗 HBs 抗体。综合上述试验可以结论：HBV - GN 确实存在有能与补体相结合的 HBV 抗原 - 抗体复合物。

（1）循环免疫复合物（CIC）：人体感染 HBV 后，肝内不断有 HBV 繁殖，并释放于血循环中，从而具备了形成 CIC 的条件。CIC 在肾小球沉积，由于免疫黏附或激活补体而释放生物活性物质，致肾小球损伤，引起肾小球肾炎。CIC 需要非常小且带阳电荷才可穿过基膜到达上皮下。动物实验证实，能穿透肾小球基膜沉积于上

皮下的物质其分子量不超过 $3 \times 10^5 \sim 5 \times 10^5$。而 HBsAg、HBcAg 分子量过大并带阴电荷，由它们形成的免疫复合物很难穿过基底膜，多沉积于内皮下和系膜区引起膜增生性肾炎（MPGN）和系膜增生性肾炎（MsPGN）。而 HBeAg 分子量小，HBeAg 虽带负电荷，但循环中的 HBeAg 能与 $1 \sim 3$ 个抗 HBe - IgG 结合，等电点提高到 $6.4 \sim 8.4$，因此可通过基底膜引起 MN。联系病理类型观察免疫病理结果确可发现这一规律：HBV - MN 几乎全部发现 HBeAg 在肾小球毛细血管壁上；HBV - MPGN 常见 HBsAg 同时沉积于系膜区及毛细血管壁上而 HBV - MsPGN 则见 HBeAg 或 HBeAg 及 HBcAg 沉积于系膜区。

（2）上皮下原位免疫复合物（IC）的形成：现代认为上皮下 IC 主要为原位形成。在 HBV 抗原中，以 HBeAg 分子量最小，低于 3×10^5。因此有人认为它可以先定位至皮下，再结合相应抗体形成免疫复合物。但 HBe 等电点较低，不一定容易克服肾小球滤过膜阳电荷屏障达上皮下。所以又有人提出或许是抗 HBe - IgG（分子量为 1.6×10^5，等电点为 $5.8 \sim 10.2$）靠其阳电荷先定位于上皮下，再吸引 HBeAg 穿过基底膜与其结合。李永柏等研究 11 例 HBV - GN 中未见 1 例有肝病表现，亦提示原位 IC 形成在 HBV - GN 发病机制中具重要作用。

2. HBV 感染导致自身免疫致病

国内外不少学者注意到 HBV 在肝细胞内繁殖可改变自身抗原成分，然后随肝细胞破坏释放入血，与肾细胞膜蛋白起交叉反应。亦有人推测 HBV 感染可能通过病毒的某种成分和自身抗体交叉反应，或自身抗原的暴露释放等途径引起免疫反应。HBV 感染后体内出现多种自身抗体，如抗 DNA、抗细胞骨架成分及抗肝细胞膜特异脂蛋白抗体等，均证实这一自身免疫存在，有可能进而导致肾炎。

3. HBV 直接感染肾脏疾病

HBV 感染具有细胞泛嗜性。1983 年，Helpern 等在 HBV 感染鸭的肾、胰组织中发现乙型肝炎病毒 DNA 的复制中间体。近年来国内外的研究结果证明肾细胞切片中确实存在 HBV - DNA。张爱平等应用 HBV - DNA 探针原位杂交（ISH）和直接原位聚合酶链反应（PCR）技术，检测 12 例血清 HBV 标志物阳性的肾炎病人肾组织中 HBV - DNA，10 例阳性，并发现 HBV - DNA 的分布与肾脏病理类型的变化基本相符，从而说明 HBV - GN 的发病机理不仅是免疫介导的损伤，亦有病毒直接侵犯导致肾脏病变。张月娥等于 1992 年在 HBV - GN 患儿肾组织中检测到整合的 HBV - DNA，并于 1993 年起应用原位杂交技术，先后通过 300 余例的比较观察，验证了肾组织 HBV - DNA 阳性细胞可以表达 HBAg，导致 T 淋巴细胞侵润、攻击。沈霎等发现 HBcAg 在肾小管沉积的阳性率较高。由于 HBV 标志物被动滞留主要沉积于毛细血管组成的肾小球，故肾小管中 HBcAg 的发现无疑可更有力地提示 HBV 感染与肾炎的关系。因 HBcAg 不出现于血循环中而仅存在于细胞内，由此提示 HBV 感染肾组织后增殖复制并原位表达其蛋白产物的可能。近年有学者通过 HBV - DNA - HBAg 双标记染色发现 HBV - DNA 阳性的肾小管上皮细胞表达 HBcAg，肯定了 HBV 感染于肾炎的关系，有力地说明了肾组织中 HBcAg 乃病毒存在的原位蛋白产物。随着分子生物学、分子病理学的不断深入开展，HBV - DNA 在 HBV - GN 肾组织中存在和直接损伤肾脏的事实可望得到进一步证实。

4. 机体免疫系统功能异常

机体不能产生高效价抗体来中和机体内存在的抗原，易使 HBV 感染转为慢性 HBsAg 携带者。循环中存在的游离抗原和抗体，有利于 IC 的形成，并且 HBV 感染可以削弱单核—巨噬细胞功能，降低其清除免疫物质的能力。王韵琴统计 HBV - MN 中 CIC 的阳性高达 80%。张国娟等观察 30 例 HBV 感染后发生肾损伤者周围血 CD8$^+$ 细胞明显升高；CD4$^+$/CD8$^+$ 明显下降，与 24 小时尿蛋白定量呈负相关。提示 HBV - GN 存在周围血细胞亚群失调，不仅特异性体液免疫，而且特异性细胞免疫及非特异性免疫机理也参与发病。许冬梅等检测 44 例患者，其中 12 例表现为低补体血症，17 例细胞免疫功能下降，5 例抗核抗体阳性且除外系统性红斑狼疮。王志敏等检测红细胞免疫状态，发现患儿红细胞黏附功能明显低下，提示其清除 CIC 能力不足，CIC 易于沉积而诱发 HBV - GN。这些都说明免疫功能在 HBV - GN 的发病中起着相当重要的作用。

5. 遗传因素

近年有人发现 HBV - GN 的发生与某些遗传因素有关。李少稚等通过检测 HBV - GN 的 HLA（人白细胞抗原） - A、HLA - B 抗原频率、基因频率和肾组织的 HLA - Ⅰ、HLA - Ⅱ类抗原阳性细胞数，并分别与原发性肾小球疾病患者及正常人肾组织做比较，发现 HLA - Ⅱ类抗原正相关。一些研究发现 MN 的 MHC 有 HLA - DR$_2$、DR$_7$ 或 B$_{W73}$ 的高水平表达，同时存在细胞免疫紊乱，推测在慢性 HBV 感染与 MN 之间可能存在共同的遗传易感基因。

（三）中医对本病病因病机的认识

中医学虽无本病的病名及记载，但多数中医学者认为可属"尿血""水肿""尿浊""虚损""肝郁"等范畴。本病的病因，概括起来主要有以下三方面：①外感湿热毒邪，内蕴脏腑；②饮食不洁，湿热邪毒内伤；③先天禀赋不足或素体虚弱，劳累过度，情志内伤，以及其他疾病损伤元气，湿热毒邪乘虚而入。其中"湿热邪毒"作为本病的主要病因，得到大多数学者的认可。其病理特点概括为毒侵、正虚、气郁、血阻。

刘宏伟等通过 15 例 HBV - GN 患者的临床观察，发现湿热疫毒深伏于肝，入于血分，形成瘀毒；湿热瘀毒互结，下注于肾，损伤肾络，络损血溢，肾失封藏，从而导致蛋白尿、血尿等，故认为湿热瘀毒蕴结肝肾是本病的基本病机。张云秀认为本病为邪毒侵入，蕴于脏腑经络，日久伤及正气，正气不足，不能祛邪外出，导致邪气留恋难解。病机为正虚邪实，关键为邪毒贯穿始终。张北平认为本病病机乃气虚为本，湿热瘀阻为标。综合各家之见，多数学者认为本病属本虚标实，虚实夹杂之症，湿热毒邪贯穿始终。初期为湿热蕴结于肝，下及于肾；中期湿热瘀毒互结；后期则致肝肾阴虚，或脾肾阳虚多见。部分学者更强调肝脾，认为湿热毒邪壅滞于肝，肝失疏泄，脾失健运，肾虚精亏，肝体失养致使肝阴虚，瘀血阻滞。总之，本病病位主要在肝、脾、肾，其病机特征是本虚标实，虚实夹杂，并形成恶性循环。

（四）辨证论治的研究

由于不同学者对本病的病因病机认识各异，在辨证分型及治法方药上亦各有不同。刘宏伟等辨证分为四型：一为肝瘀脾虚、湿热内蕴，方选柴胡疏肝散合黄连解毒汤；二为肝肾阴虚、湿热留恋，方选知柏地黄汤；三为气阴两虚、湿瘀阻络，方选参花地黄汤或大补元煎；四为脾肾阳虚、水湿泛滥，方选实脾饮。治疗15例经肾脏穿刺证实为HBV－GN的患者，临床缓解3例，显效4例，有效6例，无效2例。高素军等根据应用激素后各个阶段的临床表现来辨证施治。分别为：益肾温阳、行气利水法，方予真武汤化裁；健脾益气、滋阴降火法，用知柏地黄丸加减；清热解毒、活血化瘀、调养肝肾法，方选柴虎柏归汤；健脾益肾、固涩精微法，方用六味地黄丸加减；益气固表、健脾助肾、平调阴阳法，用玉屏风散合六味地黄丸化裁。治疗48例显著缓解14例，部分缓解5例。倪珠英本着"肝肾同治，以肾为先"的原则，强调从肾施治。肾病急性期治以清热解毒、利水消肿，方用五味消毒饮合五皮饮加减，兼脾虚湿盛者，加五苓散、太子参、黄芪；兼脾肾两虚者，加汉防己、制附片、白术、大腹皮、葫芦瓢等；血尿明显者加漏芦、生甘草、白茅根、土茯苓、牡丹皮等。肾病缓解期分3型论治：肝郁脾虚予逍遥丸加减；肝肾阴虚予六味地黄丸加减；气阴两虚予补中益气汤合二至丸加减。以上两期患儿均加用疏肝利湿活血之品如佛手、玫瑰花、香附、茵陈、丹参、赤芍、益母草、半枝莲、柴胡等。治疗41例，全部患儿均有效应，其中完全效应35例，部分效应6例。韦俊等根据中医辨证分为湿热蕴结型、脾肾阳虚型、血热型、气滞血瘀型、肝肾阴虚型、气阴两虚型六型，治疗74例，完全缓解68例，占91.89%，部分缓解6例，占8.11%。

（五）专方专药的研究

除辨证治疗外，有些学者根据本病的基本特点拟定基本方，再随症加减。陈秋琳等以活血化瘀、清热解毒、补气健脾、调肝养肾为法，采用中药制剂乙肝宝（该药由茵陈、栀子、紫草、活血莲、鱼腥草、黄芪等13种中药组成）加用麻黄连翘赤小豆汤，治疗28例，治愈3例，有效23例。张云秀以标本兼治为原则，认为祛邪宜清热解毒，扶正宜补益肝肾。基本方为：黄芪30g，仙茅15g，淫羊藿15g，紫草10g，白花蛇舌草30g，连翘15g，甘草10g。治疗10例，显效6例，有效3例。施丽婕等以疏利清解为法。基本方：柴胡、黄芪、金银花、连翘、白茅根、萹蓄、瞿麦、赤芍、泽泻、白花蛇舌草、重楼、草薢、茵陈、郁金、鸡骨草、甘草。治疗20例，完全缓解3例，基本缓解2例，好转9例。诸惜勤以白花蛇舌草、黄柏、丹参、赤芍、益母草、生地黄、白茅根等为基础方加味治疗 HBV - GN 所致血尿患儿，取得较好疗效。

综上所述，尽管对 HBV - GN 已研究了30余年，但其病因仍未明确，中西医在本病的治疗上尚无统一的意见，疗效亦不尽人意。中医学的辨证论治，结合西药治疗，可望提高疗效，这将是解决此难题的有效途径之一。

（郭庆寅、丁樱）

参考文献

[1] 王丽琛. 乙型肝炎病毒免疫复合物性肾小球肾炎 [J]. 中华肾脏病杂志，1993 (3)：167.

[2] 张月娥，郭慕依，印建芳，等. 乙型肝炎病毒免疫复合物肾小球肾炎的免疫病理研究 [J]. 中华肾脏病杂志，1986 (2)：127.

[3] 王海燕. 肾脏病学 [M]. 第2版. 北京：人民卫生出版社，1996：1079.

[4] 沈雯，陆福明，张秀荣，等. 乙型肝炎病毒感染与肾小球肾炎 [J]. 中华肾脏病杂志，1999，15 (3)：177.

[5] 张景红，黎磊石，周虹. 乙型肝炎病毒与肾炎——对"乙肝病毒相关性肾炎"的质疑 [J]. 中华内科杂志，1990 (09)：534 - 537.

[6] 俞雁平，王海燕，陈梅龄. 应用原位杂交和免疫荧光双重染色探讨乙型肝炎病毒在肾脏的致病作用 [J]. 中华内科杂志，1990，29 (9)：538 - 540 + 575 + 580.

[7] 谌贻璞. 乙型肝炎病毒相关性肾炎 [J]. 中华肾脏病杂志，1992，8：630.

[8] 邹万忠，张瓦利，耿林，等. 乙肝病毒相关性肾炎 [J]. 中华内科杂志，1990 (09)：530 - 533 + 574 + 578.

[9] 高远赋，刘光陵，夏正坤，等. IFN - α 治疗小儿乙型肝炎病毒相关性肾炎 [J]. 金陵医院学报，1999，12 (1)：25.

[10] 张月娥，郭慕仪，应越英，等. 乙型肝炎病毒相关性肾炎免疫病理的进一步研究 [J]. 中华内科杂志，1990，29 (9)：526.

[11] 李永柏，刘昌林，张恒言，等. 尿 HBsAg 特异性免疫复合物检测在乙肝病毒相关性肾炎中的临床意义 [J]. 中华儿科杂志，1999，37 (8)：477 - 479.

[12] 中华内科杂志编委会. 乙肝病毒相关性肾炎座谈会纪要 [J]. 中华内科杂志，1996，12：276.

[13] 周士东, 张月娥. 乙型肝炎相关性肾炎发病机理的研究进展 [J]. 徐州医学院学报, 1995, 5 (1): 102 – 105.

[14] 中华内科杂志编委会. 乙肝病毒相关性肾炎座谈会纪要 [J]. 中华内科杂志, 1990, (9): 519 – 521.

[15] 张爱平, 张训, 侯凡凡, 等. 原位杂交和原位聚合酶链反应检测肾脏 HBV – DNA 的存在 [J]. 中华肾脏病杂志, 1996, 12 (5): 273 – 275.

[16] 张月娥, 方利君, 顾健人, 等. 乙肝病毒相关性肾炎基础临床系列研究 [J]. 医学研究通讯, 1999, 28 (10): 10.

[17] 马学玲, 张月娥, 方利君, 等. HBV 感染与 IgA 肾病肾小管间质病变的关系 [J]. 中华病理学杂志, 1998, 27 (4): 269 – 272.

[18] 王韵琴. 乙肝病毒相关性肾炎的几个问题 [J]. 中华儿科杂志, 1994, 32 (2): 115.

[19] 张国娟, 冯江敏, 周希静. 乙肝病毒感染者 T 细胞亚群与肾脏损害的关系 [J]. 中国医科大学学报, 1990, 28 (5): 357 – 359.

[20] 许冬梅, 任万华, 谭燕泉, 等. 乙型肝炎病毒相关肾炎的临床病理研究 [J]. 山东医科大学学报, 1999, 37 (3): 192 – 195.

[21] 王志敏, 李俊, 李志强, 等. 儿童乙肝病毒相关性肾炎 RBC 免疫功能检测结果 [J]. 中国当代儿科杂志, 2001, 3 (2): 183.

[22] 李少稚, 冯敏江. 乙肝病毒相关性肾炎 HLA 基因频率分布 [J]. 中国免疫学杂志, 2001, 17 (7): 367 – 370.

[23] 张成才. 乙肝病毒相关性肾炎辨证治疗初探 [J]. 浙江中医学院学报, 1992, 16 (1): 16.

[24] 刘宏伟, 时振声. 中医辨证治疗乙肝病毒相关性肾炎 15 例临床疗效观察 [J]. 中医杂志, 1995, 36 (7): 415.

[25] 刘宏伟, 罗增刚. 中医药治疗乙肝病毒相关性肾炎的研究进展 [J]. 中医药信息, 1999 (3): 3 – 6.

[26] 张云秀, 郝文浩, 陈伏宇. 扶正祛邪法治疗乙肝病毒相关性膜增殖性肾炎 10 例 [J]. 天津中医, 1995, 12 (1): 21.

[27] 张北平, 杨霓芝. 肝肾宝冲剂治疗乙肝病毒相关性肾炎 20 例 [J]. 现代中西医结合杂志, 2000, 9 (23): 2356 – 2357.

[28] 高素军, 余萍. 中西医结合治疗小儿乙肝病毒相关性肾炎 48 例 [J]. 中西医结合肝病杂志, 1999, 9 (3): 42 – 43.

[29] 刘晓鹰, 张穗, 刘军. 倪珠英从肾论治小儿乙肝病毒相关性肾炎 [J]. 中西医结合肝病杂志, 2000, 10 (1): 32 – 33.

[30] 韦俊, 王晓琪, 闫晓彩. 中西医结合治疗乙肝病毒相关性肾炎 74 例 [J]. 陕西中医, 1995, 6 (8): 337 – 339.

[31] 陈秋琳, 余萍, 钱想英, 等. 中西医结合治疗小儿乙肝病毒相关性肾炎 28 例 [J]. 中西医结合肝病杂志, 1998, 8 (11): 48 – 49.

[32] 施丽婕, 曹式丽. 疏利清解法治疗乙肝病毒相关性肾病临床观察 [J]. 天津中医学院学报,

2000, 19 (1)：22-23.

[33] 诸惜勤. 中药治疗小儿迁延性血尿 30 例 [J]. 中医杂志, 1988, 29 (11)：43.

四、血尿停颗粒剂的毒理学研究

血尿停颗粒剂是笔者针对"尿血"病阴虚兼湿热、血瘀证候较多，遂以养阴清热、化瘀止血为治法，并根据多年的临床经验精选药物而成。该方由生地黄、水牛角粉、知母、当归、墨旱莲、生蒲黄、虎杖、三七、甘草等组成。药理学研究表明，本药具有抑制肾小球系膜细胞增生的作用。临床观察表明本药对临床以血尿为主要表现，病理以系膜增生为主要表现的肾小球肾炎具有良好的治疗效果。为探讨其应用的安全性，进行了毒理学研究，现报告如下：

（一）材料和方法

1. 样品

血尿停颗粒剂，河南中医药大学儿研所研制，灰黄色、颗粒状，塑料袋装。样品用蒸馏水制备各剂量组所需浓度。现用现配使用。

2. 动物

昆明种小鼠（豫动字 971003）及 Wistar 大白鼠（豫动字 971001），由河南省实验动物中心提供。动物于二级动物房环境下饲养。动物灌胃体积：小鼠为 0.4mL/20g，大鼠为 1mL/100g。

3. 实验器材与药品

显微镜；全自动生化分析仪；血细胞自动分析仪；试剂盒有尿素氮（BUN）、白蛋白（ALB）、总蛋白（TP）、谷丙转氨酶（ALT）、甘油三酯（TG）、胆固醇（TC）及血糖（GLU），上海科华-东菱诊断用品有限公司生产。

4. 方法

（1）小鼠经口急性毒性试验（Horn 氏法）：昆明种小鼠雌雄各 20 只，体重 18~22g，分别按体重随机分为 2150mg/kg、4640mg/kg、10000mg/kg、21500mg/kg 四组。染毒后观察 14 天，记录死亡数。

（2）小鼠微核试验：昆明种小鼠，雌雄各 25 只，体重 25g~30g，分别按体重随机分为 2500mg/kg、5000mg/kg、10000mg/kg 三个样品组及阴性对照组（水）和阳性对照组（CP，40mg/kg）。采用 30 小时给药法进行实验。常规制片，每片记数 1000 个嗜多染红细胞，计算微核率。

（3）小鼠精子畸形试验：昆明种雄性小鼠 30 只，体重 25~35g，按体重随机分为 2500mg/kg、5000mg/kg、10000mg/kg 三个样品组和阴性对照（水）、阳性对照

（CP，40mg/kg）。连续灌胃 5 天，于第 35 天处死动物取附睾制片，伊红染色，每片记数 1000 个精子，计算畸形率。

（4）Ames 试验：采用常规平板掺入法。受试物分为 40、200、1000、5000μg/皿 4 组。阴性对照组为水，阳性对照组：不加 S_9 时 TA_{97}、TA_{98} 为 2、4、7TNFone（每皿 0.2μg），TA_{100}、TA_{102} 为 MMS（每皿 1μg）；加 S_9 时，四种菌株为 2 - AF（每皿 20μg）。

（5）30 天喂养试验：离乳 Wistar 大鼠 80 只，雌雄各半，体重 70±10g。雌雄分别按体重随机分四组，分别为低剂量组（1.25g/kg）、中剂量组（2.5g/kg）、高剂量组（5g/kg）和空白对照。按体重的 10% 折算进食量将受试物掺入饲料中给予，对照组仅给予基础饲料，连续喂养 30 天。余方法见参考文献。于试验结束时空腹 12 小时断头采血，测定血常规血红蛋白（Hb）、红细胞（RBC）、白细胞（WBC）计数及分类（LYM、MID、GRA）和血清生化指标谷丙转氨酶、谷草转氨酶、肌酐、胆固醇、甘油三酯、总蛋白、白蛋白、尿素氮、血糖，另计算肝、肾、脾的相对重量（脏/体）并对动物做大体病变检查的同时，将各组大鼠的肝、肾脏、胃肠等置于 10% 的甲醛溶液中固定，石蜡包埋切片，HE 染色，普通光镜观察。

（6）传统致畸试验：Wistar 大鼠，雌性 100 只体重 240~300g，雄性 40 只体重 250~300g，按体重随机分为低剂量组（1.25g/kg）、中剂量组（2.5g/kg）、高剂量组（5g/kg）和空白对照组（水）。灌胃给予受试物。"受孕动物"的检查和给受试物的时间：雌雄大鼠按 1:1 每日晚上同笼，次日晨查阴栓，查出阴栓认为该鼠已交配，当日作为"受孕"的 0 天。余方法见参考文献。

5. 实验数据统计

选用 SPSS10.0 for Windows 统计软件，进行方差分析或卡方检验。

（二）结果

1. 小鼠急性毒性试验

经空腹灌胃后，观察 14 天，各组未发现中毒症状和死亡。小鼠经口 LD_{50} > 21500mg/kg，属实际无毒级。

2. 小鼠骨髓 PCE 微核试验与精子畸形试验结果

各样品组与阴性对照组比较，除阳性对照组具有显著性（$P < 0.01$）外，样品组的微核率与精子畸形率均无显著性（$P > 0.05$）（表 6 - 1）。

表 6-1 血尿停颗粒剂诱发小鼠骨髓微核与精子畸形的效应

组别	剂量（mg/kg）	计数细胞数（个）	微核率		精子畸形率（%）
			雌性（%）	雄性（%）	
样品	2500	5000	1.0	1.6	2.84
	5000	5000	1.4	1.4	2.56
	10000	5000	1.2	1.2	3.00
阴性对照	—	5000	1.2	1.4	2.60
阳性对照（CP）	40	5000	40.2$^{\triangle}$	42.4$^{\triangle}$	13.90$^{\triangle}$

注：各组与阴性对照比较：$^{\triangle}P < 0.01$。

3. Ames 试验结果

各样品组在加 S_9（$+S_9$）或不加 S_9（$-S_9$）条件下，均未引起回复突变菌落数明显增加（表 6-2）。

表 6-2 血尿停颗粒对各测试菌株的回复菌落数

受试物	剂量（每皿 μg）	TA$_{97}$		TA$_{98}$		TA$_{100}$		TA$_{102}$	
		$-S_9$	$+S_9$	$-S_9$	$+S_9$	$-S_9$	$+S_9$	$-S_9$	$+S_9$
样品	40	106±17	106±22	22±3	23±5	130±17	149±12	331±37	306±40
	200	111±19	109±16	25±5	21±3	124±07	131±19	296±14	282±24
	1000	97±18	98±12	23±3	23±3	129±25	150±16	300±25	293±31
	5000	97±12	104±16	21±3	23±4	140±26	125±18	298±31	284±24
阴性对照		107±21	99±14	23±5	21±4	120±19	132±16	301±37	303±26
阳性对照	3005	1758±289	2850±291	4972±224	1940±439	2232±245	4400±357	273±861	±35

4. 30 天喂养试验

（1）血尿停颗粒剂对大鼠体重的影响

雌雄各剂量组动物的体重与对照组比较差异无显著性意义（$P > 0.05$）。血尿停颗粒剂在本试验条件下对动物的体重未见明显影响（表 6-3）。

表 6-3 血尿停颗粒剂对各组大鼠体重的影响（g）

性别	剂量（g/kg）	n	初重	第1周	第2周	第3周	第4周
雌	对照组	10	85.6±6.3	116.8±11.1	150.8±15.8	174.7±17.4	194.1±28.4
	1.25	10	87.8±5.4	119.1±9.8	151.1±13.9	176.1±20.8	201.4±20.5
	2.50	10	82.4±5.3	115.1±8.5	147.9±13.3	174.3±18.0	200.0±18.7
	5.00	10	85.1±7.5	116.5±9.0	146.5±12.0	162.9±14.8	189.7±15.3

（续表）

性别	剂量（g/kg）	n	初重	第1周	第2周	第3周	第4周
雄	对照组	10	89.6±5.9	129.8±8.9	187.1±12.2	228.4±21.7	276.6±25.7
	1.25	10	89.7±5.3	132.1±12.5	184.1±22.3	219.3±32.6	271.5±37.3
	2.50	10	86.4±4.8	125.7±14.4	176.1±19.6	224.8±25.1	270.8±33.6
	5.00	10	87.9±6.5	126.2±9.7	176.5±15.0	219.2±22.2	260.5±40.5

注：各组与对照组比较 $P > 0.05$。

（2）血尿停颗粒剂对大鼠食物利用率的影响

雌雄各组间大鼠的食物利用率差异无显著性意义，说明血尿停颗粒剂在本试验条件下对动物的食物利用率无明显影响（表6-4）。

表6-4　血尿停颗粒剂对大鼠食物利用率的影响

剂量（g/kg）	n	体重增重（g）		进食量（g）		食物利用率（%）	
		♀	♂	♀	♂	♀	♂
对照组	10	108.5±15.8	187.0±25.4	429.7±58.4	548.5±74.6	25.3±3.2	34.1±4.2
1.25	10	113.6±18.7	181.8±30.3	485.9±65.1	532.2±85.2	23.4±3.4	34.2±3.7
2.5	10	117.6±14.3	184.4±24.5	446.3±49.5	520.3±67.2	26.3±4.4	35.4±4.6
5	10	104.6±15.5	172.6±26.8	438.1±46.7	486.0±75.3	23.9±3.9	35.5±4.4

注：各组与对照组比较 $P > 0.05$。

（3）血液学检查结果

雌雄各组间大鼠的血常规和白细胞分类差异无显著性意义，说明血尿停颗粒剂在本试验条件对动物的血常规和白细胞分类无明显影响（表6-5、表6-6）。

表6-5　血尿停颗粒剂对大鼠血常规的影响

剂量（g/kg）	n	Hb（g/L）		RBC（×10^12/L）		PLT（×10^9/L）	
		♀	♂	♀	♂	♀	♂
对照组	10	141.3±13.9	139.9±9.0	7.2±0.7	7.1±0.4	504.7±270.0	634.3±207.4
1.25	10	134.4±7.3	135.8±11.8	6.8±0.3	6.9±0.6	441.0±222.7	560.5±197.9
2.5	10	135.3±22.8	134.8±10.8	6.9±1.1	6.9±0.6	488.6±157.4	569.1±243.5
5	10	135.3±6.6	135.3±9.7	6.9±0.3	7.0±0.5	501.8±197.9	643.2±103.2

注：各组与对照组比较 $P > 0.05$。

表6-6　血尿停颗粒剂对大鼠白细胞分类的影响

剂量（g/kg）	n	WBC（×10^9/L）		LYM（%）		MID（%）		GRA（%）	
		♀	♂	♀	♂	♀	♂	♀	♂
对照组	10	5.84±1.55	7.15±2.01	84.7±7.3	84.0±3.5	9.3±4.8	8.6±2.1	6.1±3.7	7.9±2.7
1.25	10	6.02±1.85	7.03±1.77	87.1±4.4	81.5±5.3	6.9±2.2	9.3±2.7	5.9±3.1	9.2±3.7
2.50	10	4.90±1.46	6.85±1.38	87.0±5.0	87.4±4.7	7.4±2.4	7.0±2.3	5.5±3.3	5.6±2.7
5.00	10	5.33±2.09	6.49±2.60	86.8±5.1	82.9±7.0	7.2±2.1	9.2±4.0	6.0±3.5	7.9±4.0

注：各组与对照组比较 $P > 0.05$。

（4）末期生化检验结果

雌雄各组间大白鼠的血液生化指标（谷丙转氨酶、谷草转氨酶、胆固醇、甘油三酯、总蛋白、白蛋白、尿素氮、血糖）比较差异无显著性意义，高剂量组雄性的肌酐明显低于对照组，提示高剂量组的肌酐清除率高。结果显示血尿停颗粒剂在本试验条件下对动物的血液生化指标无明显毒性影响（表6-7）。

表6-7　血尿停颗粒剂对血液生化指标的影响

性别	剂量（g/kg）	n	谷丙转氨酶（U/L）	谷草转氨酶（U/L）	肌酐（μM）	胆固醇（mM）	甘油三酯（mM）
雌	对照组	10	33.5±7.1	59.4±8.7	60.2±7.6	1.76±0.62	0.75±0.11
	1.25	10	31.3±6.2	61.3±7.6	51.8±5.9	1.96±0.47	0.83±0.23
	2.5	10	31.7±5.3	60.8±6.9	50.8±6.7	2.09±0.56	0.73±0.17
	5.00	10	32.4±6.2	62.2±7.2	65.0±6.1	2.05±0.64	0.81±0.21
雄	对照组	10	38.9±8.2	61.8±7.2	85.1±9.3	1.97±0.33	0.82±0.37
	1.25	10	35.4±5.7	60.5±5.2	79.4±7.7	1.82±0.38	1.02±0.49
	2.5	10	40.2±9.7	65.1±8.5	72.5±9.5	2.05±0.35	1.15±0.45
	5.00	10	41.9±9.4	63.5±6.6	81.8±7.4	1.82±0.43	1.19±0.60

继表6-7　血尿停颗粒剂对血液生化指标的影响

剂量（g/kg）	n	总蛋白（g/L）		白蛋白（g/L）		尿素氮（mmol/L）		血糖（mmol/L）	
		♀	♂	♀	♂	♀	♂	♀	♂
对照组	10	81.6±6.4	77.7±4.4	33.9±1.9	32.8±1.5	6.8±1.3	5.7±1.5	4.5±0.4	3.6±0.7
1.25	10	78.4±5.2	78.5±5.6	34.1±1.8	32.6±1.8	6.6±1.8	5.5±1.0	4.2±0.4	4.1±0.8
2.50	10	78.2±6.6	75.6±4.2	34.2±2.1	33.5±1.6	6.9±1.4	5.5±0.9	4.3±0.5	3.9±0.6
5.00	10	77.3±5.5	77.6±5.2	34.3±3.3	33.7±1.2	7.1±1.7	5.7±1.2	4.4±0.6	3.6±0.7

注：各组与对照组比较 $P > 0.05$。

（5）血尿停颗粒剂对脏器系数的影响

表6-8　血尿停颗粒剂对脏器系数的影响

剂量（g/kg）	n	肝体比		肾体比		脾体比	
		♀	♂	♀	♂	♀	♂
对照组	10	3.44±0.25	3.14±0.32	0.93±0.08	0.87±0.13	0.35±0.11	0.36±0.09
1.25	10	3.59±0.30	3.12±0.31	1.01±0.12	0.85±0.14	0.35±0.12	0.38±0.11
2.5	10	3.42±0.29	3.11±0.30	0.98±0.07	0.84±0.12	0.34±0.08	0.36±0.10
5	10	3.46±0.34	2.91±0.26	0.95±0.11	0.84±0.11	0.32±0.10	0.34±0.07

注：各组与对照组比较 $P > 0.05$。

雌雄各组间大鼠的肝、肾、脾相对体重比较差异无显著性意义（$P > 0.05$）（表6-8）。

（6）病理组织学检查：各组动物剖检后肉眼观察各脏器颜色、形状、大小等未见异常变化。切片镜检高剂量组与对照组的肝、肾、胃肠未见与摄入样品有关的组织学病理变化。

5. 传统致畸试验

（1）血尿停颗粒剂对孕鼠体重的影响

表 6 - 9　血尿停颗粒剂对孕鼠体重的影响

剂量 (g/kg)	孕鼠数 (只)	妊娠天数（g）					总增重 (g)
		0	7	12	16	20	
对照组	14	262 ±46	289 ±44	306 ±43	336 ±46	393 ±49	131 ±28
1.25	13	267 ±29	294 ±36	309 ±39	328 ±40	380 ±47	114 ±27
2.50	15	262 ±30	294 ±32	305 ±35	324 ±35	373 ±39	111 ±20
5.00	15	281 ±29	305 ±35	318 ±36	338 ±42	392 ±44	110 ±21

注：$P > 0.05$。

四组孕鼠的体重和总增重差异无显著性意义，说明在本试验条件下血尿停颗粒剂对孕鼠体重无明显的影响（表 6 - 9）。

（2）血尿停颗粒剂对大鼠胎鼠的影响

表 6 - 10　血尿停颗粒剂对大鼠胎鼠的影响

剂量 (g/kg)	受精鼠 (只)	受孕鼠 (只)	受孕率 (%)	胎仔数 (只)	平均活胎数 (只)	吸收胎 (只)	死胎 (只)	外观异常	窝重 (g)	胎数身长 (mm)	胎鼠体重 (g)
对照组	15	14	93.33	167	11.9 ±3.3	0	0	0	74.4 ±19.2	38.78 ±1.60	4.4 ±0.4
1.25	15	13	86.67	149	11.5 ±2.1	0	0	0	71.7 ±12.3	38.55 ±2.98	4.6 ±0.4
2.5	16	15	93.75	166	10.9 ±2.0	1	1	0	69.0 ±13.4	38.82 ±1.63	4.6 ±0.4
5.00	17	15	88.24	160	10.5 ±2.6	2	0	0	66.9 ±18.1	38.87 ±1.65	4.5 ±0.3

注：$P > 0.05$。

各剂量组的平均活胎数、吸收胎数、死胎数、外观异常、窝重、胎鼠、身长、胎鼠体重等指标与对照组比较，差异无显著性意义，说明在本试验条件下，血尿停颗粒剂对大鼠胎鼠无明显的影响（表 6 - 10）。

（3）血尿停颗粒剂对胎鼠骨骼发育的影响

表 6 - 11　血尿停颗粒剂对胎鼠骨骼发育的影响

剂量 (g/kg)	胎仔数 (只)	肋骨			胸骨			椎骨畸形	枕骨骨化不全	矢状缝 (mm)
		13 对	12 对	6 块	第5呈点状	5 块	4 块			
对照组	81	81	0	81	2	0	0	0	0	0.63 ±0.26
1.25	74	74	0	74	2	0	0	0	0	0.62 ±0.27
2.50	78	78	0	78	3	0	0	0	0	0.65 ±0.30
5.00	77	77	0	77	4	0	0	0	0	0.64 ±0.28

注：$P > 0.05$。

各组孕鼠胎仔的头颅、肋骨、胸骨、椎骨、四肢骨、矢状缝等指标比较差异无显著性意义，说明在本试验条件下，血尿停颗粒剂对胎鼠骨骼发育无明显影响（表6-11）。

（4）血尿停颗粒剂对胎鼠内脏的影响

表6-12　血尿停颗粒剂对胎鼠内脏的影响

剂量（g/kg）	受检胎仔数（只）	未见异常胎仔数（只）	异常胎仔数（只）
对照组	86	86	0
1.25	75	75	0
2.50	86	86	0
5.00	81	81	0

注：$P > 0.05$。

各组异常胎仔数组间差异无显著性意义。说明在本试验条件下，血尿停颗粒剂对胎鼠内脏无明显影响（表6-12）。

（三）讨论

本研究结合临床用药量设计了各实验的剂量。小鼠经口急性毒性试验显示 LD_{50} 大于 $21.5g/kg$，属于实际无毒。三项遗传毒性实验阴性结果表明，在本实验条件下，血尿停颗粒未显示致突变及染色体损伤等作用。30天喂养试验的血生化、血常规、体重、脏器及病理等诸多结果，均未显示出与样品摄入有关的毒性改变，也未显示出其在机体的蓄积作用，提示该药品在较长期应用的情况下是较为安全的。临床上血尿停的治疗人群有很大一部分为青年女性，传统致畸实验未显示出孕鼠母体及胎鼠的毒性，为生育期女性服用该药的安全性提供了实验依据。

综上，在本试验条件下，小鼠急性毒性试验、小鼠微核试验、Ames 试验、小鼠精子畸形试验、30天喂养试验与传统致畸试验的各项检测指标均未观察到明显的异常变化。提示血尿停颗粒剂能够在较为安全的前提下治疗以血尿为主要临床表现的肾小球肾炎。

（丁樱、任献青）

参考文献

[1] 颛冰，丁樱，张红敏，等. 血尿停冲剂加 S-9 对肾小球系膜细胞凋亡及 bax 和 bcl-2 表达的影响 [J]. 深圳中西医结合杂志，2003，13（1）：15.

[2] 肖黎，丁樱. 血尿停冲剂治疗小儿紫癜性肾炎血尿疗效观察 [J]. 中医儿科，1999（2）：120.

五、肾必宁颗粒剂的毒理学研究

肾必宁颗粒剂是临床上治疗难治性肾病气阴两虚兼湿热、血瘀证的有效方剂。前期药效实验显示，肾必宁颗粒剂能减少系膜增生性肾炎大鼠的尿蛋白，并能抑制系膜细胞的增殖和免疫复合物的沉积。进一步的机理研究显示肾必宁可能是通过抑制肾小球系膜细胞的增生，诱导系膜细胞凋亡而实现的。为深入探讨该药的安全性，进行了毒理学研究，现报告如下：

（一）材料和方法

1. 样品

肾必宁颗粒剂，河南中医药大学儿研所研制，灰黄色、颗粒状，塑料袋装。样品用蒸馏水制备各剂量组所需浓度。现用现配使用。

2. 动物

昆明种小鼠（豫动字971003）及Wistar大白鼠（豫动字971001），由河南省实验动物中心提供。动物灌胃体积：小鼠为0.4mL/20g。

3. 实验器材与药品

显微镜；全自动生化分析仪；血细胞自动分析仪；试剂盒有尿素氮（BUN）、白蛋白（ALB）、总蛋白（TP）、谷丙转氨酶（ALT）、甘油三酯（TG）、胆固醇（TC）及血糖（GLU），上海科华东菱诊断用品有限公司生产。

4. 方法

（1）小鼠经口急性毒性试验（Horn氏法）：昆明种小鼠雌雄各20只，体重18～22g，分别按体重随机分为2150mg/kg、4640mg/kg、10000mg/kg、21500mg/kg四组。染毒后观察14天，记录死亡数。

（2）小鼠微核试验：昆明种小鼠，雌雄各30只，体重25～30g，分别按体重随机分为2500mg/kg、5000mg/kg、10000mg/kg三个样品组及阴性对照组（水）和阳性对照组（CP，40mg/kg）。采用30小时给药法进行实验。常规制片，计算微核率。

（3）小鼠精子畸形试验：昆明种雄性小鼠30只，体重25～35g，按体重随机分为2500mg/kg、5000mg/kg、10000mg/kg三个样品组和阴性对照（水）、阳性对照（CP，40mg/kg）。连续灌胃5天，于第35天处死动物取附睾制片，伊红染色，每片记数1000个精子，计算畸形率。

（4）Ames试验：采用常规平板掺入法，受试物分为每皿40μg、200μg、1000μg、5000μg四组。阴性对照组为水，阳性对照组：不加S_9时TA_{97}、TA_{98}为2TNFone、4TNFone、7TNFone（每皿0.2μg），TA_{100}、TA_{102}为MMS（每皿1μg）；加

S_9时，四种菌株为 2 – AF（每皿 20μg）。

（5）30 天喂养试验：离乳 Wistar 大鼠 80 只，雌雄各半，体重 70 ± 10g。雌雄分别按体重随机分四组，分别为低剂量组（1.25g/kg）、中剂量组（2.5g/kg）、高剂量组（5g/kg）和空白对照组。按体重的 10% 折算进食量将受试物掺入饲料中给予，对照组仅给予基础饲料，连续喂养 30 天。余方法见参考文献。于试验结束时空腹 12 小时断头采血，测定血常规血红蛋白（Hb）、红细胞（RBC）、白细胞（WBC）计数及分类（LYM、MID、GRA）和血清生化指标谷丙转氨酶、谷草转氨酶、肌酐、胆固醇、甘油三酯、总蛋白、白蛋白、尿素氮、血糖，另计算肝、肾、脾的相对重量（脏/体）并对动物做大体病变检查的同时，将各组大鼠的肝、肾脏、胃肠等置 10% 的甲醛溶液中固定，石蜡包埋切片，HE 染色，普通光镜观察。

5. 实验数据统计

选用 SPSS10.0 for Windows 统计软件，进行方差分析或卡方检验。

（二）结果

1. 小鼠急性毒性试验

小鼠经空腹灌胃后，观察 14 天，各组未发现中毒症状和死亡。小鼠经口 LD50 >21500mg/kg，属实际无毒级。

2. 小鼠骨髓 PCE 微核试验与精子畸形试验结果

各样品组与阴性对照组比较，除阳性对照组差异具有显著性（$P < 0.01$）外，样品组的微核率与精子畸形率均无显著性差异（$P > 0.05$）（表 6 – 13）。

表 6 – 13　肾必宁颗粒剂诱发小鼠骨髓微核与精子畸形的效应

组别	剂量（mg/kg）	计数细胞数（个）	微核率		精子畸形率（%）
			雌性（‰）	雄性（‰）	
样品	2500	5000	0.8	0.8	2.26
	5000	5000	0.6	1.0	2.18
	10000	5000	0.8	0.8	2.42
阴性对照		5000	0.8	1.0	2.68
阳性对照（CP）	40	5000	40.2△	42.4△	13.90△

注：各组与阴性对照比较：△$P < 0.01$。

3. Ames 试验

表 6 – 14　肾必宁颗粒剂对各测试菌株的回复菌落数

受试物	剂量 (每皿 μg)	TA$_{97}$		TA$_{98}$		TA$_{100}$		TA$_{102}$	
		$-S_9$	$+S_9$	$-S_9$	$+S_9$	$-S_9$	$+S_9$	$-S_9$	$+S_9$
样品	40	101 ± 11	103 ± 06	23 ± 5	21 ± 3	129 ± 26	132 ± 16	307 ± 22	295 ± 27
	200	101 ± 18	103 ± 13	22 ± 3	22 ± 3	138 ± 15	133 ± 20	295 ± 21	292 ± 27
	1000	101 ± 15	102 ± 15	22 ± 4	23 ± 4	131 ± 25	136 ± 16	320 ± 48	291 ± 31
	5000	106 ± 17	103 ± 14	22 ± 3	24 ± 5	133 ± 23	133 ± 22	301 ± 23	291 ± 49
阴性对照		107 ± 21	107 ± 18	23 ± 5	23 ± 4	114 ± 19	124 ± 21	297 ± 40	307 ± 24
阳性对照	3005	1758 ± 289	2850 ± 291	4972 ± 224	1940 ± 439	2232 ± 245	4400 ± 357	273 ± 861	± 35

各样品组在加 S_9（$+S_9$）或不加 S_9（$-S_9$）条件下，均未引起回复突变菌落数明显增加（表 6 – 14）。

4. 30 天喂养试验

（1）肾必宁颗粒剂对大鼠体重的影响：雌雄各剂量组动物的体重与对照组比较差异无显著性意义（$P > 0.05$）。肾必宁颗粒剂在本试验条件下对动物的体重未见明显影响。结果见表 6 – 15。

（2）肾必宁颗粒剂对大鼠食物利用率的影响：雌雄各组间大鼠的食物利用率差异无显著性意义，说明肾必宁颗粒剂在本试验条件下对动物的食物利用率无明显影响。结果见表 6 – 16。

（3）血液学检查结果：雌雄各组间大鼠的血常规和白细胞分类差异无显著性意义，说明肾必宁颗粒剂在本试验条件下对动物的血常规和白细胞分类无明显影响（表 6 – 17、6 – 18）。

表 6 – 15　肾必宁颗粒剂对各组大鼠体重的影响（g）

性别	剂量 (g/kg)	n	初重	第 1 周	第 2 周	第 3 周	第 4 周
雌	对照组	10	88.4 ± 8.4	107.8 ± 15.6	137.3 ± 21.9	162.0 ± 25.3	186.1 ± 29.4
	1.25	10	88.8 ± 6.9	109.8 ± 15.6	139.4 ± 21.2	160.9 ± 21.6	181.2 ± 20.6
	2.50	10	88.3 ± 7.5	112.8 ± 12.9	144.1 ± 14.5	172.3 ± 14.3	189.3 ± 17.7
	5.00	10	89.3 ± 7.2	115.5 ± 17.0	145.1 ± 16.1	175.3 ± 17.4	198.5 ± 19.6
雄	对照组	10	84.6 ± 9.4	118.2 ± 18.5	156.3 ± 33.8	222.9 ± 39.6	252.5 ± 44.2
	1.25	10	84.8 ± 9.5	124.7 ± 21.9	173.0 ± 32.8	235.8 ± 41.1	266.7 ± 46.4
	2.50	10	84.6 ± 9.7	126.3 ± 17.3	172.8 ± 21.4	225.5 ± 31.8	256.7 ± 34.1
	5.00	10	84.5 ± 10.1	128.6 ± 19.7	174.3 ± 19.7	238.1 ± 21.7	263.3 ± 23.6

注：各组与对照组比较 $P > 0.05$。

表 6-16 肾必宁颗粒剂对大鼠食物利用率的影响

剂量（g/kg）	n	体重增重（g）		进食量（g）		食物利用率（%）	
		♀	♂	♀	♂	♀	♂
对照组	10	97.7±27.2	167.9±38.5	538.7±41.9	614.8±92.1	18.1±1.2	27.1±3.0
1.25	10	92.3±18.0	181.8±40.5	510.7±17.3	656.7±70.9	18.1±0.4	28.0±3.7
2.5	10	100.9±15.9	172.1±29.5	525.2±30.7	633.7±41.6	19.2±1.4	27.1±1.7
5.00	10	109.2±21.2	178.8±18.6	534.5±24.9	603.6±57.6	20.4±1.0	29.8±2.6

注：各组与对照组比较 $P > 0.05$。

表 6-17 肾必宁颗粒剂对大鼠血常规的影响

剂量（g/kg）	n	Hb（g/L）		RBC（×10^{12}/L）		PLT（×10^9/L）	
		♀	♂	♀	♂	♀	♂
对照组	10	142.0±13.3	154.3±13.6	6.5±1.1	7.0±0.8	553.8±140.4	570.8±166.2
1.25	10	146.7±11.1	159.1±10.1	6.6±0.8	7.4±0.9	612.8±141.7	629.7±134.8
2.50	10	146.8±13.0	150.8±11.9	6.6±0.9	6.8±1.1	578.3±201.9	663.8±150.6
5.00	10	135.8±10.2	150.3±10.4	6.1±0.9	6.8±0.8	589.2±159.3	686.5±146.8

注：各组与对照组比较 $P > 0.05$。

表 6-18 肾必宁颗粒剂对大鼠白细胞分类的影响

剂量（g/kg）	n	WBC（×10^9/L）		LYM（%）		MID（%）		GRA（%）	
		♀	♂	♀	♂	♀	♂	♀	♂
对照组	10	3.3±1.2	3.9±1.4	95.6±2.6	87.8±4.2	2.6±1.3	6.1±1.8	1.8±1.6	6.0±3.2
1.25	10	3.2±1.1	3.2±1.0	94.2±3.8	87.8±4.9	3.0±1.6	6.4±1.6	2.8±2.3	5.9±4.1
2.50	10	3.4±0.9	3.6±1.4	93.8±2.6	90.9±3.5	3.4±1.7	5.7±1.6	2.8±1.7	3.4±2.6
5.00	10	3.3±1.2	3.8±1.4	94.9±3.0	89.5±6.3	3.1±1.9	5.4±1.9	2.0±1.8	5.2±4.9

注：各组与对照组比较 $P > 0.05$。

表 6-19 肾必宁颗粒剂对血液生化指标的影响

性别	剂量（g/kg）	n	谷丙转氨酶（U/L）	谷草转氨酶（U/L）	肌酐（μmmol/L）	胆固醇（mmol/L）	甘油三酯（mmol/L）
雌	对照组	10	34.6±8.9	55.4±7.9	72.2±10.2	1.9±0.2	1.37±0.40
	1.25	10	33.3±6.2	61.3±8.3	68.8±12.9	2.0±0.3	1.44±0.35
	2.50	10	33.4±7.4	62.6±6.9	71.8±13.7	1.8±0.2	1.46±0.57
	5.00	10	34.1±9.3	63.2±7.5	65.2±10.4	2.0±0.2	1.59±0.55
雄	对照组	10	37.3±8.7	63.8±7.5	81.1±11.1	1.8±0.3	0.85±0.27
	1.25	10	34.4±6.9	60.5±4.7	79.4±10.7	1.6±0.2	0.78±0.25
	2.50	10	40.2±9.7	65.9±8.4	74.5±11.5	1.9±0.3	0.87±0.24
	5.00	10	40.9±8.3	63.5±5.7	77.8±13.1	1.9±0.3	0.97±0.24

继表6-19 肾必宁颗粒剂对血液生化指标的影响

剂量（g/kg）	n	总蛋白（g/L）		白蛋白（g/L）		尿素氮（mmol/L）		血糖（mmol/L）	
		♀	♂	♀	♂	♀	♂	♀	♂
对照组	10	79.0±4.6	81.6±4.4	34.5±2.1	33.5±1.4	8.9±1.9	7.6±1.4	5.2±0.5	3.5±0.4
1.25	10	81.0±3.9	79.8±3.7	34.5±2.4	32.8±1.6	8.7±0.9	7.6±1.5	5.1±0.6	3.8±0.6
2.50	10	78.5±4.8	82.9±4.6	34.4±1.8	33.0±1.2	8.3±1.7	6.6±1.9	4.9±0.6	3.5±0.4
5.00	10	80.1±5.6	83.8±4.1	34.9±1.6	32.6±1.9	8.2±1.5	7.6±1.2	4.8±0.5	3.7±0.3

注：各组与对照组比较 $P > 0.05$。

表6-20 肾必宁颗粒剂对脏器系数的影响

剂量（g/kg）	n	肝体比		肾体比		脾体比	
		♀	♂	♀	♂	♀	♂
对照组	10	3.86±0.33	2.97±0.39	0.94±0.14	0.81±0.12	0.48±0.13	0.38±0.12
1.25	10	3.61±0.3	2.88±0.47	0.96±0.06	0.80±0.09	0.46±0.15	0.37±0.12
2.5	10	3.59±0.24	3.03±0.22	0.92±0.09	0.85±0.08	0.44±0.10	0.41±0.07
5	10	3.78±0.30	2.94±0.38	0.93±0.16	0.80±0.12	0.52±0.16	0.40±0.12

注：各组与对照组比较 $P > 0.05$。

（4）末期生化检验结果：雌雄各组间大白鼠的血液生化指标（谷丙转氨酶、谷草转氨酶、胆固醇、甘油三酯、总蛋白、白蛋白、尿素氮、血糖）比较差异无显著性意义，高剂量组雄性的肌酐明显低于对照组，提示高剂量组的肌酐清除率高。结果显示肾必宁颗粒剂在本试验条件下对动物的血液生化指标无明显毒性影响。结果见表6-19。

（5）肾必宁颗粒剂对脏器系数的影响：由表6-20可见，雌雄各组间大鼠的肝、肾、脾相对体重比较差异无显著性意义（$P > 0.05$）。

（6）病理组织学检查：各组动物剖检后肉眼观察各脏器颜色、形状、大小等未见异常变化。切片镜检高剂量组与对照组的肝、肾、胃肠未见与摄入样品有关的组织学病理变化。

（三）讨论

本研究主要观察肾必宁颗粒剂的安全性。结合临床用药量设计了各实验的剂量。小鼠经口急性毒性试验显示 LD50 大于 21.5g/kg，属于无毒级。三项遗传毒性实验阴性结果表明，在本实验条件下，肾必宁颗粒未显示致突变及染色体损伤等作用。30天喂养试验的血生化、血常规、体重、脏器及病理等诸多结果，均未显示出与样品摄入有关的毒性改变，也未显示出其在机体的蓄积作用，提示该药品在较长期应用的情况下是较为安全的。

综上，在本试验条件下，小鼠急性毒性试验、小鼠微核试验、Ames 试验、小鼠精子畸形试验与 30 天喂养试验的各项检测指标均未观察到明显的异常变化。提示肾必宁能够在较为安全的前提下治疗肾病。

（丁樱、任献青）

参考文献

［1］丁樱，任献青. 肾必宁冲剂对系膜增殖性肾炎模型系膜影响的实验研究 ［J］. 河南中医，2000，20（6）：21－23.

［2］丁樱，张红敏，肖黎，等. 肾必宁冲剂加 S－9 对肾小球系膜细胞凋亡及其相关因素的影响 ［J］. 中国中西医结合肾病杂志，2003，4（1）：16－19.

［3］肖黎，丁樱，张红敏，等. 肾必宁冲剂对肾小球系膜细胞凋亡及 bcl－2、ICE 基因表达的影响 ［J］. 上海中医药大学学报，2001，15（3）：35－37.

［4］颛冰，丁樱，吴力群. 肾必宁对大鼠系膜增生性肾小球肾炎肾小球细胞凋亡及 bax、bcl－2 表达的影响 ［J］. 中国中西医结合肾病杂志，2003，4（6）：316－318.

六、雷公藤多苷药理作用及临床应用研究进展

雷公藤是卫矛科雷公藤属木质藤本植物，又名水莽草、黄藤、黄藤木、黄药、黄腊藤、菜虫药、断肠草等。《神农本草经》述其"味辛、苦，药性温、凉，入肝、脾二经，通十二经络"，具有清热解毒、消肿止痛、祛风通络、舒筋活血、杀虫止血之功效。雷公藤多苷（TW）是从雷公藤去皮根部提取的总苷，有"中草药激素"之誉。TW 具有抗炎、抗肿瘤、免疫调节等作用，临床上用于治疗类风湿关节炎（RA）、紫癜性肾炎（HSPN）、肾病综合征（NS）、糖尿病肾病（DKD）、系统性红斑狼疮（SLE）、狼疮性肾炎（LN）等多种自身免疫性疾病及肾脏疾病，也用于肿瘤、皮肤病等。本文对 TW 的药理作用及临床应用进行了系统的梳理和阐述，为其深入研究和合理应用提供了参考。

（一）TW 的药理作用

1. 抗炎作用

TW 的活性成分包括二萜内酯、三萜内酯生物碱等，具有显著的抗炎作用，在 RA 疾病方面疗效显著并得到广泛的应用。步楠等研究结果显示 TW 可能通过抑制 JAK2/STAT3 信号通路减轻溃疡性结肠炎（UC）大鼠肠黏膜细胞的凋亡及炎症。艾燕等研究揭示 TW 可能通过升高 TGF－β1，降低炎症因子水平和核因子－κB（NF－κB）、β－arrestin1、Bcl－2 蛋白表达，发挥对溃疡性结肠炎模型大鼠治疗作用。杨强等研究表明 TW 能够抑制 UC 大鼠的 FasL、MAPK14（p38α）、肿瘤坏死因子－α

（TNF－α）、IL－1β 表达发挥抗炎作用。万磊等发现 TW 可能通过上调血清白细胞介素－10（IL－10）、调节性 T 细胞（Treg）及 Foxp3 的表达，下调血清 TNF－α、内皮素－1（ET－1）及肺组织 ET－1 表达，进而降低佐剂性关节炎大鼠肺组织的炎症反应。

2. 调节免疫作用

T 亚群细胞、NK 细胞是机体重要的免疫细胞，在机体免疫反应和防止肿瘤发生以及抗感染中发挥重要作用。有研究表明 TW 具有免疫抑制的作用。白海涛临床观察认为，TW 主要通过抑制 CD4$^+$T 细胞，改善 CD8$^+$T 细胞功能，从而调节免疫。张敏等发现 TW 可通过影响 TLR－NF－κB 信号传导通路，降低 Toll 样受体（TLR4）及 NF－κB 的表达，使 IgE 的表达量明显减少，有效降低 TLR 对外来抗原的敏感性及反应性，提高 TLR 的耐受性，达到干预变应性疾病的临床效果。元建国等研究表明雷公藤能够诱导丙型肝炎病毒细胞产生内源性 IFN－α、IFN－β、IFN－γ，使干扰素信号通路下游因子 ISG15 和 MxA 高表达发挥对风湿免疫性疾病治疗作用。另一方面，TW 在某些疾病治疗中具有增强免疫的作用。朱伟研究发现 TW 辅助抗过敏、抗血小板可上调患者 CD3$^+$、CD4$^+$、CD4$^+$/CD8$^+$ 水平，增强小儿紫癜性肾炎患儿免疫功能。李建木研究结果表明紫癜性肾炎加用 TW 进行治疗可改善患儿免疫功能及相关细胞水平。

3. 抗肿瘤作用

TW 可以诱导肿瘤细胞周期阻滞和细胞凋亡，其具体机制尚未阐明，可能与抑制 PI3K/AKT 以及 p－STAT3 信号通路有关。此外，TW 可以增强肿瘤细胞对药物的敏感性，还可以诱导白血病细胞 G$_2$/M 期阻滞以及凋亡。厉婷等研究发现 TW 能够通过抑制 p－PI3K 和 p－AKT 蛋白表达，抑制人口腔癌 KB 细胞的增殖，并促进细胞凋亡。Clapp Janae－M 等研究表明 TW 作用于 DNA 拓扑异构酶，引起 DNA 的解旋、断裂，达到治疗白血病的目的。刘文成等研究结果显示 TW 可显著增强耐顺铂人上皮性卵巢癌细胞株 SKOV3 细胞对顺铂的敏感性，下调 p－STAT3 的表达。高玉平等研究表明 TW 可以下调子宫肌瘤患者血 E$_2$ 和孕酮水平，引起 FSH 和 LH 分泌增加，进而抑制子宫肌瘤。

4. 生殖系统作用

TW 对生殖系统的作用尚存争议，目前主要研究认为 TW 对生殖系统具有可逆性损伤，通过停药或者干预治疗可以恢复，临床剂量 TW 对于生育能力未见影响。任献青等研究表明 TW 能够降低生精细胞中 SCF/c－kit、C－myc 和 CREM 蛋白表达，配伍菟丝子黄酮后可以逆转，揭示通过合理配伍菟丝子黄酮可显著改善 TW 片对生精细胞的损伤作用。丁樱等将雄性、雌性 SD 幼鼠各 50 只，均随机分为空白组与 TW 组，每组 25 只，TW 按 9mg/（kg·d）给药，用药 12 周后，雄鼠按 1∶1 与健康成年雌性大鼠合笼，雌鼠按2∶1与健康成年雄鼠合笼，分3次合笼，每次合笼时间为2周，合笼后观察雌鼠受孕率、仔鼠离乳存活率。结果雌、雄鼠每次合笼后TW组受孕率、离乳存活率与空白组比较差异均无统计学意义，表明儿科临床高剂量（1.5mg/kg）TW对幼年大鼠发育为成年大鼠后生育能力和所生仔鼠的生长发育未见明显影响。景晓平等研究表明TW对雄性幼鼠生殖系统的损伤是可逆的，TW对最终的生育能力和幼仔生长发育没有影响。姜淼等对195例服用TW时年龄小于18岁、现年龄超过18岁（含18岁）的紫癜患者进行随访，结果显示结婚满1年的26例患者除1例因现患有RA暂无生育计划，其余患者均已生育或尚在孕期，表明儿童时期服用TW联合中药对成年后生育能力未见影响。

（二）临床应用

1. 肾脏疾病

1977年黎磊石院士首次证实雷公藤可治疗肾小球肾炎，有减少蛋白尿、消除水肿的作用，1981年发表了TW治疗肾炎的临床实验研究报告，近30年来，TW被广泛地应用于肾脏疾病临床治疗。

（1）肾病综合征（NS）：TW在NS临床治疗中发挥一定作用。赖丽钧在对58例NS患者的研究中发现TW片联合糖皮质激素治疗NS疗效优于单用糖皮质激素，总有效率高达96.55%，且升高患者血清IL-1和TNF-α水平，改善血清炎症因子水平。熊欣荣研究表明TW联合泼尼松治疗肾病综合征，既可显著改善患者的临床指标和各种症状，又能降低不良反应发生率和复发率。王春艳研究报道TW联合小剂量泼尼松治疗老年原发性NS有利于病症好转，且能提高血浆白蛋白水平，减少尿蛋白。

（2）IgA肾病（IgAN）：TW治疗IgAN效果明显。涂娴研究表明TW联合泼尼松治疗IgAN伴肾功能减退的临床疗效确切，可延缓肾功能衰退，减少蛋白尿，安全性较高。魏兰等将98例IgAN患者分为贝那普利联合TW（观察组）51例和单独给予贝那普利治疗（对照组）47例，两组均连续治疗3个月，结果观察组治疗效果优于对照组，总有效率高达86.27%，且CD4$^+$、CD8$^+$、VEGF和ET-1水平均显著降低。蔡玉萍研究表明TW与替米沙坦联合治疗原发性IgAN伴中等量蛋白尿患者的效果显著，可改善患者肾功能，降低尿蛋白，提高血清ALB水平。

（3）紫癜性肾炎（HSPN）：TW在HSPN治疗中疗效显著，与保肾中药联用可减少副作用降低不良反应。吴霞等研究表明TW与丹参注射液联用可降低HSPN患儿IGF-1、TGF-β1水平，改善凝血机制。杨濛等根据HSPN的临床分型标准对符合条件的124例HSPN患儿均分为治疗组和对照组，对照组采用TW治疗，治疗组采用血尿2号方加TW治疗，两组疗程均为3个月，治疗12周后治疗组疗效优于对照组，总有效率分别为91.9%和79.0%，表明血尿2号方可以增加TW治疗儿童

HSPN 血尿的疗效。荆仕娟等研究结果表明高剂量 TW（1.5mg/kg）与复方丹参注射液合用可明显改善 HSPN 患者的凝血功能并恢复内皮细胞功能。郭庆寅等研究表明采用 TW 联合贝那普利及肝素治疗 HSPN 患儿，可降低患儿 24 小时尿蛋白及尿红细胞水平，改善血尿与蛋白尿症状。翟文生等将轻型 HSPN 患儿 70 例，按照就诊先后顺序分为治疗组（35 例，紫癜肾 1 号方联合 TW 治疗）和对照组（35 例，TW 治疗），两组疗程均为 3 个月。治疗组总有效率为 97.1%，对照组为 77.1%，表明紫癜肾 1 号方联合 TW 治疗儿童轻型 HSPN 疗效更佳。丁樱等对 115 例 HSPN 患儿予 TW［1.5mg（/kg·d），分 3 次口服，最大量 < 90mg/d］及清热止血方、香丹注射液治疗，并与应用醋酸泼尼松片及肝素钠针 57 例患儿做对照，治疗 12 周，结果显示 TW 组 4 周、8 周尿蛋白疗效均优于强的松组，且血尿的治疗起效时间前者也较后者早，稳定持续的时间更长。

（4）糖尿病肾病（DKD）：DKD 是糖尿病患者的一个重要并发症，目前仍无有效的治疗药物。赵润英等研究表明 TW（20mg，1 日 3 次）在减少 2 型 DKD 大量蛋白尿的患者 24 小时尿蛋白、升高血白蛋白方面疗效显著。也有研究报道，TW 降低 DKD 患者尿蛋白的效果优于血管紧张素转换酶抑制剂，TW 与健脾益肾中药联合血管紧张素 II 受体拮抗剂治疗 DKD 可减少蛋白尿，延缓血肌酐升高，从而延缓 DKD 肾功能进展。此外，TW 联合小檗碱治疗早期 DKD 患者，可降低血清细胞中的 TNF-α、IL-18、IL-6 水平，改善微循环、阻止微血栓形成。

（5）肾移植：季曙明等研究发现，TW 能有效地降低肾移植术后患者急性排斥的发生率及病理程度，并能降低慢性移植肾肾病的发生率，维持移植肾功能长期稳定，适合于肾移植术后长期用药。黄云等研究发现，TW 能明显减少肾移植术后患者出现的蛋白尿，可保护移植肾的肾功能，并减少环孢素用量。此外，凡磊等研究发现黄叶总苷胶囊可以增强 TW 治疗肾移植术后蛋白尿的疗效。陈统清等研究表明 TW 联合氯沙坦或氨氯地平用于肾移植后伴轻、中度高血压及蛋白尿患者，能平稳降压，减少环孢素的用量。

2. 自身免疫系统疾病

（1）狼疮性肾炎（LN）：LN 是 SLE 最常见和最重要的肾脏并发症，临床表现包括血尿、肾病性蛋白尿以及疾病进展阶段出现的氮质血症。丁燕娣等将 110 例狼疮肾炎患者随机分为对照组（55 例，氟米特片联合醋酸泼尼松片治疗）和观察组（55 例，氟米特片、醋酸泼尼松片联合 TW 片治疗），两组均治疗 6 个月，结果显示观察组总有效率为 91%，对照组总有效率为 73%，且观察组血肌酐、尿素氮、测定红细胞沉降率、转化生长因子及血管内皮生长因子（VEGF）较对照组降低幅度更大，提示 TW 联合来氟米特可有效地改善狼疮肾炎患者的临床疗效。洪良研究表明 TW 联合醋酸泼尼松治疗狼疮肾炎，临床疗效显著，观察组（41 例，TW 联合醋酸泼尼松治疗）患者治疗总有效率显著高于对照组（41 例，醋酸泼尼松治疗）治疗后，观察组患者的血小板计数、C3、C4 水平显著高于对照组，尿蛋白、抗 ds - DNA 水平显著低于对照组。

（2）强直性脊柱炎（AS）：AS 是临床中一种常见的、慢性进展的脊柱关节病，以侵犯患者的脊柱及外周大关节为主，若关节外症状严重者，可诱发脊柱畸形等，严重影响患者的生活质量。纪伟等临床观察发现，口服 TW（20mg，1 日 3 次）的 AS 患者治疗 4 周、8 周的疾病活动指数、机体功能指数、脊柱痛、脊柱活动度及实验室指标血沉、C 反应蛋白均有改善，且明显优于对照组（口服柳氮磺胺吡啶）及治疗前。张洪长等研究表明 TW 通过对骨形态发生蛋白（BMP）信号转导通路的影响有效地抑制强直性脊柱炎成纤维细胞内 BMP - 2 表达，延缓细胞向成骨型分化导致的 AS 骨化发生。此外，TW 与依那西普注射剂联用可提高治疗强直性脊柱炎的临床疗效，联合痹祺胶囊既可提高临床疗效，也能减少胃肠道不良反应。

（3）Graves 眼病：Graves 眼病是一种与甲状腺相关的特异性自身免疫性疾病，起病缓慢，病程较长，眼部临床表现显著，可伴或不伴全身表现。对中重度急性期 Graves 眼病患者，许建平等予强的松联合 TW（20mg，1 日 3 次）口服，在改善眼球突出度、降低 TNF - α、IL - 2、干扰素 - γ、升高 IL - 40 方面明显优于强的松组，总有效率为 88.10%，明显高于强的松组（57.14%）。常昕昱研究表明 Graves 眼病患者应用 TW、他巴唑与强的松联合治疗组总有效率（95.35%）优于他巴唑联合强的松对照组（72.09%），能够有效改善患者治疗效果。

（4）类风湿关节炎（RA）：RA 是一种以关节滑膜炎为特征的慢性全身性自身免疫性疾病。以慢性、对称性、多关节病变为主要临床表现。TW 与甲氨蝶呤联用治疗 RA 效果显著。有研究表明，TW 片联合甲氨蝶呤治疗 RA，可有效抑制 RF 及外周血清 IL - 6、IL - 1、TNF - α 水平表达，减轻炎性反应，有效改善 RA 患者临床症状，减轻患者疼痛，降低不良反应发生，在 RA 活动期患者中使用 TW 联合甲氨蝶呤效果显著，可能和降低血清 CD62p、CD41 的表达相关。此外，TW 片与氟米特片联用也能提高临床疗效，可降低 RA 患者血清 IL - 6、TNF - α 水平。

（5）重症肌无力（MG）：重症肌无力是一种因神经与肌肉信号传递受阻，进而累及骨骼肌强度的慢性自身免疫性疾病。TW 可能通过调节周围血 B 淋巴细胞含量及 T 淋巴细胞亚群分布达到治疗 MG 的目的。张剑宇等将 40 例 MG 患者随机分为 TW 治疗组和非治疗组，观察两组治疗前后与正常对照组外周血 T 淋巴细胞亚群的分布。结果显示 TW 可下调 CD4[+] 水平，上调 CD8[+] 水平。李作孝等研究表明 TW 联合强的松治疗 MG，疗效明显优于单用强的松，治疗后血清 IL - 6 水平及周围血 B 淋巴细胞含量均明显降低。

（6）干燥综合征：干燥综合征是一种慢性自身免疫性炎性疾病，其特点为泪腺和唾液腺功能下降伴由此所致的眼干和口干。兰君珠等将62例原发性干燥综合征患者随机分为观察组和对照组各31例。对照组给予 TW 口服，观察组给予 TW 联合知柏地黄汤口服。结果显示 TW 联合知柏地黄汤能有效缓解原发性干燥综合征主要症状和体征，改善相关实验室检查指标，不良反应少。蒋毅等研究发现联合使用 TW 与白芍总苷利于降低 Th17/Treg，改善免疫功能，提升治疗效果，促进患者恢复。郭云柯等用 TW 治疗干燥综合征高球蛋白血症患者，结果显示口服 TW（20mg，1日3次）治疗后患者 ESR、CRP、类风湿因子（RF）、球蛋白、IgG 均较治疗前有所下降，疗效优于羟氯喹。

3. 肿瘤疾病

药理实验研究表明 TW 具有抗肿瘤，抑制癌细胞生长的作用。目前 TW 在肿瘤疾病中应用较少，主要用于妇科子宫肌瘤的治疗。张慧等将82例子宫肌瘤患者分为对照组（41例，米非司酮治疗）与观察组（41例，米非司酮联合 TW 治疗），结果表明 TW 能显著提高米非司酮治疗效果，总有效率高达95.12%，且能显著降低患者 NOS 及 TNF-α 水平，升高 IL-2 水平。唐国清等研究表明 TW 联合米非司酮对子宫肌瘤小、围绝经期更年期症状严重或想保留生育能力、拒绝手术治疗的妇女是一个较好的选择。

4. 其他疾病

临床研究显示，TW 在湿疹治疗中疗效显著，吴新果等研究报道 TW 联合复方甘草酸苷治疗可以降低湿疹严重程度和皮肤瘙痒程度。林辉在对80例皮炎湿疹患者的研究中发现 TW 联合咪唑斯汀治疗皮炎湿疹疗效优于单用咪唑斯汀，总有效率达到97.5%，且 IL-2、IL-6 水平下降速度更显著。此外，TW 可显著改善支气管哮喘肺功能，调节 Th17/Treg 免疫平衡，TW（30mg/d）联合反应停治疗白塞病总有效率达92.19%，疗效好于左旋咪唑。

（三）小结

综上所述，TW 具有抗炎、抗肿瘤、调节免疫等药理作用，在肾病综合征、IgA 肾病、过敏性紫癜肾炎、糖尿病肾病、肾移植、狼疮性肾炎、强直性脊柱炎、Graves 眼病、类风湿关节炎、重症肌无力、干燥综合征等肾脏疾病及自身免疫性疾病的治疗中疗效确切，且副作用及不良反应较少。随着对其研究的不断深入，其在疾病治疗中发挥越来越重要的作用。

（姜淼、丁樱）

参考文献

[1] 林光美，张敏，侯长红. 雷公藤研究进展 [J]. 中国农学通报，2009，25 (23)：90-93.

[2] 姚骥如，孙莹，罗顺葵，等．雷公藤多苷的临床应用进展［J］．中国新药与临床杂志，2010，29（3）：179－182．

[3] 步楠，王烨，王瑞，等．雷公藤多苷通过 JAK2/STAT3 信号通路减轻溃疡性结肠炎大鼠肠黏膜细胞凋亡及炎症的实验研究［J］．现代消化及介入诊疗，2019，24（5）：466－470．

[4] 刘文成，谭布珍，占欣璐，等．雷公藤多苷增强耐顺铂人上皮性卵巢癌 SKOV3/DDP 细胞株顺铂敏感性的体外研究［J］．中国临床药理学与治疗学，2018，22（12）：1364－1370．

[5] 张敏，王守安，刘黎星．雷公藤多苷干预 TLR－NF－κB 通路发挥免疫抑制作用［J］．中草药，2014，45（9）：1288．

[6] 龙洁，王涛，曲晨，等．雷公藤多苷片联合甲氨蝶呤治疗类风湿性关节炎的效果［J］．中国医药导报，2019，16（7）：71－75．

[7] 丁樱，翟文生，任献青，等．雷公藤多苷联合清热止血方、香丹注射液治疗小儿紫癜性肾炎疗效观察［J］．中国中西医结合杂志，2012，32（9）：1290－1292．

[8] 熊欣荣．雷公藤多苷片联合泼尼松治疗肾病综合征的临床效果［J］．中国当代医药，2019，26（19）：106－108．

[9] 邵光新，姚晓荣，姜威，等．雷公藤多苷片联合百令片治疗Ⅳ期糖尿病肾病的临床观察［J］．中医药临床杂志，2019，31（6）：1081－1084．

[10] 李广科，李娟，袁耀，等．雷公藤多苷联合泼尼松对 SLE 患者 CD4$^+$、CD25$^+$ T 细胞的影响及其疗效［J］．检验医学与临床，2018，15（6）：798－801．

[11] 丁燕娣，朱建军，张玲娣．雷公藤多苷联合来氟米特治疗狼疮肾炎的临床研究［J］．中国药物与临床，2019，19（3）：85－87．

[12] 张慧，王瑞玲．米非司酮联合雷公藤多苷治疗子宫肌瘤的临床疗效观察［J］．实用癌症杂志，2018，33（8）：1361－1363．

[13] 蒲蔚，周媛，原新朋，等．雷公藤多苷联合复方甘草酸苷治疗湿疹的临床研究［J］．中国中西医结合皮肤性病学杂志，2018，17（2）：143－145．

[14] 艾燕，吴昌旭．雷公藤多苷对溃疡性结肠炎模型大鼠炎症相关因子及核因子－κB、β－ar-restin1、Bcl－2 表达的影响［J］．中医学报，2019，34（5）：963－966．

[15] 杨强，钦丹萍，杨新艳，等．Fas/FasL、p38MAPK 通路在溃疡性结肠炎大鼠中的表达及雷公藤多苷的作用［J］．中国药理学通报，2019，35（2）：218－223．

[16] 万磊，刘健，盛长健，等．基于调节性 T 细胞研究雷公藤多苷片对佐剂性关节炎大鼠肺功能的影响［J］．中医药临床杂志，2010，22（9）：780－785．

[17] 白海涛．雷公藤多苷对儿童过敏性紫癜免疫功能的干预作用［J］．实用儿科临床杂志，2002，17（4）：335－336．

[18] 元建国，叶海艳，李世林，等．雷公藤对固有免疫分子干扰素诱导的研究［J］．成都中医药大学学报，2016，39（2）：41－44．

[19] 朱伟．雷公藤多苷治疗小儿紫癜性肾炎疗效及对患儿免疫功能的影响［J］．贵州医药，2019，43（3）：448－449．

[20] 李建木．雷公藤多苷治疗紫癜性肾炎对患儿免疫功能的影响［J］．北方药学，2016，13

（3）：92.

[21] 刘静，胡维新，叶茂，等．雷公藤多苷对人急性髓性白血病细胞株 HL－60 的生长抑制及凋亡诱导作用 [J]．中南大学学报（医学版），2004，27（4）：382－385.

[22] 厉婷，周和超，陈驹．雷公藤多苷对人口腔癌 KB 细胞增殖、凋亡及 PI3K/AKT 信号通路的影响 [J]．广东药科大学学报，2019，35（5）：1－5.

[23] 高玉平，陈德甫．雷公藤多苷对子宫肌瘤患者性腺轴的影响 [J]．现代中西医结合杂志，2001，10（8）：694－696.

[24] 任献青，郑贵珍，苏杭，等．菟丝子黄酮对雷公藤多苷片致生精细胞周期阻滞、凋亡及相关蛋白表达降低的影响 [J]．药物评价研究，2018，41（1）：55－60.

[25] 丁樱，马腾，杨晓青，等．临床高剂量雷公藤多苷对幼年大鼠生育能力的影响 [J]．中国中西医结合杂志，2012，32（1）：61－63.

[26] 景晓平，程伟伟，邹亚，等．雷公藤多苷对雄性幼鼠生殖损伤作用的可逆性研究 [J]．上海中医药大学学报，2016，30（4）：65－68.

[27] 景晓平，丁樱，何丽．补肾中药对雷公藤多苷所致雄性幼鼠生殖损伤的保护作用及最终生育能力的影响 [J]．中国实验方剂学杂志，2013，19（20）：230－233.

[28] 姜淼，韩珊珊，张霞，等．雷公藤多苷片联合中药对儿童成年后生育能力影响的远期随访 [J]．中国中药杂志，2019，44（16）：3558－3561.

[29] 黎磊石，刘志红．雷公藤在肾脏病领域应用的前景 [J]．肾脏病与透析肾移植杂志，1997（3）：3－4.

[30] 赖丽钧．雷公藤多苷片联合糖皮质激素治疗肾病综合征的疗效 [J]．深圳中西医结合杂志，2019，29（13）：28－30.

[31] 王春艳．雷公藤多苷联合小剂量泼尼松治疗老年原发性肾病综合征临床效果分析 [J]．中国实用医药，2018，13（14）：130－131.

[32] 涂娴．雷公藤多苷联合泼尼松治疗 IgA 肾病伴肾功能减退的临床疗效 [J]．临床合理用药杂志，2019，12（24）：87－89.

[33] 魏兰，郑轶，王艳，等．贝那普利联合雷公藤多苷治疗 IgA 肾病对细胞免疫功能及血清 VEGF、ET－1 水平的影响 [J]．临床误诊误治，2019，32（7）：25－29.

[34] 蔡玉萍．雷公藤多苷联合替米沙坦治疗原发性 IgA 肾病伴中等量蛋白尿患者的效果分析 [J]．河南医学研究，2018，27（20）：3726－3728.

[35] 吴霞，石帅，陈庆云，等．丹参注射液联合雷公藤多苷片对过敏性紫癜肾炎患儿尿 IGF－1、TGF－β1 及凝血机制的影响 [J]．慢性病学杂志，2019，20（6）：823－826，830.

[36] 杨濛，翟文生，李冰，等．血尿 2 号方联合雷公藤多苷片治疗儿童单纯血尿型紫癜性肾炎 62 例临床观察 [J]．中国民族民间医药，2019，28（11）：80－82.

[37] 荆仕娟，周伟，张智敏，等．不同剂量雷公藤多苷联合复方丹参对过敏性紫癜性肾炎患者凝血功能及内皮细胞功能的影响 [J]．现代生物医学进展，2019，19（9）：1692－1696.

[38] 郭庆寅，任献青，张建，等．雷公藤多苷对小儿过敏性紫癜性肾炎的疗效 [J]．深圳中西医结合杂志，2019，29（2）：5－6.

[39] 翟文生, 李冰, 杨濛, 等. 紫癜肾 1 号方联合雷公藤多苷治疗儿童紫癜性肾炎血尿加蛋白尿型 35 例临床观察 [J]. 时珍国医国药, 2018, 29 (1): 131 – 133.

[40] 赵润英, 唐补生, 施肖力, 等. 雷公藤多苷联合缬沙坦治疗糖尿病肾病 46 例临床疗效观察 [J]. 中国中西医结合肾病杂志, 2011, 12 (9): 811 – 813.

[41] 董兴刚, 安增梅. 雷公藤治疗糖尿病肾病临床应用的研究进展 [J]. 世界中医药, 2019, 14 (8): 330 – 333.

[42] 毛黎明, 朱斌, 高良云, 等. 自拟健脾益肾方合雷公藤多苷片对糖尿病肾病蛋白尿及肾功能的影响 [J]. 浙江中西医结合杂志, 2019, 29 (9): 30 – 32.

[43] 谢小菲, 黄广英. 雷公藤多苷联合小檗碱对早期糖尿病肾病患者的临床治疗效果 [J]. 中国医学创新, 2019, 16 (16): 38 – 41.

[44] 季曙明, 王庆文, 尹广, 等. 同种异体肾移植术后长期应用雷公藤多苷的临床观察 [J]. 医学研究生学报, 2007, 20 (1): 53 – 57.

[45] 黄云, 龙田彪, 詹峰, 等. 不同剂量雷公藤多苷治疗肾移植后蛋白尿临床研究 [J]. 南方医科大学学报, 2008, 28 (12): 2269 – 2271.

[46] 凡磊, 张大虎. 地黄叶总苷胶囊联合低剂量雷公藤多苷治疗肾移植术后蛋白尿疗效观察 [J]. 现代中西医结合杂志, 2019, 28 (1): 75 – 78.

[47] 陈统清, 林敏娃, 孔耀中, 等. 雷公藤多苷联合氯沙坦或氨氯地平治疗肾移植后蛋白尿 [J]. 中国组织工程研究, 2012, 16 (5): 57 – 60.

[48] 洪良. 雷公藤多苷联合醋酸泼尼松治疗狼疮肾炎的效果观察 [J]. 中国高等医学教育, 2018 (2): 148 – 149.

[49] 纪伟, 宋亚楠, 李红刚, 等. 雷公藤多苷片治疗强直性脊柱炎 45 例疗效观察 [J]. 山东医药, 2011, 51 (47): 76 – 77.

[50] 张洪长, 张莹, 刘明昕, 等. 雷公藤多苷对强直性脊柱炎患者成纤维细胞中 BMP – 2 表达的影响 [J]. 吉林大学学报 (医学版), 2014, 40 (6): 69 – 73.

[51] 罗绮雯, 陈国强, 张红卫, 等. 依那西普注射剂联合雷公藤多苷片治疗强直性脊柱炎的临床研究 [J]. 中国临床药理学杂志, 2019, 35 (15): 36 – 38.

[52] 傅强, 郭小明, 辛景义. 雷公藤多苷片联合痹祺胶囊治疗强直性脊柱炎 20 例临床观察 [J]. 湖南中医杂志, 2014, 30 (8): 94 – 95 + 106.

[53] 许建平, 许晨, 陈俊, 等. Graves 眼病外周血细胞因子水平与雷公藤多苷干预的影响 [J]. 中国中药杂志, 2014, 39 (3): 544 – 547.

[54] 常昕昱. 雷公藤多苷联合他巴唑与强的松治疗甲亢突眼的效果观察 [J]. 中国医药指南, 2019, 17 (21): 175 – 176.

[55] 张卫华, 王东梅, 王婷婷, 等. 雷公藤多苷联合甲氨蝶呤治疗类风湿关节炎的效果分析 [J]. 临床医学, 2019, 39 (6): 92 – 93.

[56] 陈曾凤, 兰培敏, 陈汉玉, 等. 雷公藤多苷联合甲氨蝶呤治疗类风湿关节炎活动期患者的疗效及对血清 CD62p、CD41 的影响 [J]. 现代生物医学进展, 2018, 18 (20): 3909 – 3912, 3921.

[57] 沙湖，梁翼，余文景，等．雷公藤多苷片联合来氟米特治疗类风湿关节炎疗效及对白细胞介素-6、肿瘤坏死因子-α水平影响［J］．临床军医杂志，2019，47（4）：390-391．

[58] 张剑宇，彭岚，刘定华．雷公藤对重症肌无力外周血T淋巴细胞亚群的影响［J］．中国医药导报，2008，5（6）：80-81．

[59] 李作孝，谭华，熊先骥，等．雷公藤多苷辅助治疗重症肌无力临床疗效及对血清IL-6的影响［J］．中国中西医结合杂志，2002，22（3）：175-177．

[60] 兰君珠，李文婕，周萌．雷公藤多苷片联合知柏地黄汤治疗原发性干燥综合征31例［J］．江西中医药，2019，50（5）：42-44．

[61] 蒋毅，张唅．雷公藤多苷联合白芍总苷对干燥综合征患者血清Th17/Treg平衡及免疫功能的影响［J］．贵州医药，2018，42（12）：1446-1447．

[62] 郭云柯，马成功，纪伟．雷公藤多苷片治疗原发性干燥综合征高球蛋白血症的疗效分析［J］．浙江中医药大学学报，2012，36（7）：770-772．

[63] 唐国清，顾英，张惠英．米非司酮配伍雷公藤多苷治疗子宫肌瘤的远期疗效观察［J］．中国现代医生，2009，47（23）：61，155．

[64] 吴新果，杨松．雷公藤多苷联合复方甘草酸苷治疗湿疹的临床研究［J］．世界最新医学信息文摘，2019，19（72）：214-215．

[65] 林辉．雷公藤多苷联合咪唑斯汀治疗皮炎湿疹的疗效及安全性分析［J］．中外医疗，2018，37（29）：7-9．

[66] 张炜，崔曼丽，邬磊，等．雷公藤多苷片治疗支气管哮喘的临床研究［J］．现代药物与临床，2016，31（1）：79-83．

[67] 田军伟．反应停联合雷公藤多苷治疗64例白塞病临床疗效观察［J］．现代诊断与治疗，2013，24（20）：4611-4612．

七、雷公藤多苷不良反应及配伍减毒研究进展

雷公藤多苷（TW）是从卫矛科植物雷公藤的干燥去皮根心提取、纯化后得到的一种极性较大的脂溶性成分混合物，其生理活性由雷公藤甲素、雷公藤内酯酮等二萜类成分，雷公藤红素、雷公藤内酯甲等三萜类成分以及雷公藤晋碱、雷公藤次碱等生物碱类成分协同产生。TW在炎症反应及免疫疾病治疗方面疗效确切，有"中草药激素"之称。但是TW治疗窗口较窄，不良反应发生率较高，主要涉及消化系统、血液系统、心血管系统、生殖内分泌系统、神经系统等。临床常采用联合用药的方式，既发挥其临床效应，又能减轻其不良反应。本文对近年来TW的不良反应及联合用药减毒研究情况进行了系统的梳理和阐述，以期为临床合理应用提供参考。

（一）TW 的不良反应

1. 消化系统

消化系统的不良反应是 TW 最为常见的不良反应，在其所有不良反应中占比为 25.2%～50.5%。临床表现为恶心、呕吐、腹痛、腹泻、食欲不振以及肝损伤，严重者可致消化道出血。消化系统不良反应中最为关注的是肝损伤，相关研究也较多，但是其相关机制尚未清晰。邱颖文等在对 123 例服用 TW 的患者随访中发现有消化系统损伤的患者为 44 例，发生率为 35.8%，出现恶心、呕吐 10 例，食欲不振 25 例，腹痛 12 例，腹泻 4 例，肝损伤 6 例。李燕青等在对甲氨蝶呤联合 TW 治疗类风湿关节炎的疗效及不良反应研究中发现，67 例应用 TW 联合甲氨蝶呤的患者中有 2 例患者有胃肠道不良反应，占比为 2.9%。孙凤艳等研究发现 92 例长期使用 TW 治疗的类风湿关节炎的患者中有 8 例出现肝功能障碍，占比为 8.7%。赵巍巍等在对雷公藤相关性肝损伤 44 例患者的临床分析中发现 44 例患者丙氨酸氨基转移酶（ALT）、天冬氨酸氨基转移酶（AST）均增高，TW 引起的肝损伤以肝细胞损伤型为主。柴智在雷公藤致大鼠急性肝毒性机制的实验结果表明雷公藤在代谢的同时抑制了 CYP450 酶含量及其亚酶 CYP3A4 和 CYP2C19 的含量和活性，导致自身代谢减慢，毒性增强，引起下游损伤途径，最终导致肝毒性的发生。

2. 生殖、内分泌系统

TW 在生殖系统方面的不良反应较为常见，也最受关注，其不良反应发生率及持续时间与用药剂量、疗程以及患者年龄有关。女性患者生殖系统不良反应主要表现表现为月经紊乱、经量减少、卵巢早衰；男性患者生殖系统不良反应较为少见，表现为精子数量减少，性欲减退等。通常情况下 TW 对生殖系统的不良反应是可逆的，停药一段时间即可恢复正常。李宏等用 TW 治疗肾小球疾病，30 例女性患者中有 6 例月经紊乱，发生在用药后 5～9 个月，于停药 3～12 个月恢复正常；52 例男性患者中有 2 例出现阴茎勃起功能明显减退、精液减少及精子数下降，分别于用药后第 3、5 个月出现，停药 3 个月后检查精液常规已恢复正常。丁樱等观察到青春期紫癜性肾炎服药女性中有 26.92% 出现暂时月经异常，但停药 2 个月内可恢复，6 个月后正常。唐永等观察因皮肤病应用 TW 的患者，发现生殖系统不良反应发生率为 14.2%，其中 27 例女性患者服药 3～5 周出现月经失调，月经量减少者有 12 例，闭经 9 例，停药半年后恢复正常率为 93%，66 例男性患者中，用药 4～6 周精液检查异常者 24 例，停药 3～5 个月 90% 患者生殖功能逐渐恢复。姜淼等在 TW 联合中药对儿童成年后生育能力的远期随访研究中发现 89 例未婚女性中有 13 例出现过月经异常，无闭经患者。樊媛芳等在 TW 对 II 型胶原诱导性关节炎雌性大鼠生殖系统的影响作用研究表明 4 倍和 4 倍以下临床等效剂量的 TW 口服 42 天未引起 II 型胶原诱导性关节炎大鼠生殖器官明显的毒性反应，但能不同程度降低血清雌激素合成关键酶 CYP19A1 水平并影响子宫和卵巢组织中凋亡相关蛋白 Bax 和 Bcl-2 的含量变化。另有研究表明，TW 能够通过诱导内源性 miR-15a 表达并抑制 Hippo-YAP/TAZ 途径，促进卵巢颗粒细胞的细胞毒性，衰老和凋亡。

3. 骨髓与血液系统

李志霞等在雷公藤用药导致血液系统不良事件发生率的 Meta 分析研究中表明 TW 用药者血液系统不良反应表现为白细胞减少、血红蛋白减少和血小板减少，加权合并的发生率分别为 5.6%。张丽霞等观察 TW 与甘草酸制剂分别联合抗组胺药治疗特应性皮炎的疗效研究中发现 TW 白细胞降低发生率较甘草酸苷组增多，多发生在治疗 2~4 周，停止用药后给予升白片对症治疗，可恢复正常。

4. 皮肤黏膜的毒性

皮肤过敏反应主要表现为皮肤糜烂、溃疡、斑丘疹、荨麻疹、瘙痒、雀斑样色素沉着等，过敏反应一般发生在服药 2~10 天，停药即可消失，但是再次服药时症状复发。邱颖文等在对 123 例用 TW 病人随访，结果显示皮肤黏膜损伤发生率为 6.5%（8/123），主要有皮疹、口腔黏膜糜烂，发生率分别为 5.7%（6/123）和 1.6%（2/123），均发生在用药 2 个月后。谢圣芳等在应用 TW 治疗慢性肾炎的研究中观察到 88 例应用 TW 的患者中有 2 例发生皮肤黏膜损伤。

5. 心血管系统不良反应

TW 能够引起心脏毒性，心肌对 TW 具有高度敏感性，可引起心肌多发性微小肌溶灶，主要表现为心悸、胸闷、心动过缓、气短、心律失常等，严重者可见血压急剧下降，个别出现室颤、心源性休克而死亡。韩海燕等用 TW 联合环孢素 A 治疗难治性原发免疫性血小板减少症，30 例患者中有 3 例发生了厌食、血压与血糖升高，药物减量后症状完全消失。

6. 神经系统不良反应

TW 经口服吸收后对神经细胞有一定毒性，可使神经细胞变性而引起中枢神经系统损伤，主要表现为头晕、失眠、嗜睡、乏力、复视，还可引起周围神经炎。吴铁军报道 1 例患者每天服用 TW 30mg，第 3 日出现不安腿综合征，表现为双上肢及两腿膝关节下有难以忍受的酸胀麻木，休息不能缓解，经减量和口服维生素 E，4 天后症状消失。田小苏报道 1 例类风湿关节炎患者，连续口服 TW 2 个月后出现复视，多次诊治无效，停药后复视逐渐消失。

（二）联合用药减毒研究

1. 联合用药减轻生殖系统毒副反应

生殖毒性是制约雷公藤制剂临床应用的主要原因之一。中医学认为肾主生殖，为"先天之本"，在运用 TW 时配伍补肾中药可以拮抗 TW 对生殖系统的损伤，这也是近年来关于联合用药的减轻毒副作用的主要思路。覃光辉等研究结果表明淫羊藿苷具有拮抗 TW 模型小鼠睾丸病理损伤的作用。景晓平等研究表明 TW 对 3~4 周龄尚处于生殖发育期幼年大鼠生殖系统有一定损伤作用，可使睾丸病理组织生精细胞肿胀变性，精原细胞、精母细胞及精子细胞明显减少，六味地黄丸及菟丝子黄酮可以通过提高雄鼠血清睾酮水平，从而明显减轻这种损伤，达到保护生殖损伤的作用。此外，景晓平等还发现 TW 对幼年大鼠睾丸组织表皮生长因子（EGF）mRNA 及 EGF 蛋白表达有一定的抑制作用，菟丝子黄酮能够提高 EGFmRNA 及 EGF 蛋白表达量，起到修复 TW 所致的雄性幼鼠生殖损伤作用。任献青等研究发现常规剂量 TW 对幼年雄性大鼠具有一定的生殖损伤，其损伤较文献报道稍轻，菟丝子黄酮、六味地黄丸对其所造成的生殖损伤具有一定的干预作用。张博等进一步研究发现菟丝子黄酮改善 TW 所致雄性生殖损伤的作用机制可能与 DNMT3L 基因及甲状腺激素信号通路有关。毛黎明等研究表明益肾调经方具有对抗 TW 所致大鼠子宫、卵巢重量下降、子宫内膜厚度变薄、卵泡数量减少、防治 TW 所致的性腺抑制的作用。张宏博等研究六味地黄丸与 TW 联合应用可使雌鼠性动周期略延长并完整，表明六味地黄丸可以减轻 TW 对雌鼠生殖系统的毒副作用，保护卵巢功能。王彬等研究表明左归丸能够改善 TW 诱导的少弱精子症模型大鼠的生殖器官脏器系数、精子质量、生殖激素水平，减轻组织病理损伤程度。李腾等研究补肾法对 TW 致大鼠生育功能损伤的保护作用实验结果表明六味地黄丸及肾气丸对 TW 所致雄性生殖损伤皆具有修复作用，可能与促进睾丸 C-kit 蛋白的表达，进而促进精原细胞的增殖分化有关。杜星海等研究表明淫羊藿配伍雷公藤能明显改善雷公藤引起的子宫内膜淋巴细胞浸润。在临床应用方面也大多采用联合用药的方式减轻 TW 在生殖系统的毒副作用，但是相关的研究报道还较为少见，姜森等在中药联合 TW 对儿童生育能力远期影响调查研究中发现儿童时期服用 TW 联合益肾中药对成年后的生育能力未见影响。

2. 联合用药减轻肝脏毒性

陈琪等研究表明中药配伍可减轻雷公藤制剂所致的大鼠肝毒性，且单味中药生地黄、白芍、甘草、三七、菟丝子配伍的减毒效果较为显著。乔欢研究表明高剂量逍遥散（6.75g/kg）可以有效防治雷公藤对大鼠的肝损伤，且不会影响雷公藤治疗类风湿关节炎、镇痛的药理功效；低剂量逍遥散（1.69g/kg）不会影响雷公藤治疗类风湿关节炎模型大鼠的疗效，但是不能防止肝损伤。周艳丽等发现白芍总苷可以降低 TW 诱导的急性肝损伤小鼠血清 ALT、AST 含量，升高 SOD 含量，降低肝匀浆中 MDA 含量，说明白芍总苷可以对抗 TW 所致小鼠急性肝损伤，作用机制可能与对抗肝组织内氧自由基的产生及诱发氧自由基消除密切相关。柳璋璞研究发现，生地黄和三七可以降低 TW 所致的肝脏毒性，其作用机制可能是通过影响 CytP450 酶的代谢功能，防止过度脂质过氧化。王君明等研究表明金钱草乙醇提取物对 TW 所致肝损伤具有保护作用，其作用机制可能与降低小鼠肝脂质过氧化、增强超氧化物歧化酶及过氧化氢酶活力有关。此外，王君明等还发现栀子苷和槲皮素可以通过减少氧化应激和炎症减轻 TW 所致的小鼠肝损伤。刘宁等研究发现双环醇对 TW 引起的小鼠肝毒性有显著保护作用，能降低小鼠死亡率，降低 TW 引起的小鼠血清 ALT、AST 及 LDH 的升高，改善肝组织病理状态，其作用机制可能与抑制肝细胞凋亡，改善肝组织细胞间缝隙连接有关。柴智研究发现逍遥散能够通过诱导 CYP450 酶含量及其亚酶 CYP3A4 和 CYP2C19 的含量和活性，提高 CYP450 酶对雷公藤的代谢解毒能力，进而抑制了下游损伤途径，保护肝脏。李大可研究表明解毒饮可有效防治 TW 引起的急性药物性肝损伤，其疗效机制包括降低脂质过氧化反应，提高抗氧化能力，减少细胞色素 P450ⅡE1 的活性表达，减轻肝组织炎性细胞浸润，减少细胞因子尤其是 TNF－α 的释放，抑制肝细胞凋亡等，从而减轻肝细胞变性坏死程度，促进肝细胞修复。

（三）小结

TW 作为从传统中药中提取出来的免疫抑制剂，其抗炎及免疫抑制作用得到了医学界的认可，在多种疾病治疗中疗效显著，但其不良反应的报道也较多，主要涉及消化系统、生殖系统等，临床应用时应加以注意。TW 不良反应的发生具有多方面的因素，一方面，雷公藤已上市制剂有 TW、雷公藤片和雷公藤双层片等，临床应用中发现不同厂家生产的制剂其疗效和不良反应存在较大差异；另一方面，TW 不良反应与个体差异、剂量、疗程等也有关。联合用药减轻 TW 不良反应的实验研究越来越多，临床采用联合用药的方法以减轻 TW 带来的生殖毒性和肝毒性，取得了良好效果。随着对于 TW 其活性成分及药理作用机制、生产工艺质量标准、临床联合用药等方面深入研究，TW 的不良反应将会得到进一步解决，临床应用会更加安全有效。

（姜淼、丁樱）

参考文献

[1] 李原丽，覃筱芸．雷公藤 294 例不良反应的文献调查与分析 [J]．山西医药杂志，2011，40（1）：88 - 90.

[2] 赵叶．182 例雷公藤多苷片不良反应分析及预防措施 [J]．山东中医杂志，2012，31（8）：572 - 574.

[3] 邱颖文，吴松武，吴贤仁．雷公藤多苷的不良反应 [J]．西北药学杂志，2004，19（5）：220 - 222.

[4] 李燕青，郭春连，卢家淇．甲氨蝶呤联合雷公藤多苷片治疗类风湿性关节炎患者的疗效及不

良反应分析 [J]. 内科, 2019, 14 (4): 424 - 426.

[5] 孙凤艳, 李卫, 姜淑华. 雷公藤多苷治疗类风湿关节炎不良反应观察 [J]. 当代临床医刊, 2016, 29 (3): 2214 - 2205.

[6] 赵巍巍, 单巍, 张识微. 中药雷公藤致药物性肝损伤 44 例临床分析 [J]. 中国药物滥用防治杂志, 2018, 24 (5): 269 - 271.

[7] 柴智. 逍遥散对雷公藤致大鼠肝毒性的保护作用及其机制研究 [D]. 湖北中医药大学, 2012.

[8] 徐颖, 樊媛芳, 赵元, 林娜. 近 40 年雷公藤生殖毒性研究概述 [J]. 中国中药杂志, 2019, 44 (16): 3406 - 3414.

[9] 李宏, 仲跻明, 周海洋, 等. 雷公藤多苷治疗肾小球疾病不良反应观察 [J]. 药物不良反应杂志, 2000, 2 (1): 25 - 27.

[10] 丁樱, 杨晓青, 李向峰, 等. 中成药雷公藤多苷对儿童性腺发育的影响 [J]. 中医儿科杂志, 2013, 9 (1): 20 - 23, 1.

[11] 唐永, 张霞, 苏蓓蓓. 雷公藤在皮肤科应用中的不良反应 (附 163 例临床分析) [J]. 临床皮肤科杂志, 1998, 27 (6): 377.

[12] 姜淼, 韩珊珊, 张霞, 等. 雷公藤多苷片联合中药对儿童成年后生育能力影响的远期随访 [J]. 中国中药杂志, 2019, 44 (16): 3558 - 3561.

[13] 樊媛芳, 徐颖, 苏晓慧, 等. 雷公藤多苷片对 Ⅱ 型胶原诱导性关节炎雌性大鼠生殖毒性的影响 [J]. 中国中药杂志, 2019, 44 (16): 3486 - 3493.

[14] 李志霞, 马冬梅, 杨兴华, 等. 雷公藤用药者血液系统不良事件发生率的 Meta 分析 [J]. 中国中药杂志, 2015, 40 (2): 339 - 345.

[15] 张丽霞, 王倩, 赵蓓, 等. 雷公藤多苷与复方甘草酸苷配合抗组胺药治疗特应性皮炎疗效对比 [J]. 中国美容医学, 2019, 28 (2): 73 - 77.

[16] 谢圣芳, 盛梅笑, 柳震伦, 等. 益肾清利方对低剂量雷公藤多苷片治疗慢性肾炎的增效作用 [J]. 中药材, 2016, 39 (9): 2136 - 2139.

[17] 韩海燕, 贾国荣. 难治性原发免疫性血小板减少症患者采用环孢素 A 与雷公藤多苷治疗的疗效分析 [J]. 临床医药文献电子杂志, 2016, 3 (35): 7061 - 7062.

[18] 吴铁军. 口服雷公藤致不宁腿综合征 1 例报告 [J]. 中国中西医结合杂志, 1993 (2): 93.

[19] 田小苏. 雷公藤多苷片致复视 1 例 [J]. 现代应用药学, 1993 (5): 64.

[20] 覃光辉, 王骁, 姚重华, 等. 淫羊藿苷对雷公藤多苷模型小鼠睾丸病理损伤的影响 [J]. 中医药导报, 2009, 15 (7): 8 - 10.

[21] 景晓平, 何丽. 补肾中药对雷公藤多苷所致生殖损伤雄性幼鼠血清睾酮及睾丸组织 P450scc 的影响 [J]. 中国实验方剂学杂志, 2013, 19 (11): 242 - 245.

[22] 景晓平, 何丽. 菟丝子黄酮对雷公藤多苷所致生殖损伤的雄性幼鼠睾丸组织中表皮生长因子表达的影响 [J]. 中华中医药杂志, 2013, 28 (6): 1884 - 1886.

[23] 任献青, 丁樱, 崔瑞琴. 菟丝子黄酮干预雷公藤多苷所致雄性幼鼠睾丸组织损伤的实验研究 [J]. 中国中西医结合儿科学, 2010, 2 (4): 302 - 305.

[24] 张博，苏杭，任献青，等．基于高通量转录组测序的菟丝子黄酮改善雷公藤多苷片致大鼠生殖损伤的机制研究 [J]．中国中药杂志，2019，44（16）：3478-3485．

[25] 毛黎明，程晓霞，王华杭，等．益肾调经方防治雷公藤多苷致雌性肾病大鼠性腺抑制的实验研究 [J]．中医药学刊，2006，24（12）：2261-2263．

[26] 张宏博，刘维，房丹，等．六味地黄丸拮抗雷公藤对雌鼠生殖系统影响的实验研究 [J]．辽宁中医杂志，2007，34（9）：1325-1326．

[27] 王彬，马健雄，马凰富，等．左归丸对雷公藤多苷所致少弱精子症大鼠模型精子质量及生殖器官损伤的预防作用 [J]．中华中医药杂志，2017，32（12）：5574-5577．

[28] 李腾，傅显文，雷思思，等．补肾法对雷公藤多苷片致大鼠生殖功能损伤保护作用的研究 [J]．亚太传统医药，2018，14（11）：5-8．

[29] 杜星海，邹小明，蔡田恬，等．淫羊藿配伍雷公藤治疗类风湿关节炎大鼠的减毒增效研究 [J]．浙江中医杂志，2019，54（12）：884-886．

[30] 陈琪，周静威，李世超，等．中药配伍减轻雷公藤制剂肝毒性的系统评价 [J]．上海中医药大学学报，2019，33（4）：13-22．

[31] 乔欢．逍遥散对抗雷公藤肝损伤的毒效评价 [D]．山西中医学院，2016．

[32] 周艳丽，张磊，刘维．白芍总苷对雷公藤多苷片所致小鼠急性肝损伤保护作用的实验研究 [J]．天津中医药，2007，24（1）：61-62．

[33] 柳璋璞．基于肝毒性的雷公藤复方配伍减毒研究 [D]．南京中医药大学，2013．

[34] 王君明，刘菊，崔瑛，等．金钱草提取物对雷公藤多苷致肝损伤的保护作用及机制研究 [J]．中国药学杂志，2013，48（1）：30-34．

[35] 刘宁，张友文，张丹，等．双环醇对雷公藤多苷诱导小鼠肝损伤的保护作用研究 [J]．中国药物警戒，2016，13（7）：385-388，393．

[36] 李大可．解毒饮防治雷公藤所致药物性肝损害作用机制的实验研究 [D]．山东中医大学，2008．

第七章 教学建设

一、我院儿科学科发展初探

河南中医药大学儿科学科为国家中医药管理局重点学科建设单位，河南省高校重点学科，河南省中医药管理局重点专科，全国最早建立的中医儿科硕士点及国内第一批中药新药临床研究基地之一，为河南省中医儿科科协组组长单位。

儿科学科由一附院儿科临床、教研室、儿科研究所三部分组成。临床设有门诊、急诊、病房、小儿康复治疗中心、儿科研究所下设肾脏病常规及免疫两个实验室。学科基地总面积达 $3260m^2$。目前临床业务量、业务收入（每年 880 万元以上）在全国同专业有着重要影响。

河南中医药大学儿科学科是从曲折和艰难中走过来的。而这个过程，恰恰是考验、磨炼、不断探索的过程，也是日后发展的基础。

（一）走出困境，走自身发展之路

我院儿科在 1992 年以前，无论教学还是临床都是大锅饭，各方面压力不大。计划经济向市场经济的转变过程给儿科带来压力。其原因有三个方面：①工作性质特殊：儿科周转快、患儿来得急、走得快，都是自费，造成"三高一低"的特点［高度紧张、高度付出、高支出（人力、材料消耗多）、低收入］。②工作环节多：有病房、门诊、儿保、急诊、教学，后来又增加了儿科所，硕士点，又为重点学科。学科建设要求较高，尤其是科研，儿科又是全国中药新药观察基地，每年都有几项科研观察任务。③高级职称多，工资份额均较高。总的印象是"又忙又累，风险大，又不赚钱"。工作人员专业思想不巩固，思想混乱，工作积极性不高。医疗工作滑坡，经济收入降低，学科发展陷入了困境。市场的竞争和利益的调整促使我们调整学科建设走专科专病发展之路。

多年的临床、教学、科研经历以及儿科学科自身发展使我们得出这样的结论，就是临床学科的发展必须走临床带科研、教学，以科研、教学促临床的道路。在这三者的关系中，临床是基础。只有把临床搞好，才有条件搞科研。病源越多，科研的项目和依据就越多。

（二）学科开展工作的思路

1. 学术发展应始终瞄准国内先进甚至领先水平

河南中医药大学是高等院校，我院又是省级医院，我们既要明确本省的优势和不足，又要了解全国同行业的优势和不足，掌握本专业学术发展的动态。我院肾病及脑瘫是优势，有良好的基础。以前河医大、省医、儿童医院的肾病专业不太景气，我们就及时把握了这个机会。

2. 进行专业分化，按专业培养人才

儿科原为大内科，如不搞专业分化只能是门门通，门门松。为此，我科根据个人意愿并结合科内及学科建设的需要进行了专业划分，初步分为肾病、脑瘫、呼吸、心血管等，现已增设结缔组织病、内分泌专业。有目的地进行专业划分，可让各专业方向及时了解本领域的新动态、新技术，同时减少高年资、同年资之间的矛盾，促进个人专业水平的提高。

3. 积极开展新技术

近些年，我院肾病专业发展形势较好的原因，除了有良好的基础即有三个正高支撑这个专业外，还有一个很重要的因素就是我们抓住了机遇，开展了新技术——肾穿刺。以前河南省几家大医院儿科都没有开展这一项技术，而我们首先开展并坚持了下来。做到了人无我有，人有我强。这一新技术不但吸引了许多疑难病人，而且还充分显示了我们的优势和实力。

4. 突出中医将色，开展非药物疗法

（1）推广儿科中药散剂：我科多年来注重小儿用药的研究和开发，从 20 世纪 60 年代开始，在继承名老中医学术经验的基础上，不断探索和研究，开发和研制了治疗小儿常见病的系列中药散剂。由于散剂利用度高，服用方便，易于接受，贮取方便，易于生产，且能保持传统用药特色，因而特别适用于小儿。我院儿科散剂处方多为名老中医经验方、科室协定处方，在 40 多年的使用过程中，不断完善发展。1999 年经科学提取，进一步精制成颗粒冲剂，现已形成具有复方 50 余种、单味药 5 种的系列药物，对小儿常见的发热、咳嗽、厌食、积滞、腹泻等疾病治疗具有用量小、疗效好、服药方便、无毒副作用等优点。

（2）脑瘫：开展了综合康复疗法，其中最主要的是推拿、按摩、针灸，疗效很满意，带来了社会影响和效益。

（3）外治法治疗室：开展贴敷、针灸、捏脊、理疗等治疗常见病、多发病。虽刚开展不久。

5. 加强科室管理

儿科的情况是人多、岗位多（门诊、急诊、儿保、病房、教学、实验室）、专业多。为了充分调动全体医务人员的积极性，我们陆续健全并落实了一系列规章制度。

（1）制定了奖金分配制度，目的是打破大锅饭，顺应市场经济发展规律，充分利用经济杠杆，体现多劳多得。具体措施是按工作量计奖；倾斜病房和急诊；动态管理。

（2）制定了岗位轮换、二线值班、进修学习、参加学术会等多种规定。

（3）制定了一系列奖罚措施，目的是奖勤罚懒。

（4）建立了教师科技档案。

（5）尝试了积分制管理的方法。

总之，通过几年的努力，学科整体状况有所改善，有所发展。但还有许多老问题、新问题等待探索和解决。

（丁樱）

二、准确界定学科建设内涵和外延的相关探讨

准确界定学科内涵和外延是重点学科建设过程中的关键问题，是学科内涵和外延的准确界定，正确把握学科的自身特点，是促进中医儿科快速发展的关键。根据重点学科多年的建设经验，对中医儿科学这一临床学科的内涵和外延提出了以下认识：

中医儿科学科是一门临床医学学科，其最基本内涵是明确的，就是以中医学理论为指导，以中国传统的治疗方法为手段，研究从胎儿至青少年这一时期的生长发育、生理病理、喂养保健以及各类疾病预防和治疗的一门学科（来源自《中医儿科学》教材）。中医儿科学研究的宗旨是：保障儿童健康，提高生命质量。而目前中医儿科学研究的主要核心问题是以中医药治疗方法提高儿科疾病防治水平。中医儿科学的内涵和外延，在不同的层面有不同的含义。

（一）从学科专业方向建设的角度出发

从学科专业方向建设的角度来说讲，中医儿科学的内涵是二级学科，应积极向三级学科分化；其外延是与外科、妇科等专业发展交叉融合，形成新的交叉学科。

具体来讲，中医儿科学是二级学科，目前全国绝大多数中医儿科学学科没有进行详细的三级学科专业方向划分，学科研究方向和研究人员往往在不同专业内摇摆，这样的研究局面非常不利于中医儿科学科的发展，不利于研究深入，因此中医儿科

学科应积极向三级学科分化，以系统划分为呼吸、消化、肾脏、神经、内分泌、遗传代谢、心血管、血液等专业，每个重点学科应该结合自身的特点，选择其中3到5个有行业优势的专业进行重点研究。

在进行中医儿科学学科内涵建设的同时，应积极进行其外延学科的拓展，积极与妇科学、外科学、五官科等进行专业融合，逐渐形成中医小儿妇科学、中医小儿外科学、中医小儿五官科学，扩大儿科疾病防治范围，增强中医药在保障儿童健康方面的作用。

中医儿科学和中医内科学、中医妇科学以及中医外科学同属于一级学科中医学下面的二级学科，中医儿科学在学科建设过程中逐渐进行了三级学科的分化，但也仅限于在中医儿内学科，其他如中医儿外等并没有从中医外科学、中医妇科学中分开来，由此形成了中医儿科与其他各学科在儿童疾病方面的交叉。中医儿科学只有进一步加强三级学科的分化，促进各交叉学科的发展，才能尽快从中脱离出来，从而促进中医儿科学的发展。

（二）从专业学术角度说

从专业学术角度来说，中医儿科学的内涵是加强中医儿科学基础与临床两方面的学术内容研究；外延是学习西医学知识及科研方法。中医儿科学既要以传统理论体系为指导，又要吸收现代的方法、手段，才能更好地促进中医儿科学术的发展。

（三）从临床医疗角度说

从临床医疗角度说，中医儿科学的内涵是，提高临床疗效，重点在疾病的诊断与治疗研究；外延是预防医学和康复医学。

中医儿科学作为临床学科，其医疗行为的最主要考核指标就是临床疗效，没有疗效，所有的一切都无从谈起，只有诊断与治疗水平提高了，才能确保有好的临床效果。但是目前临床的发展迅速，人们在疾病预防以及患病后的康复也投入了更多的关注，临床医疗的任务不仅要抓住疗效，而且要做好预防，并为病患提供良好的康复条件。

（四）从治疗方法角度说

从治疗方法的角度说，中医儿科学的内涵是突出中医特色和优势，发掘规范中医诊疗方案和传统治疗方法，提高疾病防治水平。外延是吸收、利用现代科学有效、先进的诊疗方法。

中医儿科学是以中医药理论为指导，用中国传统的治疗方法为手段来进行疾病预防和治疗的一门学科。但在临床诊疗技术飞速发展的今天，除突出中医药特色和优势外，还要吸收和利用现代科学的手段，并对中医诊疗方案和传统治疗方法加以规范，形成标准化的操作规范。

中医儿科学的内涵和外延是相辅相成的，科学界定中医儿科学的内涵和外延是中医儿科学学科建设的重要组成部分，只有加强中医儿科学三级学科建设，才能更好地促进中医儿科学的学术发展和提高。

（丁樱）

三、提高中西医儿科教学效果的对策

中西医结合专业是在传统的中医学基础上形成的一门新兴临床学科，随着中医现代化理念的提出和逐步深化，如何整合中医、西医的各自优势以期更好地发扬光大传统中医学，成为中医现代化进程中的焦点，同时如何进行中西医结合教学才能够培养出更好的综合人才也成为医学教育中的热点和难点。

（一）中西医结合儿科教学中的问题与难点

培养医学生的最终目标是为医学事业输送专业人才。中西医结合专业要求学生首先要同时具备中医、西医的两种基础理论知识，同时掌握中医、西医两套基本技能，在此基础上还要能够综合应用，取长补短，进行中西医结合。两种理论体系的知识量无疑比一种的知识量要大得多。中西医结合专业教学内容多、难度大、课时少、教学压力大，这已经成为医学教育界的共识。如何能够在本科阶段的教学中完成上述目标，如何在有限的学时内优化教学内容，如何分配中西医教学比例，如何分配中医经典基础理论与中医临床技能培训的比例，如何最大程度地调动学生的学习积极性，这些都是中西医结合教学中需要面对的问题和难点。在中西医结合儿科教学中同样面临上述问题和难点。

（二）对策

1. 激发学习兴趣，稳定专业思想

现代教育心理学指出，教学质量的好坏不仅仅取决于教师，更与教学对象——学生密切相关。学生对专业的兴趣和热爱是提高教学质量的关键。由于中西医结合学科本身存在的诸多问题和困惑，学生们已经从最开始对中西医结合专业的极度热情转变为对专业前景的怀疑，进而影响其对专业学习的积极性。针对这种现状，教师在教学伊始尤其重要的是激发学生的学习兴趣，充分调动学生学习专业的积极性！

教学中需注重以下几点：①分析中西医结合专业的优势所在，帮助学生树立专业信心。②充分备课，重视绪论部分教学，如选取古代和现代中医儿科学发展过程中的典型事例进行生动活泼的讲授，激发学生对儿科学习的好奇心和求知欲。③明确本科阶段的教学目标。让学生明白本科阶段的教学重点，专业基础知识的学习和基本技能的掌握。只有在扎实的基础理论和临床技能学习基础上才能谈到灵活运用，才能进行中西医结合。引导学生确立合理的学习目标，制订科学的学习计划，切忌好高骛远。④明确本科阶段的学习重点在中医、西医基础知识和临床技能的分别学习。

2. 精选教学内容，确定合理比例

（1）儿科与内科有很多相同的内容，对于重复部分教学重在温故知新，强调儿科的不同。如中医学部分，有很多内容是在中医基础理论、中医诊断学、方剂学和中药学中已经反复学习过的，可以通过提问来回顾旧知识，而重点讲述儿科的不同。例如感冒重点是对儿科夹惊、夹滞、夹痰的病因病机、治疗用药的学习。

（2）根据学科特点紧密联系临床，合理确定中、西医教学比例，不搞"一刀切"。中医有优势的疾病重点讲述中医的辨证治疗，西医有绝对优势的疾病强调对西医治疗、用药的掌握。例如反复呼吸道感染的重点是中医中药的治疗；肾系疾病的治疗是中西医并重但需强调中医药在其中的优势所在；川崎病重点介绍西医对并发症的认识、治疗及其最新的学术动态。

（3）适当选取经典原文讲解，结合课下自学。针对目前中医院校普遍精简中医经典课程的学时、学生经典理论学习普遍薄弱的现状，教学中适当节选原文进行讲解，配合介绍经典论著课下阅读，并通过课堂提问来提高学生的自学能力。

3. 改革传统教学方式，多种教学手段并行

中西医结合儿科学是一门临床学科，也是各门基础学科的综合与运用。在教学过程中不能限于只帮助学生掌握、记忆和再现这种知识，还应包括使他们深入地理解、质疑、批判、重构这种知识，并了解这种知识进一步发展的可能性。

（1）重视课堂教学效果：任何一门学科都是在一定量的概念和基本理论基础上建立的。针对传统教学模式单一的弊病，教学改革提出学习方式要多样化，要让长期以来被忽视的探究性学习成为学生的一种重要的学习方式。但有些人在倡导探究性学习时否定接受学习，这种认识是片面的。其实，并不是不该以接受学习作为学生的主要学习方式，而在于教学的手段和方式是否能够真正调动学生的积极性和主动性。从目前来看，接受学习在课堂教学中仍然有存在的价值。

奥苏贝尔认为"在绝大多数教学学科中，学生主要是通过对呈现的概念、原理及事实信息的意义接受学习来获得教材知识的"，"有意义地获得知识的本身并不一定要有发现的过程。典型来说，只要把具体经验的结合融进讲授教学技巧中，便可弥补这些方面的不足，这是更有效的教育学"。知识是能力的基础。在某一问题上知识贫乏或知识结构不合理的人必然缺乏解决那一问题的能力。因此，传统教学模式仍然有积极作用。

（2）客观看待多媒体教学优势：随着我国高校教学改革工作的逐步深入，多媒体课件教学已愈来愈多地进入医学课堂，并日益成为一种主流教学模式。同传统教学——以教师讲授为中心的模式相比，它具有横跨空间和时间的特点，最大优点是能够较好地开发利用现有的教学资源。通过典型的病例图片和教学片可以将临床各种疾病的症状特点、技术操作以及相关信息等直观地呈现在学生眼前，可以活跃教学气氛，提高学生的学习兴趣，较好地解决了基础理论与临床实践脱离的问题，明显提高教学质量和效果。例如在出疹性疾病的学习中，既弥补了传统教学手段的不足，又能在有限的课时中传递尽可能多的生动形象的信息资料，加强学生对知识的记忆和转化，使枯燥、抽象的内容变得生动、具体，这是文字和语言都无法达到的效果。

虽然多媒体教学具有诸多优点，但同样不适宜单一教学。随着课件教学比率的升高，单一教学方式的弊端初露端倪。多媒体教学环境中的光线一般较暗，长时间使用容易使学生昏昏欲睡；长时间地看屏幕也同样存在单调、容易使大脑疲劳而失去学习重点的缺点。无论是以往的传统教学还是现在的多媒体教学，都不宜盲目单一使用，应主张多媒体课件教学与传统板书教学并用，多种方式教学更有利于提高教学效果，提高当堂吸收率。

（3）案例教学与课堂教学相结合：案例教学是一种由教师提供病例材料，由学生独立思考、分析病情、提出诊疗方案，最后教师引导学生进行集体讨论并进行总结的教学方式。它注重运用知识解决实际问题的灵活性和临证思考的缜密性。在案例教学过程中倡导以学生为中心的教学方式，以学生掌握和应用知识为主体，可以充分发挥学生的主观能动性，提高学生的学习兴趣，引导学生思考并解答问题，从而使理论知识变得可以感知，容易理解，使书本知识与临床有机结合，提高学生综合分析问题的能力。

但是单一的案例教学也同样不利于学生的学习，甚至可能会造成教学质量的下降。案例教学与课堂讲授不同，与根据系统讲授后进行的集体讨论也不同。它缺乏知识的系统性、完整性，只有在教学中将案例教学与课堂教学穿插进行，才能获得学生的好评和良好的教学效果。

在中西医教学中只有帮助学生建立正确的认识和学习方法，激发他们的学习热情，树立合理的学习目标，同时合理应用多种教学方式，才能更好地保证教学效果，提高教学质量。本科阶段教学重点应该是两种基础知识和技能的学习而不是中西医学科的结合。

（丁樱）

参考文献

[1] 奥苏贝尔. 施良方. 促进课堂的意义言语学习 [A]. 瞿葆奎. 教学（上册）. 北京：人民教育出版社，1988：152－153.

[2] 余萍，刘昌玉，黎夏涛，等. 中医儿科学多媒体组合教学方法简释 [J]. 中医药学刊，2003，21（6）：977－981.

四、加强学科建设，提高中医儿科教学质量

中医儿科是我省重点学科及硕士点之一，肩负着继承与发扬祖国传统医学，培养研究生、留学生、本科生、专科生等各层次中医人才的重任。近年来，我们在课程建设，提高儿科教学质量，提高教师素质方面做了一些工作，现归纳如下：

（一）加强学科管理，健全各项规章制度

儿科学科肩负双重任务，儿科工作者既要教学又要临床，教学任务历来繁重，具有专业层次多，班次课时多，教学、医疗、科研三手抓等特点，我们根据儿科临床教学的规律和特点，从强化管理着手，健全各项规章制度，使儿科学科实现了管理制度化、规范化和科学化。

强化管理意识，健全管理措施。根据上级的要求，儿科学科制定了各级教师（医师）负责制，如学科主任、副主任、科务秘书、教授、副教授、讲师、助教等，各司其职，恪尽职守，每年度对各项工作及各级教师进行登记、考核、总结。

为落实和客观评价各级职责的完成情况，我们采取积分制评定方法。对学科正副主任、秘书的管理工作；各级教师的教学工作量（学时）、教学效果（根据学生评议、主任听课及试卷水平等评价）、临床工作量（门诊量、病床占用日、急危重症救治率等）；科研成果、论文、著作；工作态度及出勤日等各项工作内容均制定了相应积分，每学期按各人完成任务的实际指标统计积分，并通过学科集体认可后，登记存档，以总积分作为评先、奖励、晋升的硬性条件，调动大家积极性，以学科为家，处处为学科着想，评出先进，评出干劲。

按照教学评估要求，我们建立了学科工作会议、教师工作量登记、教学研究活动、学科主任听课、试讲观摩教学、课时计划登记、试卷出题审批登记、考试成绩分析登记及教学设备使用登记、进修学习登记等工作制度，并建立了相应的工作登记本，如实记载学科及每位教师的各项活动及工作情况。我们于1995年为每位教师建立个人教学科技档案，把每位教师的课时、授课对象、命题数量，以及参加学术活动，发表学术论文著作、科研等工作情况收载入内。同时也有效地督促了各项工作的实施，为教学评估及各项工作总结提供了完整资料。

（二）多方位培养师资，提高教师素质

2004 年儿科学科有正高 6 名，副高 9 名，讲师 4 名，助教 4 名，在第一线工作的高级职称平均年龄 37.7 岁，其中博士生导师 1 名，硕士生导师 7 名，有 11 名硕士，2 名博士学历，另有硕士研究生课程班学历者 7 人，已形成合理的老、中、青三结合学历层次较高的学术梯队，师资力量雄厚，具有较大的发展潜力。

儿科学科为了组建良好教学梯队，在工作忙、任务重、人员少的情况下，有计划地从临床医师中，将业务素质较好，具备教学能力的人员，经过反复试讲，集体评议，选拔了一批新教师，并指定有经验的老教师对他们进行传、帮、带，如修改青年教师的讲稿、相互听课、提出教学内容及方法方面的具体意见等，经培养后，均能较快胜任教学，充实儿科师资队伍。

科学技术在发展，知识信息不断增加，为适应现代化教学需要，我们采取自学为主，走出去、请进来，提高教师业务水平。近年来，不仅要求教师参加河南中医药大学第一附属医院组织的各种学术讲座及培训班，还在科内组织了系列讲座及读书报告会，先后派人参加全国性教师、医师学习班及国家级医院专科专病临床进修，有效地促进了师资业务水平的提高。

后期教学是为临床服务的，直接反映临床的需要，如教师本身缺乏临床实践知识，很难把握临床课教学中的重点和难点，必然影响教学效果。因此，坚持医疗和教学合而为一，使教师不脱离临床实践，是避免教学内容与临床实际脱节，提高后期临床教学质量的有效途径。近年来，乘"院系合一"即医教合一的临床教学管理体制改革之东风，儿科教师坚持在教学以外的时间，全部从事系统的医疗实践，不仅增强了解决临床实际的能力，也明显地丰富了教学内容，提高了教学质量，许多学生反映"儿科老师的课讲得认真、实在、灵活"。每年一度的毕业专科选修，儿科班人数都名列前茅。

近年来，由于授课层次、班次及授课学时多，另有临床、科研及教材编写等多方面工作任务，临床课教师的工作内容繁杂、工作量较大，常有"几头忙"的情况，十分辛苦，这就需要每个教师必须具有较强的敬业精神，才能较好地完成各项工作任务，为此，我们在日常工作中，始终强调教师应具备敬业精神，即事业心、上进心和责任心。第一要忠诚党的教育事业，把教书育人、默默奉献、热爱本职工作作为信条；第二必须积极进取，遇到工作或学术上的困难和挫折，不气馁，知难而进，以集体和本人勇于克服困难，做出成绩而光荣；第三要明确自己的任务。三种意识的不断强化，教师的素质明显提高，使儿科学科出现了前所未有的积极主动、团结协作、相互支持局面，好人好事不断涌现，形成了较强的凝聚力，从而为各项工作任务的顺利完成，奠定了良好的思想基础。教师们严于律己，教书育人，在教学中，注重结合临床实际进行医德医风教育，培养学生树立救死扶伤的人道主义观念、自觉遵守医疗道德规范，强化法制观念。

（三）完善课程建设，提高教学质量

《中医儿科学》于1995年被评为优秀课程以来，在学院及学院第一附属医院各级领导的关怀支持下，进一步完善课程建设的力度，积极进行教学改革，提高教学质量。

多年来，儿科学科坚持不懈地开展教学研究活动，系统研究探讨五版、六版、新世纪教材内容并对其进行了全面而具体的评价。在完成教学大纲的基础上，针对教材的不足，结合临床实际需要，制定了7:3的比例原则。要求十分之七是教材上的重点内容，必须完成。另外十分之三是教材以外的补充内容，如名医经验、学术研究动态，一些必要的西医学诊断及急危重症的应急抢救治疗等。

对不同专业、不同学时的教学内容，均做出具体规定，从而使课程体系更具有科学性和实践性。对教学中出现的新问题、新情况均通过集体备课活动时间及时讨论解决，如近两年本科教学增设了急症学这门课，我们及时通过教学会研究，删去了与急症学重复的内容，更新调整了其他新内容。通过集体备课，对使用的六版教材进行"四统一"，即统一评价，统一增删内容，统一试教，统一认识。

在长期的教学实践中，我们制定抓纲、带目和两式一化的教学方法。

1. 抓教学大纲，纲举目张

抓纲是指教学中必须紧扣教学大纲的内容，按其要求制定教学方法和教学内容。要求每位教师在充分熟悉教材，掌握教材大纲精神的基础上，按照了解、熟悉、一般掌握和重点掌握的不同要求，认真书写讲稿。在此基础上，增加十分之三比例的教材以外的内容，以扩大学生的知识面。

2. 抓教材建设为目的

抓教材建设指解决教材中的重点、难点和疑点，我们针对教材中的重点病证，讨论了突出重点、讲透难点、解决疑点的具体方法，同时，对增设教材以外的内容，做出具体规定。

（1）抓启发式、讨论式教学方法

启发式、讨论式教学可调动学生的主动性、活跃其思维，以达抛砖引玉的效果。在教学研究活动中，充分研究并实施了推理、比较、归纳，以及提问、讨论的具体方法，有效地培养了学生的思维方法、应变能力及辨证论治水平。

（2）丰富教学手段，实现教学方法多样化

为改变"一书一稿一支笔"的传统教学模式，提高教学质量，我们于2003年下半年全部实现多媒体教学。穿插典型病例分析讨论。学生一致反映：儿科的多样化教学手段丰富了教学内容、收获良多。由于儿科教学内容规范、手段先进、效果好，于 2004 年被河南省教育厅评为第一批精品课程，成为河南中医药大学唯有的 2 门省级精品课程之一。

考试既是对学生学习能力、效果的一次考核，也是对教师教学内容、教学质量的检验，严格把握考试的各个环节，对促进学生学习，提高教学质量十分关键。近年来，我们对复习辅导、命题、审题、监考、评卷等每个环节均进行了严格管理，做出具体要求，如制定命题细则、复习辅导要求、监考及评卷要求等，同时每学期对上一学期的考卷命题质量、考试成绩、集体进行评估，真实了解学生水平及教师的教学效果。同时对考卷中的病案分析方式，按照临床实际诊断思路进行改革，取得了满意效果。

临床实习是医药院校人才输出的最后一关，是学生理论联系实践，培养实际工作能力的中心环节。为使临床实习带教规范化，我们采取了以下措施：①成立带教指导组、指定带教医师；②坚持三级医师查房和教学查房，结合典型病例重点讲解；③坚持病例讨论，要求学生提前准备并发言；④坚持系列学术讲座，拓宽学生知识面；⑤严格审批学生病历，并要求床边报告病历；⑥重视临床操作技能的训练；⑦制定出考试细则，采取答卷、病历书写、技能操作等综合评分，重点测试学生的"实战"能力。实践证明，训练系统正规化，有效地提高了学生的儿科临床技能，学生非常满意。

（丁樱）

五、努力做好文献整理工作，促进中医儿科发展

中医药学的发展，是学术继承与发展的过程，是伴随着中医药文献不断积累、整理、总结和提炼的过程。因此中医儿科的发展同样应重视文献的整理研究，我科为国家中医药管理局重点学科建设单位，按照重点学科建设要求，自 2003 年开始进行了中医儿科古代文献与现代文献的收集整理工作，现将其意义与体会详述如下：

（一）文献整理研究有助于学术方向的凝练过程

文献整理研究的过程是文献的收集、分析、提炼、归纳的过程，是进一步加快中医文献数据库建设的基础，为初步建立文献数字化研究平台提供条件。在此过程中我们通过对文献的深入学习，充分了解古代文献的学术特点与学术精髓，结合本学科研究方向的定位凝练了以小儿肾脏疾病、小儿脑病、小儿哮喘等主要的研究方向的学术精华。提出了小儿肾病为"本虚标实"，难治性肾病以"气阴两虚兼湿热血瘀"为多的观点。突出"扶正祛邪"的原则，根据不同病期采用了"温阳利水兼

清热化瘀""益气养阴兼清热化瘀""益气固肾兼清热化瘀"等序贯疗法。旨在重点解决小儿难治性肾病频繁反复的问题。在小儿脑病的研究方面提出了脑瘫发病的"痰瘀阻窍"理论及"化痰开窍、活血通络"的治疗方法，提出了以"平肝息风、化痰活瘀"治疗抽动症的理论，发展了中医学术，进一步明确了发展方向。

（二）文献整理研究是临床和科研的宝库

中医儿科学科为临床学科，临床学科的首要任务是提高解决临床问题的水平，而临床水平的提升与科研水平有着密切的关系，特别是临床科研课题的研究将对临床具有很大的指导意义。通过对文献的整理研究不仅对前人的临床经验进行了继承，使之成为指导临床的重要武器，并且可以对前人提出的在古代不能研究清楚的问题进行研究，从而进一步指导临床。例如目前最常用于肾脏病、类风关等免疫性疾病大家所熟悉的雷公藤多苷片，是目前药学史上的重要成就之一，其就是在发现该药古代文献记载对风湿性疾病、水肿等疾病有较好的疗效的基础上才进行开发的，因此文献的整理研究不仅仅是整理的过程，也是学习继承提升临床水平和科研水平的过程。

（三）文献整理研究是中医名词术语规范化研究的基础

众所周知，我国古代文献均是以手抄为主，在文献的流传、传抄过程中未免有一些错抄或改动，通过文献整理研究可以进一步规范中医的名词术语。如癫痫与癫痫。通过文献整理研究，我们发现"痫"首见于《素问·大奇论》"心脉满大，痫瘛筋挛。肝脉小急，痫瘛筋挛"，及《灵枢经·筋脉》"病在此者，痫瘛及痉"。值得注意在古代"痫""痫"通用，互为异体字，清代康熙年间出版的《康熙字典》上作"痫"，同页有"痫"，其后注云：即"痫"也。中华人民共和国成立后，对文字进行了简化，20 世纪 80 年代前后，中医医籍出版物开始将"痫"简化为"痫"。1995 年全国自然科学名词委员会出版了《医学名词·4》已纠正为"痫"，但许多书籍仍然未做修改，近期出版的《诸福棠实用儿科学》（《实用儿科学》第七版）及《儿科学》第七版及少数刊物如《中华儿科杂志》《中华神经科杂志》《临床神经病学杂志》始改为"痫"，通过研究我们认为应该统一规范为"癫痫"。

（四）文献整理研究是学术继承创新的前提和基础

所谓继承，是指把前人的科学成果加以分析，取其精华，去其糟粕，将有价值的成果接受过来，用于建立新的科学理论。而创新则是指在继承的基础上，开拓了新领域，发现了新规律，发明了新方法，提出了新理论，创建了新学科等对原有知识的突破现象。中医学作为一门科学，它的发展也同样需要继承和创新，在这一过程中尤其不能忽视文献研究的作用。浩瀚的中医文献蕴藏着丰富的中医理论和临床知识，只有通过对既往中医文献的深入研究、验证与总结，才可能提出新的理论，并用以指导临床，从而积累新的临床经验；对这些新的理论与临床经验的再总结，便形成了新的文献，而新的文献又成为中医学再发展的基础。

通过近几年对文献的整理研究我们在小儿肾病的研究方面取得了新的成就。通过长期的临床观察和大量实验研究，发现小儿肾病多有先天不足、脾肾两虚的"本虚"，又有反复感冒、血瘀等"标实"，并通过开展肾活检病理检查发现难治性肾病以系膜增生为主，其病理表现主要以系膜细胞和基质增生为主，结合临床上凝血指标的异常，与中医学的"血瘀"非常符合，据此提出了小儿肾病为"本虚标实"，难治性肾病以"气阴两虚兼湿热瘀血"为多的观点，补充了以往单纯强调"脾肾两虚"理论的不足。根据此理论，结合小儿体质特点和肾病易感染反复和复发的特点，研制了以"益气养阴、清热化瘀"为主的肾必宁颗粒在临床应用中取得了满意的疗效。

通过以上观点我们可以看出文献的整理研究是继承和创新的过程，是进一步提升临床科研水平、凝练学术方向的过程，也就是我们学科发展的需要，因此进一步进行中医儿科文献的整理对于中医儿科学术发展有着重要的意义。

但在文献的整理过程中也同样发现一些问题，如大都是某一个单位或几个单位自己开发整理，这样很容易形成人力、财力浪费，而且单兵作战的形式致使许多单位的文献收集不易全面完整。因此，为进一步做好文献整理，应该整个中医儿科界联合起来，由某一个单位牵头，组织中医儿科同行参与，分工合作共同完成这项庞大而又有意义的工作，这样既避免了资源重复浪费，又可资源共享。

（丁樱）

六、住院医师规范化培训体制下研究生培养模式的反思与探索

自中华人民共和国成立初期至 20 世纪 90 年代，我国并无规范的住院医师规范化培训制度，医学生本科毕业后未经二级学科培养，便直接分配至医院从事临床工作，这在很大程度上影响了医疗团队整体素质的提高。在这种背景下，20 世纪 80 年代我国许多地方恢复了住院医师培训的试点工作。1993 年，卫生部印发《关于实施临床住院医师规范化培训试行办法的通知》。2013 年 12 月 31 日，国家卫生计生委等部门出台了《关于建立住院医师规范化培训制度的指导意见》，要求到 2020 年基本建立住院医师规范化培训制度。经历十余年的实践，虽然我国的住院医师规范化培训制度并不够成熟，但已初具雏形。在这种体制背景下，研究生也参与到规培的队伍中。但目前两种人才培养模式的并轨导致医疗资源的浪费，对专业学位研究

生而言，在任务繁多、时间紧凑的情况下参与规范化培训，致使理论知识与临床实践严重脱节。因此，如何理顺两者的关系，使住院医师规范化培训和临床专业学位研究生培养这两种模式有机结合，充分发挥医疗卫生资源的优势，提高医学人才培养的规范性和集约性，是目前医学院校及其附属医院亟待解决的问题之一。

（一）国内外住院医师规范化培训与研究生培养的现状

1. 国外的住院医师规范化培训

美国住院医师培训始于 1876 年，培训期间学生需要学习的内容有医学知识、病人诊治、人际和沟通能力、职业素养等。培训方式则以临床轮转为主。除此之外，培训科室需对申请人举办讲座、学习成绩介绍、社会实践、科研经历、人际沟通和合作能力、论文撰写及发表等考核。其住院医师除以上内容的培训外，还要接受病案评审、培训考试、执照考试、临床操作及应用标准化患者的考核等，从全方位深层次来提高医学生及住院医师的整体素养。日本则是通过书面、口试和实际操作等方式来进行评估；英国则在 2005 年实施"现代医学职业"计划的评估模式。经历完善的制度和实践的检验，国外的住院医师规范化培训制度在经费保障、管理机构、机会质量、培训年限、培训出口等方面已较为成熟。

2. 我国的住院医师规范化培训

与发达国家相比，我国的住院医师培训制度始于 20 世纪初，起步较晚，住院医师规范化培训制度依然不完善，在培养内容、方式、对象等方面均存在差异。首先，从整体上看，我国的住院医师规范化培训主要分两个阶段进行：第一阶段轮转参加各个科室的临床工作，期限为 3 年；第二阶段仍以轮转为主，深入学习临床技能和理论知识，并安排相应的临床管理工作，期限为 2 年。在培训内容上，以临床实践、专业必修课、公共必修课专业课为主；培训方法以在岗培训为主，即科室轮转；培养的对象则为新步入临床的在岗住院医师及硕士研究生。考核方法则包括科室评估、外文水平、专业理论及临床技能等。时至今日，虽然我国的住院医师规范化培训工作已全面展开，"双轨合一"培养模式的试行工作也在一定程度上为培养高层次的临床医生创造了条件，但随着教育模式改革的实施，也发现了学生学业负担重、考核标准不统一、科研时间不足等有待解决的问题。

3. 住院医师规范化培训制度下研究生面临的窘境

首先，住院医师规范化培训所采用的体制是通科与专科培训相结合的方式，虽然在一定程度上增加了医学知识的广度，但由于受时间的限制，理论与实践的深度便不能得到很好的保证；再者，培训期间专业硕士研究生除了要参加科室轮转外，还要跟师坐诊，但由于科室轮转占据了大部分时间，学生跟随导师学习的时间便相对不足，对于导师的学术思想及其临床经验也就无法深入理解贯通；此外，专业学位研究生还要根据自己的课题进行科学研究，由于临床工作花费的时间较多，所以在进行实验操作时经验不足。面对诸多任务，专业学位研究生很难做到精益求精。相对而言，科研型研究生则重视科学研究能力的培养，而在临床实践上相对欠缺，虽然对实验操作方面游刃有余，但却不能将自己的科学理论与临床实践相结合。除此之外，科学学位研究生要比专业学位研究生多3年时间的规培，所以在我国90%的本科生在报考时都会选择专业型研究生，也从侧面反映出住院医师规范化培训制度下研究生培养模式的弊端。

（二）住院医师规范化培训与研究生培养的目的及区别

1. 住院医师规范化培训与研究生培养的目的

住院医师规范化培训是毕业后医学教育的重要组成部分，目的是为各级医疗机构培养职业道德高尚，医学知识丰富，临床技能熟练，能够规范独立承担常见疾病诊治工作的临床医生。而研究生的培养目标不仅仅是德、智、体全面发展，还要在本门学科内掌握扎实的理论知识，精通英语，能够担当起科研、教学及临床技能工作。

2. 住院医师规范化培训与研究生培养的异同

住院医师规范化培训和临床专业学位研究生在培养内容、科研能力及临床能力等方面具有共同之处。例如，医学文献检索、医学心理学、医患沟通、科研设计、医学统计学、写作等为住院医师规范化培训的公共科目课程，而这些课程在临床专业学位培养中则为必修课或选修课。在培训的方式上，两者均为各科室轮转学习，且均要求结合临床实践，撰写至少1篇科研论文。住院医师规范化培训与临床专业学位研究生虽然在一定程度上有相似之处，但两者所分属的系统及主要内容还是有区别的。住院医师规范化培训属于卫生系统，主要内容为政治思想教育、职业道德教育、以自学为主的专业理论知识和外语学习、业务训练等。临床专业学位研究生教育属于教育系统，主要内容为核心课程学习、临床科室轮转、临床能力考核、临床科研、论文发表、学位论文答辩等。除此之外，二者在具体的考核形式及科研要求的程度上亦有所差异。

（三）住院医师规范化培训与研究生培养的突出问题

1. 双轨并行造成重合型资源浪费

临床专业学位研究生培养与住院医师规范化培训在培训内容、培训目标、课程内容设置、培训手段与方法等方面均存在相似之处。例如，二者的培训内容与目标均是对培训者进行政治思想品德、医学理论、临床技能、临床工作能力、科研能力等方面的系统教育，造成了一定程度的资源浪费。

2. 多部门管理，职责不清

临床专业学位研究生的培养涉及教育部和卫健委，亦与医学院校的研究生学院、附属医院及其他培训医院的研究生管理部门、医务部、规培办、各临床科室等多部门息息相关。各个部门之间缺乏及时有效的沟通与交流，会造成研究生与社会规培人员轮转安排发生冲突。

3. 规培研究生经费投入不足

研究生参加规培时只享受在校研究生的待遇，仅有学校和培训单位发放补助。同时，研究生还承担着学费的压力，对于社会人员参加住院医师规范化培训者，省级卫生厅会有相应的拨款，而规培的研究生则无此待遇，经费补助的差距在一定程度上也削弱了研究生规培的积极性。

4. 临床技能与科研实践失协调

在"双轨合一"培养模式下，虽然研究生临床技能培训的时间得以增加，但其科研能力培养相对被忽视，只能在毕业论文的压力之下利用课外之余进行科研实践，科研能力得不到系统的强化，易出现偏差漏洞，造成培养分配时间的不合理，课程学习与临床实践不协调，不利于学生科研思维的培养和操作技能的规范化。且在两种培养模式的实施过程中主要有两个极端：对于专业型研究生而言，需在3年期间完成33个月的住院医师规范化培训及科室轮转，并通过执业医师考试及住院医师规范化培训考核。面对如此繁重的任务，大部分学校及研究生导师只能重点培养研究生临床技能，而研究生的科研能力及人文素质无暇顾及；另一方面，学术型研究生临床科室轮转时间安排在6个月左右，其余时间扎根实验室，缺乏临床培训，导致其临床能力水平低下，毕业后面临就业困境。

（四）解决途径与建议

1. 探索有效的研究生教育模式，避免资源浪费

由于住院医师规范化培训与研究生培养在课程设置与临床培训等方面均有相似之处，故而可从这两方面着手，探索积极有效的教育模式。首先，在课程设置上，要最大程度利用发达的互联网进行远程教育，学生可以根据自己的时间安排课程学习，而老师亦应做好时间安排，将要讲解的内容提前告诉学生，以便学生根据自己的需求进行有选择的学习。同时，我们也可以适当安排医学人文教育、法律法规等方面的课程，在提高医学生综合素质的同时也学会保护好自己。在临床培训方面，应至少安排两位老师进行学习指导：一位就是我们所说的研究生导师，主要负责指导学生进行临床常见病、多发病的处理，并针对学生的课程学习，例如课题论文的书写等，提出合理化建议；另一位则是科室轮转的带教老师，由于专业学位研究生都比较熟悉本科室的常见病，而轮转到其他科室时对其他科室的常见病无从下手，故临床带教老师应适时向学生讲解本科室优势病种的发病机制、临床症状及其治疗方案等。在每天的查房中，随机考察，随时学习，并放手让学生去处理，而不是只重视已经熟悉流程的本专业研究生，导致其他轮转的研究生无所事事。

2. 加强管理部门之间的协作与交流

住院医师规范化培训与研究生培养涉及多个科室与部门，各部门间应加强协作与沟通，建立有效的培养机制与管理制度，各司其职，权责分明，确保培训的顺利进行。教务科应安排好科室轮转工作，适时进行问卷调查及科室任务汇总工作，了解研究生的薄弱环节，进行科室轮转并指定好带教老师，每周向带教老师进行电话随访，了解学生动态，而不能根据学生喜好随意安排科室。

3. 加大规培研究生的经费补助

与社会规培人员相比，研究生参加住院医师规范化培训面临着较大的经济压力，当地医学院校与卫健委应协作沟通，出台相应的政策，对研究生的经费予以支持。例如，加大对研究生的科研投入，鼓励其进行科研创新。同时，放宽对研究生的生活补助。对于有子女的研究生，适当提高医保的报销比例；对于有创新能力且学习突出的学生，院内进行一定的奖励等。总之，医学院与卫健委应协作沟通，消除规培研究生在经济补助上的不平衡心理。

4. 临床能力与科研能力的培养并重

临床思维及科研能力是衡量研究生综合水平的重要指标，无论是专业学位研究生还是科研学位研究生，都不仅要掌握扎实的临床理论知识和临床实践技能，还要根据国内外的科研成果进行思考、探索，提出自己的见解，并用实践来检验真理，不断完善和扩展自身的临床思维能力。因此，研究生培养首先就要培养自己的临床思维及科研能力。由于专业学位研究生和科研学位研究生在培养过程中易出现极端，故而导师队伍的整体素质亦发挥着至关重要的作用。学院应定期开展导师培训会议，教导研究生将自己的临床实践和科研工作密切结合。

5. 优化学科教育及考核标准

在现有的住院医师规范化培训制度下，学生主要是协助老师进行病历书写、值班、管床等工作，很少有机会去参加急危重病例、疑难病例讨论，由于缺乏临床经验，也很难根据患者的病情去提出自己的诊疗方案。因此，在培训过程中，我们应该给予学生机会，鼓励其积极查阅资料，定期参加病例讨论，提出自己的看法。同时，我们应制定规范化的考核标准与评价体系，从理论知识、病史采集、体格检查、病历考评、技能操作、临床答辩等方面进行系统评价，包括日常考核，主要由带教老师负责。转科结束时进行出科考察，由教务部及相关科室共同协作，并注重考察学生的医德医风，全方位来提高研究生的临床技能及人文素养。

（五）小结

在"双轨合一"的模式下，虽然可以节省很多人力、物力、财力，但是住院医师规范化培训与临床专业学位研究生教育并轨后也带诸多矛盾和问题。专业学位研究生在3年的时间里不仅要掌握理论知识，处理临床工作，还要进行科学研究，跟师坐诊，与此同时还要面临各种考核，承受着巨大的精神压力和经济负担。虽然江苏、天津、上海等地住院医师规范化培训走在最前列，但在我国大部分地区"双轨合一"的教育模式并没有取得理想的效果，反而成为学生的负担，"双轨合一"的教育模式如何继续进行下去，值得我们反思与探索。

（张霞、丁樱）

参考文献

[1] 陈艳霞，房向东，秦晓华，等. 临床专业学位研究生教育与住院医师规范化培训并轨的实践研究 [J]. 医学教育探索，2016，37（2）：52 – 54.

[2] 雷笑瑜，张勇，黄卓，等. 临床医学专业学位研究生教育与住院医师规范化培训"双轨合一"培养模式分析 [J]. 现代医院管理，2015，13（2）：65 – 67.

[3] 张运克，杨广华，许前磊，等. 硕士研究生临床教学纳入住院医师规范化培训体系的思考与实践 [J]. 中医药管理杂志，2015，23（20）：163 – 164.

[4] 常舒雅，姚华，秦洁，等. 住院医师规范化培训基地建设的现况与分析 [J]. 中国医院管理，2016，36（2）：61 – 62.

[5] 黄萍，徐天士，徐漫欢，等. 住院医师规范化培训与临床医学硕士研究生教育并轨的实践与思考 [J]. 中国现代医生，2016，54（23）：118 – 200.